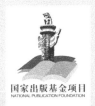

国家出版基金项目
NATIONAL PUBLICATION FOUNDATION

中国佛医学研究

养生卷 上

李良松/主编

北京科学技术出版社

图书在版编目（CIP）数据

中国佛医学研究. 养生卷：全二册 / 李良松主编
. — 北京 ：北京科学技术出版社，2022.1
ISBN 978 – 7 – 5714 – 1405 – 4

Ⅰ. ①中… Ⅱ. ①李… Ⅲ. ①佛学 – 中国医药学 – 研
究 – 中国 Ⅳ. ①R2

中国版本图书馆 CIP 数据核字（2021）第 026125 号

策划编辑：侍 伟 段 瑶
责任编辑：杨朝晖 董桂红
文字编辑：张 洁 严 丹
责任校对：贾 荣
图文制作：名宸书韵
责任印制：李 茗
出 版 人：曾庆宇
出版发行：北京科学技术出版社
社　　址：北京西直门南大街 16 号
邮政编码：100035
电　　话：0086 – 10 – 66135495（总编室）　 0086 – 10 – 66113227（发行部）
网　　址：www. bkydw. cn
印　　刷：北京捷迅佳彩印刷有限公司
开　　本：787 mm × 1092 mm　1/16
字　　数：1017 千字
印　　张：59. 25
版　　次：2022 年 1 月第 1 版
印　　次：2022 年 1 月第 1 次印刷
ISBN 978 – 7 – 5714 – 1405 – 4

定　　价：660. 00 元（全二册）

编委会名单

主编简介

李良松，北京中医药大学国学院院长、教授、博士生导师，国学与传统医药中外人文交流研究院（教育部中外人文交流中心与北京中医药大学共建）院长，台湾中医药研究基地首席专家。同时兼任世界中医药学会联合会中医药文化专业委员会副会长、中国中医药信息学会海峡两岸中医药交流合作分会会长、中华诗词发展基金会诗人之家副主任。获第三届中国青年科技奖，入选"首届中国百名杰出青年中医"。其先进事迹被拍成中国优秀知识分子专题电教片《寸草报春晖——拓荒曲》。

多年来，他参与编写《中国传统文化与医学》《甲骨文化与中医学》《国学知要》《中医心质学教程》《佛医观止》《佛陀医案》《佛陀医话》《羹方学》等专著36部，参与主编《中国佛教医药全书》《道医全书》《中国香文献集成》等系列丛书，主持编纂《中华佛藏医药全集》，发表《商周青铜器上的医学铭文探析》《殷商甲骨病案探释》等学术论文71篇，主持国家社科基金冷门绝学研究专项项目"甲骨文、金文与陶文中的医学史料及语词研究"等科研项目15项。

他擅长中医心神疾病和心灵障碍所引起的各种心质疾病的防治，在国学、中医学、佛医学、心质学与禅诗等领域颇有建树，是现代佛医理论体系与中医心质评价诊疗体系的开拓者和创立者，创立了以中医心质学为核心的全新健康管理理念，为人类身、心、灵层面的调理与康复提出了崭新的思路和方法。

序

一

　　佛教与佛学是对世界文明进步具有重大影响的举世闻名的处世哲学。在倡导尊重文化多样性的今天，佛教与佛学在我国文化中的重要地位更为凸显，它们对现代社会的影响也比两汉时期初传入我国时对社会的影响更大。千百年来，佛教与佛学经过传入、吸收、冲突、适应及融汇之后，已在我国社会生活及传统文化等多个层面都产生了巨大的影响。它与儒学、道学等一样，已深深地融入我国民众的生活中。

　　佛教与佛学提倡的普度众生、大慈大悲、救苦救难及得大自在等宗旨，以及对佛学深有研究的唐代著名医药学家孙思邈所提倡的"大医精诚"等，对当今医药学的发展具有一定的指导意义。佛教与佛学中包含丰富的医学内容，流传到我国的有著名的耆婆万病丸等多个医方、金针拨白内障手术，以及大竺香、熏陆香等多种芳香温通药物。佛医学在饮食方面提倡重甘淡、少肥厚，这种理念对当今我国心脑血管疾病及代谢病的防治具有一定的指导意义。1981年，我参加了世界卫生组织发起的中国医师参观访问印度医学的活动，用两周时间访问了印度南北多个城市，参观了释迦牟尼故居、多所印度传统医学医院，了解了印度草药疗法、各类瑜伽疗法、油疗、泥疗及沙疗等（大多是佛学界通用的疗法），感触很深。著名的《美国心脏病学杂志》发表的一篇关于用瑜伽疗法减少心脏病病人阵发性房颤的发作次数并改善其生活质量的论文，让我很受启发。

北京中医药大学李良松教授有很好的文史功底，对佛教、佛学及佛医学有深入的研究，是现代我国研究这些学问的佼佼者。他曾参与主编大型类书《中国佛教医药全书》，厘清了佛教、佛学及佛医学的发展历程及特色，贡献巨大。今李良松教授又组织有关专家编写这套"中国佛医学研究"丛书，涉及佛医学发展史、佛医学概论、佛医饮食文化、佛医针灸疗法、少林医方，以及敦煌佛医学等，精彩纷呈，是我们进一步深入研究和弘扬佛医学的重要载体。李良松教授邀我为序，爰以此序祝其成功。

中国科学院资深院士

中国中医科学院首席科学家　陈可冀

辛丑年端午节前夕于北京西郊

序二

　　编纂与出版一套"中国佛医学研究"丛书是一项宏大的系统工程。佛医学研究是一个全新的研究课题，研究这样的课题无疑有很大难度。中国佛医学当然和印度医学的传入有关，但佐证二者关系的历史资料多已散失。《隋书·经籍志》著录有古印度和西域的医药书共 10 余种，其中包括龙树菩萨医药书 3 种，即《龙树菩萨药方》（4 卷）、《龙树菩萨和香方》（2 卷）、《龙树菩萨养性方》（1 卷）。《宋史·艺文志》著录有《龙树眼论》1 种。佛经目录中多不著录医药书，只有《龙树菩萨和香方》见于《历代三宝记》《开元释教录》中，《开元释教录》并有小注谓："凡五十法，今以非三藏教，故不录之。"可见佛经目录不著录医药书是宗教的缘故。现在这些书都已不存，或与未入藏有关。《隋书·经籍志》中也著录有我国僧人所作的医药书，如释昙鸾所撰《论气治疗方》（1 卷）、《疗百病杂丸方》（3 卷），沙门行矩所撰《诸药异名》（8 卷），释僧匡所撰《针灸经》（1 卷），释道洪所撰《寒石散对疗》（1 卷），以及释莫满所撰《单复要验方》（2 卷）等，涉及医药学的多个方面。可惜这些医药书也多已散失，这就为我们今天研究中国佛医学增加了许多困难。李良松等同志迎难而上，致力于发掘佛医药宝藏、弘扬佛医药文化，希望不久能见到他们的研究成果出版，这将对我国医药学的发展产生深远的影响。

谈到中国佛医学，自然离不开禅宗这一重要宗派。禅宗是中国化的佛教，可以说它在许多方面都吸收了儒、道两家思想，同时又反过来影响着儒、道两家的发展。从我国传统医学的观点看，人的身心是一个整体。就个人说，求得自我身心内外的和谐是健康的第一要义。人之所以生病，很重要的原因是身心失调，而身心失调往往又因有所执著而引起。我认为，禅宗除对人类社会（如哲学上的、文学上的、信仰上的等）有重要的影响之外，还在养生问题上主张破除执著，我们更应重视此问题。人要保养身心，就要调节好自己的生理和心理两个方面。对于如何调节好自己的身心，禅宗并不要求你去故意做什么，而是让你在日常生活中能自然、平常地生活。"春看百花秋看月，夏有凉风冬有雪。若无闲事挂心头，便是人间好时节。"如果人能顺应自然，春天看百花开放，秋天赏月色美景，夏日享凉风暂至，冬日观大雪纷飞，一切听其自然，自在无碍，便"日日是好日""夜夜是良宵"。如何才能做到在日常生活中保持自我身心平和宁静、自在无碍呢？《六祖大师法宝坛经》说："我此法门，从上以来，先立无念为宗，无相为体，无住为本。""无相"，是说对一切现象不要执著（离相），因为一般人往往执著现象以为实体，这是取相著相。取相著相，障碍自性，如云雾覆盖明净的天空一样，如果能于相离相，则可顿见性体的本来清净，就像扫除干净云雾而现明净的天空。所谓"无住"，是说人的自性本来是念念不住，前念、今念、后念相继不断的，如果一旦停止在某一物上，那么就不能是念念不住而是念念即住了，这样心就被束缚住了，"心不住法即流通，住即被缚"。如果能对一切事物念念不住，过而不留，身心就不会被束缚。"无念"，既不是"百物不思，念尽除却"，也不是对任何事物都不思量，而是在接触事物时心不受外境的影响，"不予境上生心"。念是心的作用，心所对的是境，一般人在境上起念：如境美好，那么就在境上起念，而有贪；如境不好，那么就在境上起念，而有嗔。因此，一般人的念是依境而起，随境变迁的，这样的念是妄念，人经常为境所役使，而不得自在。如果能做到"于诸境上心不染"，就可以不受外境干扰，虽处尘世，却可无染无杂，来去自由，自性常清净，心性平和而百病不侵。因此，照我看，禅宗的养生要在养性，这点与印度医学或有若干关系，如果前面提到的《龙树菩萨养性方》仍存，将对我们研究佛教养生学会有帮助。

李良松同志是研究中国医药学颇有成就的中青年学者，他不仅孜孜不倦地著书立说，而且热心于从事发扬中国传统文化的事业。现在他开拓了中国佛医学研究的一个新领域，我认为他主编的"中国佛医学研究"丛书定会受到广大读者的喜爱。

国学大师 汤一介

丙子年孟夏于北京中关园

佛教是世界三大宗教之一。 自汉代以来，佛教以其博大精深的理论和对宇宙观、自然观以及人生哲学的独到论述，赢得了历代僧侣和民众的信仰。

数十万卷的佛教著作中包含了大量的医学史料和医学思想。 历代医僧和居士在行医济世的同时，也为我们留下了丰富的医疗经验和独特的方药。 自西晋至清末，寺院一直是战伤救护和疾病收容的重要场所，在骨伤和创伤外科发展史上具有重要的影响。 同时，随着佛教的东传，古印度和西域的医药学也流传到中原大地，如佛教的眼科学、西域的药物等都是伴随着佛教而传入的。 因此，我们现在所说的佛医学，是由经藏医学（以佛经所记载的医药学为主体）、寺院医学和居士医学三大部分组成的。

佛医学有自己的理论体系、诊疗方法和临床经验，同时还有自己独特的方药和养生哲学，是一门真正意义上的传统医学。 有人担心，在确立佛医学的学术地位之后，"道教医学""儒家医学""法家医学""兵家医学"之类的名目会不会接踵而至，把我国传统医学分割得四分五裂？ 其实，这是没有必要的忧虑。 因为无论是"道教医学"还是"儒家医学"，或称作其他名目的医学，它们拥有共同的哲学体系和文化背景，都是我国传统医学的一部分，属于中医药学的范畴。因此，这些中医药学支系，只能不断丰富和完善祖国医药学这座伟大宝库，而不会产生离经叛道的效应。佛医学，则并非中医药学所能囊括和涵盖的，当属于广义的中医药学。我们所说的佛医学，是指以古印度医方明为基础，以佛教理论为指导，参鉴和吸收中医药学的理论和临床特色，自成体系的一门医学。当然，在1000多年的相互渗透、影响与糅合过程中，佛医学和中医药学的许多诊疗方法和临床方药已很难截然分开，但由于理论体系和指导思想上的差异，佛医学和中医药学在施医诊治、处方用药等方面还是有所不同的。我给佛医学下的定义是：佛医学是指以四大、三学等佛学理论为指导，以悟证论证、调理心神、注重饮食为特征，以启迪无上智慧、改善思想境界、追求永恒真理为目标，最终达到人体内外环境全面协调的医药学体系。

佛教是医治人们心灵和肉体创伤的思想体系，与医药学有着千丝万缕的联系。正如香港法住文化书院院长霍韬晦教授所说："一切宗教都是广义的医学。"综观佛教经籍，可见《佛说佛医经》《佛说胞胎经》《佛说咒时气病经》《佛说咒齿经》《佛说咒目经》《佛说咒小儿经》《禅门秘要诀》《易筋经》《佛说疗痔病经》《除一切疾病陀罗尼经》《治禅病秘要经》《修习止观坐禅法要》《啰嚩拏说救疗小儿疾病经》《佛说医喻经》等医药养生著作。在我国，寺院医学和居士医学是佛医学的主体。寺院中创制和传承的医方、诊疗方法、经验及医僧的医药论著，在我国历史上产生了重大影响，是佛医药学的重要组成部分。古往今来，寺院中涌现出许多医术高超、医德高尚、临床经验丰富的僧医，其中卓有建树者有东晋的于法开、支法存，南北朝的惠义、僧深和昙鸾，隋代的释智宣和梅深师，唐代的义净、鉴真、普济和波利，五代的高昙，宋代的文宥、法坚和奉真，元代的拳衡和普映等。同时，历代有不少的居士研究佛经、撰述医药著作，对佛医学理论、临床也做出了突出的贡献。这些居士有刘完素、李中梓、殷仲春、喻嘉言、王肯堂、胡慎柔、周慎斋、程国彭、张锡纯、丁福保等。

长期以来，由于种种原因，佛医学没有引起人们的足够重视，佛经中的医学史料、医学思想和寺院中的诊疗经验、实用方药很少有人问津，甚至有一些人将佛医药视为封建迷信，妄加指责，致使佛医学的研究工作长期得不到展开。

为开拓佛医药领域、发掘佛医药宝藏、弘扬佛医药文化、普及佛医药知识，我们组织编写了这套"中国佛医学研究"丛书。本套丛书编纂时间跨度较长，参与专家也较多，因此我们提倡"百花齐放，百家争鸣"。凡研究成果，只要言之成理，持之有据，自成一家之说，能够反映佛医学的特色，都予以尊重和采纳。我们主张以宽阔的胸怀来看待佛医药文化，不支持以先入为主或用有色眼镜来评判佛医学。同时，对于至今尚无定论的一系列佛医药学术问题，我们主张以实事求是的科学态度来对待，不回避、不附会、不任意拔高或贬低。即使对某些现在还不能解释的内容，也作为一种文化现象予以披露。诚然，佛医学是一个崭新的研究领域，它涉及的佛学和医学的许多学术问题，还有待今后进一步研究和探索。本套丛书的出版，无疑为学术界提供了一份比较完整的参阅资料。

佛医学博大精深，非博览佛学典籍不能知其理，非精研医学文献不能识其奥。面对着浩繁的佛教经籍和无数的名山古刹，我似乎看到了一种超越时空的智慧光芒，让我们驻足于这片不染的净土，去领悟那普救众生的伟大情怀。

辛丑年孟夏于北京

目　录

石经医药养生精要

李良松 / 编著

内
容
提
要

　　北京房山云居寺石刻佛教《大藏经》简称"房山石经"，
是我国重要的佛教石刻宝藏之一，对研究佛教的文化、艺术、
书法等具有重要的学术价值。在1122部、1.4万余块石刻佛典
中，论及医药养生的有215部、600余块。本书分为上、下两
篇：上篇为总论，对房山石经的医药养生内容进行全面的概
述；下篇为各论，从众多石经碑刻中精选出论及医药养生的30
篇经典，并分解题、原文点校、重点词汇注释和原文图版四个
部分进行详细介绍。此外，本书还对精选的经典内容进行段落
划分，并加以标点，以便让读者能正确理解和掌握房山石经中
的医药养生经典。

下篇 各论

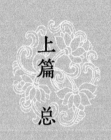

上篇　总论

北京房山云居寺石刻佛教《大藏经》（以下简称"房山石经"），是我国重要的佛教石刻宝藏之一，对研究佛教的文化、艺术、书法等具有重要的学术价值。同时，房山石经所记载的医药养生文献，对研究和探讨具有佛家特色的医药养生文化也具有积极的意义。云居寺亦称西域寺，为隋代僧人静琬所建，至今已有 1400 多年的历史。云居寺周围 2 平方千米的范围内的石经山、皇姑蛇、唐辽塔群是我国佛教文化的重要宝藏。

房山石经不是一部书，与现刊各版《大藏经》有很大的不同。首先，房山石经并非一时一人所编刻，存在着版本不一、内容重复的现象，有些重要的经典重刻了数次甚至数十次；其次，房山石经是人工雕刻的文字，存在着刀误或磨损的现象，有些刻板甚至已开始风化；第三，房山石经大都为唐、宋、金、辽时期的石刻文字，最大程度保留了经文的历史原貌。如《摩诃般若波罗蜜多心经》，房山石经共有 5 种版本，先后刊刻了 28 次，其中玄奘刊刻 23 次，慈贤刊刻 1 次，不空刊刻 1 次，施护刊刻 1 次，法月刊刻 2 次，此外尚有残刻 6 部。因为佛教文化的经典十分丰富，与健康有关的词汇艰涩难懂，所以正确理解和运用这些经典非常困难。为此，本书在精选医药养生经典的基础上，对房山石经中有关医药养生的重点语词也进行了考释研究。

房山石经是我国从隋代至明末千年间不断刻造而成的石刻宝库。房山石经不仅是闻名中外的世界文化遗产和佛教宝藏，而且是开展佛教医药养生史料研究的珍贵文献。在 1122 部石刻佛典中，有 215 部涉及医药养生内容。这些佛教医药养生石刻，具有十分重要的历史价值、文献价值和研究价值。其中有些典籍（如《佛说延年益寿经》等）为其他版本的《大藏经》所未收录。

一、房山石经述要

云居寺是国家重点文物保护单位，位于房山区南尚乐镇水头村，距北京市区 70 千米，因珍藏着 1.4 万余块石刻佛教《大藏经》板而被誉为"北京的敦煌"。在我国佛教石刻经典中，规模最大、历史最久者，当推北京房山区云居寺的石刻《大藏经》。刻经所藏之地称为石经山，俗称"小西天"。石经山、皇姑蛇、唐辽塔群是我国佛教文化的重要宝藏。

石经山位于云居寺东，故又称东峰，高约 500 米，山上有 9 个藏经洞，分上下二层，共埋有石刻 1122 部、3572 卷。下层二洞，自南而北为第一、二洞；上层七洞，以雷音洞为中心，右面为第三、四洞，左面顺次为第六、七、八、九洞，雷音洞为第五洞。九洞之中雷音洞开凿最早，原作经堂，称石经堂，有石户可启闭。其余八洞在贮满石经后即以石塞户，熔铁锢封。辽、金时，又于山下云居寺西南隅开辟地穴二处，并在埋藏石经后合二为一，在其上建塔镇之，称压经塔。

南岳僧人慧思大师的弟子静琬，承其师志，发愿刻经，并于此凿石室藏之，以备再遭"法难"之时，充经本之用。其自隋大业年间（605—616）开始筹划，至唐贞观十三年（639）刻完《大般涅槃经》（以下简称《涅槃经》）后即圆寂。据考证，静琬除刻《涅槃经》外，还刻有《大方广佛华严经》（以下简称《华严经》），以及嵌于雷音洞四壁的《维摩诘所说经》《胜鬘师子吼一乘大方便方广经》等经石 146 块。继承静琬刻经事业的弟子，可考者有所谓导公、仪公、暹公和法公 4 人。唐开元年间（713—741），由于帝室的支持，静琬的第四代弟子惠暹在雷音洞（石经堂）下辟新堂两口（即今第一、二洞），镌刻石经。中晚唐时期，由于当地官吏的支持和佛徒的施助，先后刻石经 100 余部，经石 4000 多块，分藏于 9 个石洞。

唐末五代战乱，石经的刻造陷于停顿，至辽代又继续。清宁四年（1058）赵遵仁《续镌成四大部经成就碑记》载："自太平七年（1027）至清宁三年（1057），中间续镌造到《大般若经》八十卷，计碑二百四十条，以全其部也。又镌写到《大宝积经》一部，全一百二十卷，计碑三百六十条，以成四大部数也。"此乃就所刻《大般若经》《大宝积经》二经而言。实际上依石经拓片题记看，仅道宗在清宁二年（1056）至大安九年（1093）的 30 余年间所刻就有石经 161 部、656 卷，经石（缺佚除外）约 1084块。此后有僧通理继续刻佛经 44 帙，小碑 4080 片。其门人善锐、善定在天庆八年（1118）于云居寺西南隅，穿地为穴，将道宗和通理所刻石经埋藏其中，并造压经塔以镇之。其后通理弟子善伏等又有续刻。

金代续刻石经始于天会十年（1132）。天会十四年（1136）燕京圆福寺僧见嵩续刻《大教王经》1 帙（10 卷）；天眷元年至皇统九年（1138—1149）间，奉圣州（今河北涿鹿）保宁寺僧玄英及其弟子史君庆、刘庆余等续刻密宗经典 39 帙；皇统十年至明昌初年（1150—1190），金章宗的皇伯汉王、刘丞相夫人、张宗仁等续刻《阿含经》等20帙。此外还有不知名者所刻的《金刚摧碎陀罗尼经》《大藏教诸佛菩萨名号集》《释教最上乘秘密藏陀罗尼集》等。金刻石经，除《文殊师利菩萨根本大教王经》藏于东峰第三洞外，余均埋于压经塔下地穴内。

元代石经的镌刻又陷于停顿。

明代朝廷修理了云居寺和石经山，万历、天启、崇祯年间，吴兴沙门真程劝募在京当官的居士葛一龙、董其昌等续刻石经。计划续刻的佛经有《四十华严》《六祖大师法宝坛经》《佛说宝云经》《佛遗教经》《四十二章经》《大方广总持宝光明经》《梵网经卢舍那佛说菩萨心地戒品第十》《佛说阿弥陀经》等十余种。因原有石洞均已藏满封闭，故另在雷音洞左面新开一小洞，砌石为墙，将所刻经碑藏入，著名书法家董其昌为其题"宝藏"二字，俗称"宝藏洞"（第六洞）。云居寺的石经刻造，至此结束。据近年统计，石经山9个洞内和洞外共藏经碑1.4万余块。

明清以来，房山石经已引起学者注意。明代周忱及清代查礼、石景芬、叶昌炽等的著作，都曾介绍其价值。但这些著作均着眼于碑刻书法，很少从佛教、文化的角度阐述。从医学与养生的视角来研究房山石经，更是一个全新的领域。

北京房山区石经山（原名白带山）和云居寺，因洞穴中藏有石刻佛教《大藏经》而闻名遐迩。房山石经及碑刻，始刻于隋唐，经辽、金、元、明，历时千载，有经书1122部、3572卷，各种碑刻180余种，具有很高的文物价值和学术价值。但因其绝大部分锢藏于洞穴之中，世人知之甚少，难以对其进行研究和利用。1956—1958年，中国佛教协会在党和政府的大力支持下，与有关单位共同对石经进行了全面的发掘和整理。1978年，他们将整理和研究的成果，汇集成《房山云居寺石经》出版，对房山石经进行了系统的介绍。这成为房山石经研究工作的里程碑。

二、房山石经中的养生文献

在房山石经中，论及养生的文献非常丰富。据笔者统计，这些文献可分为六大类：一是养心守意与养生，二是延年益寿与养生，三是佛教瑜伽与养生，四是佛教修行与养生，五是佛教仪轨与养生，六是陀罗尼之养生秘诀。

（一） 养心守意与养生

调养心神、安般守意是佛教养生的重要方法。养心方面的文献，主要有《般若波罗蜜多心经》《佛说心明经》《发觉净心经》《佛说菩萨内习六波罗蜜经》《出生菩提心经》《大乘本生心地观经》《佛说解忧经》《菩提心观释》等。这些经典虽然部帙比较简短，有的甚至只有几百个字，但内涵相当丰富。现以《般若波罗蜜多心经》《佛说解忧经》《佛说心明经》为例说明之。三书采用不同的写作手法，从三个角度来论述养心及开悟的道理。《般若波罗蜜多心经》重在论道（即觉悟），讲的是开启生命智慧之门的大道理。《般若波罗蜜多心经》，意即"以超越时空的大智慧直指人心，帮助众生脱离生死苦海，最终到达涅槃境界之彼岸的经典"。故《般若波罗蜜多心经》云："观自在菩萨，行深般若波罗蜜多时，照见五蕴皆空，度一切苦厄。"此经虽然只有260个字，但却囊括了200卷本《大般若经》中的精华内容，对佛门之养生起到了提纲挈领的作用。《佛说解忧经》重在说理。该经开宗明义，指出："稽首归依正等觉，能度无边大苦海。"什么是"正等觉"？"正等觉"是如来的称号之一，也指真正普遍平等的觉悟。佛教认为，只有佛法才能解除各种心灵的烦恼，只有佛法才能让芸芸众生转迷开悟。因此，解忧就是让一切众生远离贪、嗔、痴三毒之大烦大恼，从生死轮回的泥潭中解脱出来。《佛说心明经》重在例证，通过佛陀所讲生动的示例和故事，表明内心的觉悟可以超越时空、性别和生死。经云："种如芥子，生树广大。地之生殖，适无所置，所覆弥广。乃况如来、无上、至真、等正觉，无量福会，普胜者哉。戒定慧解脱，解脱知见事。""等正觉"与"正等觉"同义；"解脱"即涅槃，指从时间上、空间上与心灵上到达智慧的彼岸。

守意方面的文献，主要有《佛说大意经》和《佛说坚意经》。《佛说大意经》以佛陀过去世为例，说明积累功德、增长智慧的道理。经云："佛告诸比丘：'昔有国名欢乐无忧，王号曰广慈哀。国有居士名摩诃檀，妻名栴陀，生一子姿容端正世间少双，堕地便语，便誓愿言："我当布施天下，救济人民。其有孤独贫穷者，我当给护令得安隐。"'父母因名为大意。"国名"欢乐无忧"、王号曰"广慈哀"、名士之子名"大意"，是佛陀讲经说法时有意的安排，意即只有具备慈悲怜悯胸怀的国王，才会有意志坚定、心系苍生的臣民。《佛说坚意经》是一部"明经高洁，开解愚冥"的经典，告诫弟子要"以忍为先，当如清水"，要懂得"种善得福，种恶获殃"的道理，提出了忍让、听法、布施三法，并从禅定、持心的层面来诠释守意的道理。

（二）延年益寿与养生

延年益寿既是道家的理想之一，也是佛家追求的目标之一。房山石经中有关延年益寿的文献主要有：《佛说长寿王经》《佛说延年益寿经》《佛说人本欲生经》《大乘缘生论》《佛说较量寿命经》《妙法圣念处经》《外道问圣大乘法无我义经》《中阴经》《佛说人仙经》《高上玉皇本行集经》《无上玉皇心印经》等。《佛说长寿王经》以过去世佛陀是长寿王、阿难是长生太子来说明勤修、精进、宽容的道理。经曰："闻如是。一时佛在舍卫国祇树给孤独园。是时佛告诸比丘：'昔有菩萨为大国土，名曰长寿；王有太子，名曰长生。'"《佛说延年益寿经》的内容与《佛说长寿王经》的基本相同。《佛说延年益寿经》是一部前未见传的佛教经典，虽然只有短短的200多字，但对养生保健与延年益寿哲理的阐述十分准确。经中讲述，一位名叫难达的比丘在寿命将终之时，求佛陀为其延年益寿，佛陀告诉他："我今为汝略说十七神名，汝当受持除此病苦。以五色线结作一百八结，即延十八年；其有受百岁者，延命廿年，常得安隐；难诸恶害疾病者，得愈痊者，闻言四百四病，应时稍除。佛言：'诸有病患及远行者，持此十七神名卓然结缕者，所患稍除。常当持此经着清静处，若将随身，当使净洁。'"该经不仅讲到了地、水、风、火四大所致的四百四病，而且也讲到了十七神护体延命的方法。因此，在药师法门中，对于命悬一线之重症患者，就有延请十七位高僧诵经加持以续命的方法。《佛说人本欲生经》是一部讲述阿难关于生死感悟的经典，讲到了生老病死、四识止处、八解脱处。不知身，焉知心？不知生，焉知死？本经通过阿难的言行，对生与身做了新的诠释。《大乘缘生论》述及因果、五蕴、四谛，《妙法圣念处经》论及轮回、烦恼、善业，《中阴经》论及五道生灭、闻法开悟，这些都是养生延寿的至上法门。此外，《佛说人仙经》《高上玉皇本行集经》《无上玉皇心印经》等经典，也蕴含了丰富的有关延年益寿的内容。

（三）佛教瑜伽与养生

佛教瑜伽与当今社会上流行的瑜伽有着本质的不同。佛教瑜伽是一种修行的法门，而当今社会上的瑜伽在某种意义上来讲则属于健身操。瑜伽，语见《解深密经》《瑜伽师地论》。《佛光大词典》释"瑜伽"说："意译作相应。依调息（调呼吸）等方法，集中心念于一点，修止观（奢摩他与毗钵舍那）为主之观行，而与正理相应冥合一致。于密教，盛行三密瑜伽相应之说（又作三密相应说）。行此等瑜伽观行者，称为瑜伽师。依瑜伽师而行之境界，称作瑜伽师地。《瑜伽师地论》一书即从五识身相应地说至无余依地之十七地。奉持该论之学派，称为瑜伽派。"《瑜伽师地论释》解释"《瑜伽师地论》"名义云："一切乘之境、行、果等所有诸法皆名瑜伽，一切并有方便善巧相应义故。"对此，圆测《解深密经疏》卷六立境、行、果、教四种瑜伽之别。①境瑜伽：谓"一切境无颠倒"等性，与正理、教、行、果相应。②行瑜伽：谓一切行更互相顺，称正理，顺正教，趣正果。③果瑜伽：谓一切果更互相顺，合正理，顺正教，称正因。④教瑜伽：谓三乘圣教称正理，顺正行，引正果。密宗方面，《大毗卢遮那成佛神变加持经》等将瑜伽分为有相、无相两种：心专注于有形相的境缘（如本尊身相等），在所观想的形相明白显现于意识中，且恒久专注不散时，即为得定，由此而入"无分别"定境，为成就有相瑜伽；观想离言绝相的"心真实"，从而了悟"心真实"，并定心于"心真实"上，进入"无相三昧"，为成就无相瑜伽。《密宗经论》说有相瑜伽为进入无相瑜伽的门径，以无相瑜伽成就为究竟。一般认为成就有相瑜伽，只能得治病、驱魔等下等成就；如能进而成就无相瑜伽，才能生延寿、神通等中等以上的功效。

佛教的瑜伽经典著作，首推《瑜伽师地论》。该经为弥勒菩萨说，唐代玄奘译，共100卷，约9.4万字。书中内容大都与养生有关，并涉及部分医药学内容。如其论述了"意地"论及"四大香"（沉香、窣堵鲁迦香、龙脑香、麝香）和香药的种类与使用方法；论述了"出离地"论及饮食不节而致的痈痤干癣、湿癣疥癞、疽疔上气、疹癞疱浆、哕噎干消、癫痫寒热、黄病热血、阴癀等疾病，并以此告诉人们饮食调护的重要性等。此外，《观自在如意轮菩萨瑜伽法要》《金刚顶经瑜伽观自在王如来修行法》《金刚顶瑜伽理趣般若经》《略述金刚顶瑜伽分别圣位修证法门》《金刚顶经瑜伽十八会指归》《观自在菩萨如意轮瑜伽》《佛说瑜伽大教王经》《尊胜佛顶真言修瑜伽法》等文献中也有大量的有关瑜伽的内容。

（四）佛教修行与养生

修行指具有自我意识的客观存在为了实现自主进化这一目的，而主动对自身施加的一系列约束的总称。佛教的修行，指为了修习佛法而调节自己身心的手段和方法。佛教的修行与养生的关系至为密切，无论是佛教的宗派，还是具体法门，都与养生、养心、养性有着紧密的联系。如《佛说菩萨修行经》讲到了勤听、勤修、观身、精进，以及正知正觉之法门；《佛说诸行有为经》讲到了远离利禄、不贪于味、修习禅定；《正法念处经》讲到了十善业道品、生死品、地狱品、饿鬼品、畜生品（包含阿修罗）、观天品（含四王天、三十三天、夜摩天）等，内容虽涵盖地狱、饿鬼、畜牛、诸天等界，但重点则论述三界六道的因果及出家人之修行；《了本生死经》讲到了缘起、四大、四谛及生老病死，是让人了悟生命的经典著作。此外，《入定不定印经》《佛说法印经》《妙吉祥平等秘密最上观门大教王经》《发菩提心戒》等文献也从不同的角度诠释了佛教修行与养生的内在关系。

（五） 佛教仪轨与养生

仪轨即礼法规矩。佛教仪轨原指密部本经所说诸佛、菩萨、天部等，于秘密坛场之密印、供养、三昧耶、曼荼罗、念诵等一切仪式轨则，后转指记述仪式轨则之经典，全称秘密瑜伽观行仪轨、念诵仪轨、秘密仪轨、三摩地仪轨，或称修行法、念诵法、供养法、三摩地法、密轨。佛教仪轨内容涉及许多密宗的内容，其中包含了许多密印、咒语、规范等特殊的手段和方法。在佛教仪轨文献中，涉及养生的主要有《金刚顶瑜伽千手千眼观自在菩萨修行仪轨经》《金刚顶胜初瑜伽普贤菩萨念诵法经》《无量寿如来念诵修观行仪轨》《金刚顶经一字顶轮王瑜伽一切时处念诵成佛仪轨》《金刚顶瑜伽金刚萨埵五秘密修行念诵仪轨》《圣观自在菩萨心真言瑜伽观行轨仪》《观自在多罗瑜伽念诵法》《观自在如意轮菩萨念诵法》《金刚寿命陀罗尼念诵法》《观自在大悲成就瑜伽莲花部念诵法门》《修习般若波罗蜜菩萨观行念诵仪轨》《一字顶轮王瑜伽观行仪轨》《佛说如意轮莲花心如来修行观门仪》《妙吉祥平等瑜伽秘密观身成佛仪轨》等。

（六） 陀罗尼之养生秘诀

陀罗尼意译为总持、能持、能遮，指能令善法不散失、恶法不起的作用，后世则多指长咒而言。因此，佛教的陀罗尼文献中有大量的佛教咒语，其中有避邪的、有驱魔的、有治病的、有延寿的，等等。关于佛教的咒语，特别是长咒语，笔者曾与一些专家进行过探讨。笔者认为，虽然关于佛教的长咒是否具有沟通天地、沁人肺腑的功能的问题还有待进一步研究，但佛教长咒的共鸣效果、声音频率和法音的震撼力，对某些疾病确实能够起到特殊的治疗作用。同时，陀罗尼也是大唐密宗和药师法门的重要组成部分，要想修持大唐密宗和弘扬药师法门，就必须了解和掌握佛教长咒的规律和特点。佛教长咒具有特殊养生保健与治疗康复效果的观点，得到了业内许多人的认可。当然，佛教长咒是否有效，还与持咒人的修为有着直接的关系。人们在诵读咒语的过程中，能够产生鼻腔共鸣、五官共鸣，甚至全身共鸣，其音色、音质、音频直至人心，对人的心灵能够起到净化和调适的作用。在房山石经中，与养生相关的陀罗尼经典主要有《护命法门神咒经》《请观世音菩萨消伏毒害陀罗尼咒经》《佛说护诸童子陀罗尼咒经》《诸佛心陀罗尼经》《拔济苦难陀罗尼经》《拔除罪障咒王经》《千手千眼观自在菩萨广大圆满无碍大悲心陀罗尼咒》《观自在菩萨广大圆满无碍大悲根本陀罗尼》《佛说一切如来金刚寿命陀罗尼经》《佛说大威德金轮佛顶炽盛光如来消除一切灾难陀罗尼经》《息除中夭陀罗尼经》《无能胜大明心陀罗尼经》《诸佛心印陀罗尼经》《佛说宝生陀罗尼经》《佛说智光灭一切业障陀罗尼经》《佛说圣六字大明王陀罗尼经》《增慧陀罗尼经》《圣六字增寿大明陀罗尼经》《佛说消除一切灾障宝髻陀罗尼经》《佛说宿命智陀罗尼经》《佛说延寿妙门陀罗尼经》《圣千手千眼观自在菩萨摩诃萨广大圆满无碍大悲心陀罗尼经》《佛顶心观世音菩萨大陀罗尼经》等。

三、房山石经中的医药文献

房山石经中论及医药的文献主要有《续命经》《佛说续命中经》《救护身命经》《佛说胞胎经》《佛说除一切疾病陀罗尼经》《佛说能净一切眼疾病陀罗尼经》《啰嚩拏说救疗小儿疾病经》《迦叶仙人说医女人经》等。现分而述之。

（一）《续命经》及《佛说续命中经》

《续命经》即《佛说续命经》，共 228 字，主要讲述摩顶、救护、供养、受持、诵佛、解脱等，还提出了"十愿"及眼、耳、口、手愿与总愿。经云："一愿三宝恒存立……六愿百病尽消除……眼愿莫见刀光刃，耳愿不闻怨殃声，口愿不用为心语，手愿不杀一众生。"《佛说续命中经》为残卷，主要内容与《续命经》大致相同，但文字当更多一些。该经在其他版本的《大藏经》中未见。

（二）《救护身命经》

该经是一部旨在"济人疾病苦厄"的佛教经典。该经共 1 卷，主要讲述诵读佛经以消除疾病的道理。经云："佛不虚言。此经佛所秘要，甚难可得。譬如妙药，能愈毒病，能辟毒气，能断恶毒。有人将行者，诸恶毒虫、众邪蛊毒欲来侵害，闻此药气四向散去，不敢回视。此经亦复如是。若有病痛者，当净洗浴，一心读诵，众患消除……佛即举七佛名字：第一维卫佛、第二式佛、第三随叶佛、第四拘楼秦佛、第五拘那含牟尼佛、第六迦叶佛、第七释迦牟尼佛。若有苦厄病痛者，便当读诵此七佛名字，诸恶蛊毒，悉皆消灭，无能侵近。"

（三）《佛说胞胎经》

该经为西晋竺法护译，是一部重要的佛医生理学著作。该经约7000字，主要讲述胚胎的生长发育过程及胎产期间易患的各种疾病。《佛说胞胎经》不仅对中医、藏医、蒙医和傣医产生了很大的影响，而且为佛医的生理学、解剖学发展奠定了坚实的基础。该经关于胚胎的生长发育过程的论述与现代医学有着异曲同工之妙，是佛教内观四肢百骸最成功的范例。该经指出"地、水、风、火，一增则生百病"，若"风寒热聚"则"四百四病同时俱起"。因此，孕育期间必须注意四时寒热及饮食调养。

（四）《佛说除一切疾病陀罗尼经》

该经是论述以陀罗尼（长咒）治疗各种疾病的经典著作。经云："尔时世尊告阿难陀言：'阿难陀，有陀罗尼能除世间一切疾病，汝当受持，读诵通利，如理作意。'"又云："佛告阿难陀：'此陀罗尼若诵持者，宿食不消、霍乱、风、黄、痰、癃，患痔瘘、淋、上气、嗽、虐、寒热、头痛、背痛、着鬼魅者，悉得除差。'"本咒以厚重的发音使口腔、鼻窦、头身、躯干产生强烈的共鸣，进而达到治疗疾病的目的。

（五）《佛说能净一切眼疾病陀罗尼经》

该经是论述以陀罗尼（长咒）治疗眼科疾病的经典著作。佛医眼科的特色十分鲜明，其除了用金錍拨内障、用香药治目疾之外，还用陀罗尼法来断除各种眼科疾病。经云："尔时世尊超越世间耳眼，以天耳闻、以天眼见。尔时世尊告阿难陀言：……以此陀罗尼明加护令净其眼，令彼拔济、令彼摄受、令彼长养、令彼结界，令彼眼无垢翳，得离疾病……眼垢、风垢、黄病、痰病、三集病……持此净眼陀罗尼者，患眼翳膜浮晕……其眼脉已净，眼耳得见离一切诸垢。"

（六）《啰嚩拏说救疗小儿疾病经》

　　该经是一部论述治疗 12 岁以下儿童各种疾病的佛医经典。该经认为，儿童"幼稚痴騃""神气未足"，易让"鬼魅得便"，"于此之际现作种种差异之相"，"令其失常"。因此，该经根据"小儿年月时分所患疾状"，讲述"大明救疗之法"及"祭祀仪则"。该经记载了治疗小儿"先患寒热，身体瘦弱，渐渐干枯，心神慌乱，身常颤掉，啼哭不食""先患寒热，作荒乱相，合眼不食，手足搐搦，腹内疼痛，吐逆喘息""忽然惊悸，叫呼啼哭，身体疼痛，寒热无恒，头面颤动，顾视自身渐渐羸弱，不思饮食以至枯瘦"等不同年龄段所属之疾病的方法，主要治疗方法有咒疗、药浴、香薰、食疗等。如对于上述的第一组疾病，用蓖麻、油麻、荆子、荜茇、罗树叶、嚩啰迦药五药煎汤，沐浴小儿，可使之痊愈。该经记载了咒疗、药疗、香疗等多种治疗儿科疾病的方法，为佛医儿科理论和临床发展奠定了基础。

（七）《迦叶仙人说医女人经》

　　该经认为妊娠期间必须做好保护和调养，并详细论述了女人十月怀胎的逐月安胎措施和方法。该经指出："世间众生皆从女人而生其身，而彼女人从初怀孕至满十月，或复延胎至十二月方始产生，或于中间有其病患，于病患时极受苦痛，我今方便请问于师，禀受方药与作救疗。"于是，该经逐月做了介绍："第一月内胎脏不安者，当用栴檀香、莲华、优钵罗花入水，同研，后入乳汁、乳糖同煎……第二月胎脏不安者，当用青色优钵罗花、俱母那花根、菱角仁、羯细噜迦等药，诸药等分，捣筛为末，用乳汁煎，候冷服之……第十月，当用绿豆、优钵罗花等分，以水相和，研令极细，复入乳糖及蜜，并乳汁同煎，候冷服之。"逐月安胎之法具有十分鲜明的特色，是佛医妇产科学的重要理论和临床知识。

四、房山石经其他文献之涉医内容

在房山石经中，有的经典部帙比较大，其部分章节或部类之中有许多关于医学的内容。如四部《阿含经》（《长阿含经》《中阿含经》《杂阿含经》《增一阿含经》）中就有大量的有关医药养生的论述。有些经典虽然没有讲述医理与临床，但也是佛医学中不可或缺的重要经典，如《药师琉璃光如来本愿功德经》《观药王药上二菩萨经》等。还有些经典通过其他视角和层面来论述佛教的医药与养生，如《菩萨处胎经》《佛说月光菩萨经》《佛说戒香经》《佛说除恐灾患经》《佛说辟除诸恶陀罗尼经》等。

《阿含经》不是一部经，而是原始佛教基本经典的汇编。阿含意译为"法归"，故《阿含经》即佛陀教说之所持、所归、所聚的经典。因此，《阿含经》中包含了有许多具体的经籍。《长阿含经》的"十上经""本缘品"等品类都记载了大量的有关医药学的内容。《中阿含经》的"长寿王品""增上心经""观心经""行禅经"和《增一阿含经》的"安般品""四意断品""苦乐品""增上品"等品类中，也有非常丰富的养生学内容。在《杂阿含经》的卷二、卷三、卷八、卷十二、卷二十、卷二十九、卷四十七等中，也可寻及许多散在的有关医药养生的段落。现以《长阿含经》的"十上经"和《中阿含经》中的"增上心经"为例，进行简要介绍。《长阿含经·十上经》将成、修、觉、灭、退、增、难解、生、知、证十法分成十个境界来加以论述，并认为十法与十个境界是环环相扣、相辅相成的关系，每修完一个境界，人的身心就会进入更高的精神境界。《长阿含经·十上经》云："有一成法，一修法，一觉法，一灭法，一退法，一增法，一难解法，一生法，一知法，一证法。云何一成法？谓于诸善法能不放逸。云何一修法？谓常自念身。云何一觉法？谓有漏触。云何一灭法？谓是我慢。云何一退法？谓不恶露观。云何一增法？谓恶露观。云何一难解法？谓无间定。云何一生法？谓有漏解脱。云何一知法？谓诸众生皆仰食存。云何一证法？谓无碍心解脱。"《中阿含经·增上心经》共 1456 字，主要讲述灭不善之念、增无上之智、修智慧之心的方法，认为如能遵循"齿齿相着，舌逼上腭，以心修心"等方式修行，就可达到"恶念灭已，心便常住。在内止息，一意得定"。

《药师琉璃光如来本愿功德经》在房山石经中有两种译本，一种为义净所译，一种译者不详。药师，又作药师如来、药师琉璃光如来、大医王佛、医王善逝、十二愿王，为东方净琉璃世界之教主。此佛于过去世行菩萨道时，曾发十二大愿，愿为众生解除疾苦，使具足诸根，导入解脱，故依此愿而成佛，住净琉璃世界。《药师琉璃光如来本愿功德经》虽然不讲医药、养生、诊断、治疗等具体的医门法理，但论述了大医王的智慧、宏愿以及业因、果报和修习佛医必知、必诵、必通、必用的重要法门。药师佛与药王菩萨是两个世界的佛与菩萨，前者为东方净琉璃世界之教主，后者为阿弥陀佛二十五菩萨之一。

《观药王药上二菩萨经》记载了药王、药上二菩萨的生平事迹，经中写道：药王菩萨是西方极乐世界的医药之王，是广施良药、救治众生身心两种病苦之菩萨。

《菩萨处胎经》共5卷，是一部识生死之本，修清净之道，得知一切法，令至八正道的佛教经典。月光菩萨为药师佛的左右侍从之一，曾为贤石城的国王，因听了佛陀说法之后，"发菩提心，出生死界"，成为东方净琉璃世界中影响力较大的两大菩萨之一。

《佛说月光菩萨经》共1卷，主要讲述月光菩萨的出身和经历。

此外，《佛说戒香经》《佛说除恐灾患经》《佛说辟除诸恶陀罗尼经》等经典也从不同的视角论述了有关医药与养生的内容。

综上所述，房山石经不仅是佛教文化的珍贵宝藏，而且为我们留下了丰富的医药养生典籍，对发掘、整理和研究佛教医药和养生智慧，具有重要的理论价值、史料价值和文献价值。因此，房山石经对我们从新的视角来认知佛门医药养生文化的积极作用不容低估。

下篇　各论

房山石经以唐、辽、金三代的石刻为主体，共有石刻佛典 1122 部、计 1.4 万余块经碑，其中论述或涉及医药养生内容的有 215 部。本书从众多的石经碑刻中，精选出论及医药养生的经典 30 篇，并分解题、原文点校、重点词汇注释和原文图版四个部分进行阐述。

本书所选的 30 篇论及医药养生的佛典，全都采用简体横排，有的是全文引录，有的只节选其中一部分。同时，本书还对佛典内容进行段落划分，并加上标点符号。这些看似简单的工作，前后共耗费将近一年的时间。

我们知道，要读懂佛教医经与涉医佛典，正确理解和掌握重要的语词十分关键。虽然有些佛医文献并不复杂，也没有什么生僻的词汇，但人们阅读起来却非常费劲，很难把握其准确的内涵与意境。究其缘由，大多是不了解佛教的名词术语，从而望文生义。因此，正确理解佛教语词是研究佛医经典的必经之路。为此，笔者在上述的佛典中选取 285 条名词术语，并根据其出现的先后，在每篇之后进行注解和诠释。

本篇所论 30 篇医药养生佛典中有些佛典的标题为笔者所加，意在画龙点睛、直指主题。从这 30 篇佛典可以看出，房山石经中的医药养生内容，涉及养生、食疗、妇科、儿科、医方、心理、精神等多个学科，并对健康、养生有独特的理念，值得我们认真学习研究。

一、了本生死

解题： 本篇为《了本生死经》的全文，为三国时吴国月氏籍大居士支谦所译。什么是了本生死？了本生死就是看透生死，把握生死的本质。佛教认为，人的生命由因缘的聚合而生，由因缘的离散而灭。因此，我们必须懂得什么是缘起、什么是四大、什么是四谛、什么是五性、什么是福德，必须拿得起、放得下，让智慧的种子永远伴随着我们。

佛[1]说是："若比丘见缘起[2]为见法，已见法为见我。"于是贤者舍利弗谓诸比丘言："诸贤者，佛说：'若诸比丘见缘起为见法，已见法为见我。'此谓何义？是说有缘[3]，若见缘起无命非命为见法，见法无命非命为见佛，当随是慧[4]。彼有二事见外缘起，有二事见内缘起，合为四。何谓二事见外缘起？为因相缚、缘相缚。因相缚为何等？从种根，从根叶，从叶茎，从茎节，从节怀华，从华实，是为因相缚。何谓缘相缚？为地种、水种、火种、风种、空[5]种，从是因缘[6]有种生彼。地为持种，水为润种，火为热种，风为起种，空为令种无碍，如是得时节，会令种生。彼种不知我生根，根不知从种有；根不知我生叶，叶不知从根有；叶不知我生茎，茎不知从叶有节怀华，实亦不自知转相生有。又地不知我生种，种亦不知地持我，水亦不知我润种，种亦不知水润我，至火、风、空皆不相知。是诸贤者，从因缘有得时会令种生，为非自作、非彼作，亦非无因生。当以五事见外缘起。何谓五？一非常，二不断，三不步，四种不败亡，五相象非故。彼种已坏为非常，有根出为不断，种根分异为不躇步，少种多生实为不败亡，实生如种根非种为相象非故。当知是二事，见内缘起：因相缚、缘相缚。何谓因相缚缘？不明行缘、行识缘、识名色[7]缘、名色六入[8]缘、六入更乐缘、更乐痛缘、痛爱缘、爱受缘、受有缘、有生缘。生老死忧悲苦[9]懑心恼如是，是但大苦，性具成有，病彼不明不知我作行。行不知从不明有，行不知我作识。识不知从行有，识不知我作名色。名色不知从识有，六入更乐痛爱，受有生至于老死，亦转不知。是从不明有行，从行有识，从识有名色，从名色有六入更乐痛爱，受有生老死忧悲苦懑心恼。如上说，是但大苦，性具成有。彼若无生，则无老死忧悲苦懑心恼。是诸贤者，因缘起故缘是生法。有缘起不缘生法，有缘生法不缘起，有缘起缘生法，有不缘起不缘生法。何谓缘起不缘生法？为缘不明行，缘行识，缘识名色，至于老死，大苦恼具成有。如上说，是谓缘起非缘生法。何谓缘生法非缘起？为如不明、行、识、名色、六入、更乐、痛、爱、受、有、生、老、死，是谓缘生法非缘起也。何谓缘起缘生法？若出生住不断老死之生，是出生住因缘相近，因有相近，因微相近，因谛相近，因如相近，无异相近，不狂相近，缘起相近，以缘生如是法，有、受、爱、痛、更乐、六入、名色、识、行，是谓缘起缘生法。何谓不缘起不缘生法？谓得道者。彼何谓不明？为如六种。六种受若女、若男。何谓六？为地种、水种、火种、风种、空种、识种。彼身得住，是为地种；如持不散，是为水种；饮、食、尝、啖、卧得善消，是为火种；身中出息、入息，是为风种；四大[10]所不能持，是为空种：随转如双箭竿，是为识种。如彼地种，非女非男，非人非士，非身非身所，非人生非少年，非作无作者，非住无住者，非智无智者，非众生非吾非我，非彼有无有主，水、火、风、空种亦如是。识种非女非男，非人非士，非身非身所，非人生非少年，非作无作者，非住无住者，非智无智者，非众生非吾非我，非我有无有主。如是，但从六种为一想，为合想，为女想，为男想，为妄想，为身想，为自在想，为强自在受若干种，故为不明。时说曰性痴，净、常想、乐想、身想，疑嫌妄，非上要。佛说是不明，亦为染于物，无慧生妄，故为不明；妄，故为行；知物，故为识；五性[11]，故为名色；狩名色根，故为六入三合，故为更乐；更乐行，故为痛；痛而乐，故为爱；爱弥广，故为受；受当复有行，故为有。五性具成，故为生；诸种熟，故为老；命根喋闭，故为死。热中为忧，诳语为悲，临五识身[12]，合为五苦。心识身，合为懑。心念劳为恼，有故生有，如是见知障显，是说具满大苦性足。从是受凶衰，着故复生，其始不可见知，不可度量。又冥为不明义，作成为行义，知为识义。缘住彼，彼相倚，为名色义；主亦不专为六入义；更亦合会为更乐义。从知痛义，渴欲得物，如火无厌为爱义。取为受义，当复有为[13]有义。五性仰为生义，熟为老义，行亏为死义，如是义说，亦为十二缘起相。又从不明近福德[14]行作，近罪贼行作，是谓缘不明。行有诸行故，近福不福而有识，是谓缘行识。由识作性行，名色具成生，是谓缘识名色。是缘生作作辄受，是谓缘名色六入眼识会更乐，是谓缘六入更乐，如更乐痛知亦尔。是谓缘更乐痛死，不知痛者为行别故，从爱象辄取，是谓缘痛爱。从爱象更吞，是谓缘爱受有，受为三行[15]身口意，是谓缘受有，有行劳，当复有具成生，是谓缘有生。五性已成，故有老死，是为十二缘起随转宛转。造作田业[16]，识造种行，不明造对行，如地持种，水令种不散，火令种熟，风令种起，空令种无碍，行造田业亦如是。爱造润行，彼行不知我造田业，爱不知我为润行，识不知我为种行，不明不知我为对行，如地不知我持种，水火风空如上说。从有行劳，当复有具成生，此亦尤有从是世端步者，但凶缘相持，譬如镜净明朗，缘内外生面象，面亦不死此生彼，镜中从有面因缘不亏，是不死此而生彼。为有苦情因缘不亏，从是有受，如火以受不断现昼夜然其炎不步，识亦如是。不身相缚往来五道，有缘故生，是法无主，譬如月圆四十九由延，而圆形现于下水有缘不亏，非月死彼而于此生，观生死当如是。是为因相缚。何谓缘相缚？如佛告阿难：眼缘色生眼识，彼眼不知我作狩行，色不知我为识对，明不知我为识照，空不知我令识无碍，识不知我生此作有。眼色明空念令眼识具成生，耳鼻口身心缘法生心识，彼眼不知我为识作狩，法不知我为识作行，心不知我为识作明，空不知我令识无碍，识不知我成此因缘。是阿难，缘心法明空念，令心识具成生，而此非自作，非彼作，非两作，非无因生，非我故非彼故，非无因有，当以五事见内缘起。何谓五？非常、不断、不步、少行多报、相象非故。彼如死际身已坏为非常；出生有身分为不断；或同去、或异去，分异故为不步；少行多报，谓行不败亡，如行报生非故家也。若见此缘起，无命非命为见法，见法无命非命，为见四谛[17]苦习尽道，譬如明人见师成画，叹其画好师妙，见四谛者亦如是。佛一切知一切现，从是得喜不离佛，得法众至真戒[18]喜不离。"

(《了本生死经》，吴月氏优婆塞支谦译)

注释：

[1] **佛**：梵文音译为佛陀，简称曰佛。意译为觉者、知者、觉。觉有三义：自觉、觉他（使众生觉悟）、觉行圆满，是佛教修行的最高果位。关于佛的含义，各种文献的解释不同。笔者认为，佛有三义，一指佛教的创立者释迦牟尼，二指修行达到最高境界的觉者，三指纯洁无瑕、充满慈爱的法心。即佛指的就是大觉大悟、具有大智慧的圣人。

[2] **缘起**：音译为钵刺底帝夜参牟播头。一切诸法（有为法），皆因种种条件（即因缘）和合而成立，此理称为缘起。即缘起指任何事物皆因各种条件之互相依存而有变化（无常），为佛陀对现象界各种生起消灭之原因、条件，所证悟之法则，如阿含经典多处所阐明之十二支缘起，谓"无明"为"行"之缘，"行"为"识"之缘，乃至"生"为"老死"之缘，"此有故彼有，此起故彼起"，以明示生死相续之理，同时亦由"此无则彼无，此灭则彼灭"之理，断除无明，以证涅槃。此缘起之理乃佛陀成道之证悟，为佛教之基本原理。盖佛陀对印度诸外道所主张"个我"及诸法具有实在之自性等论点，均予以否定，而谓万有皆相互依存，非有独立之自性，并以此解释世界、社会、人生及各种精神现象产生之根源，建立特殊之人生观与世界观，此成为佛教异于其他宗教、哲学、思想之最大特征。

据《阿毗达磨大毗婆沙论》卷二十四载，佛陀为摄受众机所施设之缘起法有一缘起、二缘起、三缘起、四缘起，乃至十一缘起、十二缘起等。其中，一缘起指一切之有为法总名为缘起者；二缘起指因与果；三缘起指三世之别，或指烦恼、业、事等三者；四缘起指无明、行、生、老死等。如上所述，各种由因缘所成立之有为法，皆可称为缘起、缘生、缘生法、缘已生法。然据《阿毗达磨俱舍论》卷九及尊者望满之说，缘起与缘生之法，互有所别，即就其因而立名者为缘起，就其所能生起之果而立名者为缘生。

[3] **缘**：缘在《现代汉语词典》有五种解释，其中因为、缘分两种解释比较接近佛典的意思。在佛教经籍中，缘的最主要的含义为引起结果之直接原因（内因）及间接原因（外缘）。其可分为四类，即因缘、次第缘、缘缘、增上缘。此外，其作动词用可解释为攀缘、缘虑，即攀缘于一切之境界也，谓人之心识攀缘于一切境界而胶着不舍。

[4] **慧**：指了知佛法真谛、洞彻人生哲理、通达处世法则的智慧，亦即佛教所说的般若。虽然智与慧为通名，然二者实相对。达于有为之事相为智，达于无为之空理为慧。善慧又作正见、正慧。依《阿毗达磨俱舍论》之说，慧与任何种心皆有相连属之作用，为大地法之一；然唯识宗谓慧为别境五心所之一。由闻法而来之慧，称作闻慧；由思考而来之慧，称作思慧；由修行而来之慧，称作修慧。以上三者合称闻、思、修三慧。三慧加上与生俱来之生得慧，合称四慧。依《菩萨璎珞本业经》卷上说，菩萨之阶段可分六种智慧，即闻、思、修三慧与无相慧（已证悟空无自性）、照寂慧（以中道之慧观照见中道之理）、寂照慧（寂照不二，定慧平等）。慧与戒、定二者系佛教之重要德目，合称"三学"。其又就五根、五力之中，而有慧根、慧力之称。

[5] **空**：意译为空无、空虚、空寂、空净、非有。佛教认为，世间一切存在之物，皆为因缘和合而生，没有自体、实体等，此思想即空。空即谓事物之虚幻不实，或理体之空寂明净。自佛陀时代开始即有此思想，尤以大乘佛教为然，且空之思想乃般若经系之根本思想。空有人空与法空。人空，谓人类自己无实体或自我之存在；法空，则谓一切事物之存在皆由因缘而产生，故亦无实体存在。

[6] **因缘**：为因与缘之并称。因，指引生结果之直接内在原因；缘，指由外来相助之间接原因。依此，因缘又有内因外缘、亲因疏缘之称。然广义的因指因与缘，包含内因与外缘。

一切万有皆由因缘之聚散而生灭，称为因缘生、缘生、缘成、缘起。因此，由因缘生灭之一切法，称为因缘生灭法；由因与缘和合所产生之结果，称为因缘和合。一切万有皆由因缘和合而假生，无有自性，此即"因缘即空"之理。若以烦恼为因，以业为缘，能招感迷界之果；以智为因，以定为缘，则能招感悟界之果。

此外,《阿毗达磨俱舍论》卷六、卷七等,举出六因四缘之说:六因即能作因、俱有因、相应因、同类因、遍行因、异熟因;四缘即因缘、所缘缘、等无间缘、增上缘。其中,六因中之能作因为四缘中之增上缘,其余五因则为四缘中之因缘。然唯识家则以六因中之同类因为四缘中之因缘与增上缘,以其余五因为增上缘。同类因,为引生等流果之原因,故又称自种因。即《阿毗达磨俱舍论》等以异性之因引生异性之果为因缘之义;唯识家则以种现相望之因果及种子之自类相续为因缘之义。

[7] **色**:佛教中的色,指一切有形象和占有空间的物质。色的含义有广义、狭义之分。广义之色,为物质存在之总称。狭义之色,专指眼根所取之境。色可分为内色、外色、显色、表色、形色五种。内色指眼、耳、鼻、舌、身之五根,因属于内身,故名内色;外色指色、声、香、味、触之五境,因属于外境,故名外色;显色指我们常见的各种颜色,如青、黄、赤、白等;表色指有情众生色身的各种动作,如取、舍、伸、屈等之表相;形色指物体的形状,如长、短、方、圆等。

[8] **六入**:又作六处,指眼、耳、鼻、舌、身、意六根,或色、声、香、味、触、法六境。六根为内之六入,六境为外之六入,总称十二入,亦作十二处。入者,涉入、趋入之义;处者,所依之义。此六根六境互相涉入而生六识,故称入;六根六境为生六识之所依,故称处。

[9] **苦**:指身心之苦恼感受。在现实生活中,对苦的感受,是释尊修行的原始动机。在释尊的根本教法中,苦谛被列为四圣谛的第一位,被视为一切烦恼之根源。老、病、死三种身苦,与贪、嗔、痴三种心苦,可为佛教所立"身心之苦"的典型代表。灭除诸苦、解脱烦恼,是佛法的基本目标。因此,苦的概念在佛法中具有重要的地位。在佛典中,苦有三苦、四苦、五苦、八苦、十八苦、百十苦等多种分类。三苦,指依内苦、依外苦、依天苦;四苦,指生苦、老苦、病苦、死苦;八苦,指生、老、病、死四苦及爱别离苦、怨憎会苦、求不得苦、五阴盛苦。

[10] **四大**:为四大种之简称。又称四界。佛教之元素说,谓物质(色法)由地、水、火、风等四大要素所构成。即:①本质为坚性,而有保持作用者,称为地大;②本质为湿性,而有摄集作用者,称为水大;③本质为暖性,而有成熟作用者,称为火大;④本质为动性,而有生长作用者,称为风大。积聚四大即可生成物质,故四大又称能造之色、能造之大种;被造作之诸色法,则称四大所造。又四大种之"大",指广大,具体有下列三层意义:①具有体大之义,因四大种之体性广大,遍于一切色法;

②具有相大之义，因四大种之形相广大，如大山、大海、大火、大风等；③有用大之义，因四大种之事用广大，如水、火、风三灾及任持大地之地大等。四大种之"种"，则以此四大为一切色法所依之性，具有能生、因等义，如父母为子女所依，然父母亦具有能生之因，故称为种；而由四大所产生（造）之物质（如五根、五境等），与四大之关系，如同亲子，而各自独立存在。元素之四大，因为具有生因、依因、立因、持因、养因，故称能造之色。

[11] **五性**：法相宗将一切众生的根机，分为五类，叫作五性。①有可修成阿罗汉果的无漏种子者，名定性声闻。②有可修成辟支佛的无漏种子者，名定性缘觉。③有可修成佛果的无漏种子者，名定性菩萨。④兼有以上二种或三种的无漏种子，将来所证之位，遇缘成熟，并不一定证何种果者，名不定性。⑤并无以上三乘的无漏种子，但有可修成人天果的有漏种子者，名为无性。

[12] **五识身**：即五识，指眼、耳、鼻、舌、身五种心识，又称五转识、前五识，乃眼等五种感觉器官（五根）对应色等五种对象（五境、五尘）所产生的五种认识作用。其中，眼识以眼根为所依，缘色境；耳识以耳根为所依，缘声境；鼻识以鼻根为所依，缘香境；舌识以舌根为所依，缘味境；身识以身根为所依，缘触境。以上之五根、五境与五识，即十八界中的前十五界。

[13] **有为**：有所作为、造作，又称有为法。有广义与狭义之分，就广义而言，泛指由因缘和合所造作之现象；就狭义而言，特指人的造作行为。即其指一切处于相互联系、生灭变化中之现象，而以生、住、异、灭之四有为相为特征。相对于此，永远不变而绝对存在者，则称为无为法。据普光《俱舍论记》卷五载，即因缘造作之名，色、心等法从因缘生，有因缘之造作，称有为，因此有为亦为缘起法之别名。小乘佛教着重以有为来说明人生无常，大乘佛教则以之对世界一切物质现象与精神现象之分析，说明性空、唯心之理。

一般以五蕴为有为法。俱舍宗七十五法中，有为法占七十二种；法相宗百法中，有为法占九十四种。大别之，有为法可分为色法（物质）、心法（心）、非色非心法（不相应法）三种，称三有为。

有为法乃无常之法，于每一刹那皆在转变、迁移，故又称有为转变。复次，言有为法为无常者，系因凡有为法皆具有生、住、异、灭四相，此即上述所谓的有为法之四个基本特征，称四有为相；此外，亦有将住、异二相合并为一，而立三有为相者。

［14］**福德**：修人天善行所感得的福分。福德与功德不同，外修事功的有漏善是福德，内证佛性无漏智才是功德。福德、功德俱修俱足，才是出离生死苦海乃至成佛作祖之道。

［15］**三行**：指身、口、意三业。《中观论》有"起三行"之语，即起动三业之谓。又指福行、罪行、不动行。①福行，即行十善等福，能招感天上、人间之果。②罪行，又称非福行，即行十恶等罪，能招感三恶道之苦。③不动行，又称无动行，即修有漏之禅定，能招感色界、无色界之果；因禅定不动，感果不动，福行罪行，非如异变，故称不动。

［16］**业**：为造作之义，意谓行为、所作、行动、作用、意志等身心活动，或单由意志所引生之身心生活。若与因果关系结合，则指过去行为延续下来而形成之力量。此外，亦含有行为上善恶苦乐等因果报应思想，及前世、今世、来世等轮回思想。简单地说，就是指前世与今生的各种行为而招致的精神与肉体的报应。这种报应是一种无法消除的信息或能量，能够在特定的时候以特别的形式显现出来。

［17］**四谛**：谛，审实不虚之义。四谛指苦、集、灭、道四种正确无误之真理。此四者皆真实不虚，故称四谛、四真谛；又此四者为圣者所知见，故称四圣谛。四谛大体上乃佛教用以解释宇宙现象的"十二缘起说"之归纳，为原始佛教教义之大纲，乃释尊最初之说法。四谛依次称为苦圣谛、苦集圣谛、苦灭圣谛、苦灭道圣谛，或苦圣谛、苦习谛、苦灭谛、苦灭道圣谛，或苦谛、苦集谛、苦尽谛、苦出要谛，或苦圣谛、集圣谛、真圣谛、道圣谛。其中，苦与集表示迷妄世界之果与因，而灭与道表示证悟世界之果与因；即世间有漏之果为苦谛，世间有漏之因为集谛，出世无漏之果为灭谛，出世无漏之因为道谛。

［18］**戒**：音译为尸罗。指皈依佛教者所应遵守的行为规范和道德准则。原系佛陀住世时，举外道所作之非行来教诫佛教徒者。乃三学、六波罗蜜、十波罗蜜之一。适用于出家、在家二众。就广义而言，泛指一切善恶习惯，如好习惯称善戒（又作善律仪）、坏习惯称恶戒（又作恶律仪）；然一般限指净戒（具有清净意义之戒）、善戒，特指为出家及在家信徒制定之戒规，有防非止恶之功用。

小乘佛教应在家、出家、男女之别，制定五戒、八戒、十戒、具足戒（简称为五八十具）。凡此，大乘佛教指为声闻戒（又作小乘戒），而另制菩萨戒（又作大乘戒），合称为二戒。

佛教之十戒指不杀生、不偷盗、不淫、不妄语、不饮酒、不涂饰香鬘、不歌舞观听、不坐卧高广大床、不非时食、不蓄金银宝。前五者为五戒，前八者为八戒。关于具足戒，比丘有二百五十戒、比丘尼有三百四十八戒。

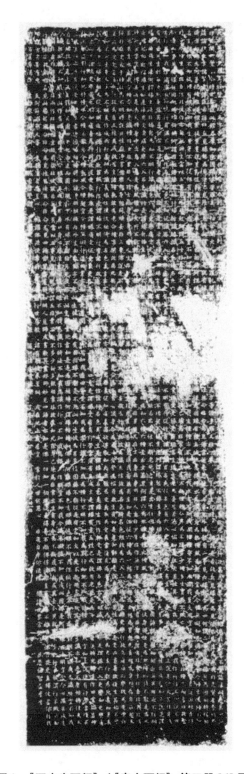

图1 《了本生死经》(《房山石经》第三册 368 页)

二、正心坚意

解题： 本篇为《佛说坚意经》的全文，为东汉安息国僧人安世高所译。何谓正心坚意？正心指心灵纯正，没有虚妄和杂念。坚意指意志坚定，意愿强烈，意识清晰，意念坚强；即信仰的意志坚定，学佛的意愿强烈，正信的意识清晰，弘法的意念坚强。要成就佛陀普救天下苍生的伟大宏愿，三心二意不行，半心半意不行，虚情假意更不行，只有一心一意、诚心诚意、全心全意，才能实现自觉与觉他、自度与度他，才能让芸芸众生脱离苦海，才能让佛法普照三千大千世界。

闻如是：一时佛在舍卫国祇树给孤独园。佛告阿难："我今禅[1]定[2]，怜伤世人不知佛道正真弘深，而以浅伪轻薄之言，欲设嫉心谤毁道根，妄作穷难，难吾弟子。汝当正心知此罪人，或是邪妖恶师，或是不知世俗奸人。若诸菩萨、比丘僧、比丘尼、优婆塞[3]、优婆夷[4]，明经高洁，开解愚冥，为说生死罪福所钟。设其即解知服道真，此为罪灭福生之人。若其指掌为说桥梁，心怀愤愤，意不欲闻，虽欲强听，心多睡眠，或坏道法，轻毁沙门及优婆塞，恶口妄言，当明此人为罪所牵。沙门贤者，以忍为先，当如清水，无所不净，死人、死狗、死蛇、屎、尿，亦皆洗之，然不毁水清。亦当持心，有如扫帚扫地，净不净，死人、死狗、死蛇、屎、尿，皆亦扫之，然不毁于帚矣。亦当复如风火之力光，死人、死狗、死蛇、屎、尿，亦以火烧，然不毁风火之力光。若人欲来杀己，己亦不嗔；欲来谤己，己亦不嗔；欲来谮己，己亦不嗔；欲来笑己，己亦不嗔；欲来坏己，使不事佛法，己亦不嗔。但当慈心正意，罪灭福生。邪不入正，万恶消烂。"佛告阿难："其有好心善意之人，闻佛明法，一心而听，能一日，可；不能一日，半日可；不能半日，一时可；不能一时，半时可；不能半时，须臾可。其福不可量、不可誉也。汝当广为诸比丘僧、比丘尼、优婆塞、优婆夷、白衣人民说之，并当广为说布施[5]，种生死粮。其有斋日，施设饭食，请召四辈、高经贤者、沙门、道人，施设高座，论讲佛经，烧香然灯，光明达天。诸天喜笑，皆下虚空，侧耳来听，莫不欣然。其有破悭[6]，布施为福。善神即下营救门户，攘祸灭怪，出与利会。利则而吉，终无怨恶。譬如种谷，随种而生，种善得福，种恶获殃，未有不种而获果实。当正尔心，福自归身。慎无卜问，为邪所牵，心怀狐疑，善神远人，动入罪地，所为不成，不知毁戒，反怨佛神，事之无益，遂不正心。男子、女人，其有闻此经者，及奉持读诵者，莫不得福者。"佛说经已，阿难欢喜，起为佛作礼。

（《佛说坚意经》，东汉安息国三藏安世高译）

注释：

[1] **禅**：为佛教"禅那"的简称，梵语的音译。意译为思惟修或静虑。是佛教的一种修持方法。禅那之体，寂静而具审虑之用，故谓之静虑。静即定，虑即慧，定慧均等之妙体曰"禅那"。亦即佛家平常所讲的参禅。虚灵宁静，把外缘（外在事物）都摒弃掉而不受其影响，把神收回来而使精神返观自身（非肉身）即禅。

[2] **定**：亦称增上心学，指禅定，谓心止于一境而不散动；即摒除杂念，专心致志，观悟四谛。小乘佛教有四禅，大乘佛教有九种大禅、一百八十三昧等。令心不散乱之修行，及由此而有之特殊精神状态，通称为定，其进境有层次等差。其又因止与观、均行与不均行、有心与无心等不同，而生四禅、四无色、二无心定等差别，或为禅定之总称，或以心一境性之义而称三摩地，或称三昧。定与戒、慧同，为三学之一，乃佛教实践方法之大纲。又八圣道中之正定，为五根、五力之一，故亦称定根、定力；六波罗蜜（六度）之一即禅定。

[3] **优婆塞**：可译为清信士、近事男、善宿男等，即在家亲近奉事三宝和受持五戒的男居士，为四众或七众之一。

[4] **优婆夷**：可译为清净女、清信女、近善女、近事女等，即亲近奉事三宝和受持五戒的女居士，为四众或七众之一。

[5] **布施**：音译为檀那、柁那、檀，又称施；或音译为达嚫、大嚫、嚫，意译为财施、施颂、嚫施。即以慈悲心而施福利与人之义。原为佛陀劝导优婆塞等之行法，本义乃以衣、食等物施与大德及贫穷者；至大乘时代，则为六波罗蜜之一，再加上法施、无畏施二者，而意义扩大，指施与他人财物、体力、智慧等，为他人造福成智而求得累积功德，以致解脱的一种修行方法。《大乘义章》卷十二解释布施之义曰："以己财事分布与他，名之为布；辍己惠人，目之为施。"小乘佛教布施之目的，在破除个

中国佛医学研究 养生卷

人吝啬与贪心，以免除未来世之贫困，大乘佛教则将之与大慈大悲之教义联结，用于超度众生。

布施乃六念之一（念施），四摄法之一（布施摄），六波罗蜜及十波罗蜜之一（布施波罗蜜、檀波罗蜜）。其能使人远离贪心，如对佛及僧和贫穷人布施衣、食等物资，必能招感幸福之果报。又向人宣说正法，令得功德利益，称为法施。使人离开种种恐怖，称为无畏施。财施与法施称为二种施；若加无畏施，则称三种施。以上三施系菩萨所必行者，其中法施之功德较财施大。布施若以远离贪心与期开悟为目的，则称为清净施；反之则称为不清净施。至于法施，劝人生于人天之说教，称为世间法施；劝人成佛之教法（三十七菩提分法及三解脱门），称为出世法施。此外，关于施、施波罗蜜之区别，据《优婆塞戒经》卷二载，声闻、缘觉、凡夫、外道之施，及菩萨在初二阿僧祇劫所行之施，称为施；而菩萨于第三阿僧祇劫所行之施，则称为施波罗蜜。

[6] **破悭**：使悭吝者拿出钱财。悭，小气，吝啬，不舍得把自己的东西给别人。

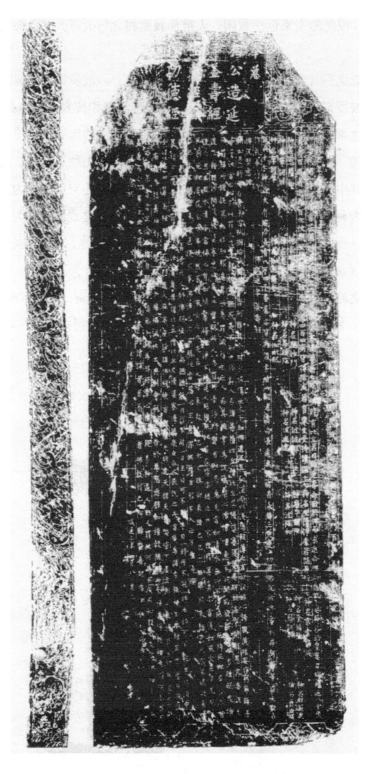

图2 《佛说坚意经》(《房山石经》第三册515页)

三、养胎防病

解题： 本篇为《佛说胞胎经》的全文，为西晋月氏国三藏竺法护所译。该经通过佛陀与阿难的对话形式，直观地叙述了胚胎入胎与发育的各种情况。对于怎样受孕、怎样养胎、胎儿怎么成长、有哪些发育特点，该经做了十分详尽的描述。其以全新的视角，对入胎与不入胎，以及入胎后 38 周的发育情况，进行了科学的阐述和分析。通过对该经的学习，笔者深切地感受到，入胎与不入胎，不仅与夫妻的因缘、心境和德行有关，而且与因果（遗传）、环境（自然）和社会的关系也十分密切。该经告诉我们，四大、五蕴对健康与生育有较大影响，我们应该学会释然和放下，真正做到不以物喜、不以己悲，坦然面对生活中的一切困难。

闻如是：一时佛游舍卫国祇树给孤独园。于时，贤者难陀宴坐思惟[1]，即起诣佛，及五百比丘俱，共诣佛所，稽首足下，住坐一面。

佛告难陀及诸比丘："当为汝说经，初语亦善，中语亦善，竟语亦善，分别其义，微妙具足[2]，净修梵行[3]。当为汝说，人遇母生受胞胎[4]时。谛听！善思念之。""唯然，世尊！"贤者难陀受教而听。

佛告难陀："何故母不受胎？于是父母起尘染心，因缘合会，母有佳善，心志于存乐神来者望前，母有所失精，或父有所失、母无所失，或父清净、母不清洁，或母洁净、父不洁净，或母尔时藏所究竟，即不受胎。如是究竟，或有成寒，或时声近有灭其精，或有满，或如药，或如果中央，或如荜茇中子，或如生果子，或如鸟目，或如鹐沙目，或如舍竭目，或如祝伽目，或如眼瞳子，或如树叶，或合聚如垢，于是或深，或上深，或无器胎，或近音声，或坚核如珠，或为虫所食，或近左，或近右，或大清，或卒暴，或不调均当左反右，或如水瓶，或如果子，或如猿蓲，或有众瑕，或诸寒俱，或有热多，或父母贵、来神卑贱，或来神贵、父母卑贱，是故不相过生。等行等志，俱贵俱贱，心同不异，则入母胎。何故母不受胎？无前诸杂错事、不和调事，等意同行，俱贵俱贱，宿命因缘，当应生子。来神应遇父母而当为子，于时精神或怀二心，所念各异，如是之事，则不和合，不得入胎[5]。"

佛告阿难："云何得入处母胞胎？其薄福者，则自生念：'有水冷风于今天雨，有大众来欲捶害我。我当走入大藙草下，或入叶藙诸草众聚，或入溪涧深谷，或登高峻。无能得我，得脱冷风及大雨、大众。'于是入屋。福厚得势，心自念言：'今有冷风而天大雨，及诸大众。我当入屋，上大讲堂，当在平阁，升于床榻。'"

佛语阿难："神入母胎，所念若干，各异不同。"

佛语阿难："神入彼胎则便成藏。其成胎者，非是父母不净，亦不离父母不净，又假依倚因缘和合而受胞胎，以故非是父母，不离父母。譬如，阿难，酪瓶如器，盛酪以乳，着中因缘，盛酪或为生酥。假使独尔，不成为酥。不从酪出酥，亦不离酪，因缘和合，乃得为酥。如是，阿难，不从父母不净成身，亦不离父母成身，因父母为缘而成胞胎。"

佛告阿难："譬如生草菜，因之生虫。虫不从草菜出，亦不离草菜，依生草菜以为因缘，和合生虫。缘是之中，虫豸自然[6]。如是，阿难，不从父母不净，不离父母不净成身，因父母为缘而成胞胎。譬如，阿难，因小麦出虫，虫不出小麦，亦不离小麦，因小麦为缘，而得生虫。因是和合，自然生虫。如是，阿难，不从父母不净，不离父母不净成身，因父母为缘而成胞胎，得立诸根及与四大。譬如，阿难，因波达果而生虫，虫不从波达果出，亦不离波达果，因波达果为缘，自然得生。如是，阿难，不从父母不净，不离父母不净成身，因父母为缘而成胞胎，得立诸根及与四大。譬如，阿难，因酪生虫，虫不从酪出，亦不离酪，以酪为缘，自然生虫。如是，阿难，不从父母不净，不离父母不净成身，因父母为缘而成胞胎，得立诸根及与四大。因父母缘，则立地种谓诸坚者、软湿水种、热暖火种、气息风种。假使，阿难，因父母故成胞胎者而为地种，水种令烂，譬如秒中及若肌肤得对便烂。假使因父母成胞胎，便为水种，不为地种，用薄如湿故也，譬如油及水。又阿难，水种依地种不烂坏也，地种依水种而无所著。假使，阿难，父母因缘成胞胎者，地种则为水种，火种不得依也，则坏枯腐。譬如夏五月盛暑时，肉中因火种，尘垢秽臭烂坏则就臭腐。如是，阿难，假使因父母胎成地种者，及水种者，其于火种不腐坏败而没尽也。假使，阿难，因父母胎成地种及水种者，当成火种，无有风种；风种不立，不得长大则不成就。又阿难，神处于内，缘其罪福得成四大，地、水、火、风究竟摄持，水种分别，火种因号，风种则得长大，因而成就。”

佛告阿难：“譬如莲藕生于池中，清净具足，花合未开，风吹开花，令其长大而得成就。如是，阿难，神处于内，因其罪福得成四大，成就地种，摄持水种，分别火种，因号风种而得长大，稍稍成就，非是父母胞胎之缘。人神遇生也，非父母福，亦非父体，亦非母体，因缘得合也。非空因缘，亦非众缘，亦非他缘，又有俱施同其志愿，而得合会成胚里胞胎。譬如，阿难，五谷草木之种完具，不腐不虫，耕覆摩地，肥地下种生茂好。于阿难意云何？其种独立，因地水号，成其根茎枝叶花实？”阿难白佛：“不也，天中天。”

佛言：“如是，阿难，不从父母构精如成胞里，不独父母遗体，亦不因空因缘也。有因缘合成四大等合因缘等现，得佛胞里而为胚胎[7]。譬如，阿难，有目明眼之人，若摩尼珠、阳燧，向日盛明正中之时，以燥牛粪、若艾、若布，寻时出火，则成光焰。计彼火者，不从日出，不从摩尼珠、阳燧、艾生，亦不离彼。又阿难，因缘合会，因缘俱至，等不增减而火得生。胚胎如是，不从父母，不离父母，又缘父母不净之精，得成胞里。因此成色、痛痒、思想、生死之识，因得号字。缘是得名，由本成色，以此之故，号之名、色。又阿难，所从缘起，吾不称叹，往返终始。”

佛告阿难：“譬如少所疮病臭处，非人所乐，岂况多乎？少所穿漏瑕秽，何况多乎？如是，阿难，少所周旋在于终始，非吾所叹，何况久长？所以者何？所有终没，周旋诸患，甚为勤苦，谁当乐乎欣悦臭处入母胚胎耶？”

佛告阿难：“彼始七时受母胎里，云何自然而得成胎？始卧未成就时，其胎自然，亦复如是。七日处彼停住而不增减，转稍而热，转向坚固则立地种，其软湿者则为水种，其中暖者则为火种，关通其中则为风种。第二七日，有风名展转，而徐起吹之，向在左胁或在右胁，而向其身聚为胞里。犹如酪上肥，其精转坚，亦复如是。彼于七日转化如熟，其中坚者则立地种，其软湿者则为水种，其煴燸者则为火种，间关其间则为风种。”

佛告阿难：“第三七日，其胎之内，于母腹中，有风名声门，而起吹之，令其胎里转就凝坚。凝坚何类？如指着息，疮息肉坏，精变如是。住中七日转化成熟，彼其坚者则为地种，软湿者则为水种，其煴燸者则为火种，间关其内则为风种。”

佛告阿难：“第四七日，其胎之内，母藏起风，名曰饮食，起吹胎里，令其转坚。其坚何类？譬如含血之类有子，名曰不注，内骨无信，其坚如是。住彼七日转化成熟，彼其坚者则为地种，软湿则为水种，煴煗则为火种，间关其内则为风种。"

佛告阿难："第五七日，其胎之内，于母腹中藏，次有风起，名曰导御，吹其坚精变为体形，成五处应瑞，两膊、两肩、一头。譬如春时，天降于雨，雨从空中堕，长养树叶枝；其胎如是，其母藏内化成五应，两膊、两肩及其头。"

佛告阿难："第六七日，其胎在内，于母腹藏，自然化风，名曰为水，吹其胎里，令其身变化，成四应瑞，两膝处、两肘处。"

佛告阿难："第七七日，其胎里内，于母腹藏，自然化风，名曰回转，吹之令变，更成四应瑞，两手曼、两臂曼。稍稍自长，柔濡软弱，譬如聚沫干燥时；其胚里内四应如是，两手、两足，诸曼现处。"

佛告阿难："第八七日，其胎里内，于母腹藏，自然化风，名曰退转，吹其胎里，现二十应处，十足指处、十手指处。譬如天雨从空中堕，流澍舩枝，使转茂盛；时胚胎内，于腹藏起二十窝，足十指处、手十指处。"

佛告阿难："第九七日，其胞里内，于母腹藏，自然风起，吹变九孔，两眼、两耳、两鼻孔、口处，及下两孔。"

佛告阿难："第十七日，其胞里内，于母腹藏，自然风起，名曰痤短，吹其胎里。急病暴卒，而甚坚强在中七日。其夜七日，自然风起，名曰普门，整理其体，犹如坚强具足音声。"

佛告阿难："第十一七日，胞内于母腹藏，自然化风，名曰理坏，吹其胎里，整理其形，安正诸散，令母驰走不安，烦躁扰动，举动柔迟，好笑喜语，戏笑歌舞，风起泪出。如是如坐母胞胎成时，喜伸手脚。其胎转向成时，诸散合立。有风名柱转，趣头顶，其散其顶上令其倒转。譬如锻师排囊吹，从上转之。如是，阿难，其柱转风，上至其项，于项上散，转复往返。其风在项上旋，开其咽口及身中脐，诸曼之指令其穿漏，其侵转令成就。"

佛告阿难："第十二七日，其胞里内，于母腹藏，自然化风，名曰肤面，吹其胎里，令成肠胃左右之形。譬如莲华根着地，其肠成就，依倚于身，亦复如是，为十八空，经缕沟坑。于其七日，自然化风，名曰弃毛，吹生其舌，及开其眼，成身百节，令具足成就，不减依倚，生万一千节。"

佛告阿难："第十三七日，其胞里内，于母腹藏，觉身体羸，又觉饥渴。母所食饮，入儿体中。儿在胎中，母所食饮，儿因母大长养身。"

佛告阿难："第十四七日，其胞里内，于母腹藏，自然有风，名曰经缕门，吹其精体，生九万筋。二万二千五百在身前，二万二千五百在背，二万二千五百在左胁，二万二千五百在右胁。"

佛告阿难："第十五七日，其胞里内，于母腹藏，自然化风，名红莲花，名曰波昙，吹其儿体，令安二十脉。五脉引在身前，五脉引在背，五脉引在左胁，五脉引在右胁。其脉之中，有无央数不可称计若干种色，各各有名现目，次名力势，又名住立，又名坚强。又一种色，或有青色、白色，白色为赤，赤色为白，或有白色为黄，或缥变色、酥色、酪油色。生热杂错，熟热杂错。其二十脉，一一有四十眷属，合八百脉。二百在身前，二百在背，二百在左，二百在右，二百二力二尊二力势。"

佛语阿难："其八百脉，一一之脉有万眷属，合为八万脉。二万在胸腹，二万在背，二万在左，二万在右。其八万脉，有无数空不可计。有一空，次二，次三，至于七。譬如莲华茎，多有众孔，次第生一孔、二孔、三孔至于七孔。如是，阿难，其八万脉亦复如是，有无数根空不可称计，有一，次二，次三，至于七。"

佛告阿难："其诸脉与毛孔转相依因。"

佛告阿难："第十六七日，其胞里内，于母腹藏，自然化风，名曰无量，吹其儿体，正其骨节，各安其处；开通两目、两耳、鼻孔、口门及其项颈；周匝定心，令其食饮流通无碍。有所立处诸孔流出流入，逆顺随体，令不差错；设使具足，无所拘滞。譬如陶家作瓦器师，若其弟子和泥调好，以作坏形，捶拍令正，补治上下，令不缺漏，安着其处。如是，阿难，罪福因缘自然有风，变其形体，开其眼睛、耳、鼻、口唇、咽喉、项颈，开其心根，令所食饮皆使得通，诸孔出入无罣安其食饮。"

佛告阿难："第十七七日，其胎里内，于母腹藏，自然有风，名牦牛面，吹其儿体，开其眼睛，令使净洁，使有光曜；及耳二精、鼻、口川，皆令清洁光曜无瑕。譬如，阿难，如磨镜师弟子，取不净镜刮治揩摩，以油发明，去其瑕秽，光彻内外。如是，阿难，罪福因缘自然化风，开其眼、耳、鼻、口，令其清净开通无瑕。"

佛告阿难："第十八七日，其胎里内，于母腹藏，除若干瑕，悉使清净。譬如月城郭、若人宫殿，有风名曰大坚强。其风极大，旋吹宫殿，擎持游行，自然清净究竟无瑕。其胎如是，母之腹藏诸入之精，为风所吹，自然鲜明究竟具足。"

佛告阿难："第十九七日，在胚胎中即得四根[8]，眼根、耳根、鼻根、舌根；初在母腹即获三根，身根、心根、命根。"

佛告阿难："第二十七日，在其胞里，于母腹藏，自然化风，名鞞靴，吹小儿体，在其左足，令生骨节；倚其右足，而吹成骨。四骨处膝，二骨在髀，三骨在项，十八骨在背，十八骨在胁，十三骨在掌，各有二十骨在左右足，四骨在肘处，二骨在腓处，二骨在肩，十八骨在颈，三骨在轮耳，三十二骨在口齿，四骨在头。譬如，阿难，机关木师、若画师作木人，合诸关节，先治材木，合集令安，绳连关木，及作经押，以绳关连，因成形像，与人无异。如是，阿难，罪福所化自然有风，吹成色貌，变为骨节，因缘化成。在此二十七日中，于其腹中，应时在身，生二百微细骨与肉杂合。"

佛告阿难："第二十一七日，在其胞里，于母腹藏，自然化风，名曰所有，吹其儿体，令出肌肉。譬如，阿难，工巧陶师作妙瓦器、罂瓮、盆瓩，令具足成。阿难，其所有风吹其儿身，令肌肉生，亦复如是。"

佛告阿难："二十二七日，在其胞里，于母腹藏，自然有风，名曰度恶，吹其儿体，令生音声。"

佛告阿难："第二十三七日，在其胞里，于母腹藏，自然有风，名曰针孔清净，吹其儿身，令其生革，稍稍具足。"

佛告阿难："第二十四七日，在其胞里，于母腹藏，自然有风，名曰坚持，吹其儿身，中布其革，令其调均。"

佛告阿难："第二十五七日，在其胞里，于母腹藏，自然化风，名曰闻在持，吹其儿体，扫除其肌，皆令滑泽。"

佛告阿难："第二十六七日，在其胞里，于母腹藏，自然化风，吹其儿体。假使前世有恶罪行，诸殃来现。于诸十恶[9]，或复悭贪，爱惜财物不能施与，不受先圣师父之教，其应清净长大，更成短小；其应粗大，则更尪细；应清净长大，更粗大；当多清净，反更得少；当应少者，反成为多；当应清洁，反得垢浊；当应垢浊，反得净洁；当应雄者，反成非雄；所不乐雄，反为则雄。当所求者，反不得之；志所不乐，而自然至。当应为黑，而反成黄；当应黄者，而反成黑。"

佛告阿难："如其本宿所种诸恶自然得之，或复为盲聋，喑哑患痴，身生瘢疮，生无眼目，口不能言，诸门隔闭，跛蹇秃瘘[10]。本自所作，自然得之。父母所憎，违失法义。所以者何？如是，阿难，宿命所种非法之行。"

佛告阿难："假使其人前世奉行众德，不犯诸恶，诸善来趣。谓十德行，喜于惠施，无悭垢心，奉受先圣师父之命，身中诸节，应当长者，即清净长；当应鲜洁，自然鲜洁；应粗清净，即粗清净；应当细小，即多细小；应多清净，即多清净；应少清净，即少清净；应滑鲜洁，即滑鲜洁；应当忍少，即便忍少；应当为雄，即成为雄；所乐好声，即得好声；所乐璎珞，即得宝璎；应当为黑，即成为黑；所乐言语，即得所乐。如是，阿难，随宿所种功德[11]诸为善，自然为众生所喜见，端正好洁，色相第一，其身口意所求、所作、所愿，则得如意。所以者何？是故，阿难，宿命所种，自然得之。”

佛告阿难：“假使有男，即趣母右胁累跌坐，两手掌着面，背外面向其母，生藏之下，熟藏之上，五系自缚如在革囊。假使是女，在母腹左胁累跌坐，手掌博面，生藏之下，熟藏之上，五系自缚如在革囊。假使母多食，其儿不安；食太少，其儿不安；食多腻，其儿不安；食无腻，其儿不安。大热大冷，欲得利不利，甜醋粗细，其食如是，或多少而不调均，儿则不安。习色欲过差，儿则不安。在风过差，儿则不安。或多行来驰走有所度越，或上树木，儿则不安。”

佛告阿难：“儿在母腹，勤苦懊恼，众患诸难，乃如是乎！俗人自谓生在安处，其若如是，何况恶趣[12]勤剧之患，诸苦艰难，不可譬喻！谁当乐在母胞胎乎？”

佛告阿难：“第二十八七日，在其胞里，于母腹藏，即起八念：乘骑想、园观想、楼阁间想、游观想、床榻想、流河想、泉水想、浴池想。”

佛告阿难：“第二十九七日，在其胞里，于母腹藏，自然有风，名曰体中间，持其皮肤，使其净洁，颜色固然随其宿行：宿作黑行，色现为黑，形体如漆；宿作不白不黑行，色现不白不黑，体像一貌；宿行素无光润，色现素无光润，普身一等；宿行白色，面貌正白，普体亦然；宿行黄色，面貌黄色，普体亦然。阿难，是世间人有是六色，随本所种，自然获之。”

佛告阿难：“第三十七日，在其胞里，于母腹藏，自然风起，吹其儿体，令生毛发。随宿所行，或令其儿毛发正黑，妙好无量；或生发黄，人所不喜。”

佛告阿难：“第三十一七日，在其胞里，于母腹藏，儿身转大具足。第三十二七日，在其胞里，于母腹藏，儿身自成，无所乏少。第三十三七日、第三十四七日、第三十五七日、第三十六七日，儿身成满，骨节坚实，在于胞里不以为乐。”

佛告阿难：“第三十七七日，在其胞里，于母腹藏，自然生念，如在罗网，欲得走出。为不净想、瑕秽之想、牢狱之想、幽冥之想，不以为乐。”

佛告阿难：“第三十八七日，在其胞里，于母腹藏，自然有华风，名曰何所垂趣，吹转儿身，令应所在，下其两手，当来向生。从其缘果，吹其儿身，脚上头下，向于生门。假使前世作诸恶行，临当生时，脚便转退，反其手足，困于其母，或失身命。其母懊恼，患痛无量！假使前世作德善行，终其长寿，则不回还，命不中尽；其母缘此，不遭苦恼无数之患。彼于三十八七日，则遭大苦无极之患，愁忧不乐。"

佛告阿难："生死之苦，甚为勤剧！人生若男或生女，适生堕地，痛不可言！甚不善哉！懊恼辛酸！或以衣受触其形体，若以衾受卧着所处，或在床上，或置于地，或覆或露，或在暑热或寒冷，因是之故，遭其苦患酷剧难称。譬如，阿难，蛇虺牛之皮，所悬着处若在壁上，即化为虫，还食其皮。若使树木、苗草、陂水，设复在虚空中所倚，即自生虫，还食其形；在所依倚，则亦生虫，还食其形。儿始生时则以手受，苦痛懊恼不可称限，或以衣受触如前。其形体或稍以长大，饥渴寒热。其母小心推燥居湿养育，除其不净。所谓先圣法律，正是其母乳哺之恩！"

佛告阿难："如是勤苦，谁当乐处父母胚胎？儿生未久，搏饭养身，身即生八万种虫，周遍绕动，食儿身体发本。虫名曰舌舐，依于发根食其发。虫名在《修行道地》中一名舌舐，二名重舐，三种在头上，名曰坚固伤损毁害。"

佛告阿难："人身苦恼如是，八万种虫晨夜食其形体，令人羸疲、少气疲极，令身得病或成寒热，众患苦恼不可数也！烦躁苦极，饥亦极行，复极住亦极！设身有病，复求医药，欲除其病。在母胎时，苦不可言，既生为人，极寿百岁，或长或短。百岁之中，凡更百春、百夏、百秋、百冬。百岁之中，更千二百月：春更三月、夏更三月、秋更三月、冬更三月。百岁之中，分其明白青冥部，凡更二千四百十五日：春更六百十五日，夏更六百十五日，秋更六百十五日，冬更六百十五日。百岁之中，凡更七万二千饭：春更万八千食，夏更万八千食，秋更万八千食，冬更万八千食。或懅不食时，或嗔不食时，或食穷之时，或有所作不食时，醉放逸不食时，或斋不食时，皆在七万二千饭中。如是，阿难，勤苦厄恼，谁当乐处母胚胎？

"如是众患匆匆，未曾得安！众缘所缚，或眼痛病，或耳、鼻、口、舌、齿痛，膝脚、咽喉短气，腰脊臂肘拳腕诸百节病痛诸患，风寒诸热，疥癞[13]，虚痔、恶疮、痈疽、黄疸、咳逆、颠狂、盲聋喑哑、痴惷、疣赘、瘰疬、百节烦疼，胪胀癃下[14]，身体浮肿。如是，阿难，地、水、火、风，一增则生百病。风适多则百病生，热多则生百病，寒多则生百病，食多则增百病。三事合会，风、寒、热聚，四百四病[15]同时俱起，何况其余不可计患！或截手，或截脚、耳、鼻，或斩头，或锁系、鞭杖搒笞、闭在牢狱、拷掠加刑，或畏于人，或畏非人、地狱、饿鬼、畜生之难，勤苦旷野，蚊虻虱蚤、蜂蝎之难，虎、狼、师子、蛇虺之惧，如是计之，苦不可言！有多所求，种勤苦根，不得则忧。有所志乐，不如意；既所得，当复守护；生业勤苦，有所获得，志愿无厌。尘劳之恼，多所妨碍！"

佛语阿难："取要言之，五阴[16]则苦！诸入、诸衰，思想多念，由此生苦。因斯起其憍慢、自贡高，自在心走不安。一一诸义当观自然，譬如车轮不在一处。卧起、在床、在地，歌舞戏笑，当观苦想。假使经行，坐起行步，常当思苦。懊恼众患不可称数，无有一可快！所经行处不起安想，止顿、坐而不行、不在床榻，亦当知之勤苦。"阿难言："勿起安想！"

佛告阿难："设在威仪而不休息，则有若干无量苦，与心自想念，谓安不苦。如是，阿难，生死难乐，计有二患：自观身苦、为他人苦。观此二义，当自察之：'吾虽出家，何因致慧，得报果实，安隐无患？所从受食、衣被、床卧、病瘦[17]医药，令其主人得大果报，获大光焰无极普义！'"佛告阿难："当学如此。于阿难意云何？色为有常、无常[18]？"阿难答曰："无常，天中天。""设无常，为苦、不苦？"阿难白佛："甚苦，天中天！""又无常事，当复离别，法不常在。贤圣弟子闻讲此义，宁当发念有吾、有我、是我所不？"阿难白佛："不也，天中天。""色、痛痒、生死、识，有常、无常？"答曰："无常。"曰："假使为无常，为苦、为安？贤圣弟子闻讲说此，宁有吾、有我、是我所不？"答曰："不也，天中天。"

"是故，阿难，计一切色过去、当来、今现在者，内外、粗细、微妙瑕秽、若远若近，无我[19]、无彼、亦非我身。明达智者，即观如平等不耶？假使，阿难，贤圣弟子，厌于色者、痛痒、思想、生死、识者，设使能厌则离尘垢，离尘垢则度。设志于度，至度见慧，尽于生死，称扬梵行，身所作则办，则度彼岸[20]，亦在此际。"

佛说是经时，贤者阿难得诸法眼[21]生；其五百比丘漏尽意解。贤者阿难、五百弟子、诸天、龙神[22]，闻经欢喜。

（《佛说胞胎经》，西晋月氏国三藏竺法护奉制译）

注释：

[1] **思惟**：即思考推度。思考真实之道理，称为正思惟（系八正道之一）；反之，则称邪思惟（不正思惟，乃八邪之一）。据《长阿含经·众集经》载："复有二法，二

因二缘生于嗔恚，一者怨憎，二者不思惟。复有二法，二因二缘生于邪见，一者从他闻，二者邪思惟。复有二法，二因二缘生于正见，一者从他闻，二者正思惟。"又《大智度论》卷十九载："菩萨于诸法空无所得住，如是正见中，观正思惟相，知一切思惟皆是邪思惟，乃至思惟涅槃、思惟佛皆亦如是……断一切思惟分别，是名正思惟。"又思惟有种种分别，《长阿含经·众集经》举出少思惟、广思惟、无量思惟、无所有思惟四种。《显扬圣教论》卷二说，正思惟有离欲思惟、无恚思惟、无害思惟三种。《瑜伽师地论》卷十一则言不正思惟有我思惟、有情思惟、世间思惟三种。此外，《转识论》将思惟喻为骑者、作意喻为马之直行，而明思惟与作意之别。

[2] **具足**：具备满足之简称。《法华经·普门品》："观音妙智力，能救世间苦；具足神通力，广修智方便。"此外，"具足依义"谓如来具足世间、出世间法，为众生之所依。又"具足三千"乃一毫之内具足三千之简称，谓一即一切，一切即一之相即相入。《楞伽师资记·序》："一毫之内具足三千大千，一尘之中容受无边世界。"

[3] **梵行**：意译为净行。即道俗二众所修之清净行为。以梵天断淫欲、离淫欲者，称梵行；反之，行淫欲之法，即非梵行。婆罗门将一生分为四期，其中第一期即称梵行期，此期间，其生活遵守不淫之戒，并学吠陀、祭仪等。佛教以不淫，受持诸戒，为梵行。又《长阿含经·十上经》，以具足禅，于八解脱中，逆顺游行，为梵行具足。《大方等大集经·不眴菩萨品》《大宝积经·大神变会》等以八正道为梵行；北本《大般涅槃经·梵行品》以慈悲喜舍等四无量心为梵行，住知法等七善法为梵行具足。凡此，皆为广义之梵行。

[4] **胞胎**：四生中之胎生者。谓受生于母胎中也。《佛说观无量寿经》曰："不处胞胎，常游诸佛净妙国土。"

[5] **入胎**：即托生于母胎。又作托胎、托生、入胎。谓胎生（自母胎而生）之有情宿于母胎中，为受生此世之始。或指于极乐世界中，托生于莲花内。或专指释尊一代化仪八相中之"托胎"，即释尊乘六牙白象，自兜率天下降，由摩耶夫人之右胁而入宿于其胎内。

[6] **自然**：指不假任何造作之力而自然而然、本然如是存在之状态。佛典屡用"自然""法尔""自然法尔"等语，其意概分如下几个方面。①就佛教表示其自身真理之立场而言，如觉悟之世界为脱离有无分别，本来空无自性，其自身独立存在，而绝对自由，称为无为自然。或如经由善恶行为，依因果法则而产生结果，称为业道自

然。如依自身之法则，视之为如实之表现，称为法尔。依日本净土真宗之祖亲鸾所说，舍离自心分别而悟入弥陀之法则，称为自然法尔。依本愿而救度众生者，则称为愿力自然。据《佛说无量寿经》卷上载，极乐世界乃无为自然世界，往生该国土者，即受有自然虚无之身。②从佛教批判外道之立场而言，系用以否定自然外道之自然无因论（否认万物依因缘所生）。如六师外道中之末伽梨拘赊梨子、阿奢多翅舍钦婆罗等即妄执此类自然无因论，而与佛教所说之自然法尔判然有别者。

[7] **胚胎**：指受孕初始阶段。即受精卵在母体内初期发育的动物体。

[8] **四根**：指眼根、耳根、鼻根、舌根。

[9] **十恶**：又名十不善，即杀生、偷盗、邪淫、妄语、恶口、绮语、两舌、贪欲、嗔恚、愚痴。

[10] **跛蹇秃瘘**：这是一个组合疾病，指瘸腿、秃顶、生疮流脓。跛蹇，瘸腿、行走不便。秃，人无头发。瘘，指皮肤生疮，久而不愈，常出脓水。

[11] **功德**：音译作惧曩、麌曩、求那。意指功能福德。亦谓行善所获之果报。

[12] **恶趣**：又作恶道。为善趣之对称。趣，为往到之义。恶趣，即由恶业所感，而应趣往之处所。据《阿毗达磨俱舍论》卷八载，五趣之体为无覆无记，又五趣摄于有情数；即由善恶业所招感之异熟无记之果体，名曰趣，故说一切有部主张趣不通于善、染及器世界。

一般将地狱、饿鬼、畜生三趣称为三恶趣，又称三途、三恶道，为纯粹恶业趣往之处。其中，依嗔恚趣往地狱，依贪欲趣往饿鬼，依愚痴趣往畜生。相对于三恶趣，阿修罗、人、天等三趣称为三善趣，为行善业者所趣往之处。三恶趣若加阿修罗，为四恶趣。三恶趣加人、天为五恶趣，又称五恶道、五趣。阿修罗包括在饿鬼、畜生、天上三处，或为地狱所摄。五恶趣再加阿修罗，称六道，又称六趣。人类亦可谓于六道中轮回生灭。此六道若以现实人生取譬，嗔恚为地狱，贪欲为饿鬼，愚痴为畜生，斗争为阿修罗，喜悦则分别为人间、天上。古印度人一生最大的愿望，乃不再度受生至人间，故视人道与天道均为恶趣。但在摄入佛教之后，恶趣专指地狱、饿鬼、畜生三道，而天、人为二善道。此外，阿弥陀佛四十八愿中，第一愿为无三恶趣愿，第二愿为不更恶趣愿，此二愿皆为大悲拔苦之愿。

[13] **疥癞**：指顽固性、迁延性疥癣与疮疡，多发于头部，故俗称头癣。

[14] **胪胀瘌下**：指腹胀、腹痛、泄泻。胪胀，病名，指腹胀。瘌下，指水谷不

化，瘀阻下焦，以致腹痛、泄泻。

[15] **四百四病**：即人类所有疾病之总称。据《修行本起经》卷下、《佛说佛医经》等记载，构成人类身体之地、水、火、风四大要素，风大之运转所引起之风病有101种，地大之增长所引起之黄病有101种，火大之旺盛所引起之热病有101种，水大之积聚所引起之痰病有101种，共计404种病。若此等诸病辗转相钻，四百四病同时发作，其人必极寒、极热、极饥、极饱、极饮、极渴，时节失所，卧起无常。

[16] **五阴**：五蕴的旧译。阴是障蔽的意思，能阴覆真如法性，起诸烦恼。五蕴指色、受、想、行、识。

[17] **病廋**：指当时提供给病人的生活必备之品，如洗漱用品、保健用品及相关日常生活用品。廋，隐藏，藏匿；古同"搜"，索求。病廋，病人之索求也。

[18] **无常**：音译为阿你怛也。为常住之对称。谓一切有为法生灭迁流而不常住。一切有为法皆由因缘而生，依生、住、异、灭四相，于刹那间生灭，而为本无今有、今有后无，故总称无常。《大智度论》卷四十三举出两种无常：①念念无常，指一切有为法之刹那生灭；②相续无常，指相续之法坏灭，如人寿命尽时则死灭。另据《辩中边论》卷中所举，就遍、依、圆三性，无常有无性无常、生灭无常、垢净无常之别：遍计所执性，其体全无，称无性无常、无物无常；依他起性，依他缘生之诸法有生灭起尽，称生灭无常、起尽无常；圆成实性，其位由垢转变成净，故称垢尽无常、有垢无垢无常。上述之说，不仅以缘生有为之诸法为无常，且认为圆成实性之法亦含有转变无常之义。又《显扬圣教论·成无常品》除举出无性无常、失坏无常、转异无常、别离无常、得无常、当有无常6种外，还另举出刹那门、相续门、病门、老门、死门、心门、器门、受用门8种无常。又《大乘阿毗达磨杂集论》卷六则明示12种无常之相，即非有相、坏灭相、变异相、别离相、现前相、法尔相、刹那相、相续相、病等相、种种心行转相、资产兴衰相、器世成坏相。另《入楞伽经·无常品》中载有外道之8种无常。

此外，观世相之无常，称无常观、非常观；说明无常旨趣之偈颂，称无常偈；安置病僧之堂院，称无常院、无常堂、延寿堂。

[19] **无我**：又作非身、非我。我，即永远不变（常），独立自存，中心之所有主（主），具有支配能力（宰），为灵魂或本体之实有者。主张所有之存在无有如是之我，而说无我者，称为诸法无我；观无我者，称为无我观。无我系佛教根本教义之一，三

法印中即有"无我印"。通常分为人无我、法无我两种：有情（生者）不外是由五取蕴（即构成凡夫生存的物心两面之五要素）假和合而成，别无真实之生命主体可言，称为人无我，又称我空；一切万法皆依因缘（各种条件）而生（假成立者），其存在本来即无独自、固有之本性（自性）可言，称为法无我，又称法空。

[20] **彼岸**：为此岸之对称。迷界为此方之岸，称此岸；悟界为彼方之岸，称彼岸。即以业与烦恼为中流，生死之境界为此岸，涅槃为彼岸。

[21] **法眼**：指彻见佛法正理之智慧眼。系五眼之一。此眼能见一切法之实相，故能分明观达缘生等差别法。菩萨为度众生，以清净法眼遍观诸法，能知能行，得证是道；又知一切众生之各方便门，故能令众生修行证道。

[22] **龙神**：八部众之一。又作龙众。因具有神力，故称龙神。或指龙王而言。

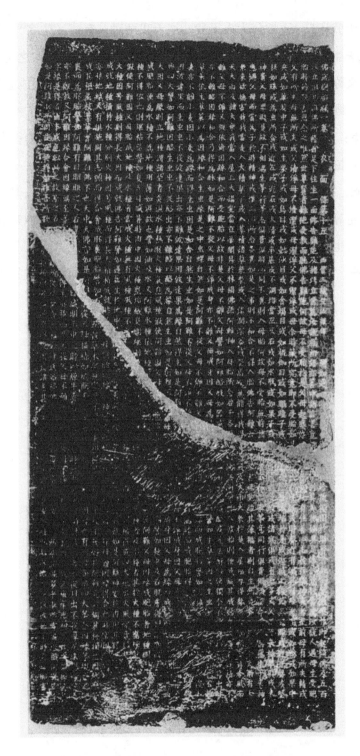

图 3-1 《佛说胞胎经》(《房山石经》第九册 73 页)

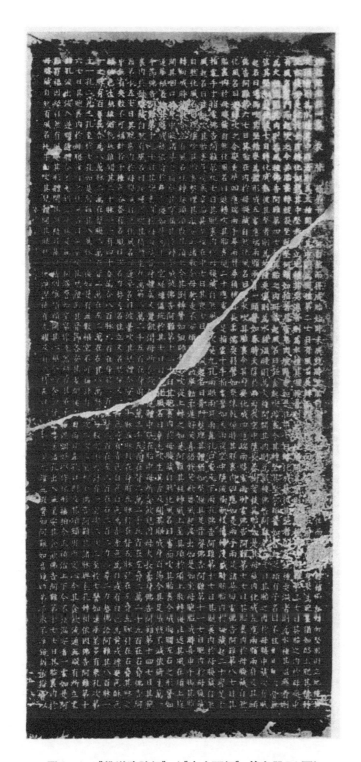

图3-2 《佛说胞胎经》(《房山石经》第九册74页)

图3-3 《佛说胞胎经》(《房山石经》第九册75页)

图 3-4 《佛说胞胎经》(《房山石经》第九册 76 页)

四、解脱秘诀

解题： 本篇节选自《解深密经》，为唐代玄奘法师所译。该经告诉我们，要明白解脱的秘诀，就必须做到布施、持戒、忍辱、精进、静虑，勤修六波罗蜜多，让佛陀的智慧光芒照亮自己。只有这样，才能到达智慧的彼岸。

尔时观自在菩萨白佛言："世尊！如佛所说菩萨十地[1]，所谓极喜地、离垢地、发光地、焰慧地、极难胜地、现前地、远行地、不动地、善慧地、法云地。复说佛地[2]为第十一。如是诸地几种清净，几分所摄。"

尔时，世尊告观自在菩萨曰："善男子，当知诸地四种清净[3]，十一分摄。云何名为四种清净能摄诸地？谓增上意乐清净摄于初地，增上戒清净摄第二地，增上心清净摄第三地，增上慧清净于后后地转胜妙故，当知能摄从第四地乃至佛地。善男子，当知如是四种清净普摄诸地。云何名为十一种分能摄诸地？谓诸菩萨先于胜解行地，依十法[4]行极善修习胜解忍故，超过彼地，证入菩萨正性离生。彼诸菩萨由是因缘，此分圆满[5]，而未能于微细毁犯，误现行中，正知而行。由是因缘于此分中犹未圆满，为令此分得圆满故，精勤修习，便能证得。彼诸菩萨由是因缘此分圆满，而未能得世间圆满、等持、等至及圆满闻持陀罗尼[6]，由是因缘，于此分中犹未圆满。为令此分得圆满故，精勤修习，便能证得。彼诸菩萨由是因缘此分圆满。而未能令随所获得菩提[7]分法多修习住，心未能舍诸等至爱，及与法爱，由是因缘，于此分中犹未圆满。为令此分得圆满故，精勤修习，便能证得。彼诸菩萨由是因缘此分圆满。而未能于诸谛道理如实观察，又未能于生死涅槃[8]弃舍一向背趣作意，又未能修方便所摄菩提分法，由是因缘，于此分中犹未圆满。为令此分得圆满故，精勤修习，便能证得。彼诸菩萨由是因缘此分圆满。而未能于生死流转如实观察，又由于彼多生厌故，未能多住无相作意，由是因缘，于此分中犹未圆满。为令此分得圆满故，精勤修习，便能证得。彼诸菩萨由是因缘此分圆满。而未能令无相作意、无缺、无间多修习住，由是因缘，于此分中犹未圆满。为令此分得圆满故，精勤修习，便能证得。彼诸菩萨由是因缘此分圆满。而未能于无相住中舍离功用，又未能得于相自在，由是因缘，于此分中犹未圆满。为令此分得圆满故，精勤修习，便能证得。彼诸菩萨由是因缘此分圆满。而未能于异名众相、训词差别、一切品类、宣说法中得大自在，由是因缘，于此分中犹未圆满。为令此分得圆满故，精勤修习，便能证得。彼诸菩萨由是因缘此分圆满。而未能得圆满法身现前证受，由是因缘，于此分中犹未圆满，为令此分得圆满故，精勤修习，便能证得。彼诸菩萨由是因缘此分圆满。而未能得遍于一切所知境界，无著无碍，妙智妙见，由是因缘，于此分中犹未圆满，为令此分得圆满故，精勤修习，便能证得。由是因缘此分圆满，此分满故，于一切分皆得圆满。善男子，当知如是十一种分普摄诸地。"

观自在菩萨复白佛言："世尊！何缘最初名极喜地？乃至何缘说名佛地？"佛告观自在菩萨曰："善男子，成就大义，得未曾得出世间心，生大欢喜，是故最初名极喜地。远离一切微细犯戒，是故第二名离垢地。由彼所得三摩地[9]及闻持陀罗尼，能为无量智光依止，是故第三名发光地。由彼所得菩提分法，烧诸烦恼[10]智如火焰，是故第四名焰慧地。由即于彼菩提分法方便修习，最极艰难方得自在，是故第五名极难胜地。现前观察诸行流转，又于无相多修作意方现在前，是故第六名现前地。能远证入无缺无间无相作意，与清净地共相邻接，是故第七名远行地。由于无相得无功用，于诸相中不为现行烦恼所动，是故第八名不动地。于一切种说法自在，获得无罪广大智慧，是故第九名善慧地。粗重之身广如虚空，法身圆满譬如大云皆能遍覆，是故第十名法云地。永断最极微细烦恼及所知障，无著无碍，于一切种所知境界现正等觉[11]，故第十一说名佛地。"

观自在菩萨复白佛言："于此诸地有几愚痴[12]、有几粗重，为所对治？"佛告观自在菩萨曰："善男子，此诸地中有二十二种愚痴，十一种粗重，为所对治。谓于初地有二愚痴，一者执着补特伽罗[13]及法愚痴，二者恶趣杂染[14]愚痴，及彼粗重，为所对治。于第二地有二愚痴，一者微细误犯愚痴，二者种种业趣愚痴，及彼粗重，为所对治。于第三地有二愚痴，一者欲贪愚痴，二者圆满闻持陀罗尼愚痴，及彼粗重，为所对治。于第四地有二愚痴，一者等至爱愚痴，二者法爱愚痴，及彼粗重，为所对治。于第五地有二愚痴，一者一向作意弃背生死愚痴，二者一向作意趣向涅槃愚痴，及彼粗重，为所对治。于第六地有二愚痴，一者现前观察诸行流转愚痴，二者相多现行愚痴，及彼粗重，为所对治。于第七地有二愚痴，一者微细相现行愚痴，二者一向无相作意方便愚痴，及彼粗重，为所对治。于第八地有二愚痴，一者于无相作功用愚痴，二者于相自在愚痴，及彼粗重，为所对治。于第九地有二愚痴，一者于无量说法、无量法句文字后后慧辩陀罗尼自在愚痴，二者辩才自在愚痴，及彼粗重，为所对治。于第十地有二愚痴，一者大神通愚痴，二者悟入微细秘密愚痴，及彼粗重，为所对治。于如来地有二愚痴，一者于一切所知境界极微细着愚痴，二者极微细碍愚痴，及彼粗重，为所对治。善男子，由此二十二种愚痴及十一种粗重故，安立诸地，而阿耨多罗三藐三菩提[15]，离彼系缚。"观自在菩萨复白佛言："世尊！阿耨多罗三藐三菩提，甚奇希有乃至成就大利大果，令诸菩萨能破如是大愚痴罗网，能越如是大粗重稠林，现前证得阿耨多罗三藐三菩提。"

观自在菩萨复白佛言："世尊！如是诸地几种殊胜之所安立？"佛告观自在菩萨曰："善男子，略有八种：一者增上意乐清净，二者心清净，三者悲清净，四者到彼岸清净，五者见佛供养承事清净，六者成熟有情[16]清净，七者生清净，八者威德清净。善男子，于初地中所有增上意乐清净，乃至威德清净。后后诸地乃至佛地所有增上意乐清净，乃至威德清净。当知彼诸清净展转增胜，唯于佛地除生清净。又初地中所有功德，于上诸地平等皆有。当知自地功德殊胜，一切菩萨十地功德皆是有上，佛地功德当知无上。"观自在菩萨复白佛言："世尊！何因缘故，说菩萨生于诸有生最为殊胜？"佛告观自在菩萨曰："善男子，四因缘故：一者极净善根所集起故，二者故意思择力所取故，三者悲愍济度诸众生故，四者自能无染除他染故。"观自在菩萨复白佛言："世尊！何因缘故，说诸菩萨行[17]广大愿妙愿胜愿？"佛告观自在菩萨曰："善男子，四因缘故，谓诸菩萨能善了知涅槃乐住，堪能速证而复弃舍，速证乐住无缘无待发大愿心。为欲利益诸有情故，处多种种长时大苦。是故我说彼诸菩萨行广大愿妙愿胜愿。"

观自在菩萨复白佛言："世尊！是诸菩萨凡有几种所应学事？"佛告观自在菩萨曰："善男子，菩萨学事略有六种，所谓布施、持戒[18]、忍辱[19]、精进、静虑[20]、慧到彼岸。"观自在菩萨复白佛言："世尊！如是六种所应学事，几是增上戒学所摄？几是增上心学所摄？几是增上慧学所摄？"佛告观自在菩萨曰："善男子，当知初三，但是增上戒学所摄；静虑一种，但是增上心学所摄；慧，是增上慧学所摄。我说精进，遍于一切。"观自在菩萨复白佛言："世尊！如是六种所应学事，几是福德资粮所摄？几是智慧资粮所摄？"佛告观自在菩萨曰："善男子，若增上戒学所摄者，是名福德资粮所摄；若增上慧学所摄者，是名智慧资粮所摄。我说精进、静虑二种，遍于一切。"观自在菩萨复白佛言："世尊！于此六种所学事中，菩萨云何应当修学？"佛告观自在菩萨曰："善男子，由五种相应当修学：一者最初于菩萨藏波罗蜜多[21]相应微妙正法[22]教中猛利信解，二者次于十种法行以闻、思、修所成妙智精进修行，三者随护菩提之心，四者亲近真善知识，五者无间勤修善品。"观自在菩萨复白佛言："世尊！何因缘故，施设如是所应学事？但有六数？"佛告观自在菩萨曰："善男子，二因缘故：一者饶益诸有情故，二者对治诸烦恼故。当知前三饶益有情，后三对治一切烦恼。前三饶益诸有情者，谓诸菩萨由布施故，摄受资具饶益有情；由持戒故，不行损害、逼迫、恼乱，饶益有情；由忍辱故，于彼损害逼迫恼乱，堪能忍受饶益有情。后三对治诸烦恼者，谓诸菩萨由精进故，虽未永伏一切烦恼，亦未永害一切随眠，而能勇猛修诸善品，彼诸烦恼不能倾动善品加行；由静虑故，永伏烦恼；由般若故，永害随眠。"观自在菩萨复白佛言："世尊！何因缘故施设所余波罗蜜多，但有四数？"佛告观自在菩萨曰："善男子，由前六种波罗蜜多[23]为助伴故，谓诸菩萨于前三种波罗蜜多所摄有情，以诸摄事方便善巧，而摄受之安置善品，是故我说方便善巧波罗蜜多，与前三种而为助伴。若诸菩萨于现法中烦恼多故，于修无间无有堪能、羸劣意乐故，下界胜解故，于内心住无有堪能，于菩萨藏不能闻缘善修习故，所有静虑不能引发出世间慧。彼便摄受少分狭劣福德资粮，为未来世烦恼轻微心生正愿，如是名愿波罗蜜多。由此愿故，烦恼微薄，能修精进。是故我说愿波罗蜜多与精进波罗蜜多而为助伴。若诸菩萨亲近善士，听闻正法，如理作意，为因缘故转劣意乐，成胜意乐，亦能获得上界胜解，如是名力波罗蜜多。由此力故，于内心住有所堪能，是故我说力波罗蜜多与静虑波罗蜜多而为助伴。若诸菩萨于菩萨藏已能闻缘善修习故，能发静虑，如是名智波罗蜜多。由此智故，堪能引发出世间慧。是故我说智波罗蜜多与慧波罗蜜多而为助伴。"

观自在菩萨复白佛言："世尊！何因缘故宣说六种波罗蜜多如是次第？"佛告观自在菩萨曰："善男子，能为后后引发依故。谓诸菩萨若于身财无所顾吝，便能受持清净禁戒。为护禁戒，便修忍辱；修忍辱已，能发精进；发精进已，能办静虑；具静虑已，便能获得出世间慧。是故我说波罗蜜多如是次第。"观自在菩萨复白佛言："世尊！如是六种波罗蜜多，各有几种品类差别？"佛告观自在菩萨曰："善男子，各有三种。施三种者，一者法施，二者财施，三者无畏施。戒三种者，一者转舍不善戒，二者转生善戒，三者转生饶益有情戒。忍三种者，一者耐怨害忍，二者安受苦忍，三者谛察法忍。精进三种者，一者被甲精进，二者转生善法加行精进，三者饶益有情加行精进。静虑三种者，一者无分别寂静极寂静无罪故对治烦恼众苦乐住静虑，二者引发功德静虑，三者引发饶益有情静虑。慧三种者，一者缘世俗谛慧，二者缘胜义谛慧，三者缘饶益有情慧。"观自在菩萨复白佛言："世尊！何因缘故，波罗蜜多说名波罗蜜多？"佛告观自在菩萨曰："善男子，五因缘故：一者无染着故，二者无顾恋故，三者无罪过故，四者无分别故，五者正回向故。无染着者，谓不染着波罗蜜多诸相违事。无顾恋者，谓于一切波罗蜜多诸果异熟及报恩中心无系缚。无罪过者，谓于如是波罗蜜多无间杂染法离非方便行。无分别者，谓于如是波罗蜜多，不如言词执着自相。正回向者，谓以如是所作所集波罗蜜多，回求无上大菩提果。""世尊！何等名为波罗蜜多诸相违事？""善男子，当知此事略有六种：一者于喜乐欲财富自在诸欲乐中，深见功德及与胜利；二者于随所乐纵身语意而现行中，深见功德及与胜利；三者于他轻蔑不堪忍中，深见功德及与胜利；四者于不勤修着欲乐中，深见功德及与胜利；五者于处愦闹世杂乱行，深见功德及与胜利；六者于见、闻、觉知[24]言说戏论，深见功德及与胜利。""世尊！如是一切波罗蜜多，何果异熟？""善男子，当知此亦略有六种：一者得大财富；二者往生[25]善趣；三者无怨无坏，多诸喜乐；四者为众生主；五者身无恼害；六者有大宗叶。""世尊！何等名为波罗蜜多间杂染法？""善男子，当知略由四种加行：一者无悲加行故，二者不如理加行故，三者不常加行故，四者不殷重加行故。不如理加行者，谓修行余波罗蜜多时，于余波罗蜜多远离失坏。""世尊！何等名为非方便行？""善男子，若诸菩萨以波罗蜜多饶益众生时，但摄财物饶益众生便为喜足，而不令其出不善处安置善处。""如是名为非方便行，何以故？""善男子，非于众生唯作此事名实饶益，譬如粪秽若多若少，终无有能令成香洁。如是众生由行苦故，其性是苦，无有方便，但以财物暂相饶益可令成乐。唯有安处妙善法中，方可得名第一饶益。"

观自在菩萨复白佛言："世尊！如是一切波罗蜜多有几清净？"佛告观自在菩萨曰："善男子，我终不说波罗蜜多，除上五相有余清净。然我即依如是诸事总别，当说波罗蜜多清净之相。总说一切波罗蜜多清净相者，当知七种。何等为七？一者菩萨于此诸法不求他知；二者于此诸法见已不生执着；三者即于如是诸法不生疑惑，谓为能得大菩提不；四者终不自赞毁他有所轻蔑；五者终不憍傲放逸；六者终不少有所得便生喜足；七者终不由此诸法，于他发起嫉妒悭吝。别说一切波罗蜜多清净相者，亦有七种。何等为七？谓诸菩萨如我所说，七种布施清净之相，随顺修行。一者由施物清净行清净施；二者由戒清净行清净施；三者由见清净行清净施；四者由心清净行清净施；五者由语清净行清净施；六者由智清净行清净施；七者由垢清净行清净施。是名七种施清净相。又诸菩萨能善了知制立律仪一切学处，能善了知出离所犯，具常尸罗，坚固尸罗，常作尸罗，常转尸罗，受学一切所有学处，是名七种戒清净相。若诸菩萨于自所有业果异熟深生依信，一切所有不饶益事现在前时，不生愤发，亦不反骂、不嗔、不打、不恐、不弄，不以种种不饶益事反相加害，不怀怨结，若谏诲时不令恚恼，亦复不待他来谏诲，不由恐怖有染爱心而行忍辱，不以作恩而便放舍，是名七种忍清净相。若诸菩萨通达精进平等之性，不由勇猛勤精进故自举陵他，具大势力，具大精进，有所堪能，坚固勇猛，于诸善法终不舍轭，如是名为七种精进清净之相。若诸菩萨有善通达相三摩地静虑，有圆满三摩地静虑，有俱分三摩地静虑，有运转三摩地静虑，有无所依三摩地静虑，有善修治三摩地静虑，有于菩萨藏闻缘修习无量三摩地静虑，如是名为七种静虑清净之相。若诸菩萨远离增益损减二边行于中道，是名为慧；由此慧故，如实了知解脱[26]门义，谓空、无愿、无相三解脱门[27]；如实了知有自性义，谓遍计所执、若依他起、若圆成实三种自性；如实了知无自性义，谓相、生、胜义三种无自性性；如实了知世俗谛义，谓于五明处；如实了知胜义谛义，谓于七真如；又无分别，离诸戏论，纯一理趣，多所住故，无量总法为所缘故，及毗钵舍那故；能善成办法、随法行。是名七种慧清净相。”

观自在菩萨复白佛言：“世尊！如是五相各有何业？”佛告观自在菩萨曰：“善男子，当知彼相有五种业，谓诸菩萨无染着故，于现法中于所修习波罗蜜多，恒常殷重勤修加行无有放逸。无顾恋故，摄受当来不放逸因；无罪过故，能正修习极善圆满、极善清净、极善鲜白波罗蜜多；无分别故，方便善巧波罗蜜多速得圆满；正回向故，一切生处波罗蜜多及彼可爱诸果异熟皆得无尽，乃至无上正等菩提。”

观自在菩萨复白佛言：“世尊！如是所说波罗蜜多，何者最广大？何者无染污？何者最明盛？何者不可动？何者最清净？”佛告观自在菩萨曰：“善男子，无染着性、无顾恋性、正回向性，最为广大。无罪过性、无分别性、无有染污，思择所作，最为明盛。已入无退转法地者，名不可动。若十地摄、佛地摄者，名最清净。”

观自在菩萨复白佛言：“世尊！何因缘故，菩萨所得波罗蜜多，诸可爱果及诸异熟常无有尽，波罗蜜多亦无有尽？”佛告观自在菩萨曰：“善男子，展转相依生起修习无间断故。”观自在菩萨复白佛言：“世尊！何因缘故，是诸菩萨深信爱乐波罗蜜多，非于如是波罗蜜多所得可爱诸果异熟？"佛告观自在菩萨曰："善男子，五因缘故：一者波罗蜜多是最增上喜乐因故，二者波罗蜜多是其究竟饶益一切自他因故，三者波罗蜜多是当来世彼可爱果异熟因故，四者波罗蜜多非诸杂染所依事故，五者波罗蜜多非是毕竟变坏法故。"观自在菩萨复白佛言："世尊！一切波罗蜜多，各有几种最胜威德[28]？"佛告观自在菩萨曰："善男子，当知一切波罗蜜多，各有四种最胜威德：一者于此波罗蜜多正修行时，能舍悭吝、犯戒、心愤、懈怠、散乱、见趣所治；二者于此正修行时，能为无上正等菩提真实资粮；三者于此正修行时，于现法中能自摄受饶益有情；四者于此正修行时，于未来世能得广大无尽可爱诸果异熟。"观自在菩萨复白佛言："世尊！如是一切波罗蜜多，何因，何果，有何义利？"佛告观自在菩萨曰："善男子，如是一切波罗蜜多大悲为因；微妙可爱诸果异熟，饶益一切有情为果；圆满无上广大菩提，为大义利。"

观自在菩萨白佛言："世尊！若诸菩萨具足一切无尽财宝成就大悲，何缘世间现有众生贫穷可得？"佛告观自在菩萨曰："善男子，是诸众生自业过失，若不尔者，菩萨常怀饶益他心，又常具足无尽财宝。若诸众生无自恶业能为障碍，何有世间贫穷可得。譬如饿鬼为大热渴逼迫其身，见大海水悉皆涸竭，非大海过，是诸饿鬼自业过耳。如是菩萨所施财宝，犹如大海无有过失，是诸众生自业过耳。犹如饿鬼，自恶业力令无有果。"

观自在菩萨复白佛言："世尊！菩萨以何等波罗蜜多，取一切法无自性性？"佛告观自在菩萨曰："善男子，以般若波罗蜜多，能取诸法无自性性。""世尊！若般若波罗蜜多，能取诸法无自性性，何故不取有自性性？""善男子，我终不说以无自性性取无自性性，然无自性性离诸文字，自内所证不可舍于言说文字，而能宣说。是故我说般若波罗蜜多，能取诸法无自性性。"

观自在菩萨复白佛言："世尊！如佛所说波罗蜜多、近波罗蜜多、大波罗蜜多，云何波罗蜜多？云何近波罗蜜多？云何大波罗蜜多？"佛告观自在菩萨曰："善男子，若诸菩萨经无量时，修行施等成就善法，而诸烦恼犹故现行，未能制伏然为彼伏，谓于胜解行地软中胜解转时，是名波罗蜜多。复于无量时修行施等，渐复增上成就善法，而诸烦恼犹故现行，然能制伏非彼所伏，谓从初地已上，是名近波罗蜜多。复于无量时修行布施等，转复增上成就善法，一切烦恼皆不现行，谓从八地已上，是名大波罗蜜多。"

观自在菩萨复白佛言："世尊！此诸地中烦恼随眠可有几种？"佛告观自在菩萨曰："善男子，略有三种。一者害伴随眠，谓于前五地。何以故？善男子，诸不俱生现行烦恼，是俱生烦恼现行助伴，彼于尔时永无复有，是故说名害伴随眠。二者赢劣随眠，谓于第六、第七地中微细现行，若修所伏不现行故。三者微细随眠，谓于第八地已上，从此已去，一切烦恼不复现行，唯有所知障为依止故。"

观自在菩萨复白佛言："世尊！此诸随眠几种粗重断所显示？"佛告观自在菩萨曰："善男子，但由二种：谓由在皮粗重断故，显彼初二；复由在肤，粗重断故，显彼第三。若在于骨，粗重断者，我说永离一切随眠，位在佛地。"

观自在菩萨复白佛言："世尊！经几不可数劫能断如是粗重？"佛告观自在菩萨曰："善男子，经于三大不可数劫或无量劫，所谓年、月、半月、昼夜、一时、半时、须臾、瞬息、刹那量劫不可数故。"观自在菩萨复白佛言："世尊！是诸菩萨于诸地中所生烦恼，当知何相、何失、何德？"佛告观自在菩萨曰："善男子，无染污相。何以故？是诸菩萨于初地中定，于一切诸法法界已善通达。由此因缘菩萨要知，方起烦恼非为不知，是故说名无染污相。于自身中不能生苦故，无过失菩萨生起如是烦恼，于有情界能断苦因，是故彼有无量功德。"观自在菩萨复白佛言："甚奇！世尊！无上菩提乃有如是大功德利，令诸菩萨生起烦恼，尚胜一切有情、声闻、独觉善根，何况其余无量功德。"

观自在菩萨复白佛言："世尊！如世尊说'若声闻乘[29]、若复大乘，唯是一乘'，此何密意？"佛告观自在菩萨曰："善男子，如我于彼声闻乘中宣说种种诸法自性，所谓五蕴[30]，或内六处[31]，或外六处[31]，如是等类。于大乘中即说彼法，同一法界，同一理趣，故我不说乘差别性。于中或有如言于义妄起分别，一类增益，一类损减，又于诸乘差别道理谓互相违，如是展转递兴诤论，如是名为此中密意。"尔时，世尊欲重宣此义，而说颂曰：

"诸地摄想所对治，殊胜生愿及诸学。

由依佛说是大乘，于此善修成大觉[32]。

宣说诸法种种性，复说皆同一理趣。

于下乘或上乘者，故我说乘无异性。

如言于义妄分别，或有增益或损减。

谓此二种互相违，愚痴意解成乖诤。"

尔时观自在菩萨摩诃萨[33]复白佛言："世尊！于是解深密法门[34]中此名何教？我当云何奉持？"佛告观自在菩萨曰："善男子，此名诸地波罗蜜多了义之教，于此诸地波罗蜜多了义之教汝当奉持。"说此诸地波罗蜜多了义教时，于大会中有七十五千菩萨，皆得菩萨大乘光明三摩地。

（节选自《解深密经》，大唐三藏法师玄奘奉诏译）

注释：

[1] **菩萨十地**：指菩萨修行的十种境界，即极喜地、离垢地、发光地、焰慧地、极难胜地、现前地、远行地、不动地、善慧地、法云地。极喜地：初窥心性，证二空理，成就檀波罗蜜，生大欢喜。离垢地：断思惑，身清净，成就戒波罗蜜，离一切垢。发光地：灭无明而得三明，成就忍波罗蜜，心光开发。焰慧地：圆满具足，远离懈怠，成就精进波罗蜜，使慧焰炽盛。极难胜地：为利益众生，外习诸技艺，内成就禅波罗蜜，极难制胜。现前地：修空无相无愿三昧，成就般若波罗蜜，使现前差别尽泯。远行地：断诸业果细现行相，起殊胜行，广化众生，成就方便波罗蜜，备远行资粮。不动地：断诸功用，身心寂灭，犹如虚空，成就愿波罗蜜，于涅槃心，湛然不动。善慧地：证智自在，具大神通，善护诸佛法藏，成就力波罗蜜，善运慧解。法云地：广集无量道法，增长无边福智，悉知一切众生心行，依上中下根，为说三乘，成就智波罗蜜，有如大云，雨大法雨。

[2] **佛地**：指通过修行而达到的最圆满境界，即第十一境界。根据《解深密经》记载，十一地依次为极喜地、离垢地、发光地、焰慧地、极难胜地、现前地、远行地、不动地、善慧地、法云地、佛地。《解深密经》云："永断最极微细烦恼及所知障无著无碍，于一切种所知境界现正等觉，故第十一说名佛地。"另为通教十地之第十位，谓第九地之菩萨最后顿断烦恼所知二障之习气而成道之位也。

[3] **四种清净**：指菩萨十地中一至四地的修行成就所摄次第，即增上意乐清净、增上戒清净、增上心清净、增上慧清净。

[4] **十法**：出自《佛说大乘十法经》。佛答净无垢妙净宝月王光菩萨之问，谓菩萨成就十法，即住于大乘。十法包括：成就正信，成就行，成就性，乐菩提心，乐法，乐观正法，行于正法及顺法，远离慢、我慢等事，善好通达诸微密语，不乐声闻及缘觉。

［5］**圆满**：周遍充足，无所缺减之意。若指十八圆满而言，称十八圆满，或十八具足；谓诸佛（报身佛）所受用之国土，具足十八种功德事，即显色圆满、形色圆满、分量圆满、方所圆满、因圆满、果圆满、主圆满、辅翼圆满、眷属圆满、住持圆满、事业圆满、摄益圆满、无畏圆满、住处圆满、路圆满、乘圆满、门圆满、依持圆满。另《瑜伽师地论》卷八十五，举出善说法毗奈耶中具有行圆满、果圆满、师圆满三种圆满。此外，如相好圆满、万德圆满、功德圆满、所愿圆满等，皆表示各种周遍圆满、无所欠缺之意。

［6］**陀罗尼**：可译为总持，即总一切法，持无量义。原有四种，咒陀罗尼不过是其中一种，但通常皆以咒为陀罗尼。

［7］**菩提**：意译为觉、智、知、道。广义而言，乃断绝世间烦恼而成就涅槃之智慧，即佛、缘觉、声闻各于其果所得之觉智。此三种菩提中，以佛之菩提为无上究竟，故称阿耨多罗三藐三菩提，译作无上正等正觉、无上正遍智、无上正真道、无上菩提。

［8］**涅槃**：又作泥洹、泥曰、涅槃那、涅隶槃那、抳缚南、匿缚喃。意译作灭、寂灭、灭度、寂、无生。与择灭、离系、解脱等词同义。或作般涅槃（般，为梵语音译，完全之义，意译作圆寂）、大般涅槃（大，即殊胜之意。又作大圆寂）。原指吹灭，或吹灭之状态；后转指燃烧烦恼之火灭尽，完成悟智（即菩提）之境地。此乃超越生死（迷界）之悟界，亦为佛教终极之实践目的，故表佛教之特征而被列为法印之一，称"涅槃寂静"。

［9］**三摩地**：七十五法之一，百法之一。又作三昧、三摩提、三摩帝。意译为等持、正定、定意、调直定、正心行处。即远离惛沉掉举，心专住一境之精神作用。三摩地之语义诸多，若于说一切有部中，为十大地法之一，与一切心、心所法相应，通于定、散，亦通于善、恶、无记之三性，而无别体；于经量部，为心之一境相续而转。行者住于三摩地，观想凝照，智慧明朗，即能断除一切烦恼而证得真理。

［10］**烦恼**：音译为吉隶舍。又作惑。使有情之身心发生恼、乱、烦、惑、污等精神作用之总称。人类于意识或无意识间，为达到我欲、我执之目的，常沉沦于苦乐之境域，而招致烦恼之束缚。在各种心的作用中，觉悟为佛教之最高目的；准此而言，妨碍实现觉悟之一切精神作用皆通称为烦恼。佛陀欲使众生了解烦恼所致之恐怖情形，遂以各种立场表示之。就其作用而言，有随眠、缠、盖、结、缚、漏、取、系、使、垢、暴流、轭、尘垢、客尘等各种名称。其用法有广义与狭义之区别，若加以分类，

则极为复杂。一般以贪、嗔、痴三惑为一切烦恼之根源。

[11] **正等觉**：真正普遍平等的觉悟，亦即佛的觉悟。

[12] **愚痴**：又作痴、无明。即无智无明，暗愚迷惑，对事物不能做出适当判断。为六种根本烦恼之一，亦为三毒（贪、嗔、痴）之一。

[13] **补特伽罗**：又作富特伽罗，旧作福伽罗、补伽罗、富伽罗、弗伽罗、富特伽耶。旧译曰人或众生。新译曰数取趣。数者，取五趣而轮回之义。

[14] **杂染**：音译作僧吉隶烁。指有漏法。为清净之对称。杂，即间杂、和杂之义；染，是染污法，指不善及有覆无记之法。通常杂染与染污同义，互为通用；但据《成唯识论述记》卷二末载，单称染、染污之际，指烦恼；而称杂染之际，则通于善、恶、无记等三性，为一切有漏法之总称。

杂染分为三类，称三杂染，即烦恼杂染、业杂染、生杂染。①烦恼杂染，又作惑杂染，即一切烦恼及随烦恼之总名。此又分为见所断、修所断两种，或欲界系、色界系、无色界系三种，或根本烦恼等十种。②业杂染，指从烦恼生，或助烦恼造作身语意三者之业。③生杂染，又作苦杂染，依烦恼及业而受生于三界之苦。以上三类依序相当于惑、业、苦三道。或谓三杂染再加障杂染，为四杂染。

[15] **阿耨多罗三藐三菩提**：佛智名，华译为无上正等正觉，即真正平等觉知一切真理的无上智慧。

[16] **有情**：音译作萨多婆、萨埵缚、萨埵。旧译为众生。即生存者之意。关于有情与众生二语之关系，诸说不一，或谓有情指人类、诸天、饿鬼、畜生、阿修罗等有情识之生物。依此，则草木金石、山河大地等为非情、无情。众生则包括有情及非情二者。然另一说则认为有情即众生之异名，二者乃体一而名异，皆包括有情之生物及非情之草木等。此外，有情之异称有有识（如有识凡夫）、有灵（如有灵之类）等多种。

[17] **菩萨行**：菩萨自利利他、圆满佛果的大行，也就是布施、持戒、忍辱、精进、禅定、智慧以及各种利济众生的行为。

[18] **持戒**：戒，音译为尸罗。六波罗蜜之一。为护持戒法之意，与破戒相对称。即受持佛所制之戒而不触犯。

[19] **忍辱**：音译为羼提、羼底、乞叉底。意译为安忍、忍。为忍耐之意。六波罗蜜之一，十波罗蜜之一。即令心安稳，堪忍外在之侮辱、恼害等；亦即凡加诸身心之

苦恼、苦痛，皆堪忍受。据《瑜伽师地论》卷五十七载，忍辱含不愤怒、不结怨、心不怀恶意三种行相。佛教特重忍辱，尤以大乘佛教为最。大乘佛教以忍辱为六波罗蜜之一，并将其作为菩萨所必须修行之德目。

声闻、缘觉二乘与菩萨虽皆行忍，其意大别，《优婆塞戒经·羼提波罗蜜品》谓二乘所行之忍辱，唯为忍辱，非波罗蜜，菩萨所行之忍辱则特称忍辱波罗蜜（意译为忍度）。《大乘理趣六波罗蜜多经·安忍波罗蜜多品》亦谓行观一切皆空之安忍称为安忍波罗蜜，除外则为安忍；又存有自他或善恶分别之安忍仅为安忍，无此等分别则称安忍波罗蜜。《解深密经·地波罗蜜多品》言，忍辱波罗蜜包括耐怨害忍（能忍受他人所作之怨害）、安受苦忍（能忍受所受之众苦）、谛察法忍（能审谛观察诸法）三种。又十善行中之忍辱行，即忍受各种侮辱恼害而不起嗔恨心之修行。

[20] **静虑**：静坐思惟，亦即禅定。

[21] **波罗蜜多**：又曰播啰弭多，简称波罗蜜。即自生死迷界之此岸而至涅槃解脱之彼岸。又作波罗蜜多、波啰弭多。意译为到彼岸、度无极、度、事究竟。通常指菩萨之修行而言，菩萨之大行能究竟一切自行化他之事，故称事究竟；乘此大行能由生死之此岸到达涅槃之彼岸，故称到彼岸；此大行能度诸法之广远，故称度无极。

[22] **正法**：①指真正之法。亦即佛陀所说之教法。又作白法、净法，或称妙法。凡契当于佛法正理之法，皆称正法，如不取不着之法门、大菩萨之法。据《阿毗达磨大毗婆沙论》卷一百八十三载，如来正法有世俗、胜义之别；世俗正法指名句文身，即经律论；胜义正法则指圣道，即无漏之根、力、觉支、道支。又《阿毗达磨俱舍论》卷二十九以为世尊正法之体有教、证二种；教正法，指佛所说之经律论三藏；而三十七品等菩提分法，则为证正法。换言之，教正法即世俗正法之体，证正法即胜义正法之体。②正、像、末三时之一。佛陀入灭后，教法住世，依之修行即能证果，称为正法。

[23] **六种波罗蜜多**：又作六度，为诸部般若经之说。指大乘菩萨所必须实践之六种修行。即布施波罗蜜、持戒波罗蜜、忍辱波罗蜜、精进波罗蜜、禅定波罗蜜、智慧波罗蜜。布施波罗蜜，又作檀那波罗蜜、檀波罗蜜，谓全然施惠。持戒波罗蜜，又作尸罗波罗蜜，谓全然持守教团之戒律。忍辱波罗蜜，又作羼提波罗蜜，谓全然忍耐之意。精进波罗蜜，又作毗梨耶波罗蜜，谓全然努力之意。禅定波罗蜜，又作禅那波罗蜜，谓心全然处于一境。智慧波罗蜜，又作般若波罗蜜、慧波罗蜜、明度、明度无极，

谓圆满之智慧，系超越人类理性之无分别之智慧；依此则能行布施而完成布施波罗蜜，乃至修禅定而完成禅定波罗蜜，故为其他五波罗蜜之根本。

[24] **觉知**：感受而知道（如看到、听到等）；觉察而知道；体悟而知道。

[25] **往生**：谓命终时生于他方世界。通常又以往生为死之代用词。往生一词，就广义而言，通指受生三界六道及诸佛净土；然至弥陀净土之说盛行后，主要指受生极乐世界。一般分为极乐往生、十方往生、兜率天往生等；而愿意往生，即称愿生。

[26] **解脱**：又作木叉、木底。意谓解放，指由烦恼束缚中解放，而超脱迷苦之境地。能超度迷之世界，故又称度脱；能得解脱，故又称得脱。就广义而言，摆脱世俗任何束缚，于宗教精神上感到自由，均可称为解脱。如从三界束缚中获得解脱，分别称为欲缠解脱、色缠解脱、无色缠解脱。由修习所断烦恼之不同，其可分为见所断烦恼解脱、修所断烦恼解脱等。狭义而论，其指断绝生死原因，不再拘于业报轮回，与涅槃、圆寂之含意相通。

[27] **三解脱门**：指得解脱到涅槃之三种法门。简称三解脱、三脱门、三门。即空门、无相门、无愿门。空门，观一切法皆无自性，由因缘和合而生；若能如此通达，则于诸法而得自在。无相门，又称无想门，谓既知一切法空，乃观男女一异等相实不可得；若能如此通达诸法无相，即离差别相而得自在。无愿门，又作无作门、无欲门，谓若知一切法无相，则于三界无所愿求；若无愿求，则不造作生死之业；若无生死之业，则无果报之苦而得自在。

三解脱门乃依无漏之空、无相、无愿等三三昧而入，此三昧犹如门户之能入解脱，故称三解脱门。然三昧通有漏、无漏，三解脱门唯通无漏。以其具有净及无漏等世、出世间之特别法，故为涅槃之入门。又《瑜伽师地论》卷七十四谓，三解脱门系依三自性而建立，即由遍计所执之自性而立空解脱门，由依他起之自性而立无愿解脱门，由圆成实之自性而立无相解脱门。

[28] **最胜威德**：六波罗蜜之一种。一者于此波罗蜜多正修行时，能舍悭吝、犯戒、愤恚、懈怠、散乱及见趣所治之法；二者于此正修行时，能为无上正等菩提真实资粮；三者于此正修行时，于现法中能自摄受饶益有情；四者于此正修行时，于未来世能得广大无尽可爱诸果异熟。

[29] **声闻乘**：为二乘之一，三乘之一，五乘之一。指能成就声闻果之四谛法门。乘，为运载之意，指能运载众生至彼岸者；指佛陀之教法。声闻之人由观四谛之理而

出离生死，以达涅槃，故称四谛法门为声闻乘。又指声闻之机类。

[30] **五蕴**：又作五阴、五众、五聚。三科之一。蕴，音译作塞健陀，乃积聚、类别之意。五蕴即类聚一切有为法之五种类别，包括色蕴、受蕴、想蕴、行蕴、识蕴。色蕴，即一切色法之类聚。受蕴，指苦、乐、舍、眼触等所生之诸受。想蕴，指眼触等所生之诸想。行蕴，除色、受、想、识外之一切有为法，亦即意志与心之作用。识蕴，即眼识等诸识之各类聚。

[31] **内六处、外六处**：眼、耳、鼻、舌、身、意之六根，又色、声、香、味、触、法之六境，旧曰六入，新曰六处，即十二入、十二处也。六境为外之六入，六根为内之六入。十二因缘中之六入为内之六入，即六根也。入为涉入之义，六根六境互涉入而生六识，故名处。处为所依之义，六根六境为生六识之所依，故名处。

[32] **觉**：在佛典中，觉有菩提（大智慧）及佛陀（觉者）和远离尘俗、纤尘不染之心性三种含义。觉字旧译为道，唐宋以后新译为觉。意即证悟涅槃妙理之智慧。同时也指觉察者察知恶事、觉悟者开悟真理。一般来说，罗汉为自觉，菩萨为自觉及觉他，只有佛才具备自觉、觉他与觉行圆满。觉既有器官受刺激后对事物的感受辨别，也有心灵的觉醒和对宇宙万物的认知，还有心识对美好思想和理念的感悟。

[33] **摩诃萨**：摩诃萨埵的简称。摩诃萨埵，华译为大心或大有情，指有做佛之大心愿的众生，亦即大菩萨。

[34] **法门**：即佛法、教法。佛所说，而为世之准则者，称为法；此法既为众圣入道之通处，又为如来圣者游履之处，故称为门。《大乘起信论义记》卷中曰："轨生物解曰法，圣智通游曰门。"《法界次第》亦谓"门谓能通"，故知门之一词，实为通入之义。其次，门者，亦含差别之意；以佛所说之法义有种种差别，故称"如来开法门，闻者得笃信""以种种法门，宣示佛道"。如是，法门一词可作为佛所说教法之总称，而"不二法门"可总括其教说之绝对性，"八万四千法门"可含摄其重重无尽之个别性，以应众生千差万别，重重无尽之烦恼；盖众生有八万四千烦恼，故佛乃为之说八万四千法门。

法门无尽无量，故以大海比喻其深广浩瀚、不可测量而称之为法门海。唐译《华严经》卷二云："佛刹微尘法门海，一言演说尽无余。"准此，一切菩萨初发心时，即以"法门无量誓愿学"一语为四弘誓愿中之一愿，而缘四圣谛中之道谛，以广学无尽之法门。

图 4-1 《解深密经》第 5 卷（《房山石经》第十册 187 页）

图 4 – 2 《解深密经》第 5 卷（《房山石经》第十册 188 页）

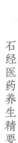

图 4 – 3 《解深密经》第 5 卷（《房山石经》第十册 189 页）

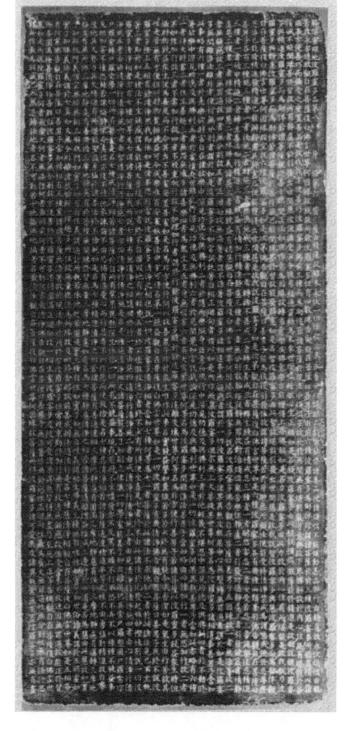

图4-4 《解深密经》第5卷（《房山石经》第十册190页）

图 4-5 《解深密经》第 5 卷（《房山石经》第十册 191 页）

五、行禅正思

解题：本篇节选自《中阿含经》，为东晋罽宾三藏瞿昙僧伽提婆所译。该经告诉我们，修禅有哪几重境界、怎样才能达到涅槃寂静的境界。对于行禅者来说，调整心态、端正思维十分重要，只有真正认识到诸行无常、诸法无我，才能从初禅状态逐步进入第二、第三直至第四禅，才能成就无上的般若智慧。

我闻如是：一时佛游舍卫国，在胜林给孤独园。尔时，世尊告诸比丘："世间真实有四种行禅[1]者。云何为四？或有行禅者炽盛而谓衰退，或有行禅者衰退而谓炽盛，或有行禅者衰退则知衰退如真，或有行禅者炽盛则知炽盛如真。云何行禅者炽盛而谓衰退？彼行禅者，离欲、离恶不善之法，有觉，有观，离生喜乐，得初禅[2]成就游。彼心修习正思，则从初禅趣第二禅[3]，是胜息寂。彼行禅者便作是念：'我心离本相，更趣余处，失初禅，灭定也。'彼行禅者不知如真：'我心修习正思，快乐息寂，则从初禅趣第二禅，是胜息寂。'彼不知如真已，于如退转，意便失定，如是行禅者炽盛而谓衰退。

"复次，行禅者觉观已息。内靖一心，无觉无观，定生喜乐，得第二禅成就游。彼心修习正思，从第二禅趣第三禅[4]，是胜息寂。彼行禅者便作是念：'我心离本相，更趣余处，失第二禅，灭定也。'彼行禅者不知如真：'我心修习正思，快乐息寂，从第二禅趣第三禅，是胜息寂。'彼不知如真已，于如退转，意便失定，如是行禅者炽盛而谓衰退。

"复次，行禅者离于喜欲，舍无求游，正念、正智而身觉乐，谓圣所说、圣所舍念乐住室，得第三禅成就游。彼心修习正思，从第三禅趣第四禅[5]，是胜息寂。彼行禅者便作是念：'我心离本相，更趣余处，失第三禅，灭定也。'彼行禅者不知如真：'我心修习正思，快乐息寂，从第三禅趣第四禅，是胜息寂。'彼不知如真已，于如退转，意便失定，如是行禅者炽盛而谓衰退。

"复次，行禅者乐灭苦灭，喜忧本已灭，不苦不乐，舍念清净，得第四禅成就游。彼心修习正思，从第四禅趣无量空处，是胜息寂。彼行禅者便作是念：'我心离本相，更趣余处，失第四禅，灭定也。'彼行禅者不知如真：'我心修习正思，快乐息寂，从第四禅趣无量空处，是胜息寂。'彼不知如真已，于如退转，意便失定，如是行禅者炽盛而谓衰退。

"复次，行禅者度一切色想，灭有对想，不念若干想，无量空，是无量空处成就游。彼心修习正思，从无量空处趣无量识处，是胜息寂。彼行禅者便作是念：'我心离本相，更趣余处，失无量空处，灭定也。'彼行禅者不知如真：'我心修习正思，快乐息寂，从无量空处趣无量识处，是胜息寂。'彼不知如真已，于如退转，意便失定，如是行禅者炽盛而谓衰退。

"复次，行禅者度一切无量空处，无量识，是无量识处成就游。彼心修习正思，从无量识处趣无所有处，是胜息寂。彼行禅者便作是念：'我心离本相，更趣余处，失无量识处，灭定也。'彼行禅者不知如真：'我心修习正思，快乐息寂，从无量识处趣无所有处，是胜息寂。'彼不知如真已，于如退转，意便失定，如是行禅者炽盛而谓衰退。

"复次，行禅者度一切无量识处，无所有，是无所有处成就游。彼心修习正思，从无所有处趣非有想非无想处，是胜息寂。彼行禅者便作是念：'我心离本相，更趣余处，失无所有处，灭定也。'彼行禅者不知如真：'我心修习正思，快乐息寂，从无所有处趣非有想非无想处，是胜息寂。'彼不知如真已，于如退转，意便失定，如是行禅者炽盛而谓衰退。

"云何行禅者衰退而谓炽盛？彼行禅者离欲、离恶不善之法，有觉、有观，离生喜乐，得初禅成就游。彼思余小想，修习第二禅道。彼行禅者便作是念：'我心修习正思，快乐息寂，则从初禅趣第二禅，是胜息寂。'彼行禅者不知如真：'宁可思厌相应想入初禅，不应思余小想入第二禅。'彼不知如真已，不觉彼心而便失定，如是行禅者衰退而谓炽盛。

"复次，行禅者觉观已息，内靖一心，无觉无观，定生喜乐，得第二禅成就游。彼思余小想，修习第三禅道。彼行禅者便作是念：'我心修习正思，快乐息寂，从第二禅趣第三禅，是胜息寂。'彼行禅者不知如真：'宁可思厌相应想入第二禅，不应思余小想入第三禅。'彼不知如真已，不觉彼心而便失定，如是行禅者衰退而谓炽盛。

"复次，行禅者离于喜欲，舍无求游，正念正智而身觉乐，谓圣所说、圣所舍念乐住室，得第三禅成就游。彼思余小想，修习第四禅道。彼行禅者便作是念：'我心修习正思，快乐息寂，从第三禅趣第四禅，是胜息寂。'彼行禅者不知如真：'宁可思厌相应想入第三禅，不应思余小想入第四禅。'彼不知如真已，不觉彼心而便失定，如是行禅者衰退而谓炽盛。

"复次，行禅者乐灭苦灭，喜忧本已灭，不苦不乐，舍念清净，得第四禅成就游。彼思余小想，修习无量空处道。彼行禅者便作是念：'我心修习正思，快乐息寂，从第四禅趣无量空处，是胜息寂。'彼行禅者不知如真：'宁可思厌相应想入第四禅，不应思余小想入无量空处。'彼不知如真已，不觉彼心而便失定，如是行禅者衰退而谓炽盛。

"复次，行禅者度一切色想，灭有对想，不念若干想，无量空，是无量空处成就游。彼思余小想，修习无量识处道。彼行禅者便作是念：'我心修习正思，快乐息寂，从无量空处趣无量识处，是胜息寂。'彼行禅者不知如真：'宁可思厌相应想入无量空处，不应思余小想入无量识处。'彼不知如真已，不觉彼心而便失定，如是行禅者衰退而谓炽盛。

"复次，行禅者度一切无量空处，无量识处，是无量识处成就游。彼思余小想，修习无所有处道。彼行禅者便作是念：'我心修习正思，快乐息寂，从无量识处趣至无所有处，是胜息寂。'彼行禅者不知如真：'宁可思厌相应想入无量识处，不应思余小想入无所有处。'彼不知如真已，不觉彼心而便失定，如是行禅者衰退而谓炽盛。

"复次，行禅者度一切无量识处，无所有，是无所有处成就游。彼思余小想，修习非有想非无想处道。彼行禅者便作是念：'我心修习正思，快乐息寂，从无所有处趣非有想非无想处，是胜息寂。'彼行禅者不知如真：'宁可思厌相应想入无所有处，不应思余小想入非有想非无想处。'彼不知如真已，不觉彼心而便失定，如是行禅者衰退而谓炽盛。

"云何行禅者衰退则知衰退如真？彼行禅者所行、所相、所标，度一切无所有处，非有想非无想，是非有想非无想处成就游。彼不受此行，不念此相、标，唯行无所有处，相应念想本退具。彼行禅者便作是念：'我心离本相，更趣余处，失非有想非无想处，灭定也。'彼知如真已，于如不退，意不失定，如是行禅者衰退则知衰退如真。

"复次，行禅者所行、所相、所标，度一切无量识处，无所有，是无所有处成就游。彼不受此行，不念此相、标，唯行无量识处，相应念想本所行。彼行禅者便作是念：'我心离本相，更趣余处，失无所有处，灭定也。'彼知如真已，于如不退，意不失定，如是行禅者衰退则知衰退如真。

"复次，行禅者所行、所相、所标，度一切无量空处，无量识，是无量识处成就游。彼不受此行，不念此相、标，唯行无量空处，相应念想本退具。彼行禅者便作是念：'我心离本相，更趣余处，失无量空处，灭定也。'彼知如真已，于如不退，意不失定，如是行禅者衰退则知衰退如真。

"复次，行禅者所行、所相、所标，度一切色想，灭有对想，不念若干想，无量空，是无量空处成就游。彼不受此行，不念此相、标，唯行色乐相应念想本退具。彼行禅者便作是念：'我心离本相，更趣余处，失无量空处，灭定也。'彼知如真已，于如不退，意不失定，如是行禅者衰退则知衰退如真。

"复次，行禅者所行、所相、所标，乐灭苦灭，喜忧本已灭，不苦不乐，舍念清净，得第四禅成就游。彼不受此行，不念此相、标，唯行第三禅相应念想本退具。彼行禅者便作是念：'我心离本相，更趣余处，失第四禅，灭定也。'彼知如真已，于如不退，意不失定，如是行禅者衰退则知衰退如真。

"复次，行禅者所行、所相、所标，离于喜欲，舍无求游，正念正智而身觉乐，谓圣所说、圣所舍念乐住室，得第三禅成就游。彼不受此行，不念此相、标，唯行第二禅相应念想本退具。彼行禅者便作是念：'我心离本相，更趣余处，失第三禅，灭定也。'彼知如真已，于如不退，意不失定，如是行禅者衰退则知衰退如真。

"复次，行禅者所行、所相、所标，觉观已息，内靖一心，无觉无观，定生喜乐，得第二禅成就游。彼不受此行，不念此相、标，唯行初禅相应念想本退具。彼行禅者便作是念：'我心离本相，更趣余处，失第二禅，灭定也。'彼知如真已，于如不退，意不失定，如是行禅者衰退则知衰退如真。

"复次，行禅者所行、所相、所标，离欲、离恶不善之法，有觉有观，离生喜乐，得初禅成就游。彼不受此行，不念此相、标，唯行欲乐相应念想本退具。彼行禅者便作是念：'我心离本相，更趣余处，失初禅，灭定也。'彼知如真已，于如不退，意不失定，如是行禅者衰退则知衰退如真。

"云何行禅者炽盛则知炽盛如真？彼行禅者离欲、离恶不善之法，有觉、有观，离生喜乐，得初禅成就游。彼心修习正思，快乐息寂，则从初禅趣第二禅，是胜息寂。

彼行禅者便作是念：'我心修习正思，快乐息寂，则从初禅趣第二禅，是胜息寂。'彼知如真已，便觉彼心而不失定，如是行禅者炽盛则知炽盛如真。

"复次，行禅者觉观已息，内靖一心，无觉无观，定生喜乐，得第二禅成就游。彼心修习正思，快乐息寂，从第二禅趣第三禅，是胜息寂。彼行禅者便作是念：'我心修习正思，快乐息寂，从第二禅趣第三禅，是胜息寂。'彼知如真已，便觉彼心而不失定，如是行禅者炽盛则知炽盛如真。

"复次，行禅者离于喜欲，舍无求游，正念正智而身觉乐，谓圣所说、圣所舍念乐住室，得第三禅成就游。彼心修习正思，快乐息寂，从第三禅趣第四禅，是胜息寂。彼行禅者便作是念：'我心修习正思，快乐息寂。从第三禅趣第四禅，是胜息寂。'彼知如真已，便觉彼心而不失定，如是行禅者炽盛则知炽盛如真。

"复次，行禅者乐灭苦灭，喜忧本已灭，不苦不乐，舍念清净，得第四禅成就游。彼心修习正思，快乐息寂，从第四禅趣无量空处，是胜息寂。彼行禅者便作是念：'我心修习正思，快乐息寂，从第四禅趣无量空处，是胜息寂。'彼知如真已，便觉彼心而不失定，如是行禅者炽盛则知炽盛如真。

"复次，行禅者度一切色想，灭有对想，不念若干想，无量空，是无量空处成就游。彼心修习正思，快乐息寂，从无量空处趣无量识处，是胜息寂。彼行禅者便作是念：'我心修习正思，快乐息寂，从无量空处趣无量识处，是胜息寂。'彼知如真已，便觉彼心而不失定，如是行禅者炽盛则知炽盛如真。

"复次，行禅者度一切无量空处，无量识，是无量识处成就游。彼心修习正思，快乐息寂，从无量识处趣无所有处，是胜息寂。彼行禅者便作是念：'我心修习正思，快乐息寂，从无量识处趣无所有处，是胜息寂。'彼知如真已，便觉彼心而不失定，如是行禅者炽盛则知炽盛如真。

"复次，行禅者度一切无量识处，无所有，是无所有处成就游。彼心修习正思，快乐息寂，从无所有处趣非有想非无想处，是胜息寂。彼行禅者便作是念：'我心修习正思，快乐息寂，从无所有处趣非有想非无想处，是胜息寂。'彼知如真已，便觉彼心而不失定，如是行禅者炽盛则知炽盛如真。世间实有是四种行禅者。因此故说。"

佛说如是，彼诸比丘闻佛所说，欢喜奉行。

（节选自《中阿含经》，东晋罽宾三藏瞿昙僧伽提婆译）

注释：

[1] **四种行禅：**即"行禅者炽盛而谓衰退""行禅者衰退而谓炽盛""行禅者衰退则知衰退如真""行禅者炽盛则知炽盛如真"四种行禅方法。

[2] **初禅：**新译作初静虑。为四禅之一。清净心中，诸漏不动，是为初禅。具有寻、伺、喜、乐、心一境性五支。即得八触、十功德，心能寂静审虑，感受到离开欲界之恶而生喜、乐，心感喜受，身感乐受，故称"离生喜乐"，然仍有寻与伺之心理活动，称为初禅。寻，旧译作觉，为心之粗分别作用；伺，旧译作观，为心之细分别作用。以得此禅定之人仍有寻、伺作用，故又称"有觉有观"。若于现世成就初禅，即得生于色界初禅天之果报。又于此禅定之中，可对治贪恚害寻、苦、忧、犯戒、散乱五种修道之障难。此外，在初禅定中，因有寻、伺之心理活动，故有见、闻、触之活动，且能起语业；二禅以上则以远离寻伺之故，不再起语业。

[3] **第二禅：**新译作第二静虑。为四禅之第二。具有内等净、喜、乐、心一境性四支。于此禅定，远离初禅的寻、伺心理活动，于内心信相明净，故称"内等净"；由于禅定，住于喜与乐之情态，故称"定生喜乐"。又于此禅定之中，可对治初禅之贪、寻伺、苦、掉举、定下劣性五种修道之障碍。又初禅定之时仍会起语行（寻、伺），而自此禅定以上，则不再有语行。此外，修习第二禅定，可得生于第二禅天之果报，此天有少光、无量光、极光净三天。少光天，此天天众于二禅天诸天中，光明最少，故称少光。无量光天，此天天众之光明渐次转增，难以测量，故称无量光。极光净天，此天天众之光明胜于上记二天，遍照自地。又因光为语音，第二禅天亦称为光音天。又此天天众安住于禅定而生起喜、乐之感受，故此天又称"定生喜乐地"。又于劫末之时，三灾之大水灾浸坏第二禅天以下之器世间。

[4] **第三禅：**新译作第三静虑。为四禅之第三。具有行舍、正念、正慧（又作正知）、受乐、心一境性五支。于此禅定中，已离脱二禅之喜乐，住于正念、正知，进一步欣求更高境界的胜法而精进修习；因已远离二禅定之喜乐，然犹存有自地之妙乐，故称"离喜妙乐"。又于此禅定中，可对治第二禅定之贪、喜、踊跃、定下劣性四种修道之障难。修习此禅定，可得生于第三禅天之果报，此天属色界四禅天之第三。于色界十八天中，包括少净、无量净、遍净三天。少净天，此天天众感受意地之乐，故称"净"；然其乐受于第三禅天中最少，故称"少"。无量净天，此天天众之乐受渐次转

增，难以测量，故称无量净。遍净天，此天天众之乐受最为殊胜，且普周遍满，故称遍净。又此天天众远离二禅之喜受而住于三禅之乐受，故此天又称为"离喜妙乐地"。又于坏劫时，第三禅天以下遭受风灾之吹毁。

[5] **第四禅**：新译作第四静虑。为四禅之第四。据《大乘阿毗达磨杂集论》卷九载，此禅定具有舍清净、念清净、不苦不乐受、心一境性四支。于此禅定，离脱第三禅定之妙乐，故称"舍清净"；仅忆念修养功德，故称"念清净"；由此住于不苦不乐之感受中。又于此禅定中，可对治出入息及第三禅定之贪、乐、乐作意、定下劣性五种修道之障难。修习此禅定，可得生于第四禅天之果报，此天属色界四禅天之最高处。其中有无云、福生、广果、无烦、无热、善现、善见、色究竟八天。无云天，此天位于云层密合处之上，故自此天开始，云地轻薄，犹如星散。福生天，具有异生凡夫之胜福，方得往生此天。广果天，于色界诸天中，此天乃异生凡夫所往生最为殊胜之处。无烦天，于此天中，无繁杂纷乱之事物或现象；因其天众不求趣入无色界，此天被称为无求天。无热天，此天之人已能伏除上中品之障，意乐调柔，离诸热恼，故称无热。善现天，此天之人已得杂修善品之定，果德彰显，故称善现。善见天，此天之人已离修定之障，至微细之余品中，凡有所见，皆极清澈，故称善见。色究竟天，此天已到众苦所依身之最后边，亦即有色天中之最后，过此天则为无色界。第四禅天天众已脱离第三禅天之妙乐而仅忆念修养功德，故此天又称为"舍念清净地"。又此第四禅天于劫末之时，不受火、水、风之三灾。

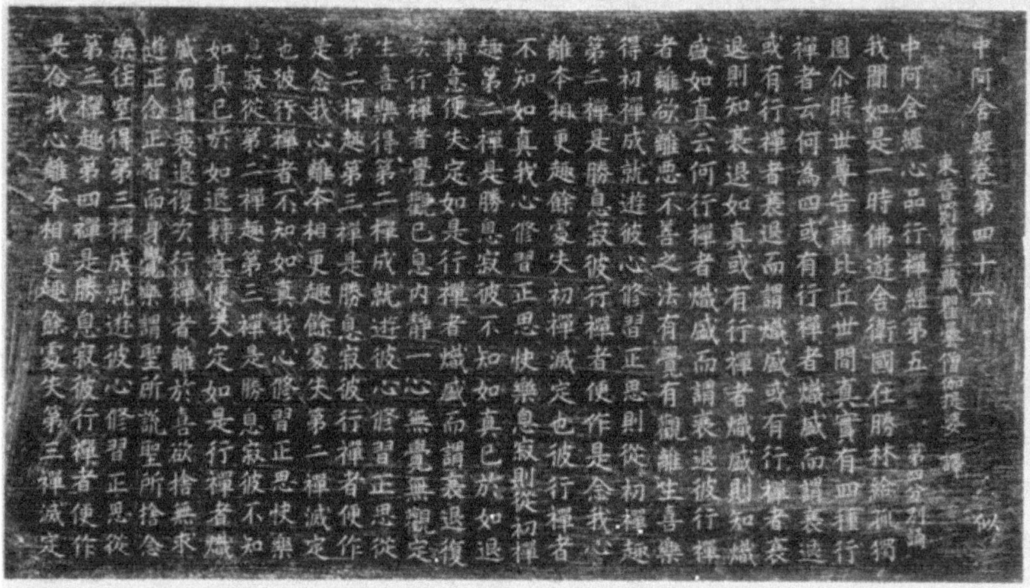

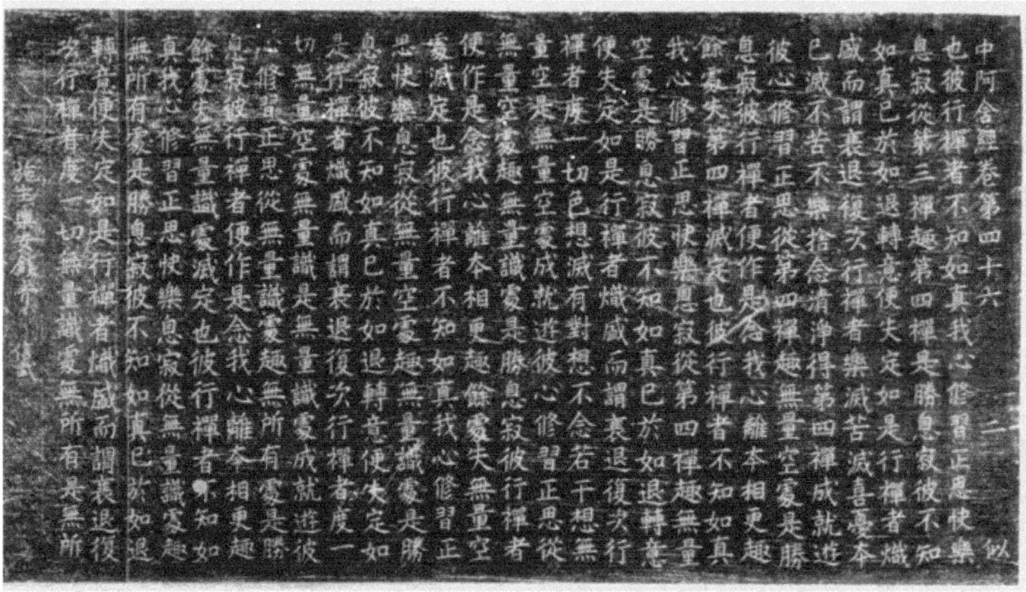

图 5-1 《中阿含经》第 46 卷（《房山石经》第二十一册 445 页）

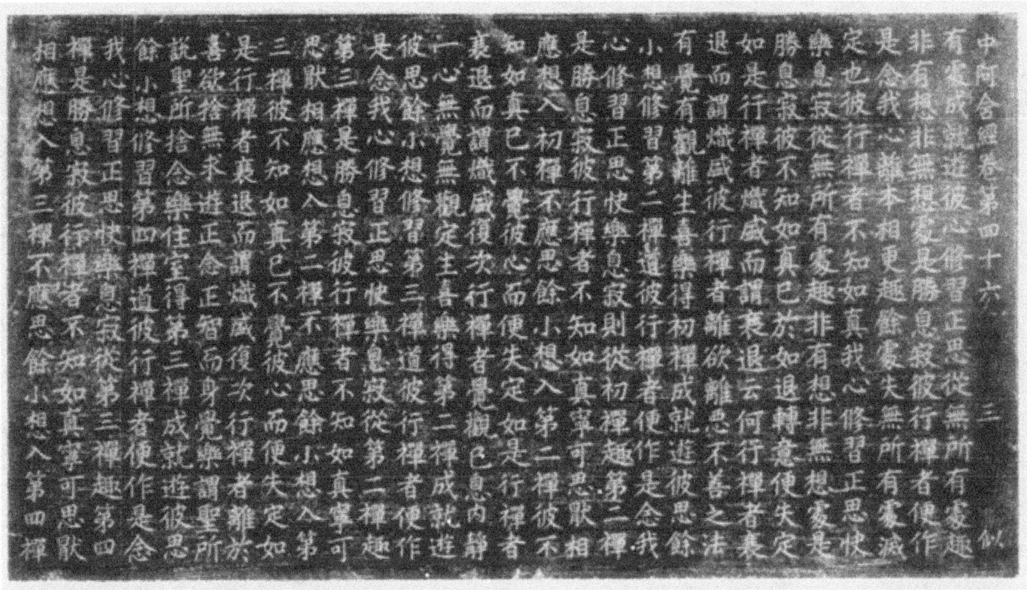

中阿含經卷第四十六 三 似
有處成就遊彼心修習正思從無所有處趣
非有想非無想處是勝息寂彼行禪者便作
是念我心離本相更趣餘處失無所有處滅
定也彼行禪者不知如真我心修習正思快
樂息寂從無所有處趣非有想非無想處是
勝息寂彼不知如真已於如退轉意便失定
如是行禪者識感而謂衰退云何行禪者衰
退而謂識感彼行禪者離欲離惡不善之法
有覺有觀離生喜樂得初禪成就遊彼思餘
小想修習第二禪道彼行禪者便作是念我
心修習正思快樂息寂則從初禪趣第二禪
是勝息寂彼行禪者不知如真寧可思猒相
應想入初禪不應思餘小想入第二禪彼不
知如真已不覺彼心而便失定如是行禪者
衰退而謂識感復次行禪者覺觀已息內靜
一心無覺無觀定生喜樂得第二禪成就遊
彼思餘小想修習第三禪道彼行禪者便作
是念我心修習正思快樂息寂從第二禪趣
第三禪是勝息寂彼行禪者不知如真寧可
思猒相應想入第二禪不應思餘小想入第
三禪彼不知如真已不覺彼心而便失定如
是行禪者衰退而謂識感復次行禪者離於
喜欲捨無求遊正念正智而身覺樂謂聖所
說聖所捨念樂住室得第三禪成就遊彼思
餘小想修習第四禪道彼行禪者便作是念
我心修習正思快樂息寂從第三禪趣第四
禪是勝息寂彼行禪者不知如真寧可思猒
相應想入第三禪不應思餘小想入第四禪

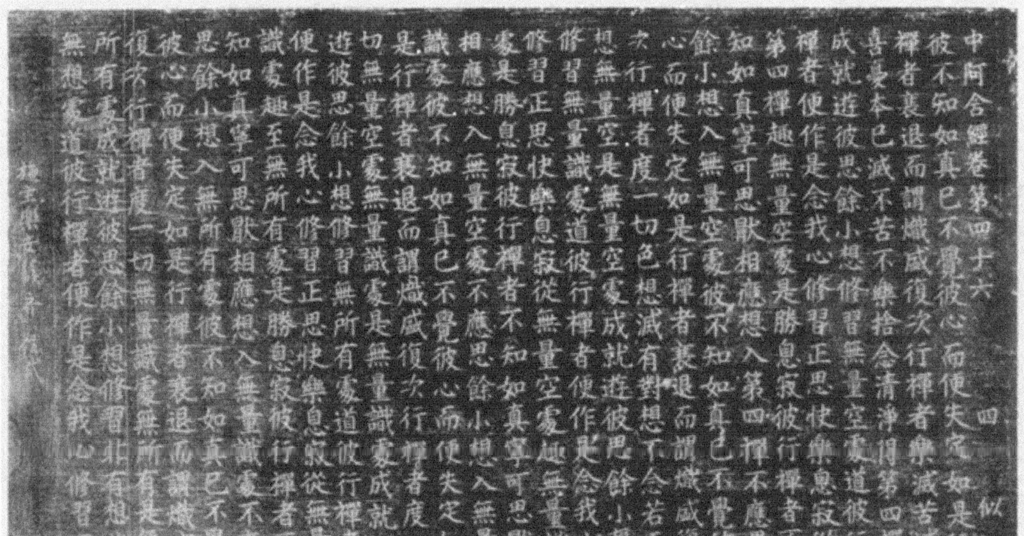

中阿含經卷第四十六 四 似
彼不知如真已不覺彼心而便失定如是行
禪者衰退而謂識感復次行禪者樂滅苦滅
喜憂本已滅不苦不樂捨念清淨得第四禪
成就遊彼思餘小想修習無量空處道彼行
禪者便作是念我心修習正思快樂息寂從
第四禪趣無量空處是勝息寂彼行禪者不
知如真寧可思猒相應想入第四禪不應思
餘小想入無量空處彼不知如真已不覺彼
心而便失定如是行禪者衰退而謂識感復
次行禪者度一切色想滅有對想不念若干
想無量空是無量空處成就遊彼思餘小想
修習無量識處道彼行禪者便作是念我心
修習正思快樂息寂從無量空處趣無量識
處是勝息寂彼行禪者不知如真寧可思猒
相應想入無量空處不應思餘小想入無量
識處彼不知如真已不覺彼心而便失定如
是行禪者衰退而謂識感復次行禪者度一
切無量空處無量識處是無量識處成就
遊彼思餘小想修習無所有處道彼行禪者
便作是念我心修習正思快樂息寂從無量
識處趣至無所有處是勝息寂彼行禪者不
知如真寧可思猒相應想入無量識處不應
思餘小想入無所有處彼不知如真已不覺
彼心而便失定如是行禪者衰退而謂識感
復次行禪者度一切無量識處無所有是無
所有處成就遊彼思餘小想修習非有想非
無想處道彼行禪者便作是念我心修習正

图 5－2 《中阿含经》第 46 卷（《房山石经》第二十一册 446 页）

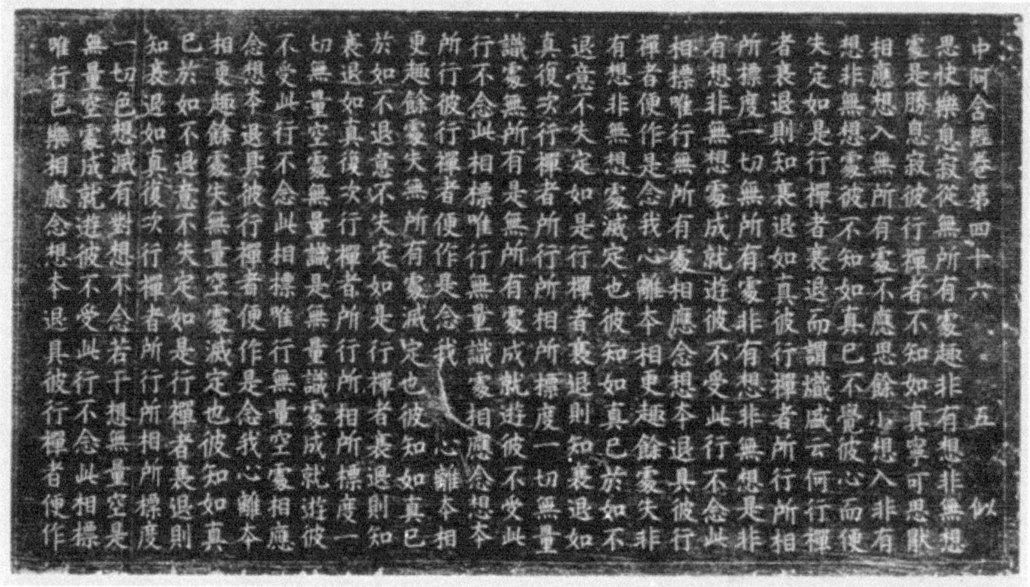

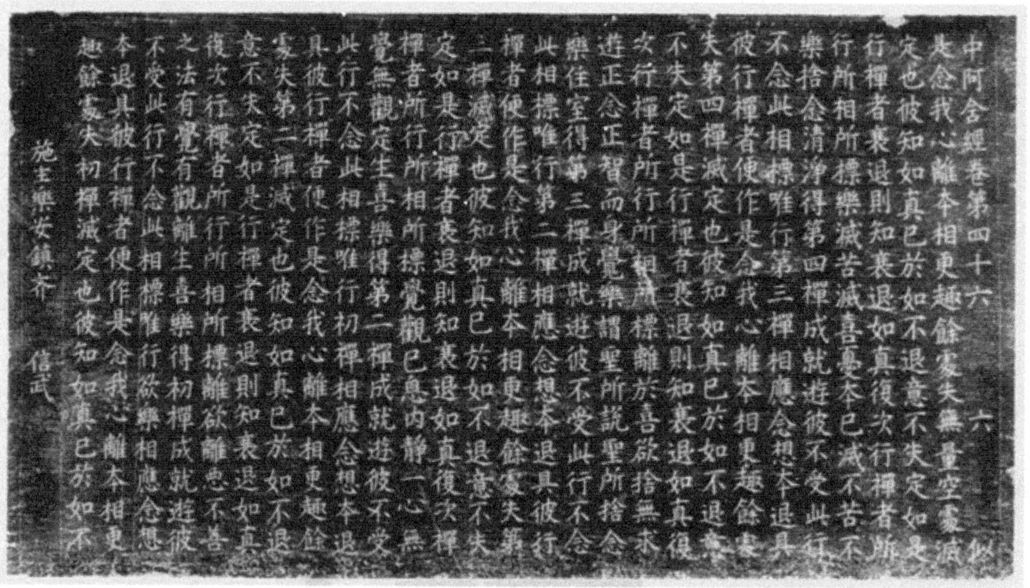

图 5－3 《中阿含经》第 46 卷（《房山石经》第二十一册 447 页）

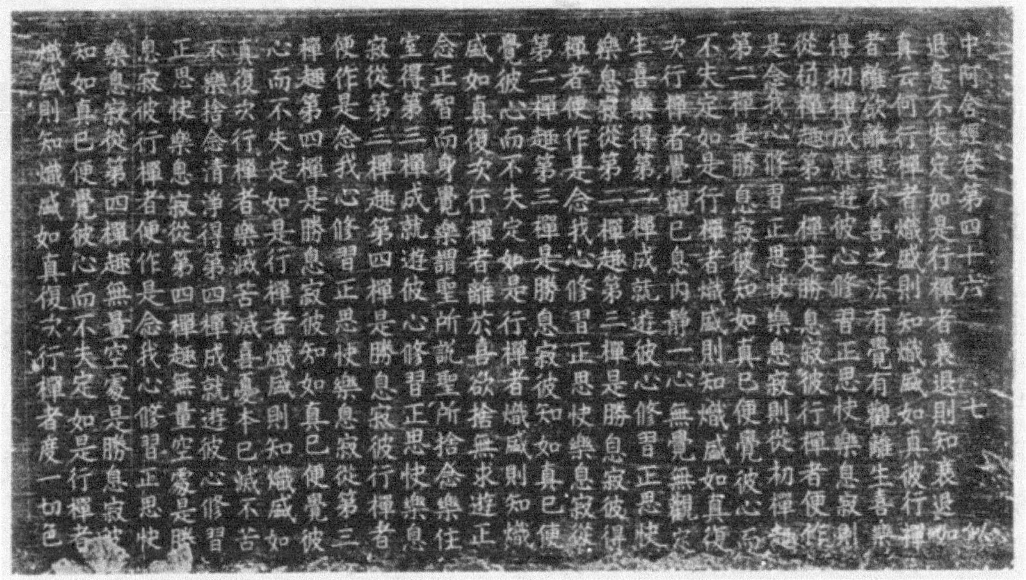

中阿含經卷第四十六 七
退意不失定如是行禪者衰退則知衰退如
真云何行禪者識盛則知識盛如真彼行禪
者離欲離惡不善之法有覺有觀離生喜樂
得初禪成就遊彼心修習正思快樂息寂則
從初禪趣第二禪是勝息寂彼行禪者便作
是念我心修習正思快樂息寂則從初禪趣
第二禪是勝息寂彼知如真已便覺彼心而
不失定如是行禪者識盛則知識盛如真復
次行禪者覺觀已息內靜一心無覺無觀定
生喜樂得第二禪成就遊彼心修習正思快
樂息寂從第二禪趣第三禪是勝息寂彼得
禪者便作是念我心修習正思快樂息寂從
第二禪趣第三禪是勝息寂彼知如真已便
覺彼心而不失定如是行禪者識盛則知識
盛如真復次行禪者離於喜欲捨無求遊正
念正智而身覺樂謂聖所說聖所捨念樂住
室得第三禪成就遊彼心修習正思快樂息
寂從第三禪趣第四禪是勝息寂彼行禪者
便作是念我心修習正思快樂息寂從第三
禪趣第四禪是勝息寂彼知如真已便覺彼
心而不失定如是行禪者識盛則知識盛如
真復次行禪者樂滅苦滅喜憂本已滅不苦
不樂捨念清淨得第四禪成就遊彼心修習
正思快樂息寂從第四禪趣無量空處是勝
息寂彼行禪者便作是念我心修習正思快
樂息寂從第四禪趣無量空處是勝息寂彼
知如真已便覺彼心而不失定如是行禪者
識盛則知識盛如真復次行禪者度一切色

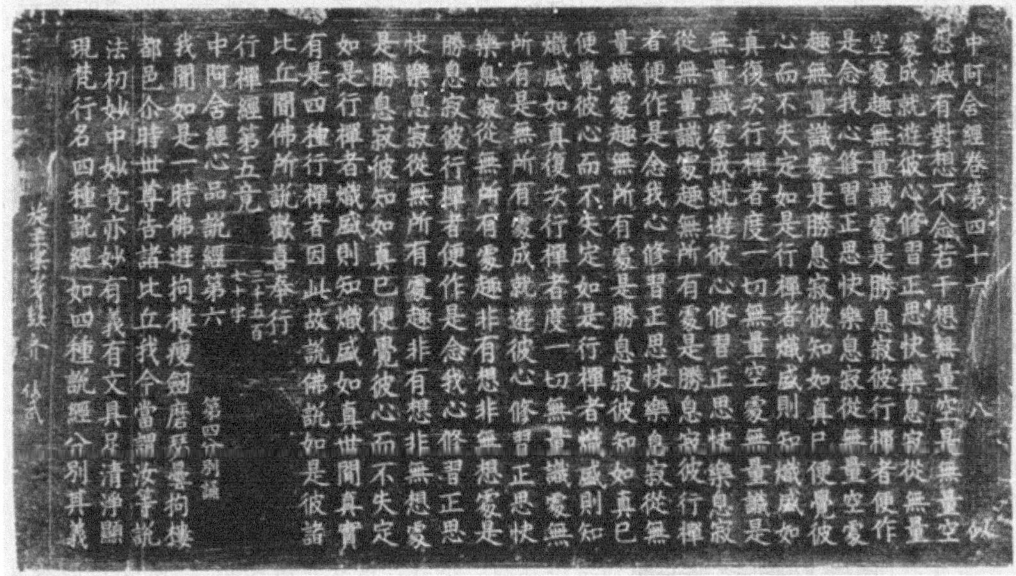

中阿含經卷第四十六 八
想滅有對想不念若干想無量空是無量空
處成就遊彼心修習正思快樂息寂從無量
空處趣無量識處是勝息寂彼行禪者便作
是念我心修習正思快樂息寂從無量空處
趣無量識處是勝息寂彼知如真已便覺彼
心而不失定如是行禪者識盛則知識盛如
真復次行禪者度一切無量空處無量識是
無量識處成就遊彼心修習正思快樂息寂
從無量識處趣無所有處是勝息寂彼行禪
者便作是念我心修習正思快樂息寂從無
量識處趣無所有處是勝息寂彼知如真已
便覺彼心而不失定如是行禪者識盛則知
識盛如真復次行禪者度一切無量識處無
所有是無所有處成就遊彼心修習正思快
樂息寂從無所有處趣非有想非無想處是
勝息寂彼行禪者便作是念我心修習正思
快樂息寂從無所有處趣非有想非無想處
是勝息寂彼知如真已便覺彼心而不失定
如是行禪者識盛則知識盛如真世間真實
有是四種行禪者因此故說佛說如是彼諸
比丘聞佛所說歡喜奉行
行禪經第五竟 三千五百七十一字
中阿含經心品說經第六 第四分別誦
我聞如是一時佛遊拘樓瘦劍磨瑟曇拘樓
都邑尒時世尊告諸比丘我今當説汝等說
法初妙中妙竟亦妙有義有文具足清淨顯
現梵行名四種說經如四種說經分別其義

图 5－4 《中阿含经》第 46 卷（《房山石经》第廿一册 448 页）

六、养生四食

解题：本篇节选自《杂阿含经》，为刘宋天竺三藏求那跋陀罗所译。本篇各部分独立成文，且表达的主题和意境也不尽相同，因此我们可以从多维的视角来理解和认识它们。养生四食是本篇的关键内容，也是佛教饮食与健康、饮食与养生的重要理论基础。何谓食？佛教认为，凡能增益身心者皆为食。因此，能解除饥渴、充盈肠胃、延续生命的食物为物食；能解除烦恼、慰藉心灵、增长智慧的精神食粮为心食；能利济众生、扶危济困、度脱苦海的信仰之力为法食。用佛教经籍的话来说，食即段、触、识、思四食。段食，又称抟食，为普通物质的食粮；触食，为感官与外境的接触；识食，为知觉；思食，为思想或意志。因此，佛教的四食养生，远比我们所说的食疗、药膳等，内容更为丰富和全面。

（三六五）

如是我闻：一时佛住舍卫国祇树给孤独园。尔时，世尊告诸比丘："谓见法般涅槃[1]。云何如来说见法般涅槃？"诸比丘白佛："世尊！是法根、法眼、法依。善哉！世尊！唯愿为说见法般涅槃。诸比丘闻已，当受奉行。云何比丘得见法般涅槃？"佛告比丘："谛听！善思！当为汝说。若有比丘于老、病、死、厌、离欲、灭尽不起诸漏，心善解脱，是名比丘得见法般涅槃。"佛说此经已，诸比丘闻佛所说，欢喜奉行。

（三六六）

如是我闻：一时佛住舍卫国祇树给孤独园。尔时，世尊告诸比丘："毗婆尸佛未成正觉时，独一静处，专精禅思[2]，作如是念：'一切世间皆入生死，自生自熟，自灭自没，而彼众生于老死之上出世间道不如实知。'即自观察，'何缘有此老死？'如是正思惟观察，得如实无间等起知：'有生故有此老死，缘生故有老死。'复正思惟：'何缘故有此生？'寻复正思惟，无间等起知：'缘有故有生。'寻复正思惟：'何缘故有有？'寻复正思惟，如实无间等起知：'有取故有有。'寻复正思惟：'何缘故有取？'寻复正思惟，如实无间等起观察：'取法味著顾念，缘触爱所增长，当知缘爱取，缘取有，缘有生，缘生老、病、死、忧、悲、恼苦，如是纯大苦聚集。'譬如缘油炷而然灯，彼时时增油治炷，彼灯常明，炽然不息。如前来叹譬，城譬广说。"佛说是经已，诸比丘闻佛所说，欢喜奉行。如毗婆尸佛，如是尸弃佛、毗湿波浮佛、迦罗迦孙提佛、迦那迦牟尼佛、迦叶佛，皆如是说。

（三六七）

如是我闻：一时佛住舍卫国祇树给孤独园。尔时，世尊告诸比丘："当勤方便修习禅思，内寂其心。所以者何？比丘禅思，内寂其心，精勤方便者，如是如实显现。云何如实显现？老死如实显现，老死集、老死灭、老死灭道迹如实显现。生、有、取、爱、受、触、六入处、名色、识、行如实显现。行集、行灭、行灭道迹如实显现。此诸法无常、有为、有漏[3]，如实显现。"佛说此经已，诸比丘闻佛所说，欢喜奉行。

（三六八）

如是我闻：一时佛住舍卫国祇树给孤独园。尔时，世尊告诸比丘："当修无量三摩提[4]，专精系念；修无量三摩提。专精系念已，如是如实显现。云何如实显现？谓老死如实显现，乃至行如实显现。此诸法无常、有为、有漏，如是如实显现。"佛说此经已，诸比丘闻佛所说，欢喜奉行。

（三六九）

如是我闻：一时佛住舍卫国祇树给孤独园。尔时，世尊告诸比丘："昔者毗婆尸佛未成正觉时，住菩提所，不久成佛；诣菩提树下，敷草为座，结跏趺坐[5]，端坐正念[6]；一坐七日，于十二缘起[7]逆顺观察，所谓此有故彼有，此起故彼起，缘无明[8]行，乃至缘生有老死，及纯大苦聚集，纯大苦聚灭。彼毗婆尸佛正坐七日已，从三昧[0]觉，说此偈言：

'如此诸法生，梵志勤思禅，

永离诸疑惑，知因缘生法。

若知因生苦，知诸受灭尽，

知因缘法尽，则知有漏尽。

如此诸法生，梵志勤思禅，

永离诸疑惑，知有因生苦。

如此诸法生，梵志勤思禅，

永离诸疑惑，知诸受灭尽。

如此诸法生，梵志勤思禅，

永离诸疑惑，知因缘法尽。

如此诸法生，梵志勤思禅，

永离诸疑惑，知尽诸有漏。

如此诸法生，梵志勤思禅，

普照诸世间，如日住虚空，

破坏诸魔军，觉诸结解脱。'"

佛说此经已，诸比丘闻佛所说，欢喜奉行。如毗婆尸佛，如是尸弃佛、毗湿波浮佛、迦罗迦孙提佛、迦那迦牟尼佛、迦叶佛，亦如是说。

（三七〇）

如是我闻：一时佛住郁毗罗尼连禅河侧大菩提所，不久当成正觉，往诣菩提树下，敷草为座，结跏趺坐，正身正念，如前广说。

（三七一）

如是我闻：一时佛住舍卫国祇树给孤独园。尔时，世尊告诸比丘："有四食[10]资益众生，令得住世摄受长养。何等为四？谓一粗抟食，二细触食，三意思食，四识食。此四食何因、何集、何生、何触？谓此诸食爱因、爱集、爱生、爱触。此爱何因、何集、何生、何触？谓爱受因、受集、受生、受触。此受何因、何集、何生、何触？谓受触因、触集、触生、触触。此触何因、何集、何生、何触？谓触六入处因、六入处集、六入处生、六入处触。六入处集是触集，触集是受集，受集是爱集，爱集是食集，食集故未来世生、老、病、死、忧、悲、恼苦集，如是纯大苦聚集。如是六入处灭则触灭，触灭则受灭，受灭则爱灭，爱灭则食灭，食灭故于未来世生、老、病、死、忧、悲、恼苦灭。如是纯大苦聚灭。"佛说此经已，诸比丘闻佛所说，欢喜奉行。

（三七二）

如是我闻：一时佛住舍卫国祇树给孤独园。尔时，世尊告诸比丘："有四食资益众生，令得住世摄受长养。何等为四？一粗抟食，二细触食，三意思食，四识食。"时，有比丘名曰颇求那，住佛后扇佛，白佛言："世尊！谁食此识？"佛告颇求那："我不言有食识者，我若言有食识者，汝应作是问。我说识是食，汝应问言：'何因缘故有识食？'我则答言：'能招未来有，令相续生有有，故有六入处，六入处缘触。'"

颇求那复问："为谁触？"佛告颇求那："我不言有触者，我若言有触者，汝应作是问：'为谁触？'汝应如是问：'何因缘故生触？'我应如是答：'六入处缘触，触缘受。'"复问："为谁受？"佛告颇求那："我不说有受者，我若言有受者，汝应问：'为谁受？'汝应问言：'何因缘故有受？'我应如是答：'触缘故有受，受缘爱。'"复问："世尊！为谁爱？"佛告颇求那："我不说有爱者，我若说言有爱者，汝应作是问：'为谁爱？'汝应问言：'何缘故有爱？'我应如是答：'缘受故有爱，爱缘取。'"

复问："世尊！为谁取？"佛告颇求那："我不说言有取者，我若说言有取者，汝应问言：'为谁取？'汝应问言：'何缘故有取？'我应答言：'爱缘故有取，取缘有。'"复问："世尊！为谁有？"佛告颇求那："我不说有有者，我若说有有者，汝应问言：'为谁有？'汝今应问：'何缘故有有？'我应答言：'缘取故有有，能招当来有，触生是名有。有六入处，六入处缘触，触缘受，受缘爱，爱缘取，取缘有，有缘生，生缘老、病、死、忧、悲、恼苦，如是纯大苦聚集。谓六入处灭则触灭，触灭则受灭，受灭则爱灭，爱灭则取灭，取灭则有灭，有灭则生灭，生灭则老、病、死、忧、悲、恼苦灭，如是纯大苦聚集灭。"佛说此经已，诸比丘闻佛所说，欢喜奉行。

（三七三）

如是我闻：一时佛住舍卫国祇树给孤独园。尔时，世尊告诸比丘："有四食资益众生，令得住世摄受长养。云何为四？谓一粗抟食，二细触食，三意思食，四识食。云何比丘观察抟食？譬如有夫妇二人，唯有一子，爱念将养，欲度旷野崄道难处，粮食乏尽，饥饿困极，计无济理，作是议言：'正有一子，极所爱念，若食其肉，可得度难，莫令在此三人俱死。'作是计已，即杀其子，含悲垂泪，强食其肉，得度旷野。云何比丘，彼人夫妇共食子肉，宁取其味，贪嗜美乐与不？"答曰："不也，世尊！"

复问："比丘，彼强食其肉，为度旷野崄道与不？"答言："如是，世尊！"佛告比丘："凡食抟食，当如是观。如是观者，抟食断知；抟食断知已，于五欲[11]功德贪爱则断；五欲功德贪爱断者，我不见彼多闻圣弟子于五欲功德上有一结使而不断者；有一结系故，则还生此世。云何比丘观察触食？譬如有牛，生剥其皮，在在处处，诸虫唼食，沙土坌尘，草木针刺。若依于地，地虫所食；若依于水，水虫所食；若依空中，飞虫所食。卧起常有苦毒[12]，此身如是。比丘，于彼触食，当如是观。如是观者，触食断知；触食断知者，三受则断；三受断者，多闻圣弟子于上无所复作、所作、已作故。云何比丘观察意思食？譬如聚落城邑边有火起，无烟无炎。时有士夫聪明黠慧，背苦向乐，厌死乐生，作如是念：'彼有大火，无烟无炎，行来当避，莫令堕中，必死无疑。'作是思惟，常生思愿，舍远而去。观意思食，亦复如是。如是观者，意思食断；意思食断者，三爱则断；三爱断者，彼多闻圣弟子于上更无所作、所作、已作故。诸比丘，云何观察识食？譬如国王，有防逻者，捉捕劫盗，缚送王所如前须深经广说。以彼因缘，受三百矛苦觉，昼夜苦痛。观察识食，亦复如是。如是观者，识食断知；识食断知者，名色断知；名色断知者，多闻圣弟子于上更无所作、所作、已作故。"佛说此经已，诸比丘闻佛所说，欢喜奉行。

（三七四）

如是我闻：一时佛住舍卫国祇树给孤独园。尔时，世尊告诸比丘："有四食资益众生，令得住世摄受长养。何等为四？一者抟食，二者触食，三意思食，四者识食。若比丘于此四食有喜有贪，则识住增长；识住增长故，入于名色；入名色故，诸行增长；行增长故，当来有增长。当来有增长故，生、老、病、死、忧、悲、恼苦集，如是纯大苦聚集。若于四食无贪无喜，无贪无喜故，识不住、不增长；识不住、不增长故，不入名色；不入名色故，行不增长；行不增长故，当来有不生不长；当来有不生长故，于未来世生、老、病、死、忧、悲、恼苦不起，如是纯大苦聚灭。"佛说此经已，诸比丘闻佛所说，欢喜奉行。

（三七五）

如是我闻：一时佛住舍卫国祇树给孤独园。尔时，世尊告诸比丘："有四食资益众生，令得住世摄受长养。何等为四？一者抟食，二者触食，三意思食，四者识食。诸比丘，于此四食有贪有喜，则有忧悲，有尘垢。若于四食无贪无喜，则无忧悲，亦无尘垢。"佛说此经已，诸比丘闻佛所说，欢喜奉行。

（三七六）

如是我闻：一时佛住舍卫国祇树给孤独园。尔时，世尊告诸比丘："有四食资益众生，令得住世摄受长养。何等为四？一者抟食，二者触食，三意思食，四者识食。诸比丘，于此四食有贪有喜，识住增长，乃至纯大苦聚集。譬如楼阁宫殿，北西长广，东西窗牖，日出东方，光照西壁。如是，比丘，于此四食有贪有喜，如前广说，乃至纯大苦聚集。若于四食无贪无喜，如前广说，乃至纯大苦聚灭。譬如，比丘，楼阁宫殿，北西长广，东西窗牖，日出东方，应照何所？"比丘白佛言："应照西壁。"佛告比丘："若无西壁，应何所照？"比丘白佛言："应照虚空，无所攀缘。""如是，比丘，于此四食无贪无喜，识无所住，乃至如是纯大苦聚灭。"佛说此经已，诸比丘闻佛所说，欢喜奉行。

（三七七）

如是我闻：一时佛住舍卫国祇树给孤独园。尔时，世尊告诸比丘："有四食资益众生，令得住世摄受长养。何等为四？一者抟食，二者触食，三意思食，四者识食。诸比丘，于此四食有贪有喜，识住增长，乃至纯大苦聚集。譬如，比丘，楼阁宫殿，北西长广，东西窗牖，日出东方，应照何所？"比丘白佛言："应照西壁。"佛告比丘："如是，四食有贪有喜，识住增长，乃至如是大苦聚集。若于四食无贪无喜，亦无识住增长，乃至如是纯大苦聚灭。譬如，比丘，画师、画师弟子集种种彩色，欲妆画虚空，宁能画不？"比丘白佛："不能！世尊！所以者何？""彼虚空者，非色，无对、不可见。如是，比丘，于此四食无贪无喜，亦无识住增长，乃至如是纯大苦聚灭。"佛说此经已，诸比丘闻佛所说，欢喜奉行。

（三七八）

如是我闻：一时佛住舍卫国祇树给孤独园。尔时，世尊告诸比丘："有四食资益众生，令得住世摄受长养。何等为四？一者抟食，二者触食，三意思食，四者识食。诸比丘，于此四食有贪有喜，识住增长，乃至纯大苦聚集。譬如，比丘，画师、若画师弟子集种种彩，欲妆画于色，作种种像。诸比丘，于意云何？彼画师、画师弟子宁能妆于色不？"比丘白佛："如是，世尊！能妆画色。"佛告比丘："于此四食有贪有喜，识住增长，乃至如是纯大苦聚集。诸比丘，若于四食无贪无喜，无有识住增长，乃至如是纯大苦聚灭。比丘，譬如画师、画师弟子集种种彩，欲离于色有所妆画，作种种像，宁能画不？"比丘白佛："不能！世尊！""如是，比丘，若于四食无贪无喜，无有识住增长，乃至如是纯大苦聚灭。"佛说此经已，诸比丘闻佛所说，欢喜奉行。

（节选自《杂阿含经》，刘宋天竺三藏求那跋陀罗译）

注释：

[1] **见法般涅槃：** 见法，谓真言行者，对于所愿成就之相，住于无染无着清净真实之心，谛观实相善通其实义也。般涅槃，译为入灭，常略曰涅槃。

[2] **禅思：** 禅为梵语禅那之略，寂静之义。思惟寂静，谓之禅思。禅思即禅定也。《佛说无量寿经》曰："禅思一心。"《释门归敬仪》曰："乐礼拜者，又以禅思为

坐睡。"

[3] **有漏**：为无漏之对称。漏，乃流失、漏泄之意；为烦恼之异名。人类由于烦恼所产生之过失、苦果，使人在迷妄的世界中流转不停，难以脱离生死苦海，故称为有漏；若达到断灭烦恼之境界，则称为无漏。在四圣谛中，苦谛、集谛属于迷妄之果与因，为有漏法；灭谛、道谛则为觉悟之果与因，为无漏法。有漏、无漏之法，在修行之因、果当中，具有极重要之地位。

[4] **无量三摩提**：另作广无量定，解读为修各种定，相当的南传经文作修定。

[5] **结跏趺坐**：坐法之一。又作结加趺坐、结跏跗坐、跏趺正坐、跏趺坐、加趺坐、跏坐、结坐。即互交二足，结跏安坐。《白伞盖大佛顶王最胜无比大威德金刚无碍大道场陀罗尼念诵法要》之"勇健坐"，即同于此。诸坐法中，结伽跏坐最安稳而不易疲倦。又称交一足为半跏趺坐、半跏坐、半跏、贤坐；称交二足为全跏坐、本跏坐、全跏、大坐、莲华坐。此为圆满安坐之相，诸佛皆依此法而坐，故又称如来坐、佛坐。

其坐法即双膝弯曲，两足掌向上，可分为降魔、吉祥二种。先以右足压左股，后以左足压右股，二足掌仰于二股之上，手亦左手居上，称为降魔坐。天台、禅宗等显教诸宗多传此坐。先以左足压右股，后以右足压左股，手亦右手压左手，称为吉祥坐。密宗亦称之为莲花坐。如来于菩提树下成正觉时，身安吉祥之坐，手做降魔印。密教中多行此，盖以右足表示佛界，左足表示众生界；以右足压左足，乃佛界摄取众生界，众生界归佛界之意，即表示生佛不二之义。其多用于修法中之增益法或息灾法。

[6] **端坐正念**：坐相端庄、心念纯正。端坐，坐禅之相状，即正威仪而坐；系坐禅之正确坐相，不得前后左右倾侧，以耳对肩，鼻对脐，然后调息，一心专注不乱。正念，指真正之念；八正道之一；又作谛意；即如实忆念诸法之性相而不忘失。在本篇中，正念作动词，指正其心念。

[7] **十二缘起**：与十二因缘同。又名十二有支，或十二缘起，可说明有情生死流转的过程。十二因缘是无明（贪、嗔、痴等烦恼为生死的根本）、行（造作诸业）、识（业识投胎）、名色（但有胎形而六根未具）、六入（胎儿长成具有眼等六根的人形）、触（出胎与外境接触）、受（与外境接触生起苦乐的感受）、爱（对境生爱欲）、取（追求造作）、有（成业因能招感未来果报）、生（再受未来五蕴身）、老死（未来之身又渐老而死）。以上十二支，包括三世起惑、造业、受生等一切因果，周而复始，至于无穷。

［8］**无明**：为烦恼之别称。不如实知见之意；即暗昧事物，不通达真理与不能明白理解事相或道理之精神状态。亦即不达、不解、不了，而以愚痴为其自相。泛指无智、愚昧，特指不解佛教道理之世俗认识。为十二因缘之一。又作无明支。俱舍宗、唯识宗立无明为心所（心之作用）之一，称之作痴。

［9］**三昧**：又名三摩提，或三摩地；华译为正定；即离诸邪乱，摄心不散的意思。

［10］**四食**：四种长养支持身命的东西。段食，即普通的物质食粮；触食，即感官与外境的接触；识食，即知觉；思食，即思想或意志。

［11］**五欲**：①又作五妙欲、妙五欲、五妙色；指染着色、声、香、味、触五境所起之五种情欲。色欲，谓男女之形貌端庄及世间宝物玄、黄、朱、紫等种种妙色，能使众生乐着无厌。声欲，谓丝竹与环佩之声及男女歌咏等声，能使众生乐着无厌。香欲，谓男女身体之香及世间一切诸香，能使众生乐着无厌。味欲，谓各种饮食肴膳等美味，能使众生乐着无厌。触欲，谓男女之身有柔软细滑、寒时体温、热时体凉及衣服等种种好触，能使众生乐着无厌。又相对于欲界粗弊之五欲，称色界、无色界之五欲为"净洁五欲"。②指财欲、色欲、饮食欲、名欲、睡眠欲。财即世间一切之财宝，财欲谓人以财物为养身之资，故贪求恋着而不舍。色即世间之青、黄、赤、白及男女等色，色欲谓人以色悦情适意，故贪求恋着，不能出离三界。饮食即世间之肴膳众味，饮食欲谓人必借饮食以资身活命，故贪求恋着而无厌。名即世间之声名，名欲谓人由声名而能显亲荣己，故贪求乐着而不知止息。睡眠欲，谓人不知时节，怠惰放纵，乐着睡眠而无厌。

［12］**毒**：佛教中的毒，有内毒和外毒之分。内毒除了贪、嗔、痴三毒之外，还有苦毒，因众苦皆为戕害身体的利刃。外毒又称为触毒，因触尘害人，犹如毒之伤人。触尘，为六尘之一，指身根所对之境，共十一触，即地、水、火、风四大种（以坚、湿、暖、动为性），及滑性、涩性、重性、轻性、冷、饥、渴。此外，毒蛇、毒草、毒果、毒木等，亦属外毒。

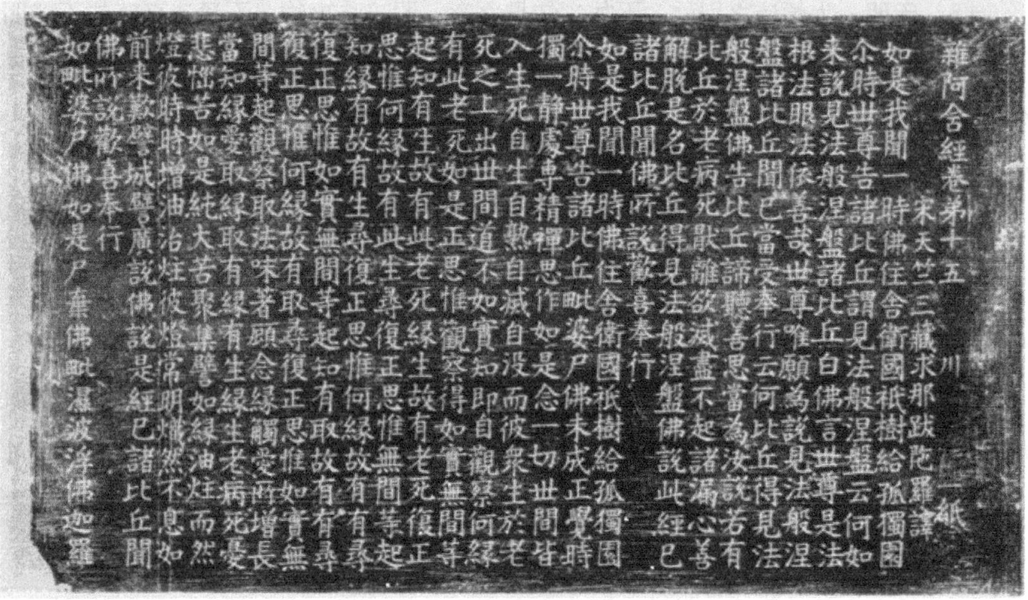
雜阿含經卷第十五 川 一紙
宋天竺三藏求那跋陀羅譯
如是我聞一時佛住舍衛國祇樹給孤獨園
尒時世尊告諸比丘謂見法般涅盤云何如
來說見法般涅盤諸比丘白佛言世尊是法
根法眼法依善哉世尊唯願為說見法般涅
盤諸比丘聞已當受奉行云何比丘得見法
般涅盤佛告比丘諦聽善思當為汝說若有
比丘於老病死厭離欲滅盡不起諸漏心善
解脫是名比丘得見法般涅盤佛說此經已
諸比丘聞佛所說歡喜奉行
如是我聞一時佛住舍衛國祇樹給孤獨園
尒時世尊告諸比丘毗婆尸佛未成正覺時
獨一靜處專精禪思作如是念一切世間皆
入生死自生自熟自滅自沒而彼衆生於老
死之上出世間道不如實知即自觀察何緣
有此老死如是正思惟觀察得如實無間等
起知有生故有此老死緣生故有老死復正
思惟何緣故有此生尋復正思惟無間等起
知緣有故有生尋復正思惟何緣故有有尋
復正思惟如實無間等起知有取故有有尋
復正思惟何緣故有取尋復正思惟如實無
間等起觀察取法味著顧念緣觸愛所增長
當知緣愛取緣取有緣有生緣生老病死憂
悲惱苦如是純大苦聚集譬如緣油炷而然
燈彼時時增油治炷彼燈常明熾然不息如
前來數譬城譬廣說佛說是經已諸比丘聞
佛所說歡喜奉行
如毗婆尸佛如是尸棄佛毗濕波浮佛迦羅

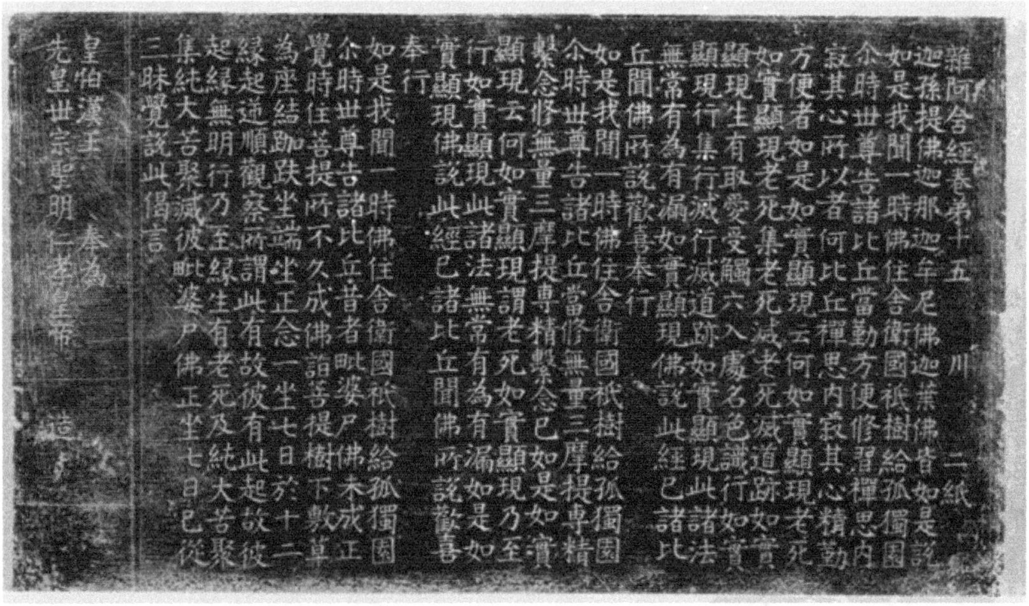
雜阿含經卷第十五 川 二紙
迦孫提佛迦那迦牟尼佛迦葉佛皆如是說
如是我聞一時佛住舍衛國祇樹給孤獨園
尒時世尊告諸比丘當勤方便修習禪思內
寂其心所以者何比丘禪思內寂其心精勤
方便者如是如實顯現云何如實顯現老死
如實顯現老死集老死滅老死滅道跡如實
顯現生有取愛受觸六入處名色識行如實
顯現行集行滅行滅道跡如實顯現此諸法
無常有為有漏如實顯現佛說此經已諸比
丘聞佛所說歡喜奉行
如是我聞一時佛住舍衛國祇樹給孤獨園
尒時世尊告諸比丘當修無量三摩提專精
繫念修無量三摩提專精繫念已如是如實
顯現云何如實顯現謂老死如實顯現乃至
行如實顯現此諸法無常有為有漏如是如
實顯現佛說此經已諸比丘聞佛所說歡喜
奉行
如是我聞一時佛住舍衛國祇樹給孤獨園
尒時世尊告諸比丘昔者毗婆尸佛未成正
覺時住菩提所不久成佛詣菩提樹下敷草
為座結跏趺坐端坐正念一坐七日於十二
緣起逆順觀察所謂此有故彼有此起故彼
起緣無明行乃至緣生有老死及純大苦聚
集純大苦聚滅彼毗婆尸佛正坐七日已從
三昧覺說此偈言
皇伯漢王 奉為
先皇世宗聖明仁孝皇帝 造

图 6－1 《杂阿含经》第 15 卷（《房山石经》第二十三册 150 页）

雜阿含經卷第十五　川　三紙
如此諸法生梵志勤思禪永離諸疑惑知因緣生法
若知因生苦知諸受滅盡知因緣法盡則知有漏盡
如此諸法生梵志勤思禪永離諸疑惑知有因生苦
如此諸法生梵志勤思禪永離諸疑惑知諸受滅盡
如此諸法生梵志勤思禪永離諸疑惑知因緣法盡
如此諸法生梵志勤思禪永離諸疑惑知盡諸有漏
如此諸法生梵志勤思禪普照諸世間如日住虛空
破壞諸魔軍覺諸結解脫
佛說此經已諸比丘聞佛所說歡喜奉行
如毗婆尸佛如是尸棄佛毗濕波浮佛迦羅
迦孫提佛迦那迦牟尼佛迦葉佛亦如是說
如是我聞一時佛住鬱毗羅尼連禪河側大
菩提所不久當成正覺往詣菩提樹下敷草
為座結跏趺坐正身正念如前廣說
如是我聞一時佛住舍衛國祇樹給孤獨園
介時世尊告諸比丘有四食資益眾生令得
住世攝受長養何等為四謂一麁摶食二細
觸食三意思食四識食此四食何因何集何
生何觸謂此諸食愛因愛集愛生愛觸此愛
何因何集何生何觸謂愛受因受集受生受
觸此受何因何集何生何觸謂受觸因觸集
觸生觸觸此觸何因何集何生何觸謂觸六
入處因六入處集六入處生六入處觸六入
處集是觸集觸集是受集受集是愛集愛集
是食集食集故未來世生老病死憂悲惱苦
集如是純大苦聚集如是六入處滅則觸滅
觸滅則受滅受滅則愛滅愛滅則食滅食滅

雜阿含經卷第十五　川　四紙
故於未來世生老病死憂悲惱苦滅如是純
大苦聚滅佛說此經已諸比丘聞佛所說歡
喜奉行
如是我聞一時佛住舍衛國祇樹給孤獨園
介時世尊告諸比丘有四食資益眾生令得
住世攝受長養何等為四一麁摶食二細觸
食三意思食四識食時有比丘名曰頗求那
住佛後扇佛白佛言世尊誰食此識佛告頗
求那我不言有食識者我若言有食識者汝
應作是問我說識是食汝應問言何因緣故
有識食我則答言能招未來有令相續生有
有故有六入處六入處緣觸頗求那復問為
誰觸佛告頗求那我不言有觸者我若言有
觸者汝應作是問為誰觸汝應如是問何因
緣故生觸我應如是答六入處緣觸觸緣受
復問為誰受佛告頗求那我不說有受者我
若言有受者汝應問為誰受汝應問言何因
緣故有受我應如是答觸緣故有受受緣愛
復問世尊為誰愛佛告頗求那我不說有愛
者我若說言有愛者汝應作是問為誰愛汝
應問言何緣故有愛我應如是答緣受故有
愛愛緣取復問世尊為誰取佛告頗求那我
不說言有取者我若說言有取者汝應問言
為誰取汝應問言何緣故有取我應答言愛
緣故有取取緣有復問世尊為誰有佛告頗
皇伯冀王　奉為
先皇世宗聖明仁孝皇帝　造

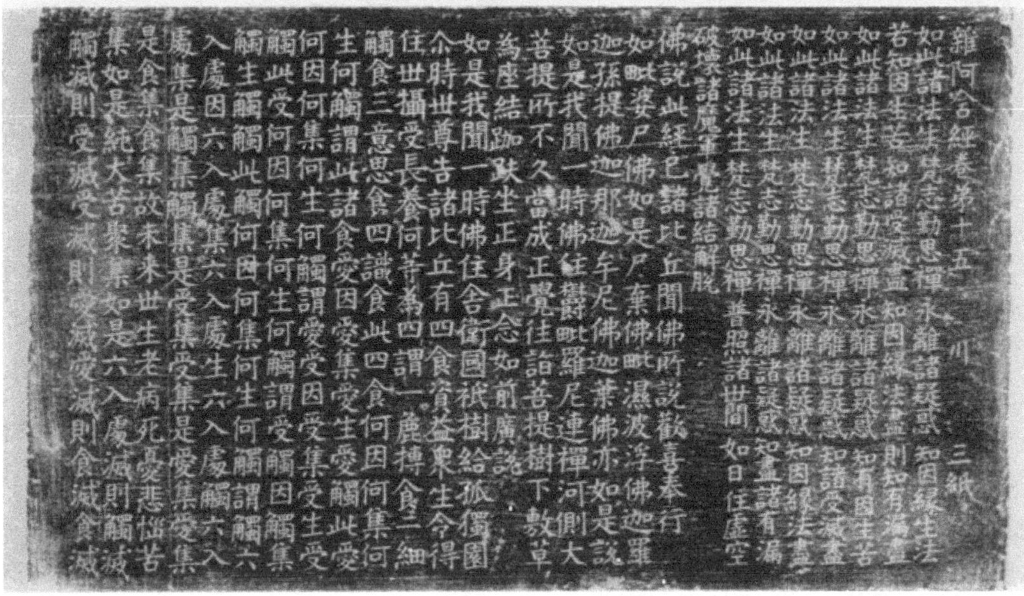

图 6－2　《杂阿含经》第 15 卷（《房山石经》第二十三册 151 页）

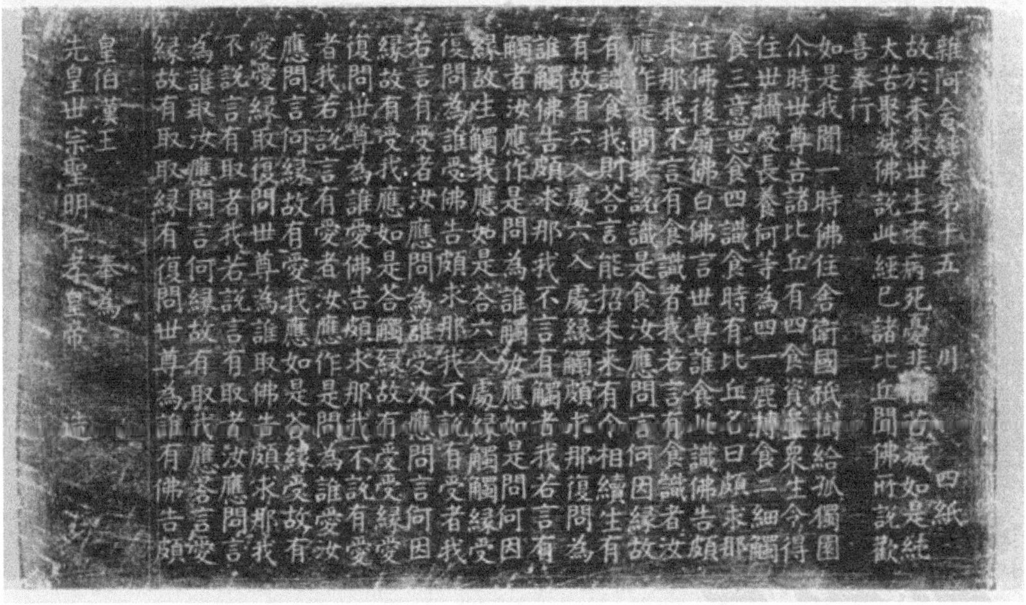

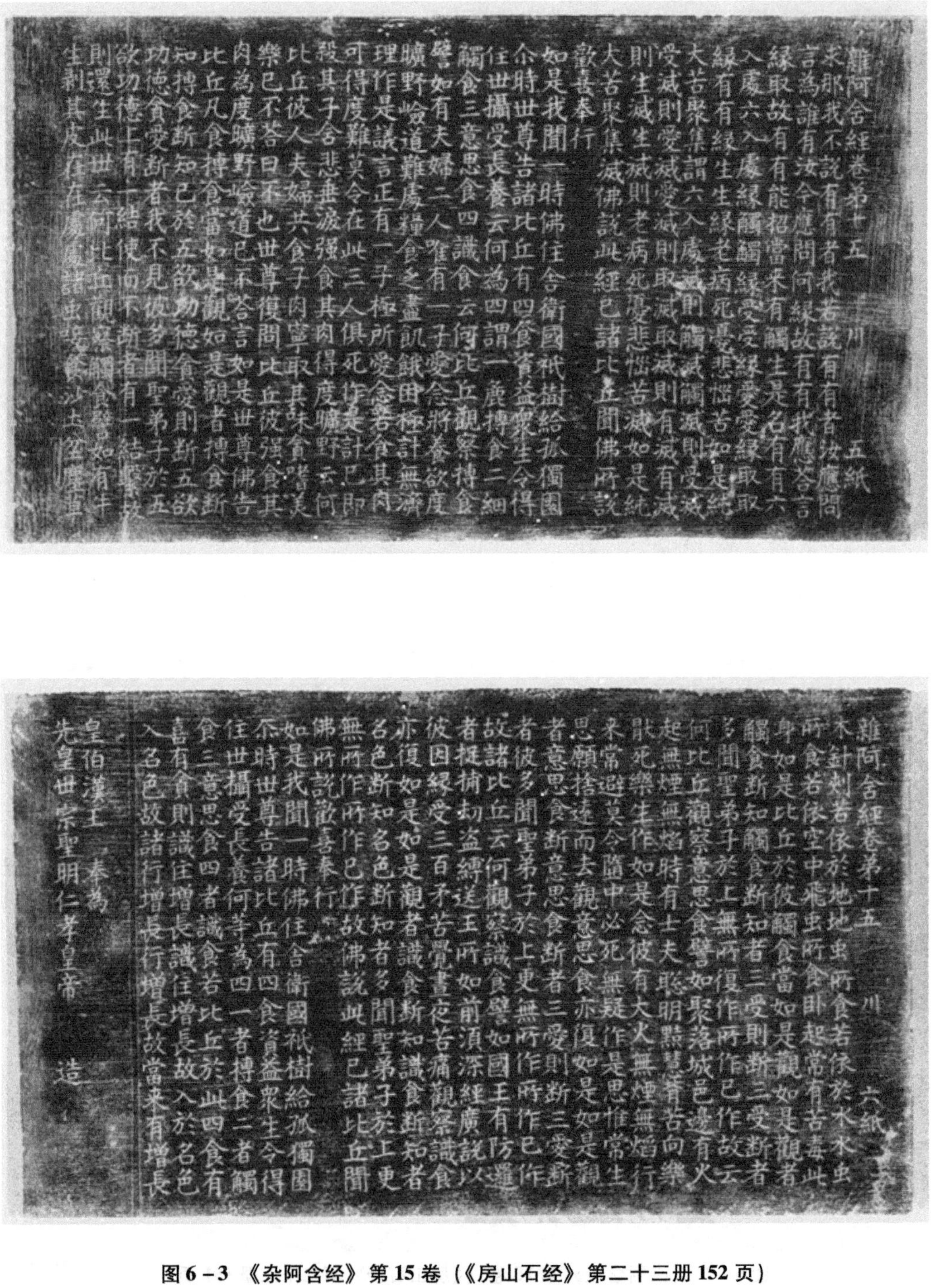

图 6-3 《杂阿含经》第 15 卷（《房山石经》第二十三册 152 页）

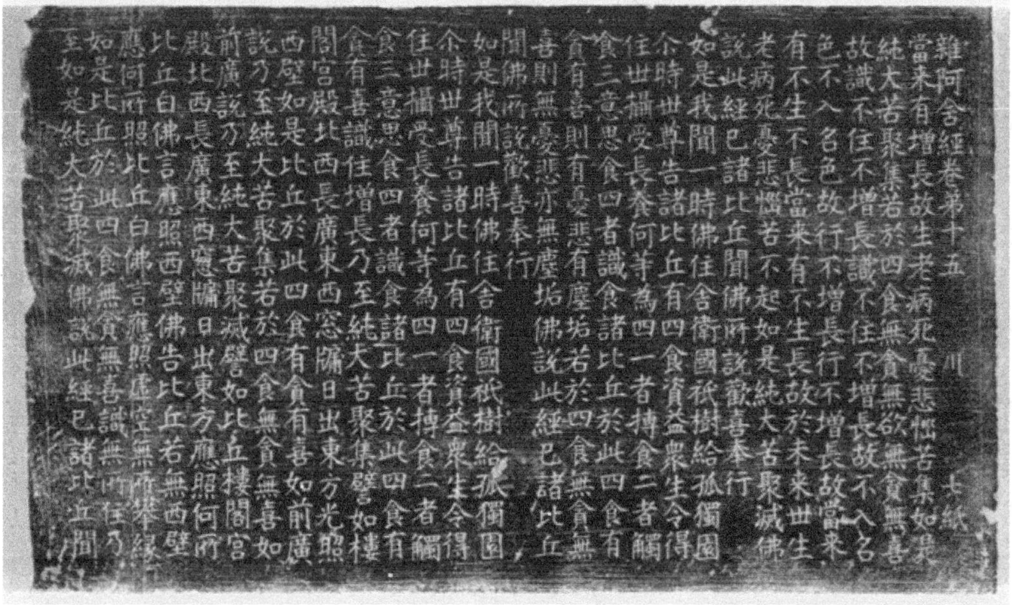

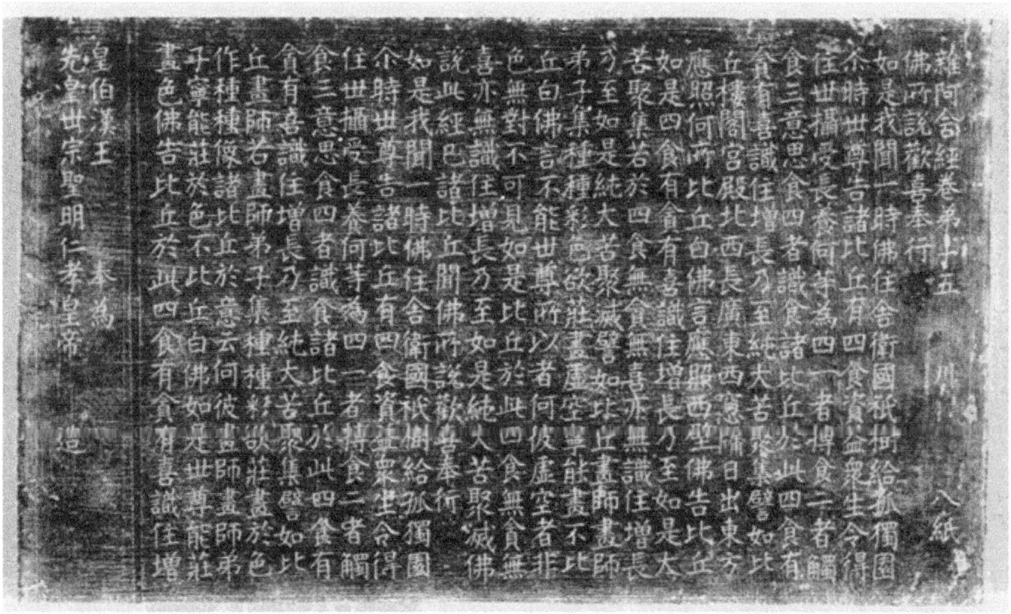

图 6-4 《杂阿含经》第 15 卷（《房山石经》第二十三册 153 页）

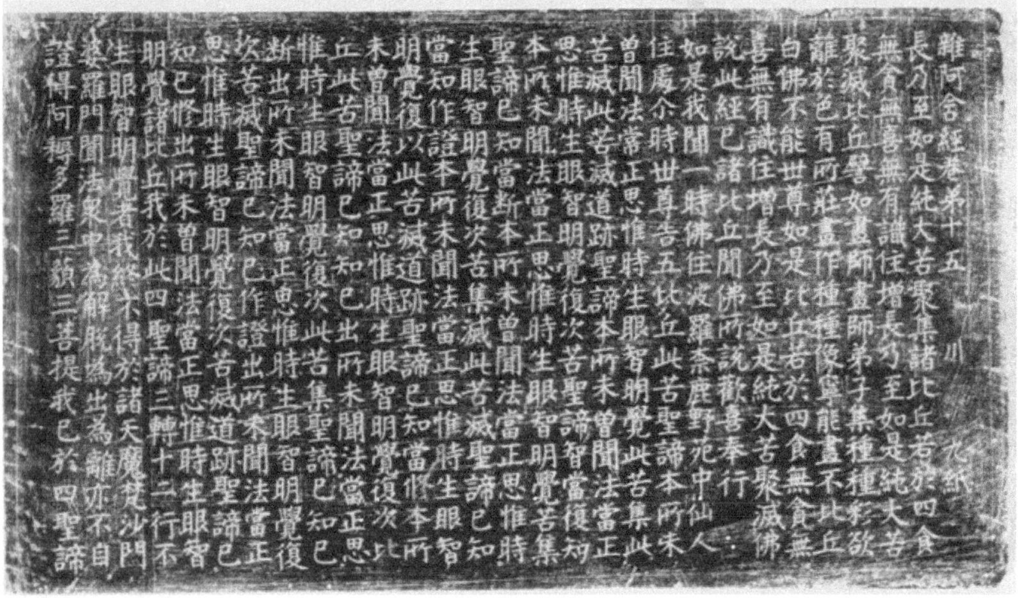

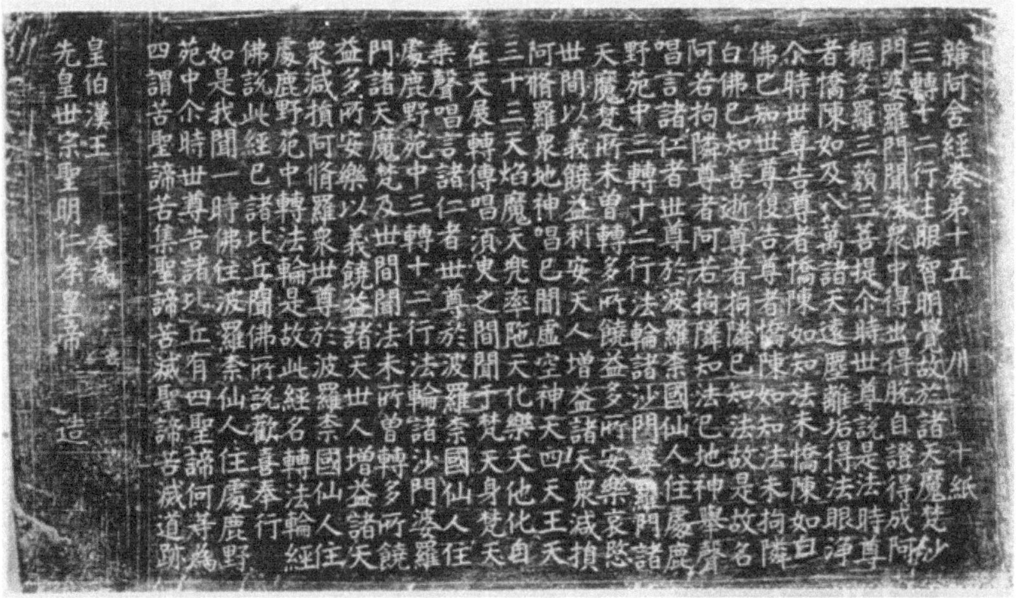

图6-5 《杂阿含经》第15卷（《房山石经》第二十三册154页）

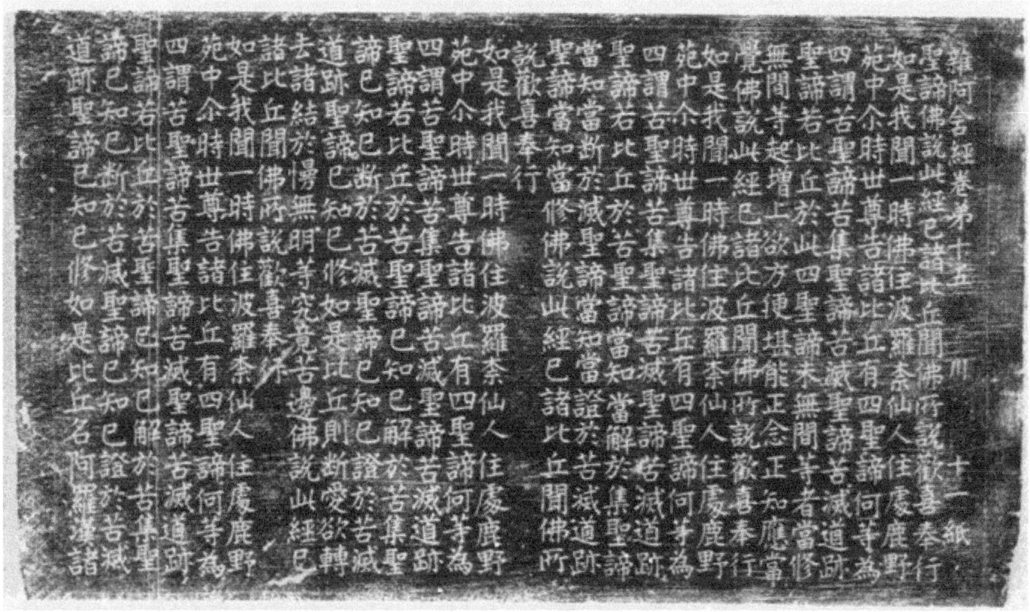

雜阿含經卷第十五　川　十一紙
聖諦佛說此經已諸比丘聞佛所說歡喜奉行
如是我聞一時佛住波羅柰仙人住處鹿野
苑中尒時世尊告諸比丘有四聖諦何等為
四謂苦聖諦苦集聖諦苦滅聖諦苦滅道跡
聖諦若比丘於此四聖諦未無間等者當修
無間等起增上欲方便堪能正念正知應當
學佛說此經已諸比丘聞佛所說歡喜奉行
如是我聞一時佛住波羅柰仙人住處鹿野
苑中尒時世尊告諸比丘有四聖諦何等為
四謂苦聖諦苦集聖諦苦滅聖諦苦滅道跡
聖諦若比丘於苦聖諦當知當解於集聖諦
當知當斷於滅聖諦當知當證於苦滅道跡
聖諦當知當修佛說此經已諸比丘聞佛所
說歡喜奉行
如是我聞一時佛住波羅柰仙人住處鹿野
苑中尒時世尊告諸比丘有四聖諦何等為
四謂苦聖諦苦集聖諦苦滅聖諦苦滅道跡
聖諦若比丘於苦聖諦已知已解於苦集聖
諦已知已斷於苦滅聖諦已知已證於苦滅
道跡聖諦已知已修如是比丘則斷愛欲轉
去諸結於慢無明等究竟苦邊佛說此經已
諸比丘聞佛所說歡喜奉行
如是我聞一時佛住波羅柰仙人住處鹿野
苑中尒時世尊告諸比丘有四聖諦何等為
四謂苦聖諦苦集聖諦苦滅聖諦苦滅道跡
聖諦若比丘於苦聖諦已知已解於苦集聖
諦已知已斷於苦滅聖諦已知已證於苦滅
道跡聖諦已知已修如是比丘名阿羅漢諸

雜阿含經卷第十五　川　十二紙
漏已盡所作已作離諸重擔逮得己利盡諸
有結正智善解脫佛說此經已諸比丘聞佛
所說歡喜奉行
如是我聞一時佛住波羅柰國仙人住處鹿
野苑中尒時世尊告諸比丘有四聖諦何等
為四謂苦聖諦苦集聖諦苦滅聖諦苦滅道
跡聖諦若比丘於苦聖諦已知已解於苦集
聖諦已知已斷於苦滅聖諦已知已證於苦
滅道跡聖諦已知已修如是比丘邊際究竟
邊際離垢邊際梵行已終純一清白名為上
士佛說此經已諸比丘聞佛所說歡喜奉行
如是我聞一時佛住波羅柰國仙人住處鹿
野苑中尒時世尊告諸比丘有四聖諦何等
為四謂苦聖諦苦集聖諦苦滅聖諦苦滅道
跡聖諦若比丘於苦聖諦已知已解於苦集
聖諦已知已斷於苦滅聖諦已知已證於苦
滅道跡聖諦已知已修如是比丘無有開鍵
平治城塹度諸險難解脫結縛名為賢聖建
立聖幢佛說此經已諸比丘聞佛所說歡喜
奉行
如是我聞一時佛住波羅柰仙人住處鹿野
苑中尒時世尊告諸比丘有四聖諦何等為
四謂苦聖諦苦集聖諦苦滅聖諦苦滅道跡
聖諦若比丘於苦聖諦已知已解於苦集聖
皇伯漢王　奉為
先皇世宗聖明仁孝皇帝　造

图 6-6 《杂阿含经》第 15 卷（《房山石经》第二十三册 155 页）

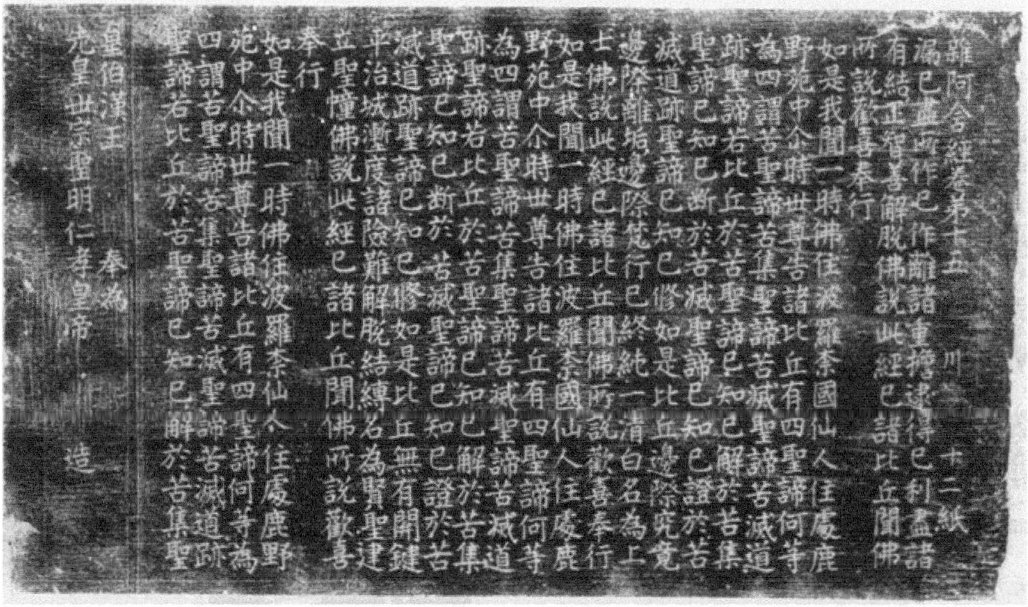

七、入胎教化

解题：本篇节选自《菩萨处胎经》，为姚秦三藏法师竺佛念所译。何谓入胎教化？入胎，即托生于母胎，又作托胎、托生、入胎，谓胎生（自母胎而生）之有情宿于母胎中，为受生此世之始。教化，教育感化，讲述"胎中成无上道"的道理。入胎教化接近今之胎教，但又不等同于今之胎教。因为入胎教化包含了佛教缘起、因果、五蕴等诸多成分，以及修行、解脱的法门。

游步品第二

尔时弥勒菩萨即从坐起，整衣服偏袒右臂，右膝着地，白世尊言："善哉！善哉！如来说不思议法，今此众中有践迹者未践迹者，有住信地未住信地者，或有菩萨从光音天、庐天、波刹陀天、陀波魔那天、阿会亘修天、道呵天、须干天、须室只襦天、告那天，乃至一究竟天、化自在天、他化自在天，或有菩萨空处、识处、不用处，乃至非想非非想处。云何于彼入胎教化[1]？"世尊告曰："勿作斯问。何以故？如来终不说此义。我今问汝，汝当报我。云何弥勒，空有形质无形质耶？"对曰："无也。"世尊告曰："云何弥勒，若空无形质，云何众生有生、有老、有病、有死耶？"弥勒白佛言："于第一义无生老病死，以是故空无形质。"佛告弥勒："若无形质，此众生等谁有授决？谁有受决者？云何菩萨往诣树下，或时经行或时入定？云何菩萨自观身相观他身相？云何菩萨现行七步，自称成佛降伏众魔？云何菩萨修治道场，请召十方诸众生耶？"弥勒白佛言："此亦空寂[2]无形无质，如来身相亦是假号。乃至一究竟义，悉空无所有。"佛复告弥勒："行空菩萨，云何游至十方刹土教化众生？"弥勒白佛言："行空菩萨，不见刹土亦无有佛。佛自无佛，云何有佛地、水、火、风、识界？我人寿命皆悉空寂，以是之故无有胎分。"佛告弥勒："汝在三十三天，与诸天人[3]说空行法，于彼座中有践迹耶？无践迹耶？"弥勒白佛言："彼诸天人，常想、乐想、净想、计我为我想，以是无有践迹无践迹也。"佛复告弥勒："彼诸天人有色行阴无色行阴，有报应阴无报应阴，有破有阴无破有阴，有受入阴无受入阴，有声响阴无声响阴，有中间阴无中间阴，有彼此阴无彼此阴，有究竟阴无究竟阴，有默然阴无默然阴。云何，弥勒，汝在天宫与诸天人说真法，言有此诸阴名号耶？"弥勒白佛言："无也。"世尊言："云何弥勒，十方诸佛授汝记莂，成无上正真道[4]，为有正真道，为无正真道耶？"弥勒对曰："无耶，世尊！言有道者斯亦假号，言弥勒者亦是假号。如、自性、本际亦是假号。如来色身身自空，相相自空，本末本末空，彼此彼此空。云何自知号弥勒决？言性性自空，言有有自空，言无无自空，无自常住，无能令不住，言住住自空，言自相自相空，言阴阴自空，言胎胎自空，乃至道场言行行阴空。以是故，世尊！无有践迹无践迹也。"佛复告弥勒："有践迹者无践迹者，有果证无果证耶？是有为性非有为性耶？是有为中无为[5]性耶？是无为中无为性耶？是有漏中无漏[6]性耶？是无漏中无漏性耶？是欲界中有尽性耶？是欲界中无尽性耶？是色无色界[7]中有尽性耶？是色无色界中无尽性耶？是空界灭识性耶？是空界非灭识性耶？乃至有为空、无为空、自性空，有以有为空，无以无为空，大空取空，一相无相空，有余涅槃空，无余涅槃空，是践性耶？非践性耶？"弥勒白佛言："践法非法，非法亦非践。""云何弥勒，有为法非无为，无为法非有为。云何汝言'有践法无践，无践法亦无践'？"弥勒白佛言："最第一义，有相无相法中，求有为非无为，求无为非有为耶！"佛告弥勒："吾今问汝，真实根论非无根论，有为无为从何而生？有何名号？"弥勒白世尊言："虚空寂灭性，字义名号皆非真实，是无根论非有根论。"佛告弥勒："根义云何生无根论？"弥勒白佛言："于世俗义，根为法性，无根为证静。不动亦不不动，一相无相，乃至有为无为法，有漏无漏法，有对无对法，色法无色法，可见法不可见法，不住亦不不住，是无根义。"佛言："善哉！善哉！弥勒，空行菩萨晓了无根，不生亦不不生，未来无对，现在不住，过去已灭，无著无断不住，亦不不住。"尔时座中有菩萨，名分别身观，白佛言："今闻如来说无根义，说有身相，说无身相，说有自性空，说无自性空，说无根义者，从如中来耶？不从如中来耶？无根义者，有生灭耶？无生灭耶？有对法耶？无对法耶？有色法耶？无色法耶？有为法耶？无为法耶？有漏法耶？无漏法耶？有相法耶？无相法耶？有身观耶？无身观耶？"佛告分别身观菩萨曰："何者是身？何者是观？身谁为行此观？"分别身观菩萨白佛言："地、水、火、风，名身阴也；识分别，名观也。"佛告曰："言地地自空，言水水自空，言火火自空，言风风自空，言识识自空，言空空自空。何者是身？云何是观？"身观菩萨白佛言："如佛所说，虚空法界皆悉空寂，无佛言佛，无法言法，无僧言僧，无今世后世，无罪无福，将不与大师同耶？"佛告分别身观菩萨曰："汝入灭尽定时，颇见眼观色，乃至意观法不？"身观菩萨白佛言："不也，世尊！所以者何？灭尽定中无生无灭。"佛告身观菩萨："如是，如是！如汝所言，眼观色，色非我色，我非彼色，识非我识，我非彼识，乃至声香味触法亦复如是。法非我法，我非彼法。于无根义无增无减，根清净道亦清净，相空清净，乃至究竟空亦复清净。一清净而无二，五阴净、行净，道亦清净。有对净、无对净、色净，道亦清净。菩萨观净、六尘净，道亦清净。眷属净、性净，道亦清净。地净、住净，道亦清净。是为菩萨摩诃萨无根义。"佛复告身观菩萨曰："苦净、不苦不乐净，道亦清净。门净、种净、生净，道亦清净。是为菩萨摩诃萨无根义。"佛复告身观菩萨曰："道场净、国土净、众生净，道亦清净。是为菩萨摩诃萨无根义，根净、力净、觉意净、道品净，道亦清净。云何身观菩萨？我今问汝，汝当报我。如来修治道场坐树王下，云何分别众生之类？用有记法耶？无记法耶？有记法者，尘劳之垢；无记法者，亦是尘劳之垢。以何无记而授众生决？"身观菩萨白佛言："有记之法，非尘劳垢；无记之法，亦非尘劳。何以故？尘劳垢者，是卑贱法；有记、无记法，是上尊法。无以无记对于尘劳，何以故？尘劳法者如来种也。"佛告身观菩萨："止，止！莫作此语。汝言尘劳是生死法，今复言如来种耶？"身观菩萨白佛言："如来身者，为是化非众生耶？若是化者，无有尘劳众生之趣。设从众生有如来身者，尘劳之垢非如来种乎？"佛告身观菩萨曰："如是，如是！如汝所言，以假号名字而有尘劳，第一义中无有尘劳。"佛复告身观菩萨："如来、应供、正遍知、明行足、善逝[8]、世间解、无上士、调御丈夫、天人师、佛、世尊，常以天眼[9]观十方世界阿僧祇众生意识生念。有欲心[10]多者，无欲心多者，有恚心[11]多者，无恚心多者，有痴心多者，无痴心[12]多者，有解脱心[13]者，无解脱心者，有增上慢者，无增上慢者，有易究竟者，难究竟者，菩萨悉知悉观而往度之。云何菩萨以天眼观？知少欲者，知多欲者，于是菩萨在彼众中，现淫女形与说淫欲，快乐难忘视无厌足，使彼欲意倍生喜乐；后渐与说身为秽污、无常、无我、苦、空、非身，欲为火坑烧煮心识，使令厌患，令无淫欲。此众生等即于胎中受无上记。身观菩萨，汝当知之。如此众生，无嗔恚痴，断欲得道。或有菩萨在彼众中共为善友，与说杀业快乐难忘，快哉杀生，减汝寿命，增我寿命；后渐渐与说杀生受罪极重，与说百八杀生重罪为苦为恼，引令入于得在道捡，无有欲痴，即于胎中成无上道。或有菩萨在彼众中共为朋友，说十不善道，亦身教口意教不善，以真为虚，无常谓常，空谓有实，无身谓有身，苦谓有乐，无世谓有世，后渐渐与说广大深智无量辩才。燃法、炽法为竖法幢，渐渐引入智慧丛林。诸人当知，若有狐疑于我所者，当以智慧火烧汝狐疑心。若人布施手执财物，有人受者，解了三事空无所有，即于胎中成无上道。见人持戒，戒品成就毫厘不犯，解了虚寂而无所有，即于胎中成无上道。或有众生忍心不起，若有人来杀害割截心无恚想，头目髓脑无所爱惜，即于胎中成无上道。若有众生心若金刚不可沮坏，设当有人软语诱导：'劫数难量，流转生死难可勉济，何不于此自度，而已为彼众生唐劳勤苦？'菩萨心进终不退转堕落生死，即于胎中成无上道。若人行禅心识不移，弊魔波旬在虚空中雷吼电烈，不能令彼动于一毛，何况使彼退于禅道，即于胎中成无上道。若有众生分别诸行，此则可行此不可行。若人贪着爱乐身者，即便为说四意[14]止法，一一分别诸法要藏，畅达演说无量法界，即于胎中成无上道。或有菩萨入慈三昧，遍满东方无限无量阿僧祇恒河沙等刹众生之类，慈愍爱念欲令解脱；譬如恒河沙中取一沙，过恒河沙国土下一沙，如是尽恒河沙慈心不尽。菩萨发愿坚固难动，设有人来取菩萨身脔脔割截，即时弥满三千大千国土，血变为乳如母念子，是为菩萨行慈三昧，即于胎中成无上道。或时菩萨入悲三昧，遍满南方无限无量阿僧祇恒河沙等刹众生之类，悲念欲令解脱；以恒河沙中取一沙，过恒河沙国土下一沙，如是尽恒河沙悲心不尽，堪任代彼众生受苦。皆是菩萨坚固誓愿，众生见者以清净心，远离众恶，妄想已断，即于胎中成无上道。或时菩萨入喜三昧，遍满西方无限无量阿僧祇恒河沙等刹众生之类，喜念众生欲令解脱；以恒河沙中取一沙，过恒河沙乃下一沙，如是尽恒河沙喜心不尽。若彼众生入喜令自娱乐，皆是菩萨发意坚固，即于胎中成无上道。或有菩萨入舍三昧，遍满北方无限无量阿僧祇恒河沙等刹众生之类，恐彼众生有缺漏行，将养拥护不令没溺；取恒河沙中一沙，过恒河沙国土下一沙，如是尽恒河沙舍心不尽。皆是菩萨誓愿坚固，即于胎中成无上道。于时菩萨真实法明修大慈大悲，非罗汉、辟支佛[15]所行，遍满四方，欲令众生一闻音声寻声即至，皆是菩萨誓愿坚固，即于胎中成无上道。"

圣谛品第三

佛告菩萨摩诃萨、比丘、比丘尼、优婆塞、优婆夷、天龙、鬼神、阿修罗[16]、迦留罗、紧陀罗、摩睺勒、毗舍遮、鸠槃茶、富单那、摩觅舍、阿摩觅舍等："吾今为汝说菩萨摩诃萨贤圣谛。谛听，谛听！善思念之。所以者何？吾从无数阿僧祇劫[17]修习道果，此没生彼周流五道，不舍菩萨贤圣谛。云何菩萨修习圣谛？或时菩萨从初发意乃至道场，行无阂法，不取禅证灭诸恶想。或有菩萨入初禅地见清净行，耻而厌患舍而进趣，欲登六住殷勤进业。入二禅地心豁然悟如月云除，自观身中心发誓愿，为坚固耶？不坚固耶？自以己心复观众生心，易度难度皆悉知之。"时菩萨心极大欢喜，"吾将成佛审然不疑。刹土清净除众生垢，降伏于魔转于无上贤圣法轮。快哉福报，所愿知成。"尔时菩萨入不乱定，以心举心，以身举身，即得成就神足圣道。从一佛刹至一佛刹，礼事供养诸佛世尊，听受深法不难不畏，转入三禅观诸色像悉空无所有。住于三禅观众生类悉能分别。彼没生此，此没生彼，自识宿命，亦复知彼所从来处。刹利种？婆罗门种？居士种？长者种？斯应行人？不应行人？应受果？不应受果？出入息？非出入息？斯四意止？四意断？根力神足觉意八道[18]。斯人受决某国某处，某众生中成佛，皆悉知之。是谓菩萨于三禅地得清净心。复次，菩萨摩诃萨于三禅地上望八住[19]，虽望而不得，昼夜勤精进求清净心，入四禅[20]中面自见十方诸佛，为说四禅不退转法。无碍解脱行四神足，能分一身为无数身，以无数身合为一身，入火光三昧，遍满三千大千世界[21]，令彼众生见火光三昧，心意恐惧衣毛皆竖，自来归依于菩萨所，因三昧力而得度脱。尔时于四禅中，分别世界真如法性，心退还堕习六住行。菩萨自念："我今未得不退转地，云何当得八住？"于四禅中殷勤修习，净众生行，代其执苦，虽行此法不自称誉。除去憍慢，无有吾我，修六思念，虽复行道在九众生居，心不染着恋慕生死，心豁然悟速不退转，是谓菩萨摩诃萨于圣谛得清净心。于是，菩萨入空处三昧，观此三千大千世界众生之类心识，修净法离缚着无所恋慕，能自住寿一劫、二劫至无数劫，于某劫中教化众生，生者、灭者渐渐将导获清净道，即于胎中成无上道。或时，菩萨入识处三昧，观此三千大千世界识神所趣，天道、人道、饿鬼道、畜生道、地狱道，易度、难度皆悉知之，即于胎中成无上道。或时，菩萨入不用处三昧，观此三千大千世界众生之类，青、黄、赤、白有多有少，即自厌患不用久住，即于胎中成无上道。或有菩萨入非想非不想处三昧，观此三千大千世界众生识神所趣，生者、灭者，青、黄、赤、白有长有短，令彼众生使知寿尽，即于胎中成无上道。于是菩萨入大虚空大寂定[22]三昧，观此三千大千世界，上至无边无尽刹土众生之类识神所趣，思惟分别空无之法，是谓菩萨摩诃萨即于胎中成无上道。于是菩萨入无形界三昧，普观三千大千世界众生之类，心所系缚亦无有缚，识神无形所观识法亦复无形，于无形法即于胎中成无上道。

（节选自《菩萨处胎经》，姚秦三藏法师竺佛念译）

注释:

[1] **入胎教化**：进入胎脏之教化。入胎，男女交媾、形神渐具。入胎的四大条件是"父母起爱染心，月期调顺中阴现前，无有如上众多过患，业缘具足"（《大宝积经》卷五十五）。教化，教育感化。

[2] **空寂**：谓远离诸法相之寂静状态。

[3] **天人**：又作天众，即住于欲界六天及色界诸天之有情；亦指住于天界或人界之众生。

[4] **正真道**：指中正之道，即趣向涅槃之正直大道；亦即无漏正真之道，系相对于邪道而言；又作正道。就广义而言，与邪道恶道相对之佛道即称正道；三乘所行之道亦称正道。就狭义而言，其指正见、正业等八正道。另据梁译《摄大乘论》释卷十五载，正道即无分别智。

[5] **无为**：无造作之意。为有为之对称。即非由因缘所造作，离生灭变化而绝对常住之法。又作无为法。原系涅槃之异名，后世更于涅槃以外立种种无为，于是产生三无为、六无为、九无为等诸说。

[6] **无漏**：为有漏之对称。漏，为漏泄之意，乃烦恼之异名。贪、嗔等烦恼，日夜由眼、耳等六根门漏泄不止，故称为漏。又漏有漏落之意，烦恼能令人落入三恶道，故称漏。因之称有烦恼之法为有漏，称离烦恼垢染之清净法为无漏，如涅槃、菩提与一切能断除三界烦恼之法，均属无漏。

[7] **色界**：色，变碍、示现之义。色界，意为色所属之界，三界之一；又作色天、色行天；乃有净妙之色质的器世间及其众生之总称，位于欲界上方，乃天人之住处。此界之众生虽离淫欲，不着粗恶之色法，然尚为清净微细之色法所系缚，故为别于其下之欲界及其上之无色界而称色界。此界之天众无男女之别，而以光明为食物及语言，其衣系自然而至。此界又依所入定之浅深次第而分四地（即四禅天、四静虑处）。初禅诸天总称为离生喜乐地，二禅诸天总称为定生喜乐地，三禅诸天总称为离喜妙乐地，四禅诸天总称为舍念清净地。

[8] **善逝**：为佛十号之一。音译作修伽陀、苏揭多、修伽多。又作善去、善解、善说无患、好说、好去。意即进入种种甚深三摩提与无量妙智慧中。好说，谓佛陀如诸法之实相而说，不着于法爱而说，并能观察弟子之智慧力，或说布施，或说涅槃，

乃至说五蕴、十二因缘、四谛等诸法，而导引其入佛道。十号之中，第一为如来，第五为善逝。如来，即乘如实之道，而善来此娑婆世界之义；善逝，即如实去往彼岸，不再退没于生死海之义。此二名用以显示诸佛来往自在之德。

[9] **天眼**：五眼之一。为天趣之眼，故名天眼。以色界四大所造清净之眼根前知粗、细、远、近一切之诸色，及众生未来生死之相者。此有修得、生得之二种，在人中依禅定于肉眼上修得净眼者，谓修得之天眼；生于色界诸天自得此净眼者，谓生得或报得之天眼。《大智度论》卷五曰："于眼得色界四大造清净色，是名天眼。天眼所见自地及下地六道中众生诸物，若近若远若粗若细诸色莫不能照。是天眼有二种：一者从报得，二者从修得。"

[10] **欲心**：贪欲之心也。《月上女经》曰："有欲心者无解脱。"

[11] **恚心**：即嗔恚心，谓众生由嗔恨忿恚蔽覆于心。历事对境，常怀恼害于他，而无忍辱之行，是名嗔恚心。

[12] **痴心**：六蔽心之一，即愚痴之烦恼蔽心性也。

[13] **解脱心**：超凡脱俗的自在心境。解脱，脱离束缚而得自在的意思，亦即涅槃。

[14] **四意**：四意趣之略。谓佛之说法中，有四意趣、四秘密，可以决了一切之所说。其中，所说别有言外之意趣者，称为四意趣，简称为四意。包括平等意趣、别时意趣、别义意趣、补特伽罗意乐意趣。由此四意趣及四秘密，即可决了一切佛意。玄奘译《摄大乘论释》卷五云："复有四种意趣、四种秘密，一切佛言应随决了。"

[15] **辟支佛**：意译作缘觉、独觉。又作贝支迦、辟支。为二乘之一，亦为三乘之一。指无师而能自觉自悟之圣者。佛教认为，在没有佛的时空中，也能感悟到佛陀真理的存在，并成就佛的果位，而成就果位之贤者即辟支佛。

[16] **阿修罗**：简称修罗。为六道之一，八部众之一，十界之一。又作阿须罗、阿索罗、阿苏罗、阿素罗、阿素洛、阿须伦、阿须轮。意译为非天、非同类、不端正。旧译为不酒、不饮酒，或系误译。阿修罗为古印度最古诸神之一，属于战斗类鬼神，经常被视为恶神，而与帝释天（因陀罗神）争斗不休，以致出现了修罗场、修罗战等名词。

[17] **阿僧祇劫**：无数劫也。劫是一种时空的概念，指在某一时间节点上所经历的磨难，如五百年一劫、三千年一劫等。佛教将无数次的劫称为阿僧祇劫。

［18］**八道**：八正道也。八种求趣涅槃之正道。又作八圣道、八支正道、八圣道分、八道行、八直行、八正、八支、八法、八路。乃三十七道品中，最能代表佛教之实践法门，即八种通向涅槃之正确方法或途径。释尊转法轮时，所说离乐欲及苦行之二边，趋向中道者，即指此八正道。八者即正见、正思惟、正语、正业、正命、正精进、正念、正定。正见，又作谛见；即见苦是苦，集是集，灭是灭，道是道，有善恶业，有善恶业报，有此世彼世，有父母，世有真人往至善处，去善向善，于此世彼世自觉自证成就。正思惟，又作正志、正分别、正觉或谛念；即无欲觉、恚觉及害觉。正语，又作正言、谛语；即离妄言、两舌、恶口、绮语等。正业，又作正行、谛行；即离杀生、不与取等。正命，又作谛受；即舍咒术等邪命，如法求衣服、饮食、床榻、汤药等诸生活之具。正精进，又作正方便、正治、谛法、谛治；发愿已生之恶法令断，未生之恶法令不起，未生之善法令生，已生之善法令增长满具，即谓能求方便精勤。正念，又作谛意；即以自共相观身、受、心、法四者。正定，又作谛定；即离欲恶不善之法，成就初禅乃至四禅。

八圣道乃众生从迷界之此岸渡到悟界之彼岸所持之力，故可以船、筏为譬，有八道船、八筏之称；又如车轮之辐、毂、辋相互助车转动，故亦譬称八轮。又其为圣者游行之所，故亦称作八游行、八由行。反之，邪见、邪思、邪语、邪业、邪命、邪精进、邪念、邪定，称为八邪、八邪行。

［19］**八住**：十住位中之第八位。即童真住。佛之十身灵相，一时具足，如童真之可贵，名童真住。《菩萨处胎经》曰："菩萨自念：'我今未得不退转地，云何当得八住？'于四禅中殷勤修习，净众生行，代其执苦，虽行此法不自称誉。除去憍慢，无有吾我，修六思念，虽复行道在九众生居，心不染着恋慕生死，心豁然悟逮不退转，是谓菩萨摩诃萨于圣谛得清净心。"

［20］**四禅**：又作四禅定、四静虑。指用以治惑、生诸功德之四种根本禅定。亦指色界中之初禅、第二禅、第三禅、第四禅，故又称色界定。禅，禅那之简称；意译作静虑，即由寂静，善能审虑，而如实了知之意。故四禅又称四静虑、四定静虑。此四禅之体为心一境性；其用为能审虑；其特点为已离欲界之感受，而与色界之观想、感受相应。自初禅至第四禅，心理活动逐次发展，形成不同之精神世界。或谓自修证过程而言，前三禅乃方便之阶梯，仅第四禅为真实之禅（真禅）。

四禅能摄寻、伺、喜、乐等静虑支，为止（定）与观（慧）并行者；以其最能审虑，故其义最胜。盖四禅，乃由所摄静虑不同而分为四种。据《阿毗达磨俱舍论》卷二十八、《大乘阿毗达磨杂集论》卷九等所举，可将四禅总分为三类、十八支（十八禅支）。三类，即对治支、利益支、自性支。十八支，则指初禅所摄之五支、二禅所摄之四支、三禅所摄之五支、四禅所摄之四支。

［21］**三千大千世界**：系为古代印度人之宇宙观。又作一大三千大千世界、一大三千世界、三千世界。谓以须弥山为中心，周围环绕四大洲及九山八海，称为一小世界，其自色界之初禅天至大地底下之风轮，包括日、月、须弥山、四天王、三十三天、夜摩天、兜率天、乐变化天、他化自在天、梵世天等。此一小世界以一千为集，而形成一个小千世界，一千个小千世界集成中千世界，一千个中千世界集成大千世界，此大千世界因由小、中、大三种千世界所集成，故称三千大千世界。然据正确推定，所谓三千世界实则为十亿个小世界，而三千大千世界实为千百亿个世界，与一般泛称无限世界、宇宙全体之模糊概念实有差距。又于佛典之宇宙观中，三千世界乃一佛所教化之领域，故又称一佛国。

［22］**寂定**：指禅定之境。谓于诸法不起妄想妄念。

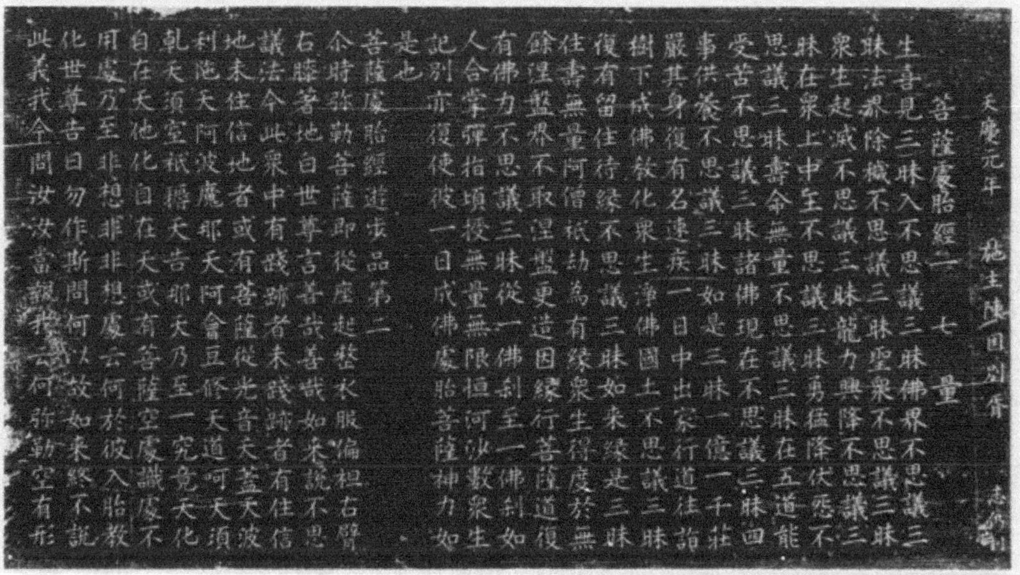

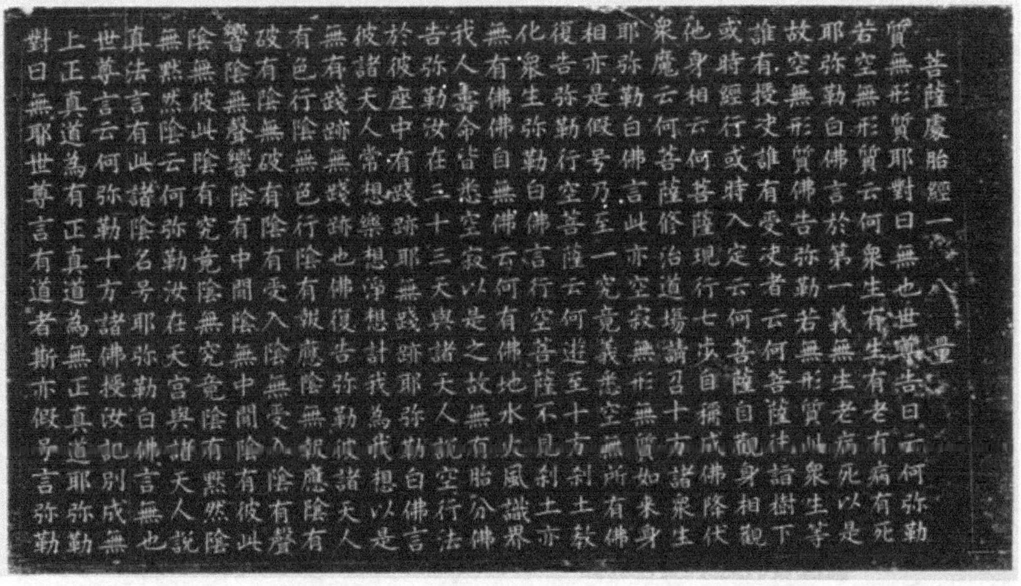

图 7－1 《菩萨处胎经》第 1 卷（《房山石经》第十二册 368 页）

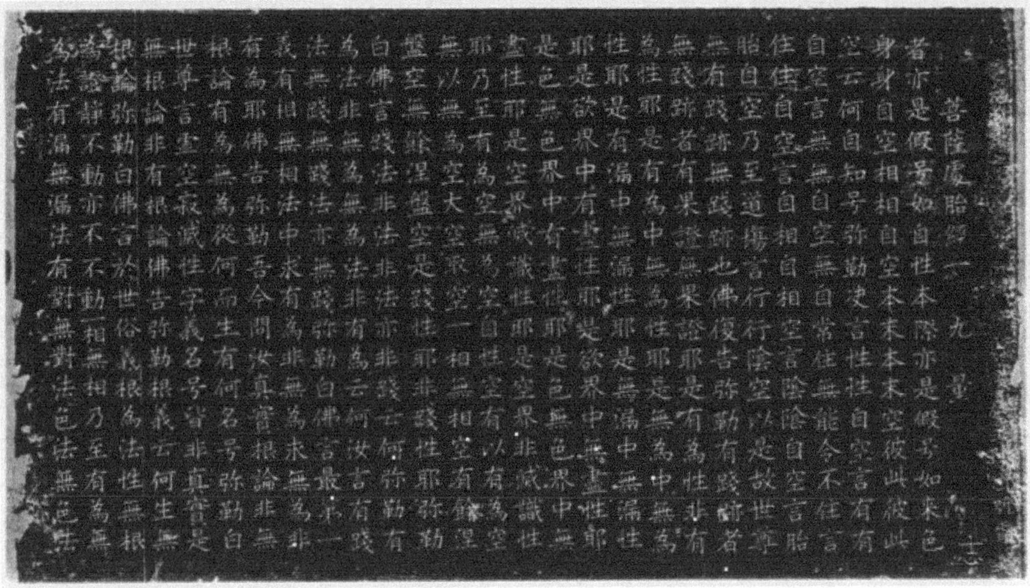

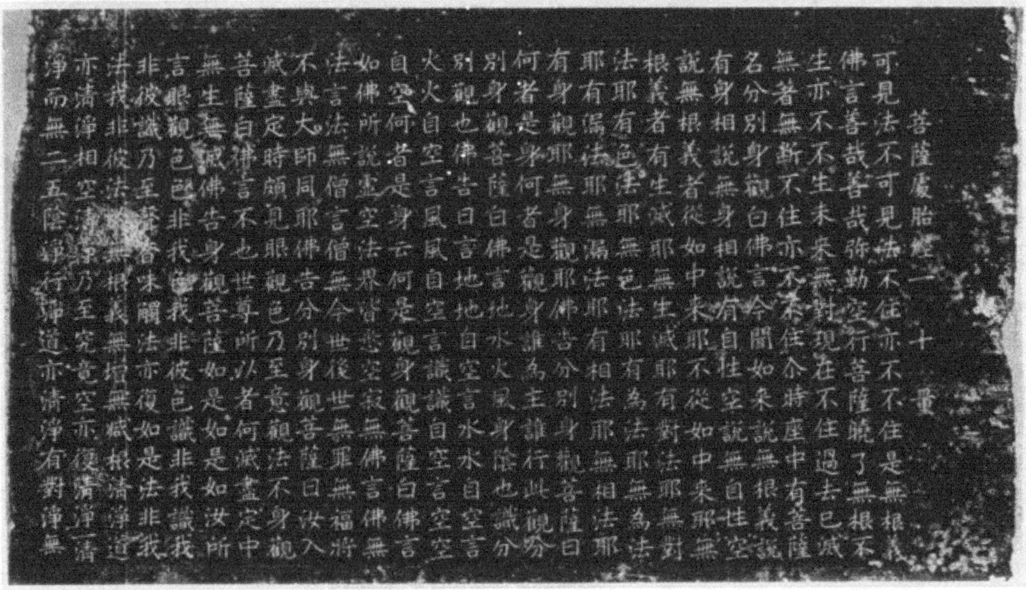

图 7－2 《菩萨处胎经》第 1 卷（《房山石经》第十二册 369 页）

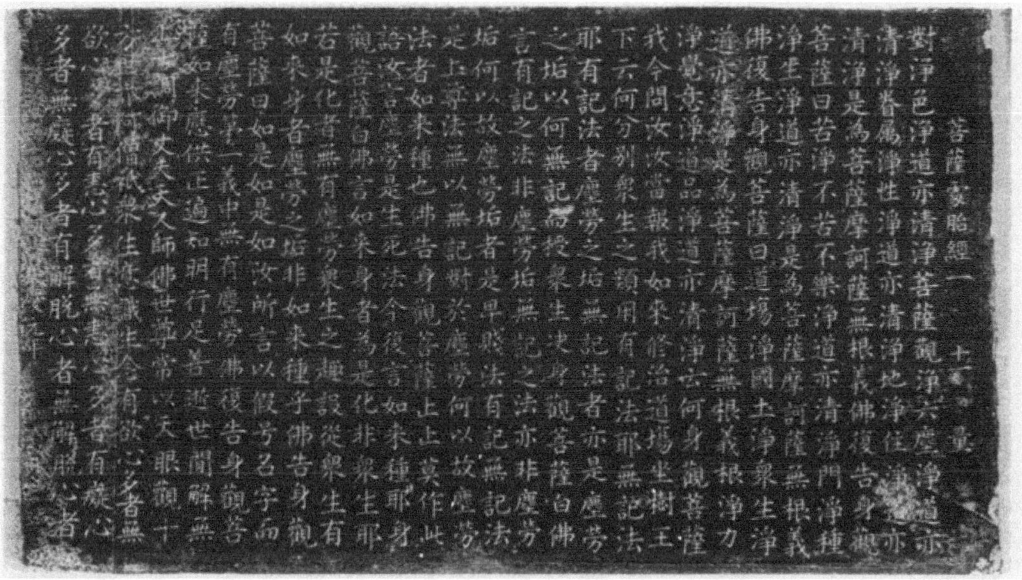

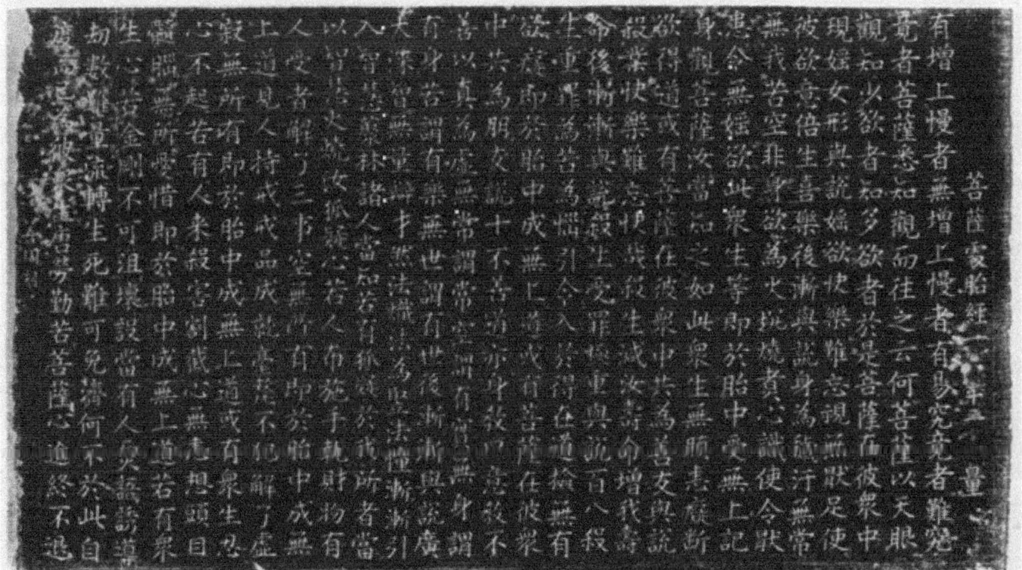

图7-3 《菩萨处胎经》第1卷（《房山石经》第十二册370页）

菩薩處胎經一 十三 量
轉墮落生死即於胎中成無上道若人行禪
心識不移弊魔波旬在虛空中雷乳電烈不
能令彼動於一毛何況使彼退於禪道即於
胎中成無上道若有衆生分別諸行此則可
行此不可行若人貪著愛樂身者即便為說
中亞上法一一分別諸法要藏暢達演說無
量法界即於胎中成無上道或有菩薩入慈
三昧遍滿東方無限無量阿僧祇恒河沙等
刹衆生之類慈悲愛念欲令解脫譬如恒河
沙中取一沙過恒河沙國土下一沙如是盡
恒河沙慈心不盡菩薩發願堅固難動設有
人來取菩薩身骨髓引截即時弥滿三千大
千國土血變為乳如母念子是為菩薩行慈
三昧即於胎中成無上道或時菩薩入悲三
昧遍滿南方無限無量阿僧祇恒河沙等刹
衆生之類悲念欲令解脫以恒河沙中取一
沙過恒河沙國土下一沙如是盡恒河沙
心不盡堪任代彼衆生受苦皆是菩薩堅固
誓願衆生見者以清淨心捨離衆惡妄想已
斷即於胎中成無上道或時菩薩入喜三昧
遍滿西方無限無量阿僧祇恒河沙等刹衆
生之類喜念衆生欲令解脫以恒河沙中取
一沙過恒河沙乃下一沙如是盡恒河沙喜
心不盡若彼衆生入喜令自娛樂皆是菩薩
發意堅固即於胎中成無上道或有菩薩入
捨三昧遍滿北方無限無量阿僧祇恒河沙
等刹衆生之類怒彼衆生有缺漏行皆養撫
施主陳国別[illegible] 天慶元年

菩薩處胎經一 十四 量
護不令漏落取恒河沙中一沙過恒河沙
國土下一沙如是盡恒河沙捨心不盡皆
是菩薩誓願堅固即於胎中成無上道於
時菩薩真實法瞑修大慈大悲非羅漢辟
支佛所行遍滿四方欲令衆生一聞音響
尋聲即至皆是菩薩誓願堅固即於胎中
成無上道
菩薩處胎經聖諦品第三
佛告菩薩摩訶薩比丘比丘尼優婆塞優婆夷
[illegible]
上賢聖法輪快哉福報所願皆究竟時菩薩入
不亂定以心擧心以身擧身即得成就神足
聖道從一佛刹至一佛刹礼事供養諸佛世
尊聽受深法不離不畏轉入三禪觀諸色
像悉空無所有住於三禪觀衆生類悉能分
施主陳国別[illegible] 天慶元年

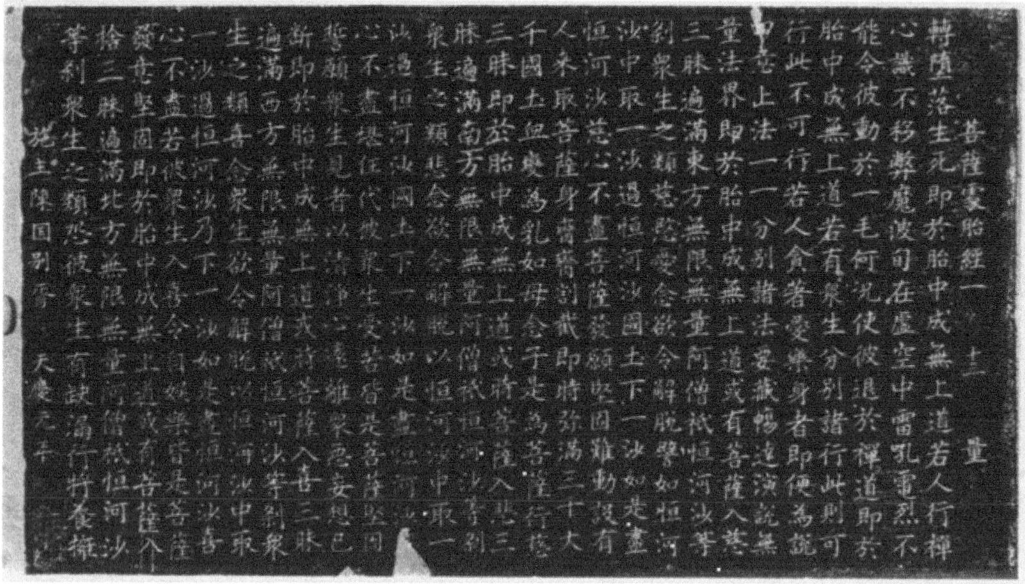

图7-4 《菩萨处胎经》第1卷（《房山石经》第十二册371页）

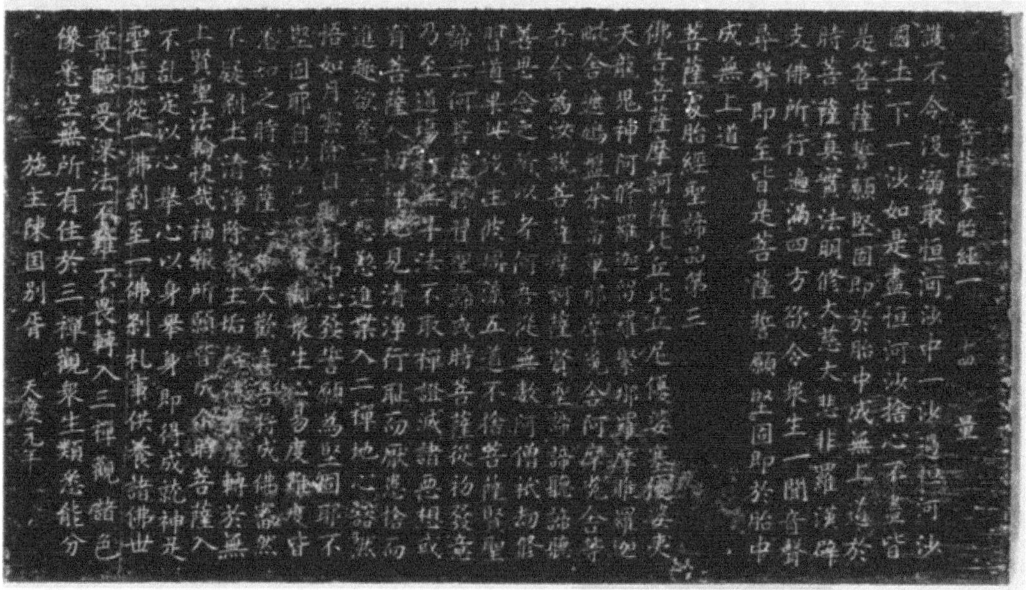

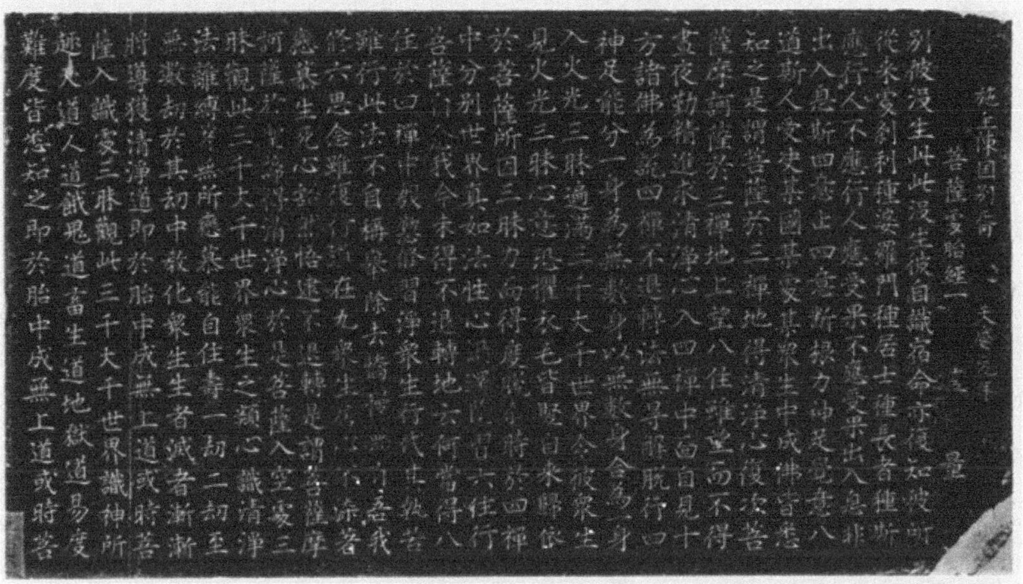

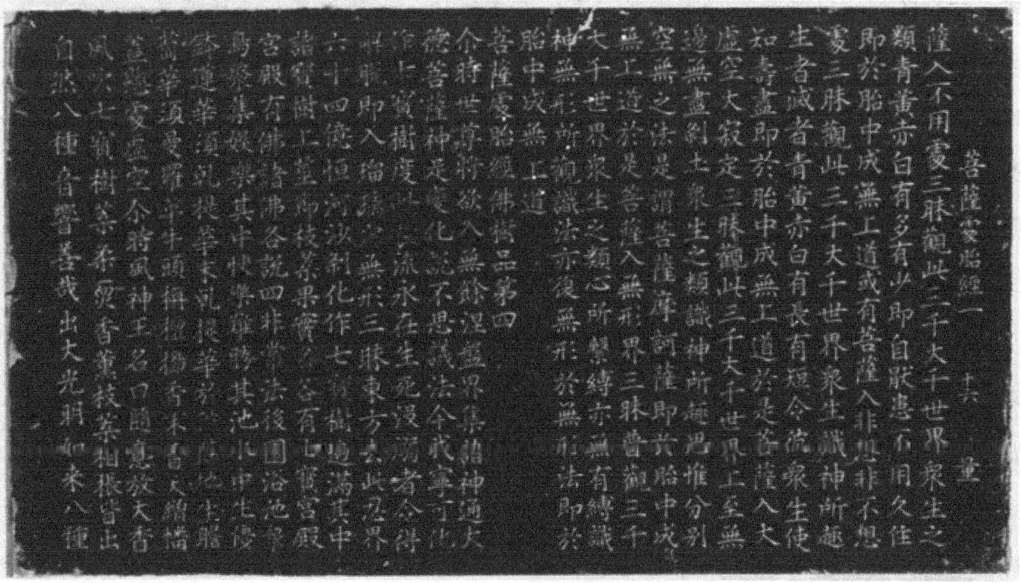

图7-5 《菩萨处胎经》第1卷（《房山石经》第十二册372页）

八、持善净业

解题： 本篇节选自《受十善戒经》，为后汉译本。何谓持善净业？持善，即除十恶、受十善；净业，即远离身、口、意三业。只有保持善良的本性、摒弃邪恶的言行，才能得到阿耨多罗三藐三菩提（无上的菩提之心），才能获知正觉正见。

十恶业品第一

如是我闻：一时佛在舍卫国只陀林须达长者美称夫人精舍中，与大比丘众一千二百五十人俱。尔时，世尊以慈梵音告舍利弗："今为汝等说除十恶不善业报，谛听谛受，一心忆持，慎莫忘失。十恶业[1]者：一杀生业，二偷盗业，三淫欲业，四妄语业，五两舌业，六恶口业，七绮语业，八贪欲业，九嗔恚业，十愚痴业。舍利弗，汝今应当普教众生，清净身业，清净口业，清净意业，五体投地归依和上，诚心忏悔此三恶业[2]。如是三说。既忏悔已，身业清净、口业清净、意业清净，次第应当自称其名，归依于佛，归依于法，归依于僧。如是三说。归依佛竟，归依法竟，归依僧竟。如是三说。复应问言：'善男子、善女人，汝能持不？'若言'能持'，复应问言'汝今身心无过患耶'？身过患者，出佛身血，杀阿罗汉，破和合僧，诽谤断善。逆佛正法不？若言'不'者，复当问言：'汝心中念，欲作五逆[3]谤正法不？汝曾偷盗佛物、法物、贤圣僧物、现在僧物、招提僧物不？于母姊妹比丘尼边作不净不？'若言'不'者，复当更教：'汝今如是，身心清净，大德忆念。我今欲受十善[4]业戒，十不善业我已忏悔，唯愿大德，慈愍我故，听我受持。'尔时应教：'优婆塞某甲、优婆夷某甲，汝今应当一心数息，系念在前、过去七佛、现在释迦牟尼尊佛及弥勒等未来诸佛。'教念佛已，应作是言：'七佛僧听，释迦牟尼诸佛僧听，须陀洹、斯陀含、阿那含、阿罗汉贤圣僧听。某甲优婆塞、某甲优婆夷，身口意净，堪为法器，今欲乞受十善心戒及八戒[5]法。'如是三白。然后教言：'我归依于佛，归依于法，归依于僧。'如是三说。'弟子某甲，归依佛竟，归依法竟，归依僧竟。'如是三说。'某甲忆念坚持汝身，持身如佛，持身如法，持身如僧。身三业者，一不杀生，二不偷盗，三不淫欲，如是身三汝当受持，一日十日乃至终身。'若言'能持'，复当问言：'汝今欲作少分善不？多分善不？满分善不？'若言'能'者，复当白言：'事实如是，当随师教。弟子某甲，归依于佛，归依于法，归依于僧。'如是三说。'归依佛竟，归依法竟，归依僧竟。'如是三说。'某甲忆念坚持汝心，持口如佛，持口如法，持口如僧。口四业者，一不妄语，二不两舌，三不恶口，四不绮语。如是口四，汝当受持，一日十日乃至终身。'若言'能持'，复当问言：'汝今欲作少分善不？多分善不？满分善不？'若言'能'者，复当白言：'事实如是，当随师教。弟子某甲，归依于佛，归依于法，归依于僧。'如是三说。'归依佛竟，归依法竟，归依僧竟。'如是三说。'某甲忆念坚持汝心，持心如佛，持心如法，持心如僧。意三业者，一者贪欲，二者嗔恚，三者愚痴。如是意三，汝当受持，一日十日乃至终身。'若言'能持'，复当问言：'汝今欲作少分善不？多分善不？满分善不？'若言'能'者，复当白言：'事实如是，当随师教。若受十善，不持八戒，终不成就；若毁八戒，十善俱灭。弟子某甲，从今清旦至明清旦，大德忆念，大德当为我作和上。八戒法者，应当至心坚持八戒，归依于佛，持心如佛；归依于法，持心如法；归依于僧，持心如僧。'如是三说。'归依佛竟，归依法竟，归依僧竟。'如是三说。'大德忆念，从今清旦至明清旦欲受八戒，唯愿大德慈愍听许。'复应告言：'汝能受持八戒斋不？'若言'能'者，'汝当持心，心如诸佛及阿罗汉。'若言'能'者，复当告言：'汝从前际至于今际，于其中间，若身、口、意犯舍堕法不？如此之罪，乃至根本最大重罪，今于三世诸佛阿罗汉前和上僧前，至诚发露，五体投地，忏悔诸罪，是名行布萨法。既布萨已，名清净住，堪为法器。次当受持如来八戒，汝能持不？'如是三问。八戒斋者，是过去、现在诸佛如来，为在家人制出家法。一者不杀；二者不盗；三者不淫；四者不妄语；五者不饮酒；六者不坐高广大床；七者不作倡伎乐故往观听，不着香熏衣；八者不过中食。应如是受持。

"不杀亦不盗，不淫不妄语，远酒避花香，高床过中食，圣人皆远离，如是等八法，汝等应受持。

"持此受斋功德，不堕地狱，不堕饿鬼，不堕畜生，不堕阿修罗。常生人中，正见[6]出家，得涅槃道。若生天上恒生梵天，值佛出世，请转法轮，得阿耨多罗三藐三菩提。"

尔时，世尊为赞叹此法。而作颂曰：

"若能行十善，随顺正法教，

生生常见佛，身意悉开解，

永离诸苦缚，疾成无上道。

若人持八戒，随律顺毗尼，

如诸佛正法，受持不毁犯，

当知身与意，俱时得解脱。

此名涅槃路，诸佛之所行。"

说是偈已，告舍利弗："汝好受持十善、八戒，慎莫忘失破灭法种，普为一切天、人广说。"舍利弗白佛言："如是，如是，当谨受持。"时舍利弗及会听者，闻佛所说，欢喜奉行。

（节选自《受十善戒经》，后汉失译人名）

注释：

[1] **十恶业**：十种恶性业障，即杀生业、偷盗业、淫欲业、妄语业、两舌业、恶口业、绮语业、贪欲业、嗔恚业、愚痴业。

[2] **三恶业**：三善业之对称。指一切不善之身、口、意三业。亦即身、口、意所造乖理之行为。即指出于身、口、意三者之坏事、坏话、坏心等，能招感现在与未来之苦果。通常指造五逆、十恶等业。《华严经》卷四十："我昔所造诸恶业，皆由无始贪、嗔、痴。"

[3] **五逆**：又作五逆罪。即五重罪。指罪大恶极，极逆于理者。有大乘五逆、小乘五逆之分。

小乘五逆（单五逆）指：害母（又作杀母）、害父（又作杀父）、害阿罗汉（又作杀阿罗汉）、恶心出佛身血（又作出佛身血）、破僧（又作破和合僧、斗乱众僧）五者。前二者为弃恩田，后三者则坏德田，故称五逆、五重罪。以其行为将成为堕无间地狱之因，故亦称五无间业，略称五无间或五不救罪。分别而言，前三者指故意杀害父、母、阿罗汉。破僧复分为二：离开原来所属之教团，而成立新教团，行布萨、羯磨等事，称破羯磨僧；若立异师异说，而另组教团，则称破法轮僧。此外，《阿毗达磨俱舍论》卷十八载，五无间同类业，又作近五无间、五无间同分、近五逆、类似五逆；即与上述之五无间业同类之五种罪业，指污母阿罗汉尼、杀住定地菩萨、杀有学圣者、夺僧合缘及破窣堵波。

大乘五逆（复五逆），《大萨遮尼乾子所说经》卷四举出五大根本重罪：①破坏塔寺，烧毁经像，夺取三宝之物，或教唆他人行此等事而心生欢喜；②毁谤声闻、缘觉以及大乘法；③妨碍出家人修行，或杀害出家人；④犯小乘五逆罪之一；⑤主张所有皆无业报，而行十不善业，或不畏后世果报而教唆他人行十恶等。

[4] **十善**：十种善业，即不杀生、不偷盗、不邪淫、不妄语、不两舌、不恶口、不绮语、不贪、不嗔、不痴。

[5] **八戒**：又叫作八斋戒、八关斋、八支斋，简称八戒。①不杀生，即不杀有生命的动物；②不与取，即不取他人不与之物；③不非梵行，即不作男女之媾合；④不虚诳语，即不说不符事实的话；⑤不饮酒，即不饮一切的酒类；⑥不涂饰鬘舞歌观听，即不身涂香饰花鬘及观舞蹈听歌曲；⑦不眠坐高广严丽床上，即不坐卧于高广严丽的床上；⑧不非时食，即不食非时之食，亦即过午不食。离上述八种之非法为八戒，又因此八戒中之第八离非时食是斋法，故总名八戒斋。

[6] **正见**：指如实了知世间与出世间之因果，审虑诸法性相等之有漏、无漏慧。系八正道之一，十善之一。为邪见之对称。即远离或有或无之邪见，而采取持平正中之见解，如远离身见、边见、邪见、见取见、戒禁取见五不正见之见解皆属正见。故广而言之，凡为佛教所认可之道理，皆属正见。据《阿毗达磨大毗婆沙论》卷九十七载，正见可分为二类，即①有漏正见，又作世俗正见，即与意识相应之有漏善慧，系有漏有取者，故转向善趣，招未来可喜所欲之果；②无漏正见，又作出世间正见，即尽无生智所不摄之意识相应善慧，如八种无漏忍、有学八智、无学正见等。

受十善戒經一卷　後漢失譯　念
十惡業品第一
如是我聞一時佛在舍衛國祇陁林須達長
者美稱夫人精舍中與大比丘衆一千二百
五十人俱尒時世尊以慈梵音告舍利弗今
為汝等說除十惡不善業報諦聽諦受一心
憶持慎莫忘失十惡業者一殺生業二偷盜
業三婬欲業四妄語業五兩舌業六惡口業
七綺語業八貪欲業九瞋恚業十愚癡業舍
利弗汝今應當普敎衆生清淨身業清淨
口業清淨意業五體投地歸依和尚誠心懺悔
此三惡業如是三說既懺悔已身業清淨口業
清淨意業清淨次第應當自稱其名歸依於
佛歸依於法歸依於僧如是三說歸依佛竟
歸依法竟歸依僧竟如是三說復應問言善
男子善女人汝能持不若言能持復應問言
汝今身心無過患耶身過患者出佛身血殺
阿羅漢破和合僧誹謗斷善逆佛正法不若言
不者復當問言汝心中念欲作五逆謗正法
不汝曾偷盜佛物法物賢聖僧物現在僧物
招提物不於毋姊妹比丘尼邊作不淨不若
言不者復當更敎汝今如是身心清淨大德
憶念我今欲受十善業戒十不善業我已懺
悔唯願大德慈愍我故聽我受持尒時應教
優婆塞某甲優婆夷某甲汝今應當一心敬
息繫念在前過去七佛現在釋迦牟尼世尊佛
及彌勒等未來諸佛敎念佛已應作是言七

受十善戒經　沙門[illegible]書　念
佛僧聽釋迦牟尼諸佛僧聽須陁洹斯陁含
阿那含阿羅漢賢聖僧聽某甲優婆塞某甲
優婆夷身口意淨堪為法器今欲乞受十善
心戒及八戒法如是三白然後教言我歸依
佛歸依於法歸依於僧如是三說弟子某甲
歸依佛竟歸依法竟歸依僧竟如是三說某
甲憶念堅持汝身持身如佛持身如法持身
如僧持身三業者一不殺生二不偷盜三不
婬欲如是身三汝當受持一日十日乃至終
身若言能持復當問言汝今欲作少分善不
多分善不滿分善不若言能者復當白言事
實如是當隨師敎弟子某甲歸依於佛歸依
於法歸依於僧如是三說歸依佛竟歸依法
竟歸依僧竟如是三說某甲憶念堅持汝口
持口如佛持口如法持口如僧持口四業者
一不妄語二不兩舌三不惡口四不綺語如
是口四業當受持一日十日乃至終身若言
能持復當問言汝今欲作少分善不多分善
不滿分善不若言能者復當白言事實如是
當隨師敎弟子某甲歸依於佛歸依於法歸
依於僧如是三說歸依佛竟歸依法竟歸依
僧竟如是三說某甲憶念堅持汝心持心如
佛持心如法持心如僧意三業者一者貪欲
二者瞋恚三者愚癡如是意三業當受持一
日十日乃至終身若言能持復當問言汝今
欲作少分善不多分善不滿分善不若言能
者復當白言事實如是當隨師敎若受十善

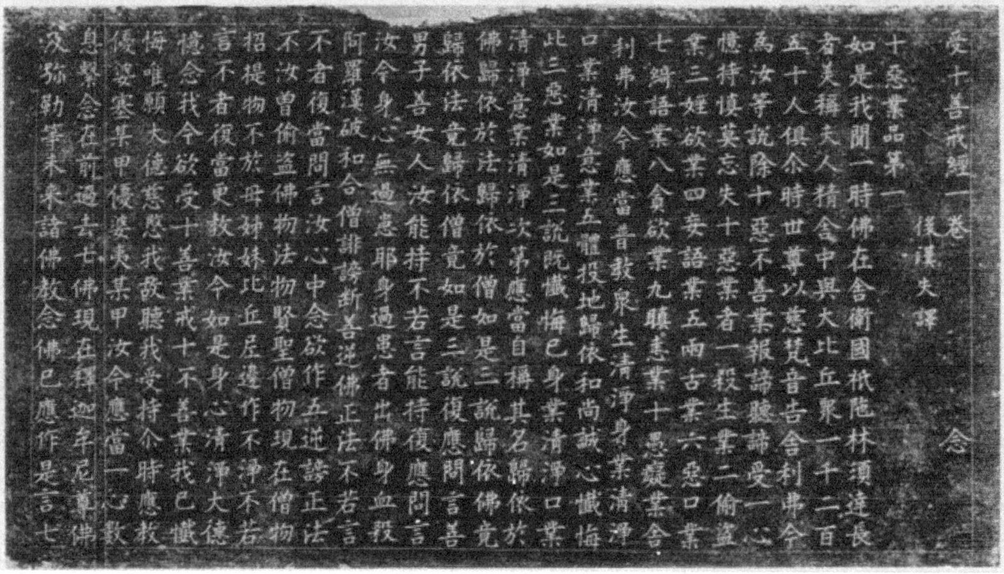

图 8－1　《受十善戒经》第 4 卷（《房山石经》第十四册 431 页）

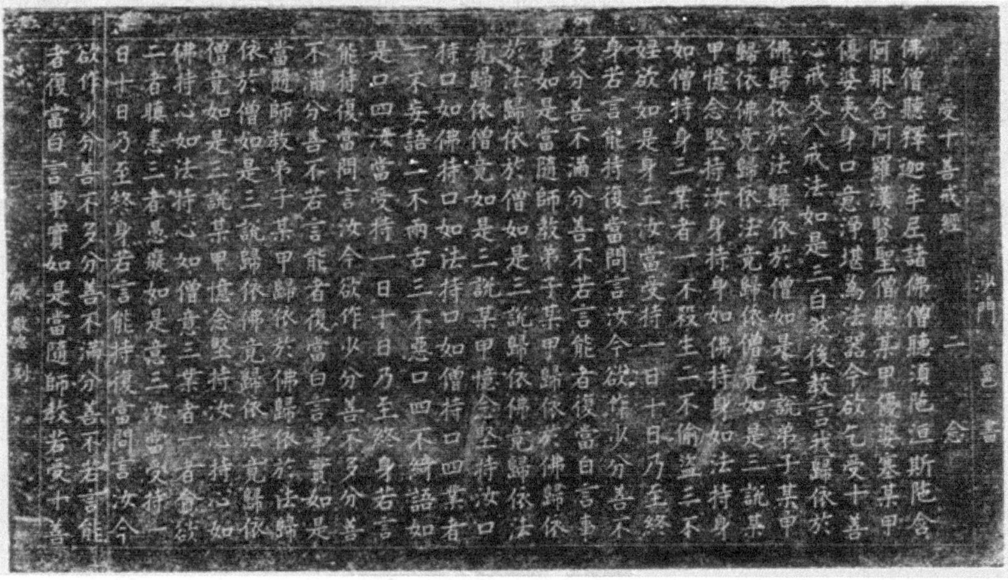

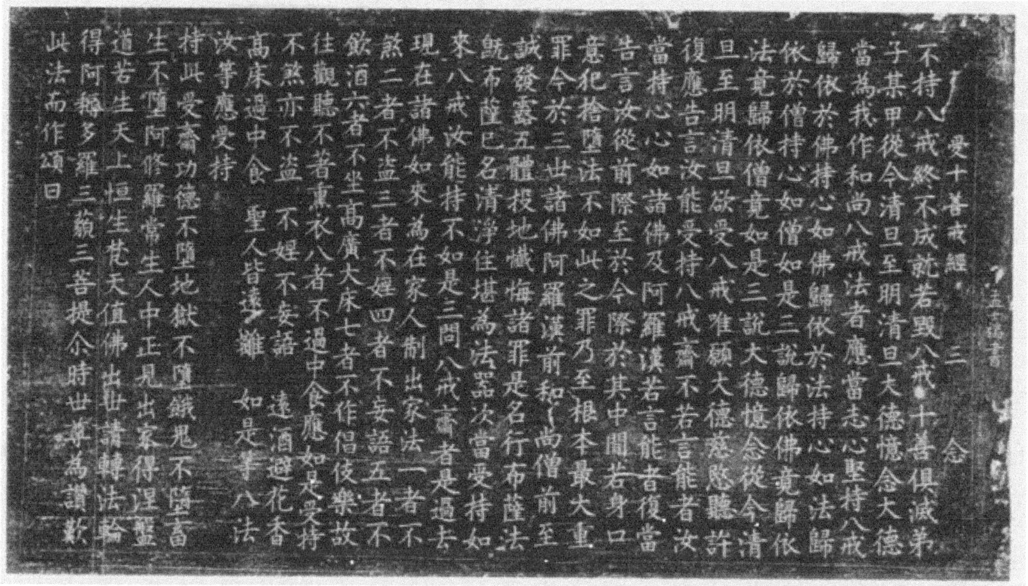

受十善戒經　三　念

不持八戒終不成就若毀八戒十善俱滅弟
子某甲從今清旦至明清旦大德憶念大德
當為我作和尚八戒法者應當志心堅持八戒
歸依於佛持心如佛歸依於法持心如法歸
依於僧持心如僧如是三說歸依佛竟歸依
法竟歸依僧竟如是三說大德憶念從今清
旦至明清旦欲受八戒唯願大德慈愍聽許
復應告言汝能受持八戒齋不若言能者汝
當持心心如諸佛及阿羅漢若言能者復當
告言汝從前際至於今際於其中間若身口
意犯捨墮法不如此之罪乃至根本最大重
罪今於三世諸佛阿羅漢前和尚僧前至
誠發露五體投地懺悔諸罪是名行布薩法
既布薩已名清淨住堪為法器次當受持如
來八戒汝能持不如是三問八戒齋者是過去
現在諸佛如來為在家人制出家法一者不
煞二者不盜三者不婬四者不妄語五者不
飲酒六者不坐高廣大床七者不作倡伎樂故
往觀聽不著熏衣八者不過中食應如是受持
不煞亦不盜　不婬不妄語　遠酒避花香
高床過中食　聖人皆遠離　如是等八法
汝等應受持
持此受齋功德不墮地獄不墮餓鬼不墮畜
生不墮阿修羅常生人中正見出家得涅槃
道若生天上恒生梵天值佛出世請轉法輪
得阿耨多羅三藐三菩提尒時世尊為讚歎
此法而作頌曰

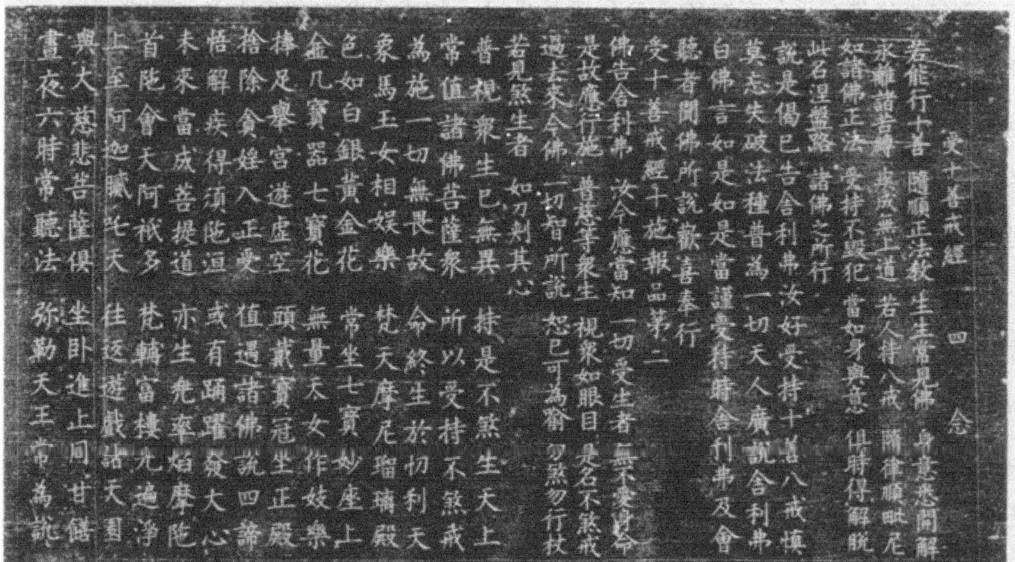

受十善戒經　四　念

若能行十善　隨順正法教　生生常見佛　身意悉開解
永離諸苦痛　疾成無上道　若人持八戒　隨律順毗尼
如諸佛正法　受持不毀犯　當如身與意　俱時得解脫
此名涅槃路　諸佛之所行
說是偈已告舍利弗汝好受持十善八戒慎
莫忘失破法種昔為一切天人廣說舍利弗
白佛言如是如是當謹受持時舍利弗及會
聽者聞佛所說歡喜奉行
受十善戒經十施報品第二
佛告舍利弗　汝今應當知　一切受生者　無不愛身命
是故應行施　普慈等衆生　視衆如眼目　是名不煞戒
過去來今佛　一切智所說　恕己可為喻　勿煞勿行杖
若見煞生者　如刀割其心
普視衆生已無異　持是不煞生天上
常值諸佛菩薩衆　所以受持不煞戒
為施一切無畏故　命終生於忉利天
象馬王女相娛樂　梵天摩尼瑠璃殿
色如白銀黃金花　常坐七寶妙座上
金几寶器七寶花　無量天女作妓樂
捧足舉宮遊虛空　頭戴寶冠坐正殿
捨除貪婬入正受　值遇諸佛說四諦
悟解疾得須陀洹　或有踊躍發大心
未來當成菩提道　亦生兜率焰摩陀
首陀會天阿祇多　梵輔富樓光遍淨
上至阿迦膩吒天　往返遊戲諸天園
與大慈悲菩薩俱　坐卧進上同甘饍
晝夜六時常聽法　弥勒天王常為說

图 8－2　《受十善戒经》第 4 卷（《房山石经》第十四册 432 页）

九、瑜伽师地

解题： 本篇节选自《瑜伽师地论》，为唐代玄奘所译。该经共100卷，对瑜伽派的学说、思想和修行方法做了全面的阐述。瑜伽师地，即瑜伽师之地，指瑜伽师修行的心境和处所。从养生学的角度来讲，《瑜伽师地论》内容非常丰富，不仅介绍了修行的内容、养生的内容，还对生理和心理疾病的治疗提出了相应的方法。同时，其对食物与养生、饮食与健康等内容也做了精辟的论述。

瑜伽师地[1]论·本地分中声闻地第十三初瑜伽[2]·处出离地第三之二

云何根律仪？谓如有一能善安住密护根门，防守正念，常委正念，乃至广说。云何名为密护根门？谓防守正念，常委正念，广说乃至防护意根，及正修行意根律仪，如是名为密护根门。云何名为防守正念？谓如有一密护根门增上力[3]故，摄受多闻，思惟修习，由闻思修增上力故获得正念，为欲令此所得正念无忘失故，能趣证故，不失坏故，于时时中即于多闻若思若修正作瑜伽。正勤修习，不息加行，不离加行，如是由此多闻思修所集成念，于时时中善能防守正闻思修瑜伽作用，如是名为防守正念。云何名为常委正念？谓于此念恒常所作、委细所作，当知此中恒常所作名无间作，委细所作名殷重作。即于如是无间所作、殷重所作，总说名为常委正念。如其所有防守正念，如是于念能不忘失。如其所有常委正念，如是即于无忘失念得任持力。即由如是功能势力制伏色、声、香、味、触、法。云何名为念防护意？谓眼色为缘，生眼识；眼识无间，生分别意识。由此分别意识，于可爱色，色将生染着；于不可爱色，色将生憎恚。即由如是念增上力，能防护此非理分别起烦恼意，令其不生所有烦恼。如是耳、鼻、舌、身，广说当知亦尔。意法为缘，生意识。即此意识有与非理分别俱行能起烦恼，由此意识于可爱色法将生染着，于不可爱色法将生憎恚。亦由如是念增上力，能防护此非理分别起烦恼意，令其不生所有烦恼。如是名为念防护意。云何名为行平等位？平等位者，谓或善舍或无记舍。由彼于此非理分别起烦恼意善防护已，正行善舍无记舍中，由是说名行平等位。如是名为行平等位。云何于此非理分别起烦恼意能善防护？谓于色、声、香、味、触、法，不取其相，不取随好，终不依彼发生诸恶不善寻思令心流漏。若彼有时忘失念故，或由烦恼极炽盛故，虽离取相及取随好，而复发生恶不善法令心流漏，便修律仪。由是二相，故能于此非理分别起烦恼意能善防护。云何此意由是二相善防护已？正行善舍或无记舍？谓即由是二种相故。云何二相？谓如所说防护眼根，及正修行眼根律仪。如说眼根防护律仪，防护耳、鼻、舌、身、意根，及正修行意根律仪，当知亦尔。由是二相，于其善舍、无记舍中，令意正行。云何于眼所识色中不取其相？言取相者，谓于眼识所行色中，由眼识故取所行相，是名于眼所识色中执取其相。若能远离如是眼识所行境相，是名于眼所识色中不取其相。如于其眼所识色中，如是于耳、鼻、舌、身、意所识法中，当知亦尔。云何于眼所识色中不取随好？取随好者，谓即于眼所识色中，眼识无间俱生分别意识，执取所行境相，或能起贪，或能起嗔，或能起痴。是名于眼所识色中执取随好。若能远离此所行相，于此所缘不生意识，是名于眼所识色中不取随好。如于其眼所识色中，如是于耳、鼻、舌、身、意所识法中，当知亦尔。复有余类执取其相、执取随好，言取相者，谓色境界，在可见处能生作意，正现在前，眼见众色，如是名为执取其相。取随好者，谓即色境在可见处能生作意，正现在前，眼见色已，然彼先时从他闻有如是如是眼所识色，即随所闻名句文身，为其增上为依为住。如是士夫补特伽罗，随其所闻种种分别眼所识色。如是名为执取随好。如于其眼所识色中，如是于耳、鼻、舌、身、意所识法中，当知亦尔。又此取相及取随好，或有由此因缘、由此依处、由此增上，发生种种恶不善法令心流漏。或有由此因缘、由此依处、由此增上，不生种种恶不善法令心流漏。若于此中执取其相、执取随好，不如正理。由此因缘、由此依处、由此增上，发生种种恶不善法令心流漏。彼于如是色类境界，远离取相及取随好。云何名为恶不善法？谓诸贪欲及贪所起诸身恶行、诸语恶行、诸意恶行。若诸嗔恚，若诸愚痴及二所起诸身恶行、诸语恶行、诸意恶行，是名种种恶不善法。云何由彼令心流漏？谓若于彼彼所缘境界，心意识生游行流散，即于彼彼所缘境界，与心意识种种相应，能起所有身语恶行，贪、嗔、痴生游行流散，是名由彼令心流漏。如是于眼所识色中，乃至于意所识法中，执取其相及取随好，由是发生种种杂染；彼于取相及取随好能远离故，便不发生种种杂染。若由忘念，或由烦恼极炽盛故，虽独闲居，由先所见眼所识色增上力故，或先所受耳、鼻、舌、身、意所识法增上力故，发生种种恶不善法，随所发生而不执着，寻便断灭除弃变吐，是名于彼修行律仪。若于其眼所识色中应策眼根，及于其耳、鼻、舌、身、意所识法中应策意根，即便于彼作意策发，如是策发令不杂染。由是因缘，于此杂染防护眼根，广说乃至防护意根。如是名为防护眼根，广说乃至防护意根。若于其眼所识色中不应策发所有眼根，及于其耳鼻舌身意所识法中不应策发所有意根，即便于彼遍一切种而不策发。不策发，故令不杂染。由是因缘，于此杂染修根律仪。如是名为能正修行眼根律仪，广说乃至能正修行意根律仪。如是应知已，广分别根律仪相。

云何当知此中略义？此略义者，谓若能防护，若所防护，若从防护，若如防护，若正防护，如是一切总略为一，名根律仪。今于此中谁能防护？谓防守正念及所修习常委正念，是能防护。何所防护？谓防护眼根，防护耳、鼻、舌、身、意根，是所防护。从何防护？谓从可爱不可爱色，广说乃至从其可爱不可爱法而正防护。如何防护？谓不取相、不取随好。若依是处发生种种恶不善法令心流漏，即于此处修行律义防守根故，名修律仪。如是防护。何者正防护？谓由正念防护于意，行平等位，是名正防护。又略义者，谓若防护方便，若所防护事，若正防护，如是一切总略为一，名根律仪。此中云何防护方便？谓防守正念，常委正念，眼见色已，不取其相、不取随好，广说乃至意知法已不取其相、不取随好。若依是处发生种种恶不善法令心流漏，即于是处修行律仪防守根故，名修律仪。如是名为防护方便。云何名为所防护事？所谓眼色乃至意法，如是名为所防护事。此中云何名正防护？谓如说言，由其正念，防护于意，行平等位，名正防护。又根律仪略有二种：一者思择力所摄，二者修习力所摄。思择力所摄根律仪者，谓于境界深见过患，不能于此所有过患除遣断灭。修习力所摄根律仪者，谓于境界深见过患，亦能于此所有过患除遣断灭。又由思择力所摄根律仪故，于所缘境令烦恼缠，不复生起，不复现前，而于依附所依随眠不能断除、不能永拔。由修习力所摄根律仪故，于所缘境烦恼随眠，不复生起，不复现前，一切时分依附所依所有随眠亦能断除、亦能永拔。如是思择力所摄根律仪、修习力所摄根律仪有此差别，有此意趣，有此殊异。当知此中思择力所摄根律仪，是资粮道所摄；修习力所摄根律仪，当知堕在离欲地摄。

云何名为于食知量[4]？谓如有一由正思择食于所食，不为倡荡，不为憍逸，不为饰好，不为端严，乃至广说。云何名为由正思择食于所食？正思择者，如以妙慧等随观察段食过患。见过患已深生厌恶，然后吞咽。云何名为观见过患？谓即于此所食段食，或观受用种类过患，或观变异种类过患，或观追求种类过患。云何受用种类过患？谓如有一将欲食时，所受段食色、香、味、触皆悉圆满，甚为精妙，从此无间进至口中，牙齿咀嚼，津唾浸烂，涎液缠裹，转入咽喉。尔时，此食先曾所有悦意妙相一切皆舍，次后转成可恶秽相。当转异时，状如变吐，能食士夫补特伽罗，若正思念此位秽相，于余未变一切精妙所受饮食，初尚不能住食欣乐，况于此位。由如是等非一相貌，渐次受用增上力故，令其饮食净妙相没过患相生，不净所摄，是名于食受用种类所有过患。云何转变种类过患？谓此饮食既噉食已，一分消变至中夜分或后夜分，于其身中便能生起养育增长血肉筋脉、骨髓皮等，非一众多种种品类诸不净物。次后一分变成便秽，变已趣下，展转流出。由是日日数应洗净或手或足或余支节，误触着时，若自若他皆生厌恶。又由此缘发生身中多种疾病。所谓痈痤、干癣、湿癣、疥癞、疽疔、上气[5]、痎嗽、疱浆、哕噎、干消[6]、癫痫、寒热、黄病[7]、热血[8]、阴癞，如是等类无量疾病，由饮食故，身中生起，或由所食不平和故，于其身中不消而住，是名饮食变异种类所有过患。云何追求种类过患？谓于饮食追求种类有多过患，或有积集所作过患，或有防护所作过患，或坏亲爱所作过患，或无厌足所作过患，或不自在所作过患，或有恶行所作过患。云何名为于食积集[9]所作过患？谓如有一为食因缘，寒时为寒之所逼恼，热时为热之所逼恼，种种策励，劬劳勤苦，营农牧牛，商估计算，书数雕印，及余种种工巧业处，为得未得所有饮食。或为积聚。如为饮食、为饮食缘，当知亦尔。如是策励劬劳勤苦方求之时，所作事业若不谐遂，由是因缘，愁忧燋恼、拊胸伤叹，悲泣迷闷，何乃我功唐捐无果，如是名为于食积集所作过患。云何名为于食防护所作过患？谓所作业若得谐遂，为护因缘，起大忧虑，勿我财宝当为王贼之所侵夺，或火焚烧，或水漂荡，或宿恶作当令灭坏，或现非理作业方便当令散失，或诸非爱或借共财当耕埋夺，或即家中当生宵火，由是当令财宝万损，如是名为于食防护所作过患。云何于食能坏亲爱所作过患？谓诸世间为食因缘多起斗诤，父子、母女、兄弟、朋友尚为饮食互相非毁，况非亲里为食因缘而不展转更相斗讼。所谓大族诸婆罗门、刹帝利种长者居士，为食因缘迭兴违诤，以其手足块刀杖等互相加害。是名于食能坏亲爱所作过患。云何于食无有厌足所作过患？谓诸国王、刹帝利种位登灌顶，亦于自国王都聚落不住喜足，俱师兵戈互相征讨，吹以贝角，扣击钟鼓，挥刀猃槊，放箭攒矛，车马象步交横驰乱，种种戈仗伤害其身，或便致死，或等死苦。复有所余如是等类，是名于食无有厌足所作过患。云何因食不得自在所作过患？谓如一类为王所使讨固牢城，因遭种种极热脂油、热牛粪汁及镕铜铁而相注洒，或被戈杖伤害其身，或便致死，或等死苦。复有所余如是等类，是名因食不得自在所作过患。云何因食起诸恶行所作过患？谓如有一为食因缘，造作积集身诸恶行，如身恶行，语、意亦尔。临命终时，为诸重病苦所逼切，由先所作诸身、语、意种种恶行增上力故，于日后分见有诸山或诸山峰垂影悬覆、近覆、极覆，便作是念："我自昔来依身、语、意所造诸业唯罪非福，若有其趣诸造恶者当生其中，我今定往。"如是悔已，寻即舍命。既舍命已，随业差别生诸恶趣，谓那洛迦傍生饿鬼。如是名为因食恶行所作过患。如是段食于追求时有诸过患，于受用时有诸过患，于转变时有诸过患。又此段食有少胜利，此复云何？谓即此身由食而住，依食而立，非无有食。云何名为有少胜利？谓即如是依食住身，最极久住或经百年。若正将养或过少分，或有未满而便夭没，若唯修此身暂住行非为妙行。若于如是身暂时住而生喜足，非妙喜足，亦非领受饮食所作圆满无罪功德胜利。若不唯修身暂住行，亦不唯于身暂时住而生喜足，而即依此暂时住身修集梵行令得圆满，乃为妙行，亦妙喜足，又能领受饮食所作圆满无罪功德胜利。应自思惟："我若与彼愚夫同分修诸愚夫同分之行，非我所宜。我若于此下劣段食少分胜利，安住喜足，亦非我宜。"若于如是遍一切种段食过患，圆满知已，以正思择，深见过患而求出离，为求如是食出离故，如子肉想食于段食，应作是念："彼诸施主甚大艰难积集财宝，具受广大追求所作种种过患，由悲愍故，求胜果故，如割皮肉及以刺血而相惠施。我得此食宜应如是方便受用。"谓应如法而自安处，无倒受用，报施主恩，令获最胜大果大利大荣大盛。当随月喻往施主家，荡涤身心，安住惭愧，远离憍傲，不自高举，不轻蔑他，如自获得所有利养心生喜悦，如是于他所得利养心亦喜悦。又应如是自持其心往施主家，岂有出家往诣他所，要望他施，非不惠施；要望他敬，非不恭敬；要多非少；要妙非粗；要当速疾，而非迟缓。应作是心，往施主家。设不惠施，终不于彼起怨害心及嗔恚心而相嫌恨。勿我由此起怨害心及嗔恚心增上缘[10]力，身坏已后生诸恶趣，多受困厄。设不恭敬而非恭敬，设少非多，设粗非妙，设复迟缓而非速疾，亦不于彼起怨害心及嗔恚心而相嫌恨。如前广说。又我应依所食段食发起如是如是正行，及于其量如实了达。谓我命根由此不灭，又于此食不苦耽着，才能随顺摄受梵行。如是我今住沙门性、住出家性，受用饮食，如法清净远离众罪，由是诸相以正思择食于所食。云何所食？谓四种食[11]。一者段食，二者触食，三者意等思食，四者识食。今此义中意说段食，此复云何？谓饼、麨、饭、羹臛糜粥、酥油、糖、蜜、鱼、肉、菹、鲊、奶酪、生酥、姜、盐、酢等种种品类，和杂为抟，段段吞食，故名段食。所言食者，所谓餐唼咀嚼、吞咽尝嚃饮等名之差别。云何名为不为倡荡？谓如有一乐受欲者，为受诸欲食于所食，彼作是思："我食所食令身饱满，令身充悦，过日晚时至于夜分，当与姝妙严饰女人共为嬉戏、欢娱受乐、倡掉纵逸。"言倡荡者，于此圣法毗奈耶中，说受欲者，欲贪所引、淫逸所引，所有诸恶不善寻思。由此食唼所食唼时，令其诸根皆悉掉举，令意躁扰，令意不安，令意不静。若为此事食所食者，名为倡荡食于所食。诸有多闻圣弟子众，以思择力深见过患，善知出离而食所食。非如前说诸受欲者食于所食，是故名为不为倡荡。云何名为不为憍逸、不为饰好、不为端严？谓如有一乐受欲者，为受诸欲食于所食，彼作是思："我今宜应多食所食，饱食所食，随力随能食唼肥腻、增房补益、色香味具精妙饮食，过今夜分至于明日，于角武事[12]当有力能。"所谓按摩、拍毬、托石、跳踯、蹴蹹、攘臂扼腕、挥戈击剑、伏弩控弦、投轮掷索，依如是等诸角武事，当得勇健、肤体充实，长夜无病，久时少壮，不速衰老，寿命长远。能多唼食，数数食已，能正消化，除诸疾患。如是为于无病憍逸、少壮憍逸、长寿憍逸而食所食。既角武已，复作是思："我应沐浴。"便以种种清净香水沐浴其身；沐浴身已，梳理其发；梳理发已，种种妙香用涂其身；既涂身已，复以种种上妙衣服、种种花鬘、种种严具庄饰其身。此中沐浴、理发、涂香，名为饰好。既饰好已，复以种种上妙衣服、花鬘严具庄饰其身，名为端严。如是总名为饰好故，为端严故，食于所食。彼既如是憍逸、饰好、身端严已，于日中分或日后分临欲食时，饥渴并至，于诸饮食，极生悕欲，极欣极乐，不见过患，不知出离，随得随食。复为数数倡荡，憍逸、饰好、端严，多食多饮，令身充悦。诸有多闻圣弟子众，以思择力深见过患，善知出离而食所食，非如前说诸受欲者食于所食。唯作是念："我今习近所不应习、所应断食。"为欲永断如是食故。云何名为为身安住食于所食？谓饮食已寿命得存，非不饮食寿命存故，名身安住。我今受此所有饮食，寿命得存，当不夭没。由是因缘，身得安住，能修正行，永断诸食。云何名为为暂支持食于所食？谓略说有二种存养：一有艰难存养，二无艰难存养。云何名为有艰难存养？谓受如是所有饮食，数增饥羸困苦重病。或以非法追求饮食，非以正法，得已，染爱，耽嗜饕餮，迷闷坚执，湎着受用。或有食已，令身沉重，无所堪能，不任修断。或有食已，令心迟钝，不速得定。或有食已，令入出息来往艰难。或有食已，令心数为惛沉睡眠之所缠扰。如是名为有艰难存养。云何名为无艰难存养？谓受如是所有饮食，令无饥羸，无有困苦及以重病。或以正法追求饮食，不以非法，既获得已，不染不爱，亦不耽嗜饕餮，迷闷坚执，湎着而受用之。如是受用，身无沉重，有所堪能，堪任修断，令心速疾得三摩地，令入出息无有艰难，令心不为惛沉睡眠之所缠扰。如是名为无艰难存养。若由有艰难存养，寿命得存，身得安住，此名有罪亦有染污。若由无艰难存养，寿命得存，身得安住，此名无罪亦无染污。诸有多闻圣弟子众，远离有罪有染存养，习近无罪无染存养，由是故说为暂支持。问："云何习近如前所说无罪无染所有存养以自存活？"答："若受饮食为除饥渴，为摄梵行，为断故受，为令新受当不更生，为当存养力乐无罪安隐而住，如是习近无罪无染所有存养，而自存活。"云何名为为除饥渴受诸饮食？谓至食时多生饥渴，气力虚羸，希望饮食。为欲息此饥渴缠逼、气力虚羸，知量而食。如是食已，令于非时不为饥羸之所缠逼，谓于日晚或于夜分乃至明日未至食时。如是名为为除饥渴受诸饮食。云何名为为摄梵行受诸饮食？谓知其量受诸饮食。由是因缘，修善品者，或于现法，或于此日，饮食已后，身无沉重，有所堪能，堪任修断，令心速疾得三摩地，令入出息无有艰难，令心不为惛沉睡眠之所缠扰。由是速疾有力有能，得所未得，触所未触，证所未证。如是名为为摄梵行受诸饮食。云何名为为断故受受诸饮食？谓如有一由过去世食不知量，食所匪宜，不消而食，由是因缘，于其身中，生起种种身诸疾病，所谓疥、癞、疱、浆、嗽等。如前广说。由此种种疾病因缘，发生身中极重猛利炽然苦恼不可意受，为欲息除如是疾病，及为息除从此因缘所生苦受，习近种种良医所说饶益所宜，随顺医药及受种种悦意饮食，由此能断已生疾病及彼因缘所生苦受。如是名为为断故受受诸饮食。云何名为为令新受当不更生受诸饮食？谓如有一由现在世安乐无病，气力具足，不非量食，不食匪宜。亦非不消而更重食，令于未来食住身中成不消病，或于身中当生随一身诸疾病，所谓疥、癞、疱、浆、嗽等。如前广说。由是因缘，当生身中如前所说种种苦受。余如前说。如是名为为令新受当不更生受诸饮食。云何名为为当存养力乐无罪安隐而住受诸饮食？谓饮食已，寿命得存，是名存养。若除饥羸，是名为力；若断故受，新受不生，是名为乐；若以正法追求饮食不染不爱，乃至广说而用之，是名无罪。若受食已，身无沉重，有所堪能，堪任修断，如前广说，如是名为安隐而住。是故说言，由正思择食于所食，不为倡荡，不为憍逸，不为饰好，不为端严，乃至广说。是名广辨于食知量。

云何应知此中略义？谓若所受食若如是食，当知总名此中略义。何者所食？谓诸段食即饼、䴭、饭、羹臛糜粥。如前广说。云何而食？谓正思择食于所食，不为倡荡，不为憍逸，不为饰好，不为端严，乃至广说。复次应知此中略义，谓为摄受对治，为远离欲乐行边，为远离自苦行边，为摄受梵行，受诸饮食。云何为摄受对治受诸饮食？谓如说言，由正思择食于所食。云何为远离欲乐行边受诸饮食？谓如说言，不为倡荡，不为憍逸，不为饰好，不为端严，食于所食。云何为远离自苦行边受诸饮食？谓如说言，为除饥渴，为断故受，为令新受当不更生，为当存养若力若乐，食于所食。云何为摄受梵行受诸饮食？谓如说言，为摄梵行，为得无罪安隐而住，食于所食。复次应知此中略义，谓有二种：一无所食，二有所食。无所食者，谓一切种都无所食。无所食故，即便夭没。有所食者，有其二种：一平等食，二不平等食。平等食者，谓非极少食，非极多食，非不宜食，非不消食，非染污食。不平等食者，谓或极少食，或极多食，或不宜食，或不消食，或染污食。当知此中由平等食非极少食，令身饥羸，未生不生，已生断灭。由平等食非极多食，身无沉重，有所堪能，堪任修断。如前广说。由平等食非不宜食、非不消食，能断故受，不生新受，由是因缘当得存养若力若乐。由平等食非染污食，当得无罪安隐而住。由极少食，虽存寿命，而有饥羸，亦少存活。由极多食，如极重担镇压其身，不能以时所食消变。由不消食或住身中，成不消病，或生随一身诸病苦。如不消食，由不宜食当知亦尔。此不宜食有差别者，谓于身中集诸过患，由此复触极重病苦。由染污食，非法追求诸饮食已，有染有爱，耽嗜饕餮，如前广说而受用之。由此受用平等所食，及以远离不平等食，故说于食平等所作。即此于食平等所作，广以诸句宣示开显。所谓说言，由正思择食于所食，不为倡荡，不为憍逸，不为饰好，不为端严。如前广说。此中说言，由正思择食于所食，不为倡荡，不为憍逸，不为饰好，不为端严，为身安住为暂支持，由此遮止都无所食。若复说言为除饥渴，为摄梵行，广说乃至安隐而住，由此遮止不平等食。云何遮止不平等食？谓若说言为除饥渴，由此遮止所食极少。若复说言为摄梵行，由此遮止所食极多。若复说言为断故受，为令新受当不更生，由此遮止不消而食、食所匪宜。若复说言为当存养，为当得力，由此显示不极少食、不极多食。若复说言为当得乐，由此显示消已而食及食所宜。若复说言为当无罪安隐而住，由此显示无染污食。所以者何？若以非法追求饮食，得已，染爱，如前广说而受用之。名染污食亦名有罪，若于善品勤修习者，于住空闲瑜伽作意，受持读诵思惟义中，由彼诸恶不善寻思，令心流漏令心相续，随顺趣向临入而转。由是因缘，不安隐住。此安隐住复有二种。一者远离所食极多。

由是因缘身无沉重，有所堪能，堪任修断。如前广说。二者于食不生味着。由是因缘，远离诸恶，寻思扰动，不安隐住。是故如此一切诸句，皆为宣示开显于食平等所作。如是名为广略宣说于食知量。

（节选自《瑜伽师地论》，弥勒菩萨说，大唐三藏法师玄奘奉诏译）

注释：

[1] **瑜伽师地**：出见《瑜伽师地论》，弥勒菩萨说，唐玄奘译。三乘之行人，谓为瑜伽师。瑜伽师所依所行之境界有十七聚，谓为瑜伽师地，瑜伽师之地也。此经论明瑜伽师所行之十七地，故名《瑜伽师地论》。十七地者，第一五识身相应地乃至第十七无余依地也。玄应《一切经音义》卷二十二曰："瑜伽，羊朱反。此译云相应，谓一切乘境行果等所有诸法皆名相应。境谓一切所缘境，此境与心相应，故名境相应。行谓一切行，此行与理相应，故名行相应。果谓三乘圣果，此果位中诸功德法更相符顺，故名果相应。师地，师谓三乘行者，由闻思等次第习行如是，瑜伽随分满足，展转调化诸众生，故名瑜伽师。师谓教人以道者之称也。旧经中言观行人者是也。地谓境界所依，所依或所摄义是瑜伽师所行境界，故名为地，即十七地也。"佛去世后一千年中，无着菩萨自阿逾陀国讲堂升夜摩天受于弥勒菩萨，昼日为大众宣说者。

[2] **瑜伽**：意译作相应。依调息（调呼吸）等方法，集中心念于一点，修止观（奢摩他与毗钵舍那）为主之观行，而与正理相应冥合一致。于密教，盛行三密瑜伽相应之说（又作三密相应说）。行此等瑜伽观行者，称为瑜伽师。依瑜伽师而行之境界，称作瑜伽师地。《瑜伽师地论》一书即从五识身相应地说至无余依地之十七地。奉持该论之学派，称为瑜伽派（外道中，另有所谓瑜伽外道者）。此外，瑜只有瑜伽者之意，指行瑜伽观行之人。三昧、禅定即行瑜伽法之一。

据《成唯识论述记》卷二本之说，相应之义有五：①与境相应，谓不违一切法之自性；②与行相应，谓与定慧等行相应；③与理相应，谓安立非安立等二谛之理；④与果相应，谓能得无上之菩提果；⑤与机相应，谓既得圆果，利生救物，赴机应感，药病相应。于上记五义之中，显教多取与理相应之义，如瑜伽唯识之瑜伽；密教多取与行相应之义，如瑜伽三密之瑜伽。

[3] **增上力**：增胜上进的力量。增上，即增胜上进之意，亦即加强力量以助长进展作用，令事物更形强大。

［4］**食知量**：饮食有节，量需而入。

［5］**上气**：呼吸短促不畅，喘气无力。

［6］**干消**：口干多饮，形体消瘦。即今之糖尿病之主症也。

［7］**黄病**：通指黄疸病。主要表现为眼睛、体表泛黄，困乏无力，甚至肢体浮肿。

［8］**热血**：指血热证，表现为烦躁不安，结膜充血，牙龈、鼻腔出血，甚至出现便血、尿血。

［9］**食积集**："为得未得所有饮食"，称为食积集。意即拿了、吃了本不属于你的食物。

［10］**增上缘**：为四缘之一。乃一切有为法生起或结果之间接原因；凡有强胜之势用，能成为他法生起、结果之助力者，皆称为增上缘。

［11］**四种食**：指四种能够充盈肠胃、调养心神的物质和精神的食粮。一者段食，二者触食，三者意等思食，四者识食。

［12］**角武事**：指角力斗勇的健身项目，如按摩、拍鞠、托石、跳踯、蹴踘、攘臂扼腕、挥戈击剑、伏弩控弦、投轮掷索等。

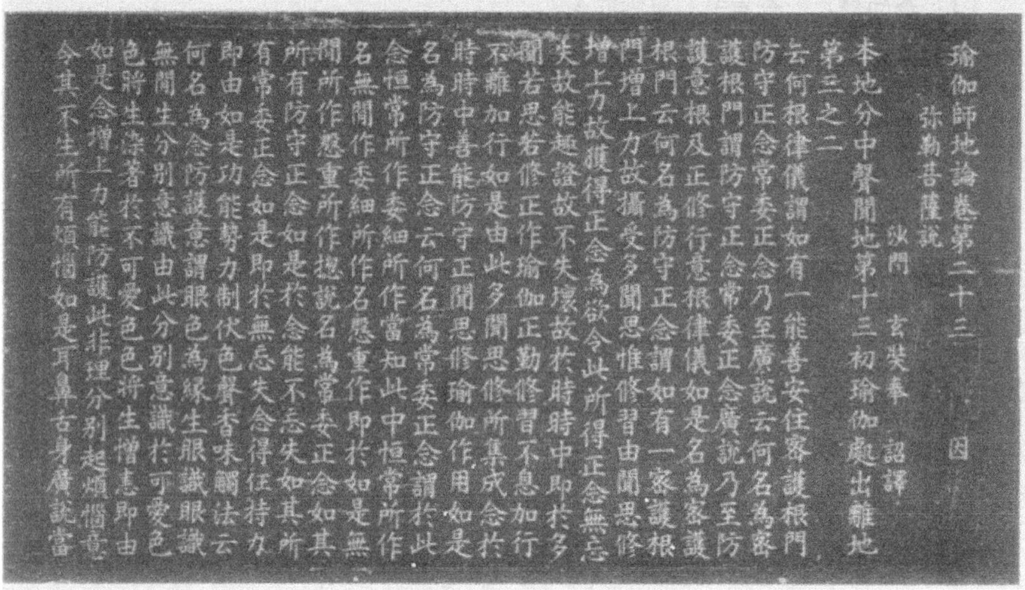
瑜伽師地論卷第二十三　因
弥勒菩薩說　沙門　玄奘奉　詔譯
本地分中聲聞地第十三初瑜伽處出離地
第三之二
云何根律儀謂如有一能善安住密護根門
防守正念常委正念乃至廣說云何名為密
護根門謂防守正念常委正念廣說乃至防
護意根及正修行意根律儀如是名為密護
根門云何名為防守正念謂如有一密護根
門增上力故攝受多聞思惟修習由聞思修
增上力故獲得正念為欲令此所得正念無忘
失故能趣證故不失壞故於時時中即於多
聞若思若修正作瑜伽正勤修習不息加行
不離加行如是由此多聞思修所集成念於
時時中善能防守正聞思修瑜伽作用如是
名為防守正念云何名為常委正念謂於此
念恒常所作委細所作當知此中恒常所作
名無間作委細所作名慇重作即於如是無
間所作慇重所作總說名為常委正念如其
所有防守正念如是於念能不忘失如其
有常委正念如是即於無忘失念得任持力
即由如是功能勢力制伏色聲香味觸法云
何名為念防護意謂眼色為緣生眼識眼識
無間生分別意識由此分別意識於可愛色
色將生染著於不可愛色將生憎恚即由
如是念增上力能防護此非理分別起煩惱意
令其不生所有煩惱如是耳鼻舌身廣說當

瑜伽論二十三　二　因
知亦爾意法為緣生意識即此意識有與非
理分別俱行能起煩惱由此意識於可愛色
法將生染著於不可愛色法將生憎恚亦由
如是念增上力能防護此非理分別起煩惱意
令其不生所有煩惱如是名為念防護意云
何名為行平等位平等位者謂或善捨或無
記捨由彼於此非理分別起煩惱意善防護
已正行善捨無記捨中由是說名行平等位
如是名為行平等位云何於此非理分別起
煩惱意能善防護謂於色聲香味觸法不取
其相不取隨好終不依彼發生諸惡不善尋
思令心流漏若彼有時忘失念故或由煩惱
極熾盛故雖離取相及取隨好而復發生惡
不善法令心流漏便修律儀由是二相故能於
此非理分別起煩惱意能善防護云何此意
由是二相善防護已正行善捨或無記捨謂
即由是二種相故云何二相謂如所說防護眼
根及正修行眼根律儀如說眼根防護律儀
防護耳鼻舌身意根及正修行意根律儀當
知亦爾由是二相於其善捨無記捨中令意正
行云何於眼所識色中不取其相言取相者
謂於眼識所行色中由眼識故取所行相是
名於眼所識色中執取其相若能遠離如是
眼識所行境相是名於眼所識色中不取其相
如於其眼所識色中如是於耳鼻舌身意所
識法中當知亦爾云何於眼所識色中不取
隨好取隨好者謂即於眼所識色中眼識無
間俱生分別意識執取所行境相或能起貪

图 9-1 《瑜伽师地论》第 23 卷（《房山石经》第十八册 190 页）

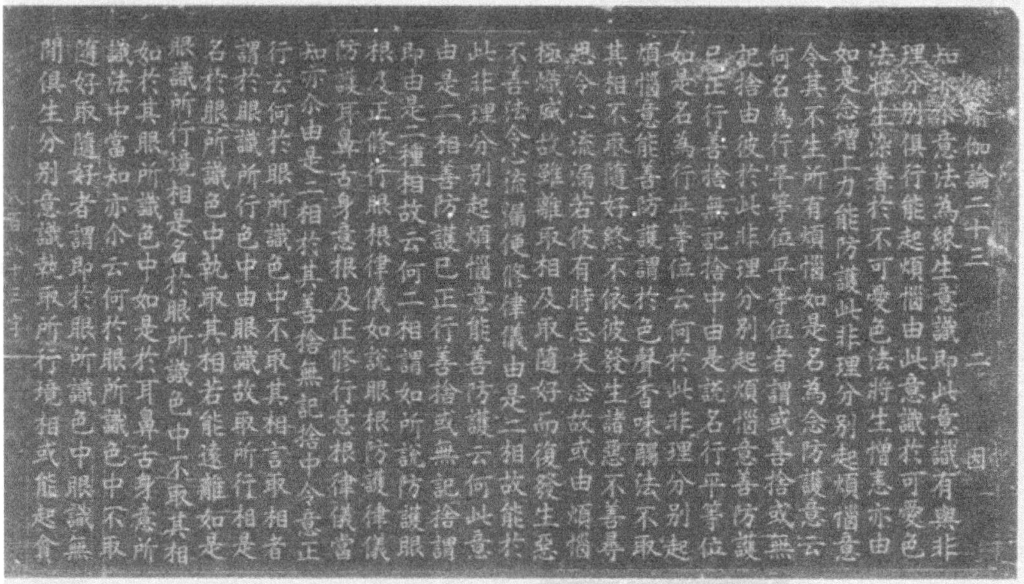

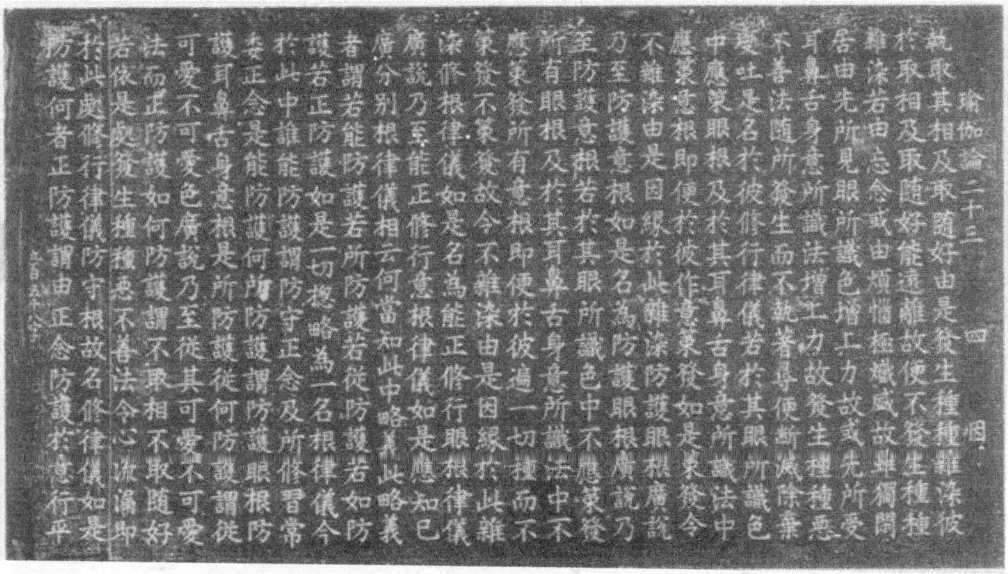

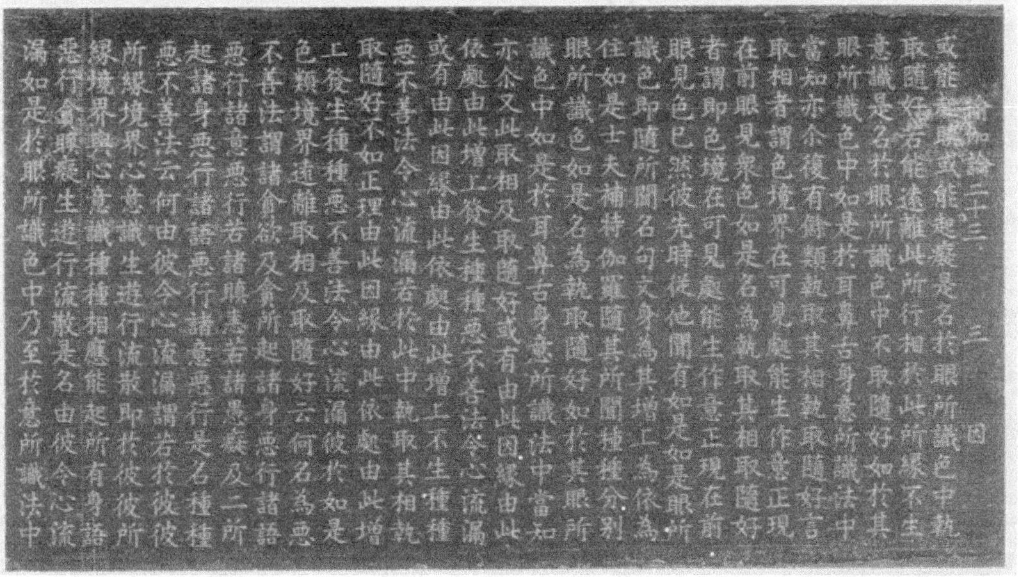

图 9-2 《瑜伽师地论》第 23 卷（《房山石经》第十八册 191 页）

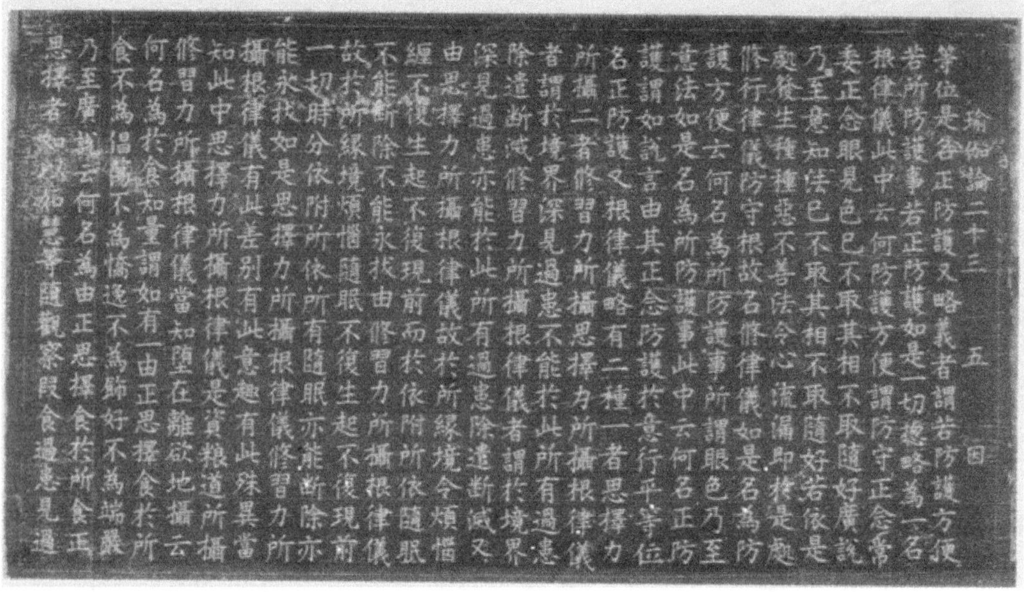

瑜伽論二十三　五　因

等位是名正防護又略義者謂若防護方便
若所防護事若正防護如是一切總略為一名
根律儀此中云何防護方便謂防守正念常
委正念眼見色已不取其相不取隨好廣說
乃至意知法已不取其相不取隨好若依是處
處發生種種惡不善法令心流漏即於是處
修行律儀防守根故名修律儀如是名為防
護方便云何名為所防護事所謂眼色乃至
意法如是名為所防護事此中云何名正防
護謂如說言由其正念防護於意行平等位
名正防護又根律儀略有二種一者思擇力
所攝二者修習力所攝思擇力所攝根律儀
者謂於境界深見過患不能於此所有過患
除遣斷滅修習力所攝根律儀者謂於境界
深見過患亦能於此所有過患除遣斷滅又
由思擇力所攝根律儀故於所緣境令煩惱
纏不復生起不復現前而於依附所依隨眠
不能斷除不能永拔由修習力所攝根律儀
故於所緣境煩惱隨眠不復生起不復現前
一切時分依附所依所有隨眠亦能斷除亦
能永拔如是思擇力所攝根律儀修習力所
攝根律儀有此差別有此意趣有此殊異當
知此中思擇力所攝根律儀是資糧道所攝
修習力所攝根律儀當知墮在離欲地攝云
何名為於食知量謂如有一由正思擇食於所
食不為倡蕩不為憍逸不為飾好不為端嚴
乃至廣說云何名為由正思擇食於所食正
思擇者謂以智慧等隨觀察段食過患見過

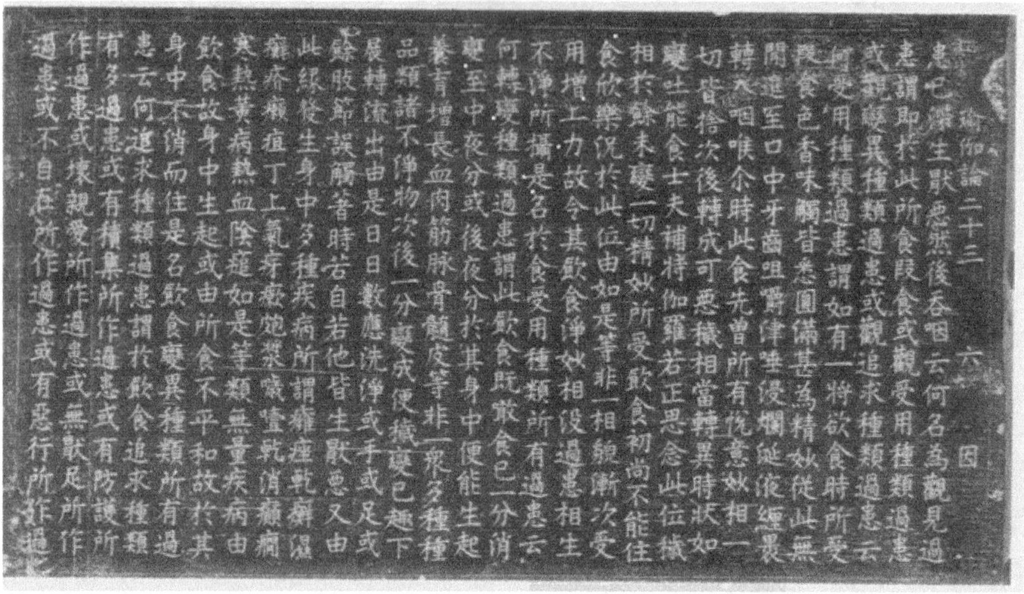

瑜伽論二十三　六　因

患已備生猒患然後吞咽云何名為觀見過
患謂即於此所食段食或觀受用種類過患
或觀變異種類過患或觀追求種類過患云
何受用種類過患謂如有一將欲食時所受
段食色香味觸皆悉圓備甚為精妙從此無
間造至口中牙齒咀嚼津唾浸爛涎液纏裹
轉入咽喉尒時此食先曾所有悅意妙相一
切皆捨次後轉成可惡穢相當轉異時狀如
變吐能食士夫補特伽羅若正思念此位穢
相於餘未變一切精妙所受飲食初尚不能住
食欣樂況於此位由如是等非一相貌漸次受
用增上力故令其飲食淨妙相沒過患相生
不淨所攝是名於食受用種類所有過患云
何轉變種類過患謂此飲食既噉食已一分消
變至中夜分或後夜分於其身中便能生起
養育增長血肉筋脈骨髓皮等非一衆多種種
品類諸不淨物次後一分變成便穢變已趣下
晨轉流出由是日日數應洗淨或手或足或
餘肢節誤觸著時若自若他皆生猒患又由
此緣發生身中多種疾病所謂癰痤乾癬濕
癬疥癩疽丁上氣痔瘻𤸤噎乾消癲癇
寒熱黃病熱血陰𤺊如是等類無量疾病由
飲食故身中生起或由所食不平和故於其
身中不消而住是名飲食變異種類所有過
患云何追求種類過患謂於飲食追求種類
有多過患或有積集所作過患或有防護所
作過患或壞親愛所作過患或無猒足所作
過患或不自在所作過患或有惡行所作過

图 9－3 《瑜伽师地论》第 23 卷（《房山石经》第十八册 192 页）

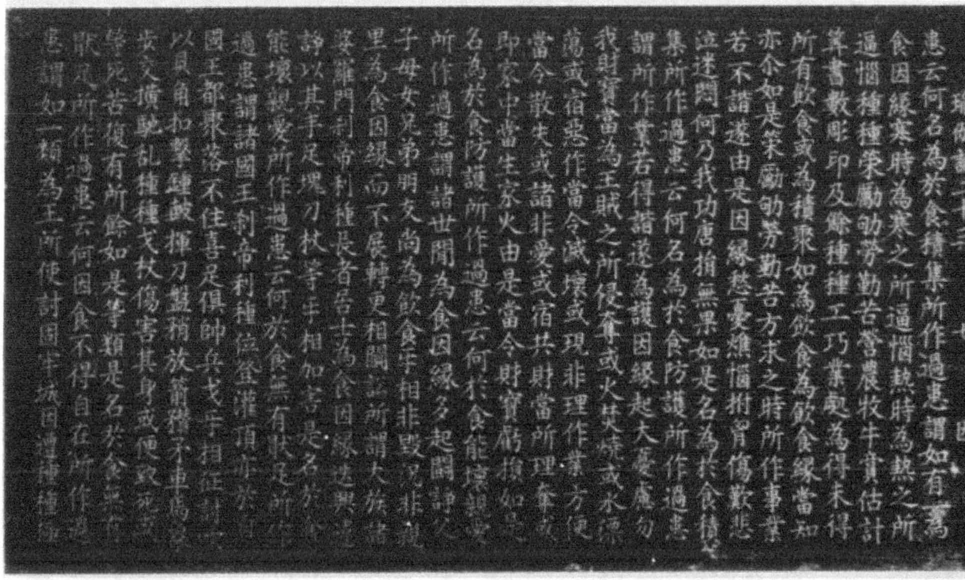

瑜伽論二十三　七　因
患云何名為於食積集所作過患謂如有一為
食因緣寒時為寒之所逼惱熱時為熱之所
逼惱種種策勵劬勞勤苦營農牧牛賈估計
筭書數彫印及餘種種工巧業處為得未得
所有飲食或為積聚如為飲食為飲食緣當知
亦尒如是策勵劬勞勤苦方求之時所作事業
若不諧遂由是因緣愁憂煩惱搥胷傷歎悲
泣迷悶何乃我功唐捐無果如是名為於食積
集所作過患云何名為於食防護所作過患
謂所作業若得諧遂為護因緣起大憂慮勿
我財寶當為王賊之所侵奪或火焚燒或水漂
蕩或宿惡作當令滅壞或現非理作業方便
當令散失或諸非愛或宿共財當所理奪或
即家中當生家火由是當令財寶虧損如是
名為於食防護所作過患云何於食能壞親愛
所作過患謂諸世間為食因緣多起鬪諍父
子母女兄弟朋友尚為飲食手相非毀况非親
里為食因緣而不展轉更相鬪訟所謂大族諸
婆羅門剎帝利種長者居士為食因緣迭興違
諍以其手足塊刀杖等手相加害是名於食
能壞親愛所作過患云何於食無有狀足所作
過患謂諸國王剎帝利種位登灌頂亦於自
國王都聚落不住喜足俱帥兵戈手相征討各
以貝角扣擊鐘鼓揮刀盤矟放箭擲石車馬步
兵交擯馳亂種種戈杖傷害其身或便致死或
等死苦若復有所餘如是等類是名於食無有
猒足所作過患云何因食不得自在所作過
患謂如一類為王所使討罰牢城因遭種種極

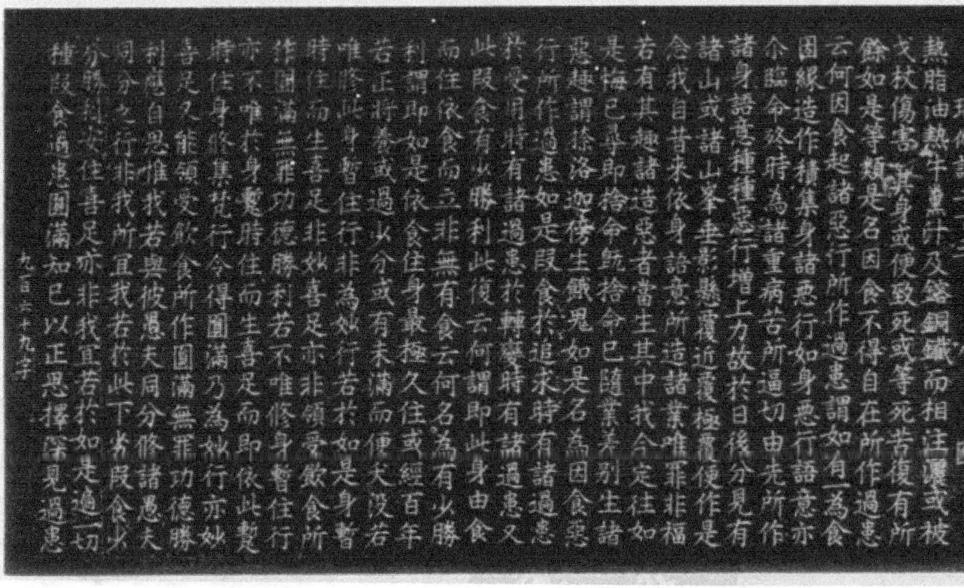

瑜伽論二十三　八　因
熱脂油熱牛糞汁及鎔銅鐵而相注灑或被
戈杖傷害其身或便致死或等死苦復有所
餘如是等類是名因食不得自在所作過患
云何因食起諸惡行所作過患謂如有一為食
因緣造作積集身諸惡行如身惡行語意亦
尒臨命終時為諸重病苦所逼切由先所作
諸身語意種種惡行增上力故於日後分見有
諸山或諸山峯垂影懸覆近覆極覆便作是
念我自昔來依身語意所造諸業唯罪非福
若有其趣諸造惡者當生其中我今定往如
是悔已尋即捨命既捨命已隨業差別生諸
惡趣謂捺洛迦傍生餓鬼如是名為因食惡
行所作過患如是段食於追求時有諸過患
於受用時有諸過患於轉變時有諸過患又
此段食有少勝利此復云何謂即此身由食
而住依食而立非無有食云何名為有少勝
利謂即如是依食住身最極久住或經百年
若正將養或過少分或有未滿而便夭沒若
唯勝此身暫住行非為妙行若於如是身暫
時住而生喜足非妙喜足亦非領受飲食所
作圓滿無罪功德勝利若不唯修身暫住行
亦不唯於身覺時住而生喜足而即依此覺
時住身修集梵行令得圓滿乃為妙行亦妙
喜足又能領受飲食所作圓滿無罪功德勝
利應自思惟我若與彼愚夫同分修諸愚夫
同分之行非我所宜我若於此下劣段食少
分勝利安住喜足亦非我宜若於如是過一切
種段食過患圓滿知已以正思擇深見過患
九百六十九字

图 9－4　《瑜伽师地论》第 23 卷（《房山石经》第十八册 193 页）

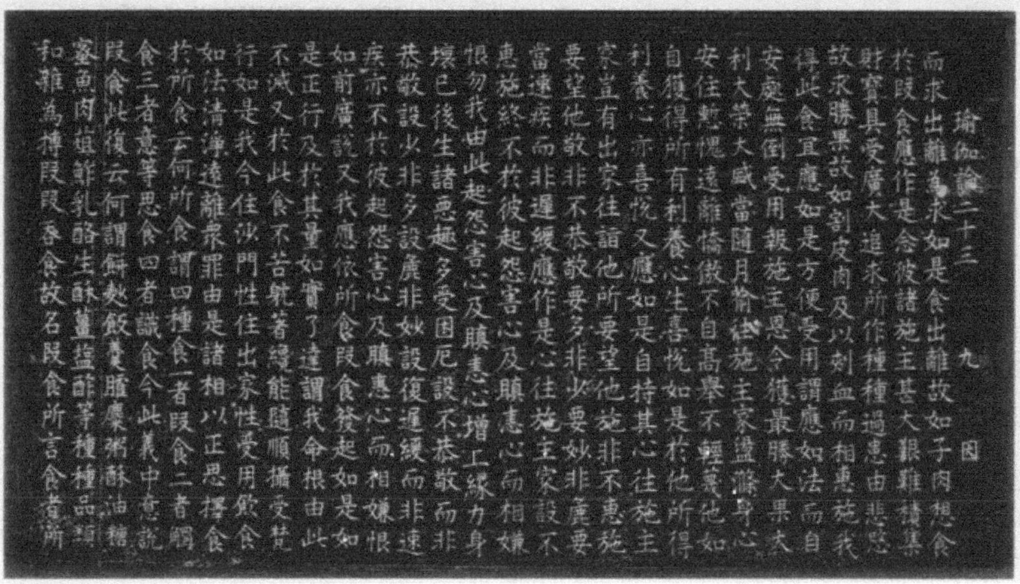

瑜伽論二十三　九　因
而求出離為求如是食出離故如子肉想食
於段食應作是念彼諸施主甚大艱難積集
財寶具受廣大追求所作種種過患由悲愍
故求勝果故如剝皮肉及以刺血而相惠施我
得此食宜應如是方便受用謂應如法而自
安處無倒受用報施主恩令獲最勝大果大
利大榮大盛當隨月喻往施主家斂攝身心
安住慚愧遠離憍傲不自高舉不輕蔑他如
自獲得所有利養心生喜悅如是於他所得
利養心亦喜悅又應如是自持其心往施主
家豈有出家往詣他所要望他施非不惠施
要望他敬非不恭敬要多非少要妙非麁要
當速疾而非遲緩應作是心往施主家設不
惠施終不於彼起怨害心及瞋恚心而相嫌
恨勿我由此起怨害心及瞋恚心增上緣力身
壞已後生諸惡趣多受困厄設不恭敬而非
恭敬設少非多設麁非妙設復遲緩而非速
疾亦不於彼起怨害心及瞋恚心而相嫌恨
如前廣說又我應依所食段食發起如是如
是正行及於其量如實了達謂我命根由此
不減又於此食不苦耽著纔能隨順攝受梵
行如是我今住沙門性住出家性受用飲食
如法清淨遠離衆罪由是諸相以正思擇食
於所食云何所食謂四種食一者段食二者觸
食三者意等思食四者識食今此義中意說
段食此復云何謂餅麨飯羹臛糜粥酥油糖
蜜魚肉葅鮓乳酪生酥薑鹽酢等種種品類
和雜為摶段段吞食故名段食所言食者所

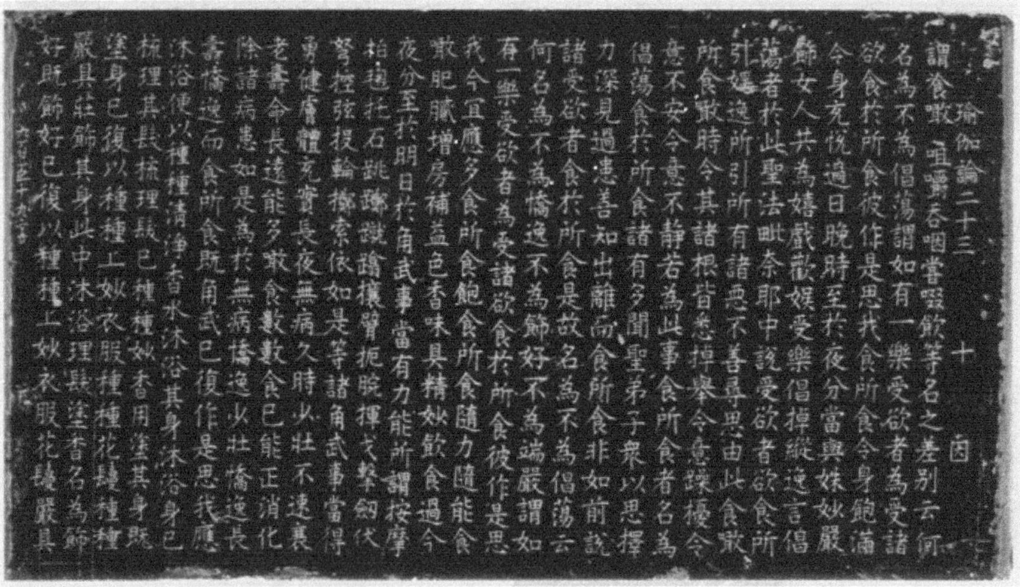

瑜伽論二十三　十　因
謂食噉吞咽嘗啜飲等名之差別云何
名為不為倡蕩謂如有一樂受欲者為受諸
欲食於所食彼作是思我今所食令身飽滿
令身充悅過日晚時至於夜分當與妹妙嚴
飾女人共為嬉戲歡娛受樂倡掉縱逸言倡
蕩者於此聖法毗奈耶中說受欲者欲食所
引縱逸所引所有諸惡不善尋思由此食噉
所食噉時令其諸根皆悉掉舉令意躁擾令
意不安令意不靜若為此事食所食者名為
倡蕩食於所食諸有多聞聖弟子衆以思擇
力深見過患善知出離而食所食非如前說
諸受欲者食於所食是故名為不為倡蕩云
何名為不為憍逸不為飾好不為端嚴謂如
有一樂受欲者為受諸欲食於所食彼作是思
我今宜應多食所食飽食所食隨力隨能食
噉肥膩增房補益色香味具精妙飲食過今
夜分至於明日於角武事當有力能所謂按摩
拍毱托石跳躑蹴蹋攘臂扼腕揮戈擊劍伏
弩控弦投輪擲索依如是等諸角武事當得
勇健肥盛充實長夜無病久時少壯不速衰
老壽命長遠能多歡食數數食已能正消化
除諸病患如是為於無病憍逸少壯憍逸長
壽憍逸而食所食既角武已復作是思我應
沐浴便以種種清淨香水沐浴其身沐浴身已
梳理其髮梳理髮已種種妙香用塗其身既
塗身已復以種種上妙衣服種種花鬘種種
嚴具莊飾其身此中沐浴理髮塗香名為飾
好既飾好已復以種種上妙衣服花鬘嚴具

图 9－5 《瑜伽师地论》第 23 卷（《房山石经》第十八册 194 页）

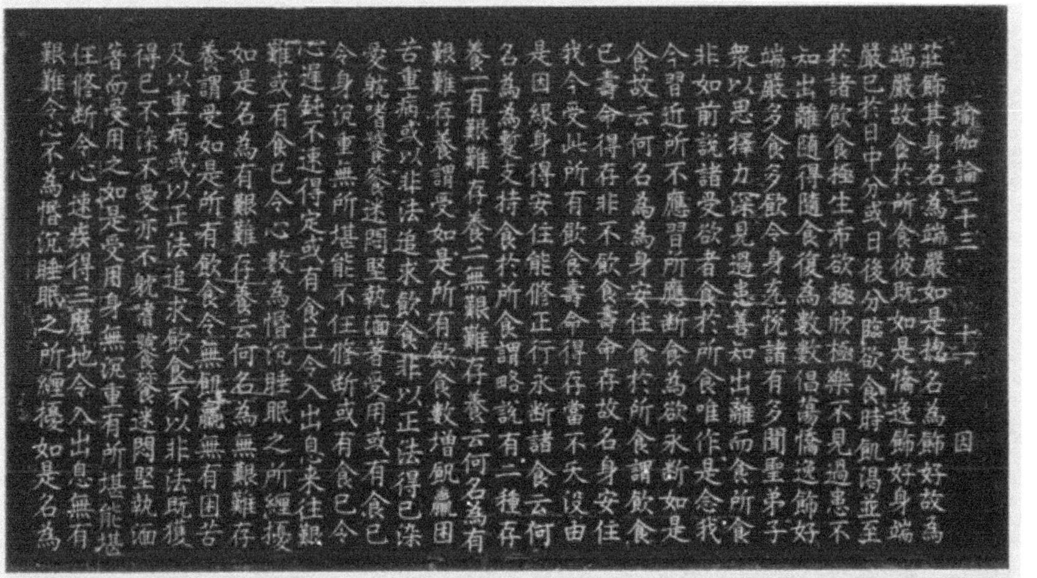

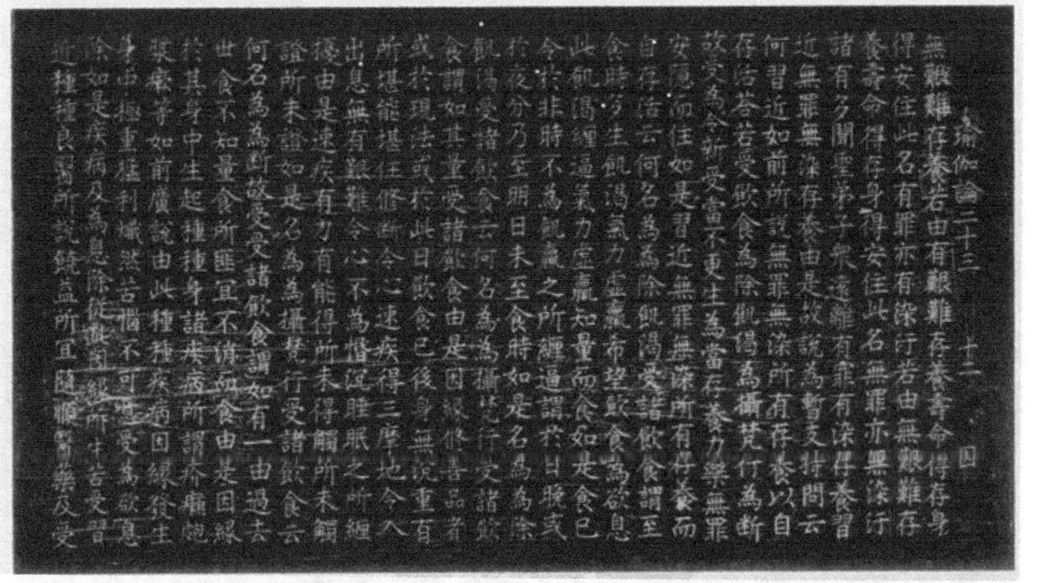

图 9－6 《瑜伽师地论》第 23 卷（《房山石经》第十八册 195 页）

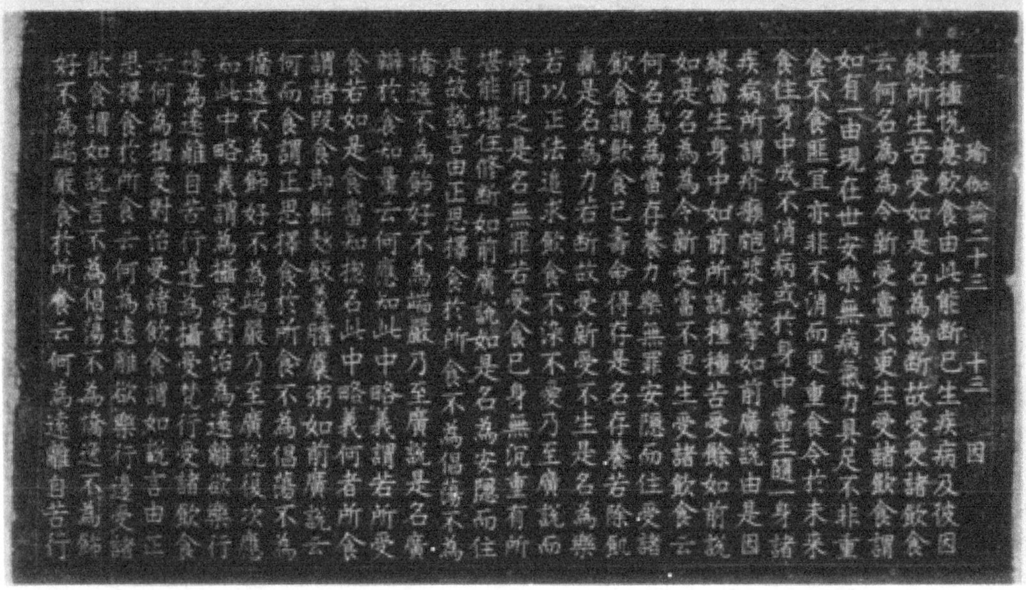

瑜伽論二十三 十三 因
種種悅意飲食由此能斷已生疾病及後因
緣所生苦受如是名爲爲斷故受受諸飲食
云何名爲爲令新受當不更生受諸飲食謂
如有一由現在世安樂無病氣力具足不非重
食不食匪宜亦非不消而更重食令於未來
食住身中成不消病或於身中當生隨一身諸
疾病所謂疥癩飽悶癰等如前廣說由是因
緣當生身中如前所說種種苦受餘如前說
如是名爲爲令新受當不更生受諸飲食云
何名爲爲當存養力樂無罪安隱而住受諸
飲食謂飲食已壽命得存是名存養若除飢
羸是名爲力若斷故受新受不生是名爲樂
若以正法追求飲食不染不愛乃至廣說而
受用之是名無罪若受食已身無沉重有所
堪能堪任修斷如前廣說如是名爲安隱而住
是故說言由正思擇食於所食不爲倡蕩不爲
憍逸不爲飾好不爲端嚴乃至廣說是名廣
辯於食知量云何應知此中略義謂若所受
食若如是食當知攝名此中略義何者所食
謂諸段食即餅麨飯羹臛糜粥如前廣說云
何而食謂正思擇食於所食不爲倡蕩不爲
憍逸不爲飾好不爲端嚴乃至廣說復次應
如此中略義謂爲攝受對治爲遠離欲樂行
邊爲遠離自苦行邊爲攝受梵行受諸飲食
云何爲攝受對治受諸飲食謂如說言由正
思擇食於所食云何爲遠離欲樂行邊受諸
飲食謂如說言不爲倡蕩不爲憍逸不爲飾
好不爲端嚴食於所食云何爲遠離自苦行

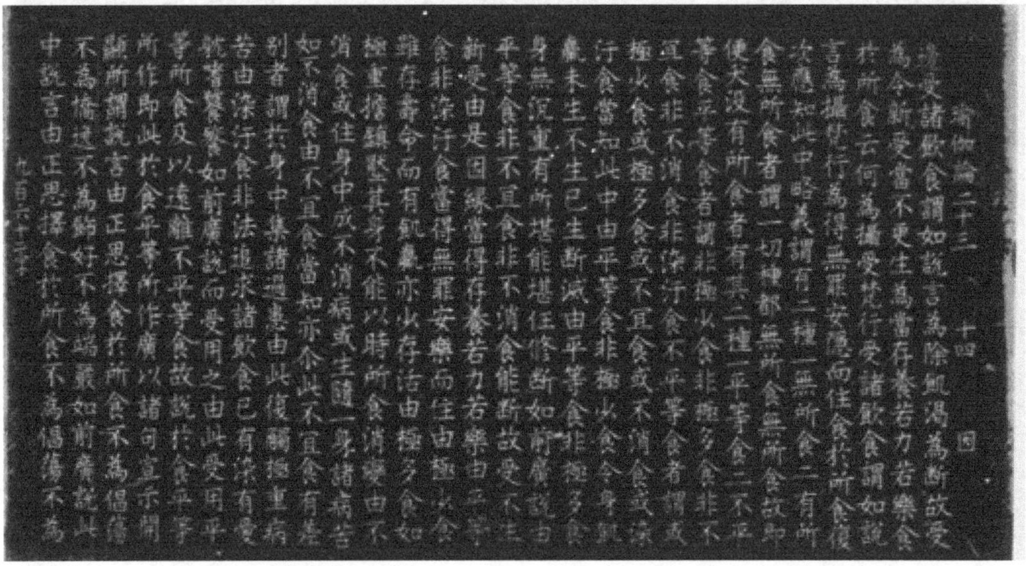

瑜伽論二十三 十四 因
受諸飲食謂如說言爲除飢渴爲斷故受
爲令新受當不更生爲當存養若力若樂食
於所食云何爲攝受梵行受諸飲食謂如說
言爲攝梵行爲得無罪安隱而住食於所食復
次應知此中略義謂有二種一無所食二有所
食無所食者謂一切種都無所食無所食故即
便夭沒有所食者有其二種一平等食二不平
等食平等食者謂非極少食非極多食非不
宜食非不消食非染汙食不平等食者謂或
極少食或極多食或不宜食或不消食或染
汙食當知此中由平等食非極少食令身飢
羸未生不生已生斷滅由平等食非極多食
身無沉重有所堪能堪任修斷如前廣說由
平等食非不宜食非不消食能斷故受不生
新受由是因緣當得存養若力若樂由平等
食非染汙食當得無罪安樂而住由極少食
雖存壽命而有飢羸亦少存活由極多食如
極重擔顉壓其身不能以時所食消變由不
消食或住身中成不消病或生隨一身諸病苦
如不消食由不宜食當知亦爾此不宜食有差
別者謂於身中集諸過患由此復觸極重病
苦由染汙食非法追求諸飲食已有染有愛
耽著饕餮如前廣說而受用之由此受用平
等所食及以遠離不平等食故說於食平等
所作即此於食平等所作廣以諸句宣示開
顯所謂說言由正思擇食於所食不爲倡蕩
不爲憍逸不爲飾好不爲端嚴如前廣說此
中說言由正思擇食於所食不爲倡蕩不爲
九百六十二字

图 9－7 《瑜伽师地论》第 23 卷（《房山石经》第十八册 196 页）

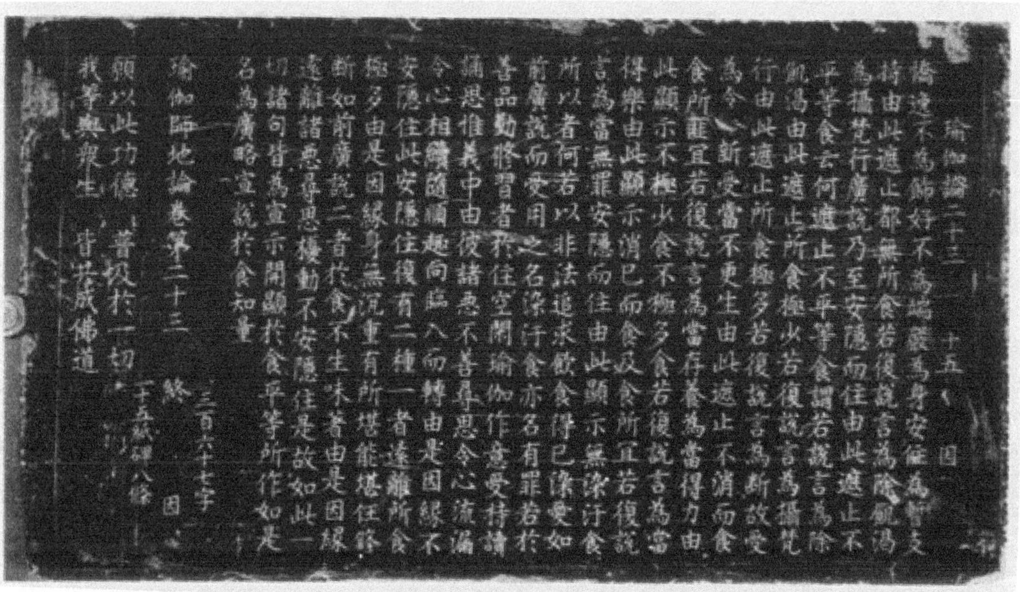

图 9-8 《瑜伽师地论》第 23 卷（《房山石经》第十八册 197 页）

十、解忧正觉

解题： 本篇为《佛说解忧经》之全文，为北宋法天所译。何为忧？爱恨情仇为忧，生离死别为忧，痴妄无明为忧，轮回六道为忧。要断除这些烦恼和忧愁，就必须修佛法、证四谛。解忧，就是解除生老病死和颠倒妄想之忧；正觉，就是证得无上菩提和正等之觉。

稽首归依正等觉，能度无边大苦海，

恒以甘露[1]润群生，令得涅槃我顶礼[2]。

稽首归依正法藏[3]，能止无边苦恼因，

显示过失利众生，令获寂静我顶礼。

稽首归依大苾刍[4]，能与世间为福聚，

发行勤修安乐因，善断轮回[5]我顶礼。

爱别离最苦，忧火镇烧然，

若欲自安心，端居作观想。

譬如群鸟兽，暂聚各分飞，

生死人亦然，云何怀忧苦？

只自一有死，众人皆长生，

别离痛不任，亲姻须啼泣。

三界大轮回[6]，无有免斯者，

平等受无常，云何怀忧苦？

若人生贪爱，孰知贪火烧，

如彼牦牛身，爱尾遭人杀。

世人多迷醉，欲逃崄恶道，

设尽方便心，不能免离苦。

如彼野獐鹿，常被师子逐。

究竟不能逃，云何怀忧苦？

大地及天上，三界[7]与四生[8]，

未曾得见闻，不受无常者。

亦如山野火，焚烧草木时，

不择花果林，俱时成灰烬。

愚痴诸众生，颠倒生妄想，

身系无常绳，无人能可解。

色界梵世中，禅味[9]为安乐，

亦如树临河，不久风水坏。

百亿转轮王，千万天帝释，

念念即无常，如风吹灯焰。

过去大神仙，五通[10]心自在，

往复腾空行，犹被无常取。

金刚坚固身，尚自示寂灭，

凡识如芭蕉，云何欲久住？

大地妙高山，及以四大海，

劫坏亦归空，何况众生趣！

龙居深海里，眷属常围绕，

金翅鸟能食，别离苦亦尔。

或人往他界，欲避于无常，

如入摩竭虫，口中求安隐。

如是欲色界[11]，及彼非非想，

未有于一物，不被无常吞。

唯有正等觉，是真依仗处，

信受汝谛听，能解诸忧恼。

　　如是我闻：一时佛在舍卫国祇树给孤独园。尔时，世尊告苾刍言："众生无数，轮回无边，如蚁循环，无有穷尽。众生贪爱，无明障闭，如陷泥中而不能出。过去有情，轮回往复，数不能知。苾刍，所有大地之土，都聚一处，和为泥丸，大小如豆，数彼众生无始劫来所生父母子孙，每一人下一泥丸，如是泥丸下尽，父母子孙数不能尽。苾刍，如是无边轮回众生，贪爱无明，颠倒陷爱欲泥中，生死轮回[12]，不知其数。是知令汝学断轮回。"佛言："苾刍，如是补特伽罗，轮回众生，以骨作聚，如妙高山，不坏不烂。如是无学声闻，证四圣谛[13]，了知此苦真实为苦，苦灭，证苦圣谛。彼补特伽罗，见此尸骨不知是苦，亦不能灭三界烦恼。若灭三界烦恼，证须陀洹不空法，决定得菩提。由于七生[14]天、人之中，作断轮回，除灭烦恼。七生满已，圣谛现前，正见智慧，灭尽余惑，到涅槃寂静。彼补特伽罗，方得解脱轮回之苦。"

佛言："苾刍，如人眷属，互相爱乐，以贪爱故，广造诸业，生死轮回。譬如野象陷泥坑中，无有出期。又彼眷属，如恒河沙，父母养育，皆如亲子。至后世中，随其报应，各各不同。或为仆从，或为冤家，互相嗔恨，欺辱打骂；或为傍类，互相食啖，或被杀害。如是种种，诸趣轮回，如七仙众，或聚或散；亦如天雨生其水沤，或生或灭。如是众生，愚痴大力，迷惑颠倒，不了轮回。于其眷属，妄生乐想，造种种业，未有须臾得清净住。又彼有情，无始轮回，入地狱中，所饮铜汁，过大海水；如彼猪狗，食不净物，如妙高山。又彼有情，生死别离，爱恋泣泪，亦如海水。又彼有情，更相杀害，积聚彼头，过梵天界，虫食脓血，亦如海水。又饿鬼趣，以宿悭贪，受饥渴苦，如遇饮食即成烟焰。鬼报满已，设生人中，贫穷饥困，种种苦恼，说不能尽。又彼有情，以修福善，生忉利天等境界殊胜，恒受快乐。贪爱炽盛，如火烧干草，报寿尽时，即堕恶趣。譬如飞禽折其两翼，刹那落地，受种种苦。是故汝等，学断轮回，速求解脱。"

佛言："苾刍，譬如江河大地、日月星辰、须弥卢山及诸聚落世界，未坏而得久住，常在世间。今此经典，亦复如是。世界未坏，法亦久住。于意云何？为与一切有情止息轮回故。"苾刍闻已，信受奉行。

（《佛说解忧经》，北宋传教大师臣法天奉诏译）

注释：

[1] **甘露**：音译为阿密哩多、阿蜜栗多。意译作不死、不死液、天酒。即不死之神药，天上之灵酒。吠陀中谓苏摩酒为诸神常饮之物，饮之可不老不死，其味甘之如蜜，故称甘露。亦以甘露比喻佛法之法味与妙味长养众生之身心。密教则称真言两部不二之灌顶水为不死甘露。

[2] **顶礼**：即两膝、两肘及头着地，以头顶敬礼，承接所礼者双足。向佛像行礼，舒二掌过额、承空，以示接佛足。又作头顶礼敬、头面礼足、头面礼。其义同于五体投地、接足礼。印度最上之敬礼，以我所高者为顶，彼所卑者为足；以我所尊，敬彼所卑者，即礼之极。

[3] **正法藏**：指真正的无上佛法宝藏。又称佛法藏，或如来藏。法，教法之意；藏，含藏之意。法藏，即法性的道理，因法性含藏无量的性德而得名；指佛陀所说之教法，以教法含藏多义而得名；或指含藏此等教说之圣教、经典等，因经典含藏众多之法门而得名。

[4] **大苾刍**：德高望重的受戒僧人。苾刍，又作比丘、苾刍、备刍等；意译为乞士、除士、薰士、破烦恼、除馑、怖魔等；为佛教教团五众之一，七众之一；即出家入道，受具足戒之男子。

[5] **轮回**：音译为僧娑洛。谓众生由惑业之因（贪、嗔、痴三毒）而招感三界、六道之生死轮转，恰如车轮之回转，永无止境，故称轮回。又作生死、生死轮回、生死相续、轮回转生、沦回、流转、轮转。本为古印度婆罗门教主要教义之一，佛教沿袭之并加以发展，注入自己的教义。婆罗门教认为四大种姓及贱民于轮回中生生世世永袭不变。佛教则主张业报之前众生平等，下等种姓今生若修善德，来世可生为上等种姓，甚至可生至天界；而上等种姓今生若有恶行，来世则将生于下等种姓，乃至下地狱，并由此说明人间不平等之原因。

盖欲灭六道轮回之苦则必先断其苦因（三毒），谓三毒犹如种子之能生芽，故众生流转三有（即欲界、色界、无色界）不得出离，若断灭我执及贪、嗔、痴，则诸苦亦断。

[6] **三界大轮回**：也称三界六道大轮回。三界指欲界、色界、无色界。六道指天道、人道、阿修罗道、畜生道、饿鬼道、地狱道。欲界包括人道、阿修罗道、畜生道、饿鬼道、地狱道和天道中的一部分——六欲天（四天王天、忉利天、夜摩天、兜率天、化乐天、他化自在天）。色界和无色界都在天道。三界和六道所指的范围是相同的，三界是按照境界的不同区分的，六道是按照众生种类（或者说业力，或者说果报）的不同区分的。佛教认为，一切有生命的东西，如不寻求解脱，就永远在六道中生死相续，无有止息。

[7] **三界**：欲界、色界、无色界。欲界是有淫、食二欲的众生所住的世界，上自

六欲天，中自人畜所居的四大洲，下至无间地狱皆属之；色界是无淫、食二欲但还有色相的众生所住的世界，四禅十八天皆属之；无色界是色相俱无但住心识于深妙禅定的众生所住的世界，四空天属之。此三界都是凡夫生死往来的境界，所以佛教行者以跳出三界为目的。

[8] **四生**：指三界六道有情产生之四种类别。据《阿毗达磨俱舍论》卷八载，四生即卵生、胎生、湿生、化生。由卵壳出生者，称为卵生，如鹅、孔雀、鸡、蛇、鱼、蚁等。从母胎出生者，称为胎生，又作腹生，如人、象、马、牛、猪、羊、驴等。由粪聚、注道、秽厕、腐肉、丛草等润湿地之湿气所产生者，称为湿生，又作因缘生、寒热和合生，如飞蛾、蚊蚰、蠓蚋、麻生虫等。无所托而忽有，称为化生，如诸天、地狱、中有之有情，皆由其过去之业力而化生。以上四生，以化生之众生为最多。

[9] **禅味**：入于禅定时，身心适悦、轻安寂静之妙味；即禅乐，禅定之法悦。

[10] **五通**：五种神通。指修四根本静虑所得五种超自然之能力。又作五神通。神，指不可思议之意。通，为自由自在之意。一般所谓之五通：①神境智证通，又作神境通、神足通、身如意通、如意通、身通，谓不论何处皆能来去自如；②天眼智证通，又作天眼智通、天眼通，谓能见常人之眼所不能见者；③天耳智证通，又作天耳智通、天耳通，谓能听常人不能听闻之音声；④他心智证通，又作他心智通、知他心通、他心通，谓能明了他人内心之动向；⑤宿住随念智证通，又作宿住智通、识宿命通、宿命通，谓能了知过去之事。

[11] **欲色界**：指欲界与色界。欲界，三界之一，即有色欲与食欲的众生所住的世界。上自六欲天，中至人畜所居的四大部洲，下至无间地狱等，都属于欲界的范围。色界，三界之一，在欲界之上。此界的众生，但有色相，而无男女诸欲，故名色界。色界的范围包括初禅至四禅等十八层天。

[12] **生死轮回**：指生与死交替循环。生死，谓一切众生因惑业所招，生了又死，死了又生。生死，有分段生死与变易生死的分别。轮回，谓众生从无始以来，辗转生死于三界六道之中，如车轮一样的旋转，没有脱出之期。

[13] **四圣谛**：又名四真谛，或四谛法，包括苦谛、集谛、灭谛、道谛。苦谛说明了人生多苦的真理。人生有三苦、八苦、无量诸苦，苦是现实宇宙人生的真相。集谛的集是集起的意思，集谛说明了人生的痛苦是怎样来的的真理，人生的痛苦是由于凡夫自身的愚痴无明，和贪、嗔、恚等烦恼的掀动，而去造作种种不善业所导致的。灭

谛说明了涅槃境界才是多苦的人生最理想、最究竟的归宿的真理，因涅槃是常住、安乐、寂静的境界。道谛说明了人要修道才能证得涅槃的真理。道有多种，主要指八正道。此四圣谛括尽了世间、出世间的两重因果，集是因，苦是果，集与苦是迷界的因果；道是因，灭是果，道与灭是悟界的因果。

[14] **七生**：即七次受生于人天之间，乃"极七返有"思想之转讹。极七返有，又作极七返生；意谓至多仅须往返七次受生；即住于预流果而尚未断除烦恼之圣者，必须在人天之中往返七次受生，始得入于涅槃。《增一阿含经》卷二十云："极迟经七死七生。"

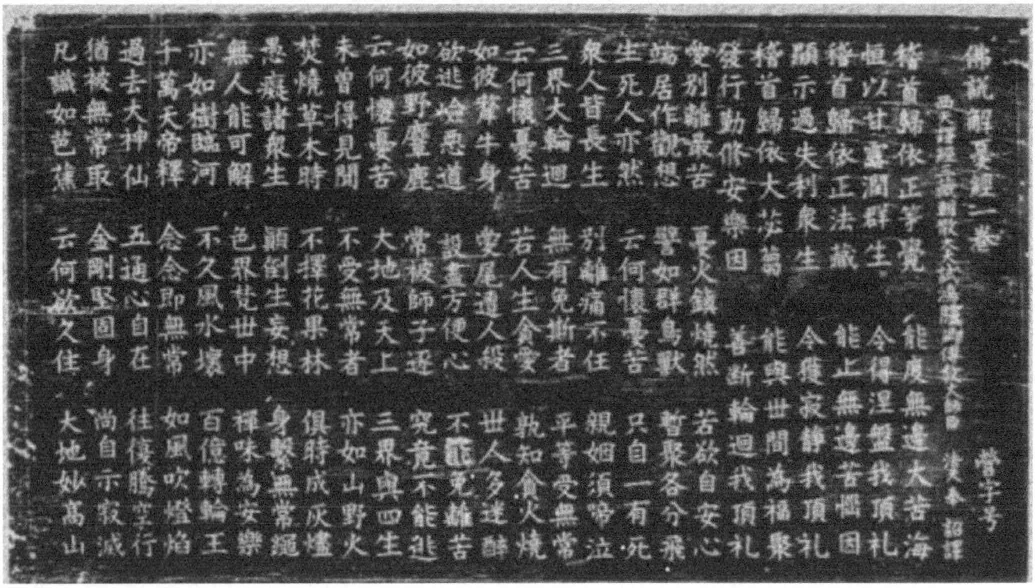
佛説解憂經一卷 西天譯經三藏朝散大夫試光祿卿明教大師臣法賢奉 詔譯 營字号
稽首歸依正等覺 能度無邊大苦海
恒以甘露潤群生 令得涅槃我頂礼
稽首歸依正法藏 能止無邊苦惱因
顯示過失利衆生 令獲寂靜我頂礼
稽首歸依大苾芻 能與世間為福聚
發行勤修安樂因 善斷輪迴我頂礼
愛別離最苦 憂火鎔燒然 若欲自安心
端居作觀想 譬如群鳥獸 暫聚各分飛
生死人亦然 云何懷憂苦 只自一有死
衆人皆長生 別離痛不任 親姻須啼泣
三界大輪迴 無有免斷者 平等受無常
云何懷憂苦 若人生貪愛 孰知貪火燒
如彼犛牛身 愛尾遭人殺 世人多迷醉
欲進墜惡道 設盡方便心 不覔覓離苦
如彼野麋鹿 常被師子逐 究竟不能逃
云何懷憂苦 大地及天上 三界與四生
未曾得見聞 不受無常者 亦如山野火
焚燒草木時 不擇花果林 俱時成灰燼
愚癡諸衆生 顛倒生妄想 身繫無常繩
無人能可解 色界梵世中 禪味為安樂
亦如樹臨河 不久風水壞 百億轉輪王
千萬天帝釋 念念即無常 如風吹燈焰
過去大神仙 五通心自在 往復騰空行
猶被無常取 金剛堅固身 尚自示寂滅
凡識如芭蕉 云何欲久住 大地妙高山

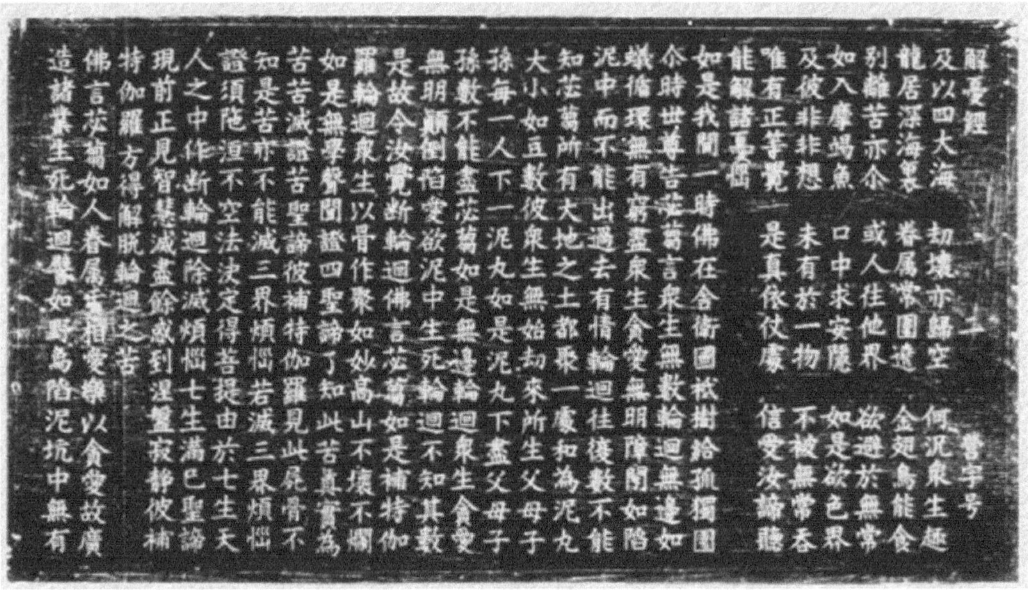
解憂經 三 營字号
及以四大海 刼壞亦歸空 何況衆生趣
龍居深海裏 眷屬常圍遶 金翅鳥能食
別離苦亦介 或人住他界 欲避於無常
如入摩竭魚 口中求安隱 如是欲色界
及彼非非想 未有於一物 不被無常吞
唯有正等覺 是真依仗處 信受汝諦聽
能解諸憂惱
如是我聞一時佛在舍衛國祇樹給孤獨園
介時世尊告苾芻言衆生無數輪迴無邊如
蟻循環無有窮盡衆生貪愛無明障閉如陷
泥中而不能出過去有情輪迴往復數不能
知苾芻所有大地之土都聚一處和為泥丸
大小如豆數彼衆生無始刼來所生父母子
孫每一人下一泥丸如是泥丸下盡父母子
孫數不能盡苾芻如是無邊輪迴衆生貪愛
無明顛倒陷愛欲泥中生死輪迴不知其數
是故令汝覺斷輪迴佛言苾芻如是補特伽
羅輪迴衆生以骨作聚如妙高山不壞不爛
如是無學聲聞證四聖諦了知此苦真實為
苦苦滅證苦聖諦彼補特伽羅見此晁骨不
知是苦亦不能滅三界煩惱若滅三界煩惱
證須陀洹不空法決定得菩提由於七生天
人之中作斷輪迴除滅煩惱七生滿已聖諦
現前正見智慧滅盡餘惑到涅槃寂靜彼補
特伽羅方得解脫輪迴之苦
佛言苾芻如人眷屬恒相愛樂以貪愛故廣
造諸業生死輪迴譬如野鳥陷泥坑中無有

图 10－1 《佛说解忧经》（《房山石经》第二十六册 531 页）

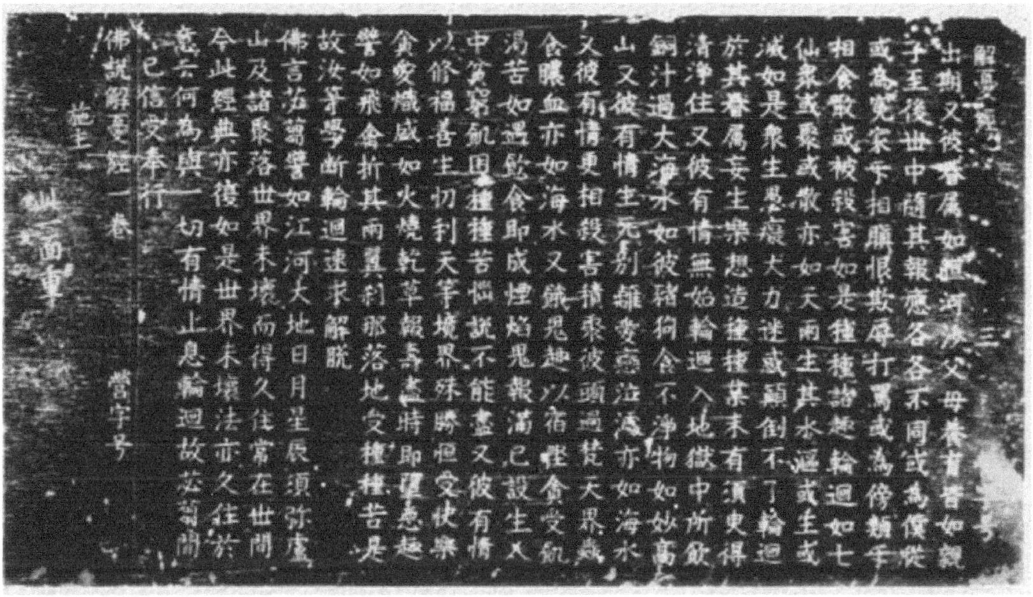

图 10 - 2 《佛说解忧经》(《房山石经》第二十六册 532 页)

十一、观心养性

解题：本篇为《菩提心观释》之全文，为北宋法天所译。这是一部诠释觉悟与智慧大道至理的经论。该书不是经，但却是一部阐述般若心、菩提心的经典著作，是一部开示智慧法门的重要文献。该书虽然只有 1300 多字，但内容非常丰富、涉猎面非常广。可以说其是继《般若波罗蜜多心经》之后的又一部集约型的佛教经典名著。所谓集约就是指浓缩众多经典的精华。

归命[1]本师，大觉世尊，

我今略释，菩提心[2]观。

如佛所说，从心生一切法，我今当议彼菩提心。云何性？答：离一切性。云何一切性？谓蕴、处、界[3]等性。彼菩提心离取舍故，则法无我，自性平等，本来不生，自性空故。所言一切性者，是我等性，谓我、人、众生、寿者、补特伽罗、摩拏嚩迦等性，而彼等性非菩提心。于意云何？谓彼我等，而于自性离一切相中而生我见，从我见生一切烦恼，此不生彼心。或言蕴、处、界等亦离取舍，谓蕴、处、界等性真实理不可得故。云何色相等无实？谓色蕴四大合成故。四大者，即地、水、火、风界；复生五色[4]，谓色、声、香、味、触。彼地大等及五色等，一一各自性不可得。如是诸法皆然，是故知色名虚假，由此知色蕴空。譬如因树有影，树灭影亡。色蕴如是，受蕴亦然。云何名受？受有三种，谓苦受、乐受、非苦乐受，而此三受互相因缘。复有二种，谓身受、意受。身色蕴摄，身不可得故。若无身即无受，亦不可言亦不可说，非短非长，非色非相，无实无著，不可知故。身受如是，意受亦然。受蕴如是，见受蕴空，想蕴亦虚假不实。缘虑所摄，而彼缘虑不可得故，即非缘虑。非缘虑故，见想蕴空。想蕴如是，行蕴亦然。心所造作善意记念等行，无所有故。彼心法所生色等蕴，一一无所生，是故知行蕴业相不实，亦无主宰，即见行蕴空。行蕴如是，识蕴亦然。乃至眼、耳、鼻、舌、身、意，彼眼识等，一一自性皆不可得。彼眼缘有色，从缘生识，无缘即不生识。而此眼色及彼色蕴等无分齐，此分别眼色即非眼色，识无所生。眼识如是，耳、鼻、舌、身、意亦然。如是知此识，依止摩囊识。由依止摩囊识故，即发生过去未来见在法故。

云何过去未来见在法？谓过去已灭，未来未生，见在不住，由是知识蕴空。如是一一说蕴、处、界，各各分别，自性皆空。彼非无性即真实句，喻无种子不生芽茎，是故说彼蕴、处、界等亦离取舍。云何菩提心无取无舍？如佛所说，告秘密主，彼菩提心，如来、应、正等觉了知彼心，非青非黄，非赤非白，非红色非颇胝迦色，非短非长，非圆非方，非明非暗，非女非男，非黄门等。又秘密主，菩提心非欲界性，非色界性，非天性非夜叉，非干阔婆[5]非阿修罗，非人非非人等性，乃至一切智求亦不可得。如是取心非有，云何言有舍故？又如佛说，告秘密主，菩提心非内非外非中间，不可得故。于意云何？以自性寂静故。又秘密主，彼菩提心，一切智求不可得，云何得取舍？如是于法得离取舍，平等无我。如一切法无我亦然。如佛所说，菩提心亦然。一切法空[6]、无相、无我，诸法寂静无寂静相。心本平等，本来不生亦非不生。复云何性？答曰："空性[7]。"空云何性？谓如虚空故。如佛所说，虚空之性，空无喻故。菩提之心，亦复如是。菩提之名，非性非相，无生无灭，非觉非无觉，若如是了知，是名菩提心。又如佛说，告秘密主，于自本心如实了知，于无有法亦不可得，是故名阿耨多罗三藐三菩提。又告秘密主，当于自心如实观已，然后发起方便观于众生，知诸众生于自觉性不如实知，起于疑妄颠倒执着，受于种种轮回大苦。我由此故起大悲心，令诸众生于自心法如实证觉，是即名为菩提心，是名利益心、安乐心、最上心、法界善觉心。以如是智摄诸众生故，名菩提心。发此心故，所获福德亦如虚空无有边际，其功德海亦复无量，虽复劫尽功德无尽，如是名为发一切智根本最上菩提心。

（《菩提心观释》，北宋传教大师臣法天译）

注释：

[1] **归命：** 梵语曰南无。译曰归命。有三义：一身命归趣于佛之义；二归顺佛之教命之义；三命根还归于一心本元之义。

[2] **菩提心：** 全称阿耨多罗三藐三菩提心。又作无上正真道意、无上菩提心、无上道心、无上道意、无上心、道心、道意、道念、觉意。即求无上菩提之心。菩提旧译为道，求真道之心曰菩提心；新译曰觉，求正觉之心曰菩提心。其意一也。

菩提心为一切诸佛之种子，净法长养之良田，若发起此心勤行精进，当得速成无上菩提。故知菩提心乃一切正愿之始、菩提之根本、大悲及菩萨学之所依；大乘菩萨最初必须发起大心，称为发菩提心、发心、发意，而最初之发心称初发心、新发意。求往生净土者，亦须发菩提心。《佛说无量寿经》卷下谓，三辈往生之人皆应发无上菩提心。菩提心之体性，《大毗卢遮那成佛神变加持经·住心品》谓，如实知自心，即为菩提。即以本有之自性清净心为菩提心。

[3] **蕴、处、界**：五蕴、十二处、十八界之简称。旧译为阴、入、界。其中蕴即五蕴，又名五阴，即色、受、想、行、识，为众生的心身。处即十二处，又名十二入，即六根对六尘之处。界即十八界，为六根对六尘，生起六识，三六共为十八境界。此五蕴、十二处、十八界，通常叫作三科。

[4] **五色**：又作五正色、五大色。即青、黄、赤、白、黑五种基本色。

[5] **干闼婆**：又作健达婆、犍达缚、健闼婆、干沓和、干沓婆、彦达缚、犍陀罗等。译曰香神、嗅香、香阴、寻香行。乐人之称。又八部众之一。乐神名。不食酒肉，唯求香以资阴身，又自其阴身出香，故有香神乃至寻香行之称。与紧那罗同，奉侍帝释而司奏伎乐。紧那罗者法乐，干闼婆者俗乐。

[6] **法空**：诸法之自性为空。法空，又作法无我；为二空之一、三空之一；可从一切法无我与因缘生等二义论之。

[7] **空性**：音译作舜若多。指空之自性、空之真理，乃真如之异名。依唯识家之说，真如为远离我、法二执之实体，故修空观而离我法二执之处，真如实体即跃然而现，亦即依空而显明实性，非谓真如之体为空。又除译为空性外，经论中亦译作无、空门（三解脱门之一）等。

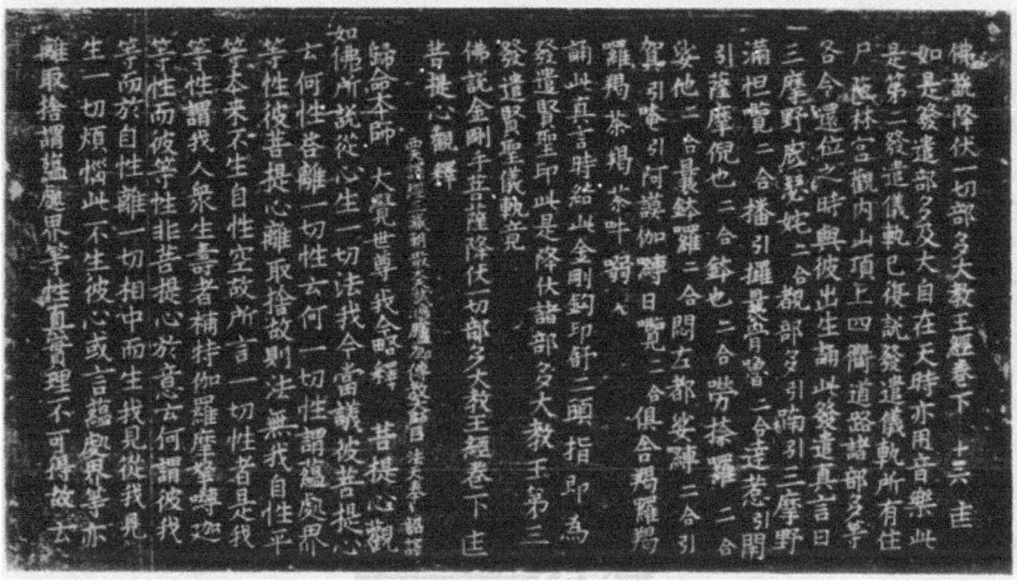

图 11 - 1 《菩提心观释》(《房山石经》第二十六册 608 页)

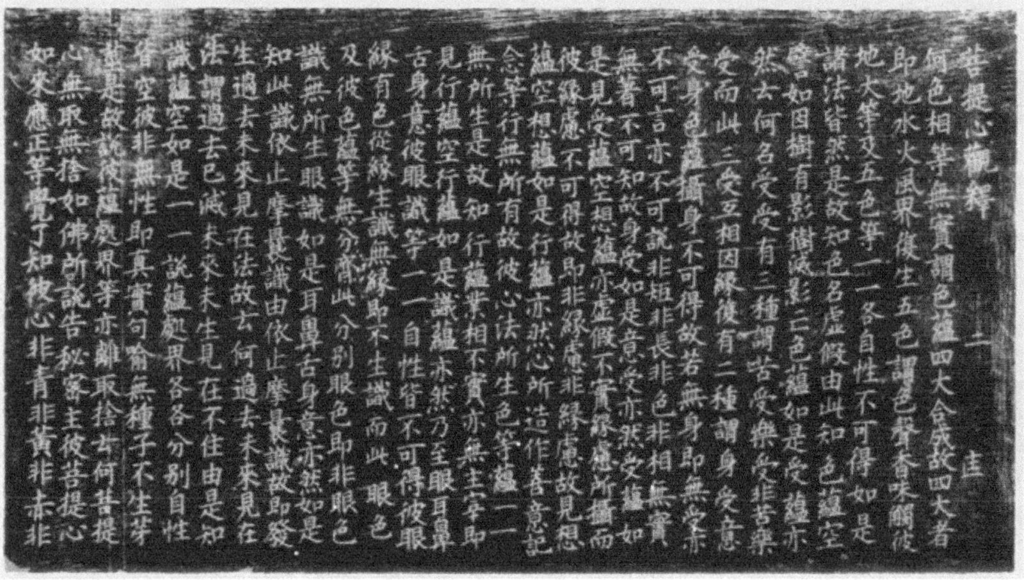
菩提心觀釋 二 佳
何色相等無實謂色蘊四大合成故四大者
即地水火風界復生五色謂色聲香味觸彼
地大等及五色等一一各自性不可得如是
諸法皆然是故知色名虛假由此知色蘊空
譬如因樹有影樹滅影亡色蘊如是受蘊亦
然云何名受受有三種謂苦受樂受非苦樂
受而此三受互相因緣復有二種謂身受意
受身色蘊攝身不可得故若無身即無受亦
不可言亦不可說非短非長非色非相無實
無著不可知故身受如是意受亦然受蘊如
是見受蘊空想蘊亦虛假不實緣慮所攝而
彼緣慮不可得故即非緣慮非緣慮故見想
蘊空想蘊如是行蘊亦然心所造作善意起
念等行無所有故彼心法所生色等蘊一一
無所生是故知行蘊業相不實亦無主宰即
見行蘊空行蘊如是識蘊亦然乃至眼耳鼻
舌身意彼眼識等一一自性皆不可得彼眼
緣有已從緣生識無緣即不生識而此眼色
及彼色蘊等無分齊此分別眼色即非眼色
識無所生眼識如是耳鼻舌身意亦然如是
知此識依止摩最識由依止摩最識故即發
生過去未來見在法故云何過去未來見在
法謂過去已滅未來未生見在不住由是知
識蘊空如是一一說蘊處界各各分別自性
皆空彼非無性即真實句喻無種子不生芽
甚是故說彼蘊處界等亦離取捨云何菩提
心無取無捨如佛所說告秘密主彼菩提心
如來應正等覺了知彼心非青非黃非赤非

菩提心觀釋 三 佳
自非紅色非頗胝迦色非短非長非圓非方
非明非暗非女非男非黃門等又秘密主菩
提心非欲界性非色界性非天性非夜叉非
乾闥婆非阿修羅非人非非人等性乃至一
切智求亦不可得如是取心非有云何言有
捨故又如佛說告秘密主菩提心非內非外
非中間不可得故於意云何以自性寂靜故
又秘密主彼菩提心一切智求不可得云何
得取捨如是於法得離取捨平等無我如一
切法無我亦然如佛所說菩提心亦然一切
法空無相無我諸法寂靜無寂靜相心本平
等本來不生亦非不生復云何性答曰空性
空云何性謂如虛空故如佛所說虛空之性
空無喻故菩提之心亦復如是菩提之名非
性非相無生無滅非覺非無覺若如是了知
是名菩提心又如佛說告秘密主於自本心
如實了知於無有法亦不可得是故名為阿耨
多羅三藐三菩提又告秘密主當於自心如
實觀已然後發起方便觀於衆生知諸衆生
於自覺性不如實知起於疑妄顛倒執著受
於種種輪迴大苦我由此故起大悲心令諸
衆生於自心法如實覺悟是即名為菩提心
是名利益心安樂心最上心法界菩提心
如是智攝諸衆生故名菩提心發此心故所
獲福德亦如虛空無有邊際其功德海亦復
無量雖復劫盡功德無盡如是治為發一切
智根本最上菩提心
菩提心觀釋一卷 佳

图 11－2 《菩提心观释》（《房山石经》第二十六册 609 页）

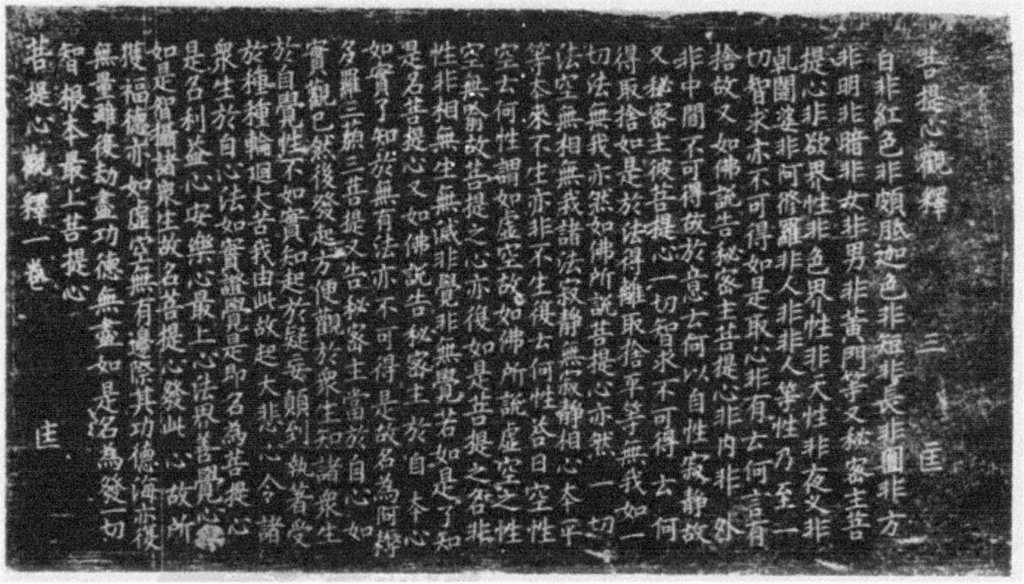

十二、智慧法观

解题：本篇节选自《增一阿含经》，为东晋罽宾三藏瞿昙僧伽提婆所译。所谓智慧法观，指的是用智慧的法门来审视身心。该经强调，要修行善法，就必须做到"少欲、知足、有勇猛心、多闻能与人说法、无畏无恐、戒律具足、三昧成就、智慧成就、解脱成就、解脱见慧成就"。本篇的重点在"观"字，观身能使人明白疾病之所在，观心能使人明白无明之所在，观法能使人明白希望之所在。

（一）

闻如是：一时佛在舍卫国祇树给孤独园。尔时，世尊告诸比丘："若有众生奉行十法，便生天上；又行十法，便生恶趣；又行十法，入涅槃界。云何修行十法，生恶趣中？于是，有人杀生、盗劫、淫泆、妄言、绮语、恶口、两舌斗乱、彼此嫉妒、嗔恚、兴起邪见，是谓十法。其有众生，行此十法，入恶趣中。云何修行十法，得生天上？于是，有人不杀，不盗，不淫，不妄言、绮语、恶口，不两舌斗乱、彼此嫉妒、恚害、兴起邪见。若有人行此十法者，便生天上。云何修行十法，得至涅槃？所谓十念[1]，念佛、念法、念比丘僧、念天、念戒、念施、念休息、念安般、念身、念死，是谓修行十法，得至涅槃。比丘当知，其生天及恶趣者，当念舍离，其十法得至涅槃者，善修奉行。如是，比丘当作是学。"尔时，诸比丘闻佛所说，欢喜奉行。

（二）

闻如是：一时佛在舍卫国祇树给孤独园。尔时，世尊告诸比丘："由十恶之本，外物衰耗，何况内法。云何为十？所谓杀、盗、淫、妄言、绮语、恶口、两舌斗乱、彼此嫉妒、恚害、心怀邪见。由杀生报故，众生寿命极短；由不与取故，众生生便贫贱；由淫泆报故，众生门不贞良；由妄语故，众生口气丑弊，致不鲜洁；由绮语报故，致土地不平整；由两舌报故，土地生荆棘；由恶口报故，语有若干种；由嫉妒故，以致谷不丰熟；由恚害报故，多诸秽恶之物；由邪见报故，自然生八大地狱。因此十恶报故，使诸外物衰耗，何况内物。是谓，比丘当念舍离十恶之法，修行十善法。如是，比丘当作是学。"尔时，诸比丘闻佛所说，欢喜奉行。

（三）

闻如是：一时佛在舍卫国祇树给孤独园。尔时，波斯匿王往至世尊所，头面礼足，在一面坐。尔时，波斯匿王往白世尊言："如来审有是语：'施我获福多，余者获福少；施我弟子，勿施余人。'设有人作是语者，岂非毁如来法乎？"佛告王曰："我无此语：'独应施我，勿施余人。'大王当知，我恒有此语：'若比丘钵中遗余掷着水中，软虫食之犹得其福，何况施人而不获福乎？'但大王，我有是语：'施持戒人，其福益多，胜于犯戒之人。'"

尔时，波斯匿王前白佛言："唯然！世尊！施持戒人，其福倍多于犯戒之人者上。"王复白佛言："尼捷子来语我言：'沙门瞿昙知于幻术，能回转世人。'世尊！此语为审乎？为非耶？"佛告王曰："如是，大王，如向来言：'我有幻法，能回转世人。'"王白佛言："何者名为回转幻法？"佛告王曰："其杀生者，其罪难量；其不杀者，受福无量；其不与取者，获罪无量；其不盗者，获福无量；夫淫泆者，受罪无量；其不淫者，受福无量；其邪见者，受罪无量；其正见者，获福无量。我所解幻法者，正谓此耳。"

是时，波斯匿王白世尊言："若当世间人民、魔、若魔天有形之类，深解此幻术者，则获大幸。自今已后，不复听外道[2]异学入我国界，听四部之众恒在我宫，常当供养，随其所须。"

佛告大王："勿作是语。所以然者，施畜生之类，犹获其福；及施犯戒之人，亦获其福；施持戒之人，福亦难量；施外仙道之人，获一亿之福；施须陀洹、斯陀含、阿那含、阿罗汉、辟支佛及佛，其福不可量。是故，大王，当兴发意，供给当来过去诸佛、声闻弟子。如是，大王当作是学。"

尔时，波斯匿王闻佛所说，欢喜奉行。

（四）

闻如是：一时佛在舍卫国祇树给孤独园。尔时，众多比丘食后皆集普会讲堂，咸共论说此义："所谓论者，衣裳、服饰、饮食之论，邻国、贼寇、战斗之论，饮酒、淫泆、五乐[3]之论，歌舞、戏笑、妓乐之论。如此非要，不可称计。"尔时，世尊以天耳听闻诸比丘各作是论，即往至普会讲堂所，问诸比丘："汝等集此欲何所论说？"是时，诸比丘白世尊言："我等集此共论此不要事。"是时，佛告诸比丘曰："止，止！比丘，勿作此论。所以然者，此论非义，亦无善法之趣，不由此论得修梵行[4]，不得灭尽涅槃之处，不得沙门平等之道。此皆俗论，非正趣之论。汝等已离俗修道，不应思惟败行之论。汝等设欲论者，当论十事功德之论。云何为十？若精勤比丘少欲、知足、有勇猛心、多闻能与人说法、无畏无恐、戒律具足、三昧成就、智慧成就、解脱成就、解脱见慧成就。汝等设欲论者，当论此十事。所以然者，润及一切，多所饶益，得修梵行，得至灭尽无为之处，涅槃之要也。汝今族姓子已出家学道，应当思惟此十事。此论者，正法之论，去离恶趣。如是，比丘当作是学。"

尔时，诸比丘闻佛所说，欢喜奉行。

（五）

闻如是：一时佛在舍卫国祇树给孤独园。尔时，众多比丘皆集普会讲堂，各生此论："今舍卫城谷米勇贵，乞求难果。世尊又说：'依于饮食，人身得存，四大依倚心所念法，法依善趣之本。'我等今日便当差次立人乞求。使乞求之人得见好妙色，得极妙更乐，得衣裳、饮食、床卧具、病廋、医药，不亦善耶？"尔时，世尊清净无瑕秽，以天耳遥闻诸比丘各生此论。尔时，世尊即往至普会讲堂所，在众中坐，告诸比丘："汝等集此为何论义？"比丘对曰："我等所论，今舍卫城乞求难得，欲共差次一人次第乞食，随时得见好色妙服，及衣被、饮食、床卧具、病廋、医药。我等所论正论此耳。"

佛告比丘："若乞求比丘四事[5]，供养衣被、饮食、床卧具、病廋、医药，复用见色、声、香、味、细滑法乎？我恒教敕：'乞食求有二事：可亲，不可亲。设得衣被、饮食、床卧具、病廋、医药，增益恶法，无有善法，此不可亲。若得乞求衣被、饮食、床卧具、病廋、医药，增益善法，不增恶法，此便可亲。'汝等比丘，于此法中，欲作何等之论？汝等所论者，非止法论，当舍此法，更莫思惟，不由此得至休息火尽涅槃之处。设欲论者，当论此十法。云何为十？若精勤比丘少欲、知足、有勇猛心、多闻能与人说法、无畏无恐、戒律具足、三昧成就、智慧成就、解脱成就、解脱见慧成就。汝等设欲论者，当论此十事。所以然者，润及一切，多所饶益，得修梵行，得至灭尽之处、无为涅槃界。此论者沙门之义，当念思惟，勿去离心。如是，比丘当作是学。"

尔时，诸比丘闻佛所说，欢喜奉行。

（六）

闻如是：一时佛在舍卫国祇树给孤独园。尔时，众多比丘各集普会讲堂，作是异论："今舍卫城乞食难得，非比丘所安之处，我等可立一人次第乞食。此乞比丘，能办衣被、饮食、床卧具、病瘦、医药，无所乏短。"尔时，众中有一比丘，白诸人曰："我等不堪任在此乞求，各共诣摩竭国，于彼乞求，又且谷米丰贱，饮食极饶。"更复有比丘说曰："我等不宜在彼国乞食。所以然者，阿阇世王在彼治化，主行非法，又杀父王，与提婆达兜为友。以此因缘故，不宜在彼乞求。"复有比丘说曰："今此拘留沙国土，人民炽盛，饶财多宝，宜在彼土乞求。"复有比丘作是说："我等不宜在彼土乞食。所以然者，恶生王于彼土治化，极为凶弊，无有慈仁，人民粗暴，好喜斗讼。以此因缘，故不应在彼乞食。"复有比丘说曰："我等宜在拘深婆罗奈城，优填王所治之处，笃信佛法，意不移动。我等宜在彼土乞食，所愿无违。"

尔时，世尊以天耳闻诸比丘各生此论，即严整衣服，至诸比丘所，在中央坐，问诸比丘曰："汝等集此欲何等论？为说何事？"是时，比丘白佛言："我等集此各兴此论：'今舍卫城谷米勇贵，乞求巨得，各当共诣摩竭国界，于彼乞求。又彼国土饶财多宝，所索易得。'其中或有比丘说曰：'我等不宜彼国乞食。所以然者，阿阇世王在彼治化，主行非法，又杀父王，与提婆达兜为友。以此因缘，故不宜在彼乞求。'其中复有比丘说曰：'今拘留沙国，人民炽盛，饶财多宝，宜在彼国乞食。'复有比丘作是说：'我等不宜在彼乞食。所以然者，恶生王于彼治化，为人凶恶，无有慈仁，好喜斗讼。以此因缘，故不宜在彼乞食。'复有比丘说曰：'我等宜在拘深婆罗奈城，优填王所治之处，笃信佛法，意不移动，宜在彼乞食，所愿无违。'在此所论，正谓此耳。"

尔时，佛告诸比丘："汝等莫称讥王治国家界，亦莫论王有胜劣。"

尔时，世尊便说此偈：

"夫人作善恶，行本有所因；

彼彼获其报，终不有毁败。

夫人作善恶，行本有所因；

为善受善报，恶受恶果报。"

"是故，比丘，勿兴斯意论国事，缘不由此论得至灭尽涅槃之处，亦不得沙门正行之法。设欲作是论，非是正业。汝等应当学十事论。云何为十？若精勤比丘少欲、知足、有勇猛心、多闻能与人说法、无畏无恐、戒律具足、三昧成就、智慧成就、解脱成就、解脱见慧成就。汝设欲论者，当论此十事。所以然者，普润一切，得修梵行，得至灭尽涅槃之处。汝等已出家学道，离于世俗，当勤思惟，勿去离心。如是，比丘当作是学。"

尔时，诸比丘闻佛所说，欢喜奉行。

（七）

闻如是：一时佛在舍卫国祇树给孤独园。尔时，众多比丘集普会讲堂各兴此论："今波斯匿王主行非法，犯圣律教，谶比丘尼得阿罗汉道，十二年中闭在宫内，与共交通。又不事佛、法、比丘僧，无笃信之心向阿罗汉，则无信心于佛、法、圣众。我等宜应远离，勿止此土。所以然者，王行非法时，王大臣亦行非法；大臣已行非法，左右吏佐亦行非法；吏佐已行非法，诸庶人类亦行非法。我今宜在远国乞求，不止此邦，又可观彼风俗之化，已见风俗之化，则见殊异之处。"

尔时，世尊以天耳听闻诸比丘各兴此论，即往至诸比丘所，在中央坐。尔时，佛告诸比丘："汝等集此为何论说？"众多比丘白世尊言："我等在此论波斯匿王，主行非法，犯圣律教，十二年中闭谶比丘尼，在深宫内接待以色，又得道之人行过三界，然王亦不事佛、法及众僧，无笃信之心向阿罗汉。已无此心，则无此心于三尊，我等宜远游，不须住此。所以然者，王行非法时，臣佐、人民亦复行恶，又观世间风化之法。"

尔时，世尊告曰："汝等勿论国界之事，当自克己，思惟内省，挍计分别。言此论者不合至理，亦复不令人得修梵行，灭尽无为涅槃之处。当自修己，炽然法行，自归最尊。若比丘能自修己，兴隆法乐者，此人之类便为我躬自所生。云何？比丘，能自炽然，兴隆法乐，无有虚妄，自归最尊。于是，比丘，内自观身，身意止，自摄其心，除去乱想，无有忧愁；外自观身，身意止，自摄其心，除去乱想，无有愁忧。有复内外观身，身意止；内观痛，外观痛，内外观痛；内观心，外观心，内外观心；内观法，外观法，内外观法。法意止，自摄其心，除去乱想，无有愁忧。如是，比丘，能自炽然其行，兴隆法乐，自归最尊。诸有将来、现在比丘，能自炽然不失行本，便为我之所生。是故，比丘，若欲有所论，当论于十事。云何为十？所谓精勤比丘少欲、知足、有勇猛心、多闻能与人说法、无畏无恐、戒律具足、三昧成就、智慧成就、解脱成就、解脱见慧成就。汝等设欲论者，当论此十事。所以然者，润及一切，多所饶益，得修梵行，至灭尽之处、无为涅槃界。此论者沙门之义，当念思惟，勿去离心。如是，比丘当作是学。"

尔时，诸比丘闻佛所说，欢喜奉行。

（节选自《增一阿含经》，东晋罽宾三藏瞿昙僧伽提婆译）

注释：

[1] **十念**：①指念佛等十种念。又作十随念。《增一阿含经》卷一载有念佛、念法、念僧、念戒、念施、念天、念休息（即止息心意之想动）、念安般（数息）、念身非常、念死十念。②称名之十念。《无量寿经》卷上第十八愿文有"乃至十念"，《佛说观无量寿经》亦说"具足十念称南无阿弥陀佛"，二经均载有以十念念佛即可往生弥陀净土之说，此说系净土宗重要教义之根据。③慈等之十念，系《弥勒菩萨所问本愿经》之说法，即忆念慈、悲、护法等十种，以为性质及能力较佳之菩萨，可依此往生净土。《大宝积经》卷九十二亦有此种说法，而称"念佛十种心"。④念过去佛等十念。《菩萨受斋经》载菩萨之十念，即念过去佛、念未来佛、念一切十方之现在佛、念尸波罗蜜持戒、念禅波罗蜜、念沤和拘舍罗、念般若波罗蜜、念禅三昧六万菩萨在阿弥陀佛所、念过去当来今现和上阿阇黎。此系针对前述念佛等十念为小乘声闻法，特明此为菩萨所护之十念。

[2] **外道**：音译作底体迦。又作外教、外法、外学。指佛教以外之一切宗教。与儒家所谓"异端"一语相当。梵语之原义指神圣而应受尊敬之隐遁者，初为佛教称其他教派之语，意为正说者、苦行者。佛教对此而自称内道。相应地，佛教经典被称为内典，佛教以外之经典被称为外典。至后世，渐附加异见、邪说之义，外道遂成为侮蔑排斥之贬称，意为真理以外之邪法者。《三论玄义》卷上载："至妙虚通，目之为道。心游道外，故名外道。"

[3] **五乐**：指出家乐、远离乐、寂静乐、菩提乐、涅槃乐五乐。出家乐，谓世人多业惑、烦恼，若出家办道，则永断苦痛。远离乐，即初禅之乐，谓初禅能远离欲界之爱染烦恼，得觉观禅定而生喜乐。寂静乐，即二禅之乐，谓二禅离初禅之觉观散动之禅定，以心寂静而发胜定之乐。菩提乐，谓菩萨成无漏菩提果，自受其乐，然因慈心之故，复以此乐转施众生。涅槃乐，谓菩萨息化归真，入无余涅槃，得最寂静。

[4] **修梵行**：指修习清净之道。修习，数数熏习之意，简称修或习。修梵行，即于诸行法，反覆实践，数数熏习，以期达到成佛之目的。梵行，意译为净行，即僧俗二众所修之清净行为。

[5] **比丘四事**：出家人的饮食、僧衣、居住、医药四事，常由居士或信众供养。

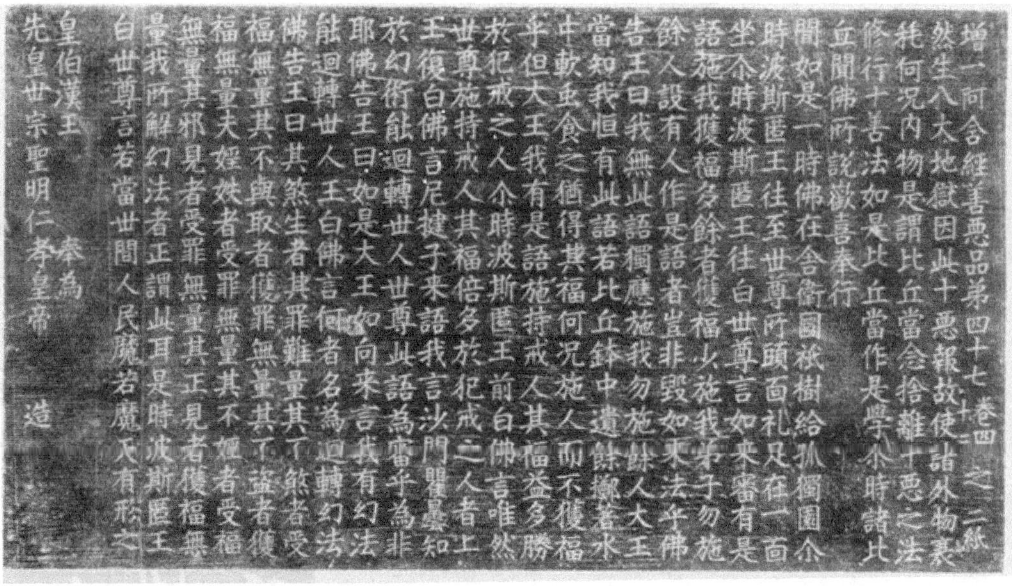

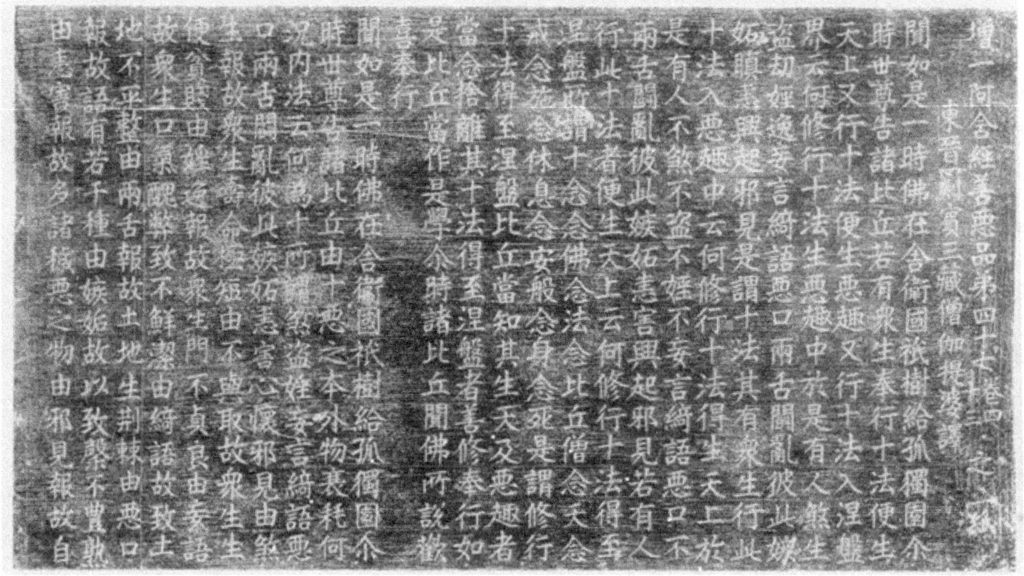

图 12-1 《增一阿含经》第 43 卷（《房山石经》第二十二册 349 页）

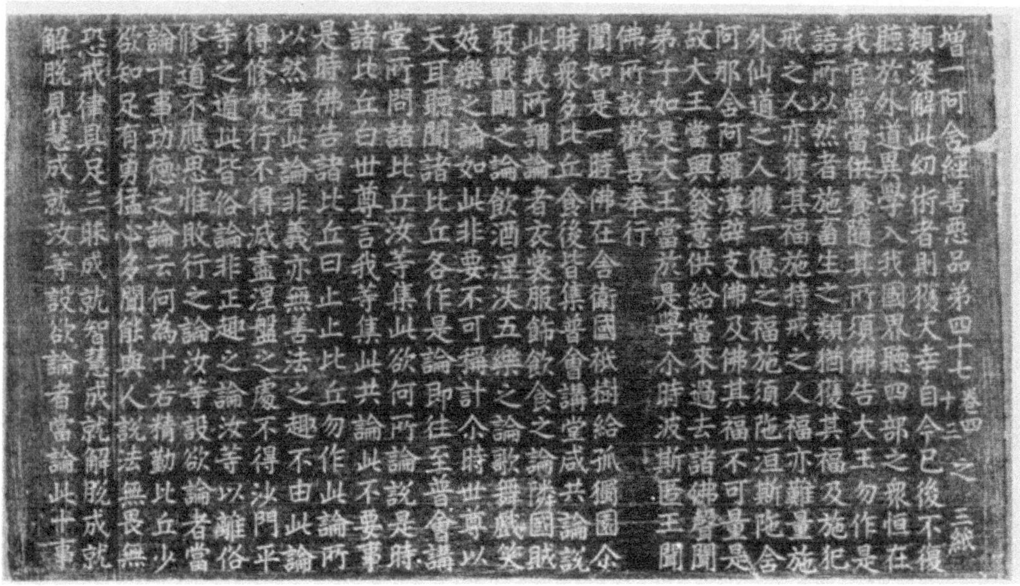

增一阿含經善惡品第四十七　卷四十三之三紙
類深解此幻術者則獲大幸自今已後不復
聽於外道異學入我國界聽四部之衆恒在
我宮當供養隨其所須佛告大王勿作是
語所以然者施畜生之類猶獲其福及施犯
戒之人亦獲其福施持戒之人福亦難量施
外仙道之人獲一億之福施須陁洹斯陁含
阿那含阿羅漢辟支佛及佛其福不可量是
故大王當興發意供給當來過去諸佛聲聞
弟子如是大王當作是學尒時波斯匿王聞
佛所說歡喜奉行
聞如是一時佛在舍衛國祇樹給孤獨園尒
時衆多比丘食後皆集普會講堂咸共論說
此義所謂論者衣裳服飾飲食之論隣國賊
寇戰鬭之論飲酒淫泆五樂之論歌舞戲笑
妓樂之論如此非要不可稱計尒時世尊以
天耳聽聞諸比丘各作是論即往至普會講
堂所問諸比丘汝等集此欲何所論說是時
諸比丘白世尊言我等集此共論此不要事
是時佛告諸比丘曰止止比丘勿作此論所
以然者此論非義亦無善法之趣不由此論
得修梵行不得滅盡涅槃之處不得沙門平
等之道此皆俗論非正趣之論汝等以離俗
修道不應思惟敗行之論汝等設欲論者當
論十事功德之論云何為十若精勤比丘少
欲知足有勇猛心多聞能與人說法無畏無
恐戒律具足三昧成就智慧成就解脫成就
解脫見慧成就汝等設欲論者當論此十事

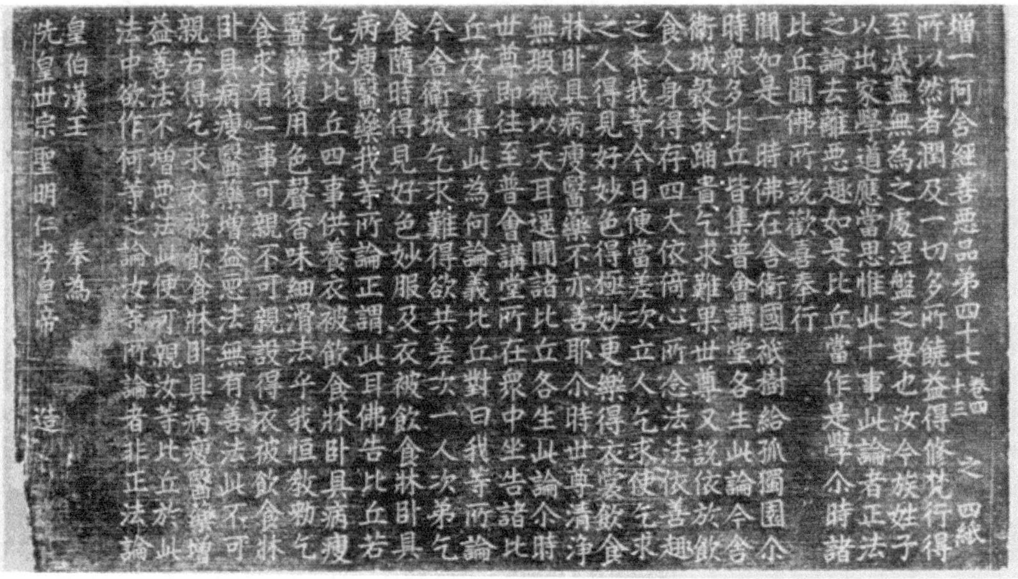

增一阿含經善惡品第四十七　卷四十三之四紙
所以然者潤及一切多所饒益得修梵行得
至滅盡無為之處涅槃之要也汝今族姓子
以出家學道應當思惟此十事此論者正法
之論去離惡趣如是比丘當作是學尒時諸
比丘聞佛所說歡喜奉行
聞如是一時佛在舍衛國祇樹給孤獨園尒
時衆多比丘皆集普會講堂各生此論今舍
衛城穀米踊貴乞求難果世尊又說依於飲
食人身得存四大依倚心所念法法依善趣
之本我等今日便當差次立人乞求使乞求
之人得見好妙色得極妙更樂得衣裳飲食
牀臥具病瘦醫藥不亦善耶尒時世尊清淨
無瑕穢以天耳還聞諸比丘各生此論尒時
世尊即往至普會講堂所在衆中坐告諸比
丘汝等集此為何論義比丘對曰我等所論
今舍衛城乞求難得欲共差次一人次弟乞
食隨時得見好色妙服及衣被飲食牀臥具
病瘦醫藥我等所論正謂此耳佛告比丘若
醫藥復用色聲香味細滑法乎我恒教勅乞
乞求比丘四事供養衣被飲食牀臥具病瘦
食求有二事可親不可親設得衣被飲食牀
臥具病瘦醫藥增益惡法無有善法此不可
親若得乞求衣被飲食牀臥具病瘦醫藥增
益善法不增惡法此便可親汝等比丘於此
法中欲作何等之論汝等所論者非正法論
皇伯漢王　奉為
先皇世宗聖明仁孝皇帝　造

图 12－2 《增一阿含经》第 43 卷（《房山石经》第二十二册 350 页）

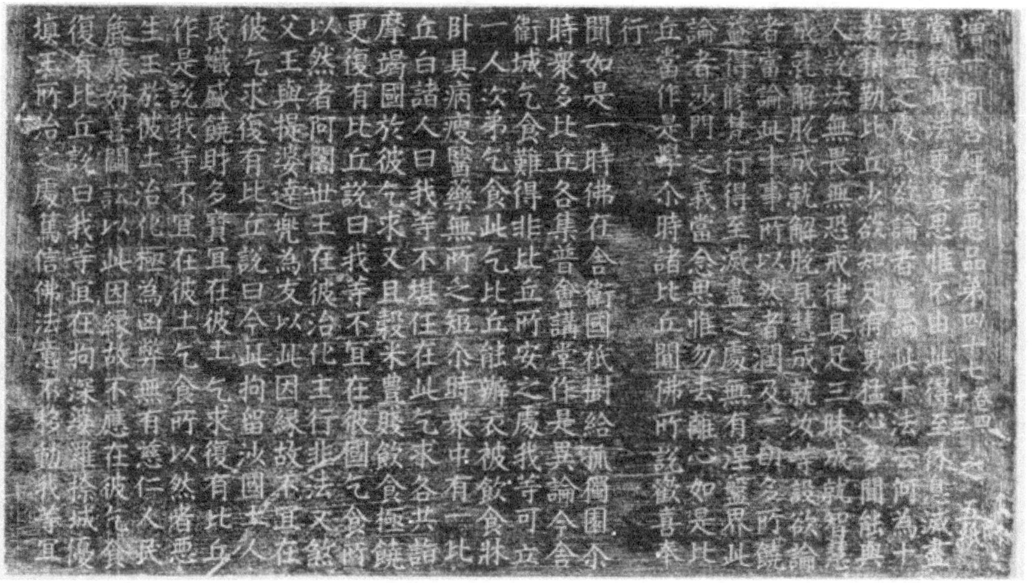
增一阿含經善惡品第四十七 卷四十三之
當捨此法更莫思惟不由此得至休息滅盡
涅槃之處汝等論者當論此十法云何為十
若精勤比丘少欲知足有勇猛心多聞能與
人說法無畏無恐戒律具足三昧成就智慧
成就解脫成就解脫見慧成就汝等設欲論
者當論此十事所以然者潤及一切多所饒
益得修梵行得至滅盡之處無有涅槃界此
論者沙門之義當念思惟勿去離心如是比
丘當作是學尒時諸比丘聞佛所說歡喜奉
行
聞如是一時佛在舍衛國祇樹給孤獨園尒
時衆多比丘各集普會講堂作是異論今舍
衛城乞食難得非比丘所安之處我等可立
一人次第乞食此乞比丘能辦衣被飲食牀
臥具病瘦醫藥無所之短尒時衆中有一比
丘白諸人曰我等不堪任在此乞求各共詣
摩竭國於彼乞求又且穀米豐賤飲食極饒
更復有比丘說曰我等不宜在彼國乞食所
以然者阿闍世王在彼治化王行非法又煞
父王與提婆達兜為友以此因緣故不宜在
彼乞求復有比丘說曰今此拘留沙國土人
民熾盛饒財多寶宜在彼土乞求復有比丘
作是說我等不宜在彼土乞食所以然者惡
生王於彼土治化極為凶弊無有慈仁人民
麁暴好喜鬪訟以此因緣故不應在彼乞食
復有比丘說曰我等宜在拘深婆羅㮈城優
填王所治之處篤信佛法意不移動我等宜

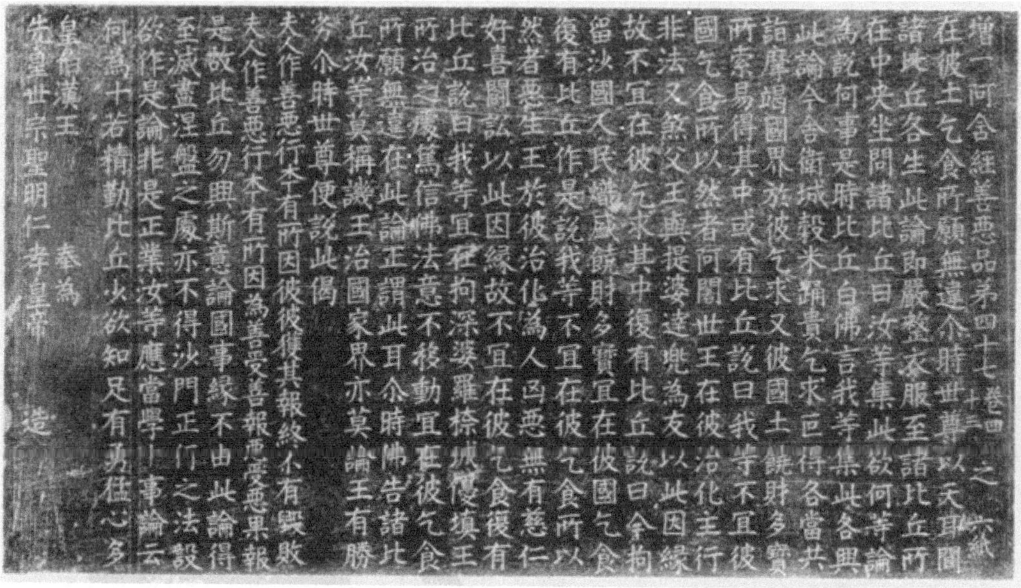
增一阿含經善惡品第四十七 卷四十三之六紙
在彼土乞食所願無違尒時世尊以天耳聞
諸比丘各生此論即嚴整衣服至諸比丘所
在中央坐問諸比丘曰汝等集此欲何等論
為說何事是時比丘白佛言我等集此各興
此論今舍衛城穀米踊貴乞求叵得各當共
詣摩竭國界於彼乞求又彼國土饒財多寶
所索易得其中或有比丘說曰我等不宜彼
國乞食所以然者阿闍世王在彼治化主行
非法又煞父王與提婆達兜為友以此因緣
故不宜在彼乞求其中復有比丘說曰今拘
留沙國人民熾盛饒財多寶宜在彼國乞食
復有比丘作是說我等不宜在彼乞食所以
然者惡生王於彼治化為人凶惡無有慈仁
好喜鬪訟以此因緣故不宜在彼乞食復有
比丘說曰我等宜在拘深婆羅㮈城優填王
所治之處篤信佛法意不移動宜在彼乞食
所願無違在此論正謂此耳尒時佛告諸比
丘汝等莫稱讖王治國家界亦莫論王有勝
劣尒時世尊便說此偈
夫人作善惡行本有所因彼彼獲其報終不有毀敗
夫人作善惡行本有所因為善受善報惡受惡果報
是故比丘勿興斯意論國事緣不由此論得
至滅盡涅槃之處亦不得沙門正行之法設
欲作是論非是正業汝等應當學十事論云
何為十若精勤比丘少欲知足有勇猛心多
皇伯漢王 奉為
先皇世宗聖明仁孝皇帝 造

图 12－3 《增一阿含经》第 43 卷（《房山石经》第二十二册 351 页）

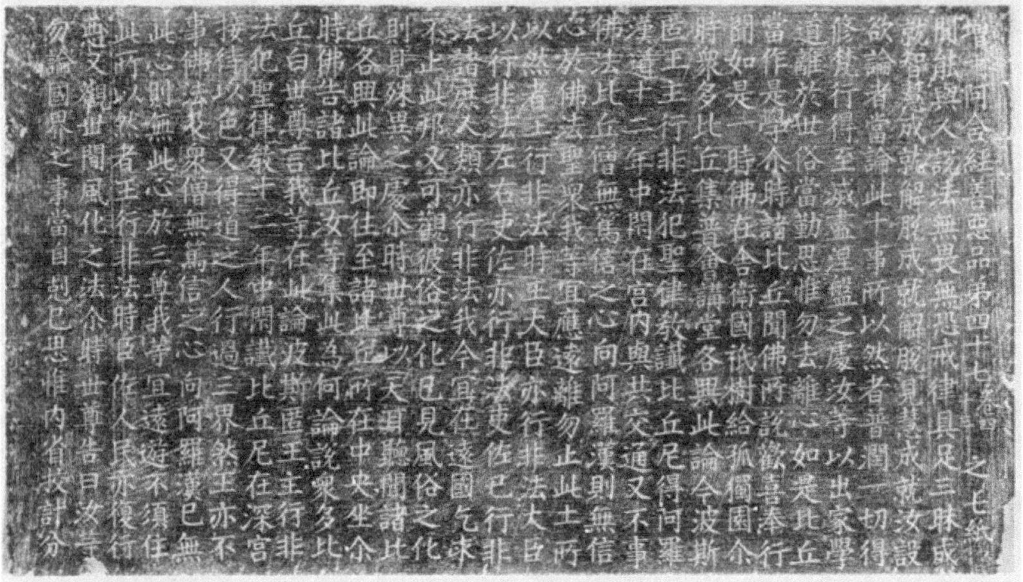

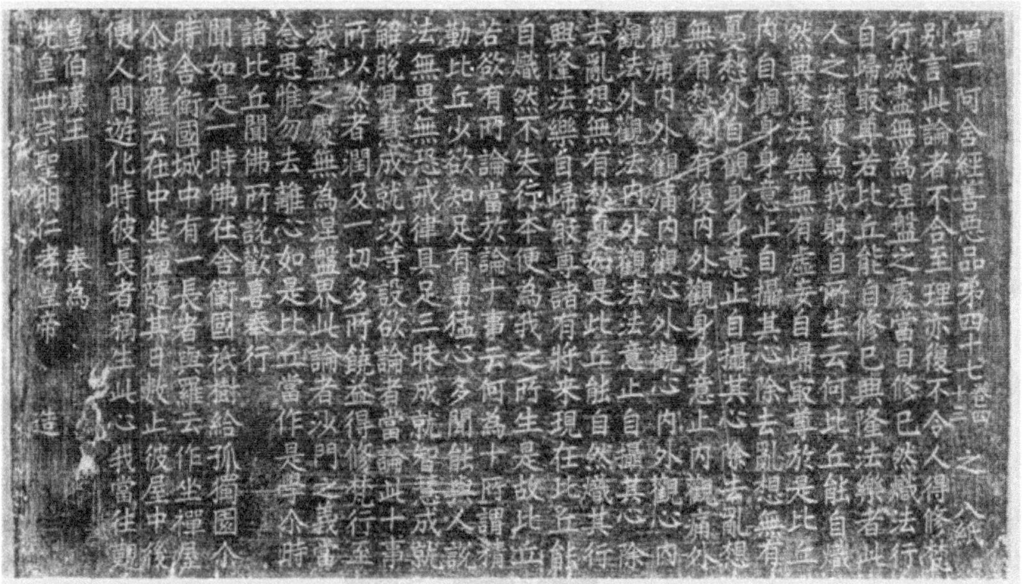

图 12-4 《增一阿含经》第 43 卷（《房山石经》第二十二册 352 页）

十三、修行法门

解题： 本篇节选自《佛说菩萨修行经》，为西晋河内沙门白法祖所译。正如经中所说，佛教修行的终极目标是获得"无上等最正觉"。获得无上正觉有多种途径和方法，如修身、口、意之念法及四十二事观身行之法等，可使自己远离颠倒梦想，最后达到六德具足的目的。六德者，自在、炽盛、端严、名称、吉祥、尊贵是也。

尔时，世尊告威施曰："善哉，善哉！诸大长者乃能改俗，舍世之荣乐，发无上正真道意，觐诣如来。又威施等，勤听思念，当演说之：菩萨大士行，得无上等最正觉，志作所应及其觉法。"长者威施，并五百人即皆叉手受教而听。时佛告曰："是诸长者，菩萨大士发行，欲应无上正真等最觉者，心向众生，当建弘普无极大慈，志习念行勤执无舍，进学无忘，是乃应于无上觉道。又诸长者，若有众生，分其所受身、口、意恶，彼行非故，命终堕狱故。诸长者，天地聚合，集以众苦，向诸网见众生之类，存心大慈，勤志大悲，守习学行，专精如斯。其身不着衣被，饮食于诸利养，意亦不贪，以诸所珍乐尽施惠。念彼众生，慎行戒具，忍进定智。如是，长者，菩萨大士欲发无上正真道者，当习观法乃应身行。"尔时，威施及诸长者："吾等世尊！当修身三、口四、意三念法。菩萨大士云何应观身行法[1]耶？"尔时，世尊告威施等："如是长者，菩萨大士有四十二事而以观身。作是观巳，离想结缠身心意识，缚着吾我，贪身寿命，浊乱诸非，应便除尽。"是时威施及诸长者，受教而听。佛言："菩萨大士观身污秽本为不净，观身臭处纯积腐烂，观身危脆要当毁坏，观身无强当归碎散，观身如幻诸大变化，观身恶露九孔诸漏，观身盛然淫欲火炽，观身燋烧兴恚毒火，观身恩冥痴蒙毒盛，观身罗网恩爱结缚，观身如疮众患缠绕，观身可患四百四病，观身秽宅受诸虫种，观身无常逝归尘土，观身顽愚不达体法，观身危陋毁落不久，观身无赖常怀多忧，观身无坚老至苦极，观身无倚饰伪纯诈，观身难满受盛无厌，观身巢窟受众色爱，观身贪惑迷着五乐，观身昧冥意怀喜悦，观身无住生死种异，观身识念怀想众贼，观身无友极养会离，观身众食狐吞狼争，观身机关展转无数，观身系属饮食所盛，观身巨视脓血臭满，观身毁灭趣非常法，观身如仇恒多怨害，观身热恼常怀忧结，观身聚殃五阴所误，观身苦器生死剧痛，观身非我众缘积聚，观身无命男女会散，观身为空根受诸情，观身无实譬之如幻，观身虚伪其现若梦，观身伪惑为如野马，观身诈欺其喻响像，是谓长者菩萨大士四十二事观身行法。其不观者或贪身，心神意识由之起灭；其有菩萨如是观已，爱着身命，贪爱吾我，疑垢倒谬及诸欲乐、有常之计，皆悉除尽。遵志守一，不惜年寿，如是速具六度无极[2]。斯谓长者菩萨大士以满六德权化[3]流布，疾得无上成最正觉。"于是，世尊重加弘演说身行法，而叹颂曰：

"得为人甚难值，无以身造恶行，
要会死弃丘冢，狐狼食或烂坏。
伪欺我愚常惑，专兴念贪色欲，
是身求无反复，昼夜受诸苦痛。
因众苦以成恼，身痛满盛不净，
常困极于饥渴，夫智者岂贪命？
常受身终无厌，强畜养剧亲厚，
为见色犯众罪，彼缘是受狱痛。
身不能如金刚，无以是造恶业，
虽久存会归死，时兴信念佛世。
假长久养育身，甘肴膳及香华，
会饥渴不恒常，虽勉励当何益。
更劫数因还值，人雄尊佛之世，
常发信莫犯罪，或堕三受苦毒。
其极寿亿千载，勤自勉如救火，
况其寿百岁者，憍纵身造狱殃。
若有念想吾我，得人身甚为难，
常极意恣五乐，且自娱焉知后？
斯之乐不永久，诸苦毒至不远，
当速离诸悭贪，可得应大福祚。
财非财譬如梦，强以此伪众生，

时一有或便尽，明智者不吝财。

若如幻化色惑，现虚伪花鲜彩，

是欲财谁欺身，愚浊惑堕颠倒。

以众苦致福财，用身故念与想，

财非财五家事，有何智为财惑？

谬顺随妻与子，王势强夺聚财，

觉无常了如此，终无意乐利家。

恩爱聚致苦恼，无贪惑着家狱，

父母财身妻子，皆留在行自当。

有贪惜不自觉，唯恐财随我灭，

愚顽者力求财，有智虑信无贪。

悭不信不可从，极自卑如儿仆，

外燋贪内热诡，诸圣贤所不咏。

谈书籍或诗颂，以惑众若淫女，

意粗犷性暴弊，诸悭人多妒嫉。

贪狼性无亲友，现卑谦强亲人，

唯为财习追苦，智虑者莫信之。

顺财故与此事，乃造起毒害心，

是故智当省察，弃离悭妒邪事。

金珠宝诸珍奇，因福祚得致之，

为斯故兴诤讼，制是意整以法。

时可值人雄尊，慈氏佛上如米，

乃当有金宝地，焉知复在向生？

欲五乐纯虚伪，愚迷惑欺诈意，

欲若如夏盛热，坐野马因疲劳。

贪目色欲惑己，淫发醉失意志，

从习欲随颠倒，当何时值佛世？

从九十一劫中，世乃有佛尊觉，

山须弥烧坏灭，后何缘当得值？

海陂池枯竭干，天地燋永无余，

欲炽然亦如是，有何智当着欲？

诸聪达明智士，当察知居寂灭，

有何贪羡可乐，解是义不入网，

观行习法之最，莫恋尸冢囚狱，

着恩爱贪浊意，不能免狱苦殃。

有妻子贪离别，所作行当自受，

便独趣随苦毒，彼无有代痛者。"

（节选自《佛说菩萨修行经》，西晋河内沙门白法祖译）

注释：

［1］**观身行法**：观视身体的种种问题和毛病，然后再修行菩萨之法。《佛说菩萨修行经》列举了"观身污秽本为不净，观身臭处纯积腐烂，观身危脆要当毁坏，观身无强当归碎散……观身虚伪其现若梦，观身伪惑为如野马，观身诈欺其喻响像"等四十二事，菩萨通过作如是观，能够"离想结缠身心意识，缚着吾我贪身寿命，浊乱诸非应便除尽"，进而修成正果。

［2］**六度无极**：即六波罗蜜。波罗蜜，旧译作度；以菩萨六度之行法无穷无极之故，又称度无极。

［3］**六德权化**：指佛与菩萨化现六种德行以摄受众生。六德，音译作薄伽梵，意译作世尊，即有德而为世所尊重者，具有自在、炽盛、端严、名称、吉祥、尊贵六义。权化，化现、应现之意；谓佛菩萨为济度众生，以神通力权示化现种种之身或种种之物。如观世音菩萨以三十三身之化现摄受众生，又密教大日如来示现明王之愤怒相以惊觉难化之众生，甚至变现化城等物，利导众生，如《法华经》化城之喻。

图 13 《佛说菩萨修行经》（《房山石经》第十一册 112 页）

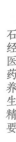

十四、正知正见

解题： 本篇节选自《佛说长阿含经》，为后秦佛陀耶舍和竺佛念所译。本篇分别论述了使身心清净与欢喜的法门。清净者，灭"诸邪恶见"也，以达到"八解脱"之目的。八解脱者，色观色、外观色、净解脱、住空处、住识处、住不用处、住有想无想处、灭尽定是也。自欢喜者，即修习禅法、入定三昧，最终成为精进勇猛、智慧超凡、正等正知的觉者。

（一七）第二分清净经第十三

如是我闻：一时佛在迦维罗卫国缅祇优婆塞林中，与大比丘千二百五十人俱。时，有沙弥周那在波波国夏安居已，执持衣钵，渐诣迦维罗卫缅祇园中，至阿难所，头面礼足，于一面立，白阿难言："波波城内有尼乾子，命终未久，其诸弟子分为二分，各共诤讼，面相毁骂，无复上下，迭相求短，竞其知见：'我能知是，汝不能知；我行真正，汝为邪见，以前着后，以后着前，颠倒错乱，无有法则；我所为妙，汝所言非，汝有所疑，当咨问我。'大德阿难！时，彼国人民事尼乾者，闻诤讼已，生厌患心。"阿难语周那沙弥曰："我等有言欲启世尊，今共汝往，宣启此事，若世尊有所戒敕，当共奉行。"

尔时，沙弥周那闻阿难语已，即共诣世尊，头面礼足，在一面立。尔时，阿难白世尊曰："此沙弥周那在波波国夏安居已，执持衣钵，渐来至此。礼我足，语我言：'波波国有尼乾子，命终未久，其诸弟子分为二分，各共诤讼，面相毁骂，无复上下，迭相求短，竞其知见："我能知是，汝不能知；我行真正，汝为邪见，以前着后，以后着前，颠倒错乱，无有法则。我所言是，汝所言非，汝有所疑，当咨问我。"时，彼国人民事尼乾者，闻诤讼已，生厌患心。'"世尊告周那沙弥曰："如是，周那，彼非法中不足听闻，此非三耶三佛所说，犹如朽塔难可污色。彼虽有师，尽怀邪见；虽复有法，尽不真正，不足听采，不能出要，非是三耶三佛所说，犹如故塔不可污也。彼诸弟子有不顺其法，舍彼异见，行于正见。周那，若有人来语彼弟子：'诸贤，汝师法正，当于中行，何以舍离？'其彼弟子信其言者，则二俱失道，获无量罪。所以者何？彼虽有法，然不真正故。周那，若师不邪见，其法真正，善可听采，能得出要，三耶三佛所说，譬如新塔易可污色。然诸弟子于此法中，不能勤修，不能成就，舍平等道，入于邪见。若有人来语彼弟子：'诸贤，汝师法正，当于中行，何以舍离，入于邪见？'其彼弟子信其言者，则二俱见真正，获无量福。所以者何？其法真正。"

佛告周那："彼虽有师，然怀邪见；虽复有法，尽不真正，不足听采，不能出要，非三耶三佛所说，犹如朽塔不可污色。彼诸弟子法法成就，随顺其行，起诸邪见。周那，若有人来语其弟子言：'汝师法正，汝所行是，今所修行勤苦如是，应于现法成就道果。'彼诸弟子信受其言者，则二俱失道，获无量罪。所以者何？以法不真正故。周那，若师不邪见，其法真正，善可听采，能得出要，三耶三佛所说，譬如新塔易为污色。又其弟子法法成就，随顺修行而生正见。若有人来语其弟子言：'汝师法正，汝所行是，今所修行勤苦如是，应于现法成就道果。'彼诸弟子信受其言，二俱正见，获无量福。所以者何？法真正故。周那，或有导师出世，使弟子生忧；或有导师出世，使弟子无忧。云何导师出世，使弟子生忧？周那，导师新出世间，成道未久，其法具足，梵行清净，如实真要而不布现，然彼导师速取灭度[1]，其诸弟子不得修行，皆愁忧言：'师初出世，成道未久，其法清净，梵行具足，如实真要，竟不布现，而今导师便速灭度，我等弟子不得修行。'是为导师出世，弟子愁忧。云何导师出世，弟子不忧？谓导师出世，其法清净，梵行具足，如实真要而广流布，然后导师方取灭度，其诸弟子皆得修行，不怀忧言：'师初出世，成道未久，其法清净，梵行具足，如实真要而广布现，然后导师方取灭度，使我弟子皆得修行。'如是，周那，导师出世，弟子无忧。"

佛告周那："此支成就梵行，谓导师出世，出家未久，名闻未广，是谓梵行支不具足。周那，导师出世，出家既久，名闻广远，是谓梵行支具足满。周那，导师出世，出家既久，名闻亦广，而诸弟子未受训诲，未具梵行，未至安处，未获己利，未能受法、分布演说，有异论起不能如法而往灭之，未能变化、成神通证，是为梵行支不具足。周那，导师出世，出家既久，名闻亦广，而诸弟子尽受教训，梵行具足，至安隐处，已获己利，又能受法、分别演说，有异论起能如法灭，变化具足、成神通证，是为梵行支具足满。周那，导师出世，出家亦久，名闻亦广，诸比丘尼未受训诲，未至安处，未获己利，未能受法、分布演说，有异论起不能以法如实除灭，未能变化、成神通证，是为梵行支未具足。周那，导师出世，出家亦久，名闻亦广，诸比丘尼尽受教训，梵行具足，至安隐处，已获己利，复能受法、分别演说，有异论起能如法灭，变化具足、成神通证，是为梵行支具足满。周那，诸优婆塞、优婆夷广修梵行，乃至变化具足、成神通证，亦复如是。周那，若导师不在世，无有名闻，利养损减，则梵行支不具足满。若导师在世，名闻利养皆悉具足、无有损减，则梵行支为具足满。若导师在世，名闻利养皆悉具足，而诸比丘名闻利养不能具足，是为梵行支不具足。若导师在世，名闻利养具足无损，诸比丘众亦复具足，则梵行支为具足满。比丘尼众亦复如是。

"周那，我出家久，名闻广远，我诸比丘已受教诫，到安隐处，自获己利，复能受法、为人说法，有异论起能如法灭，变化具足、成神通证，诸比丘、比丘尼、优婆塞、优婆夷皆亦如是。周那，我以广流布梵行，乃至变化具足、成神通证。周那，一切世间所有导师，不见有得名闻利养如我如来、至真、等正觉[2]者也。周那，诸世间所有徒众，不见有名闻利养如我众也。周那，若欲正说者，当言见不可见。云何见不可见？一切梵行清净具足，宣示布现，是名见不可见。"

尔时，世尊告诸比丘："郁头蓝子在大众中而作是说：'有见不见，云何名见不见？如刀可见，刃不可见。'诸比丘，彼子乃引凡夫无识之言以为譬喻。如是，周那，若欲正说者，当言见不见。云何见不见？汝当正说言：'一切梵行清净具足，宣示流布，是不可见。'周那，彼相续法不具足而可得，不相续法具足而不可得。周那，诸法中梵行，酪酥[3]中醍醐[4]。"

尔时，世尊告诸比丘："我于是法躬自作证，谓四念处[5]、四神足[6]、四意断[7]、四禅、五根[8]、五力[9]、七觉[10]意、贤圣八道[11]，汝等尽共和合，勿生诤讼，同一师受，同一水乳；于如来正法，当自炽然，快得安乐。得安乐已，若有比丘说法，中有作是言：'彼所说句不正，义理不正。'比丘闻已，不可言是，不可言非，当语彼比丘言：'云何？诸贤，我句如是，汝句如是；我义如是，汝义如是；何者为胜，何者为负？'若彼比丘报言：'我句如是，我义如是；汝句如是，汝义如是；汝句亦胜，汝义亦胜。'彼比丘说此，亦不得非，亦不得是，当谏彼比丘，当呵当止，当共推求，如是尽共和合，勿生诤讼，同一师受，同一水乳；于如来正法，当自炽然，快得安乐。得安乐已，若有比丘说法，中有比丘作是言：'彼所说句不正，义正。'比丘闻已，不可言是，不可言非。当语彼比丘言：'云何？比丘，我句如是，汝句如是。何者为是？何者为非？'若彼比丘报言：'我句如是，汝句如是，汝句亦胜。'彼比丘说此，亦不得言是，不得言非，当谏彼比丘，当呵当止，当共推求，如是尽共和合，勿生诤讼，同一师受，同一水乳；于如来正法，当自炽然，快得安乐。得安乐已，若有比丘说法，中有比丘作是言：'彼所说句正，义不正。'比丘闻已，不可言是，不可言非，当语彼比丘言：'云何？比丘，我义如是，汝义如是。何者为是？何者为非？'若彼报言：'我义如是，汝义如是，汝义而胜。'彼比丘说此已，亦不得言是，亦不得言非，当谏彼比丘，当呵当止，当共推求，如是比丘尽共和合，勿生诤讼，同一师受，同一水乳；于如来正法，当自炽然，快得安乐。得安乐已，若有比丘说法，中有比丘作如是言：'彼所说句正，义正。'比丘闻已，不得言非，当称赞彼言：'汝所言是，汝所言是。'是故，比丘，于十二部经[12]自身作证，当广流布，一曰贯经，二曰祇夜经，三曰受记经，四曰偈经，五曰法句经，六曰相应经，七曰本缘经，八曰天本经，九曰广经，十曰未曾有经，十一曰譬喻经，十二曰大教经，当善受持，称量观察，广演分布。

"诸比丘，我所制衣，若冢间衣，若长者衣、粗贱衣；此衣足障寒暑、蚊虻，足蔽四体。诸比丘，我所制食，若乞食，若居士食；此食自足，若身苦恼，众患切已，恐遂至死，故听此食，知足而已。诸比丘，我所制住处，若在树下，若在露地，若在房内，若楼阁上，若在窟内，若在种种住处；此处自足，为障寒暑、风雨、蚊虻，下至闲静、懈息之处。诸比丘，我所制药，若陈弃药、酥油、蜜、黑石蜜；此药自足，若身生苦恼，众患切已，恐遂至死，故听此药。"

佛言："或有外道梵志来作是语：'沙门释子以众乐自娱。'若有此言，当如是报：'汝等莫作此言，谓沙门释子以众乐自娱。'所以者何？有乐自娱，如来呵责；有乐自娱，如来称誉。若外道梵志问言：'何乐自娱，瞿昙呵责？'设有此语，汝等当报：'五欲功德，可爱可乐，人所贪着。云何为五？眼知色，可爱可乐，人所贪着。耳闻声、鼻知香、舌知味、身知触，可爱可乐，人所贪着。诸贤，由是五欲，缘生喜乐，此是如来、至真、等正觉之所呵责也。犹如有人故杀众生，自以为乐，此是如来、至真、等正觉之所呵责。犹如有人私窃偷盗，自以为乐，此为如来之所呵责。犹如有人犯于梵行，自以为乐，此是如来之所呵责。犹如有人故作妄语，自以为乐，此是如来之所呵责。犹如有人放荡自恣，此是如来之所呵责。犹如有人行外苦行，非是如来所说正行，自以为乐，此是如来之所呵责。'

"诸比丘，呵责五欲功德，人所贪着。云何为五？眼知色，可爱可乐，人所贪着；

耳闻声、鼻知香、舌知味、身知触，可爱可乐，人所贪着。如此诸乐，沙门释子无如此乐。犹如有人故杀众生，以此为乐，沙门释子无如此乐。犹如有人公为盗贼，自以为乐，沙门释子无如是乐。犹如有人犯于梵行，自以为乐，沙门释子无如是乐。犹如有人故作妄语，自以为乐，沙门释子无如是乐。犹如有人放荡自恣，自以为乐，沙门释子无如是乐。犹如有人行外苦行，自以为乐，沙门释子无如是乐。

"若外道梵志作如是问：'何乐自娱？沙门瞿昙之所称誉？'诸比丘，彼若有此言，汝等当答彼言：'诸贤，有五欲功德，可爱可乐，人所贪着。云何为五？眼知色，乃至意知法，可爱可乐，人所贪着。诸贤，五欲因缘生乐，当速除灭。犹如有人故杀众生，自以为乐；有如此乐，应速除灭。犹如有人公为盗贼，自以为乐；有如此乐，应速除灭。犹如有人犯于梵行，自以为乐；有如此乐，应速除灭。犹如有人故为妄语，自以为乐；有如此乐，应速除灭。犹如有人放荡自恣，自以为乐；有如此乐，应速除灭。犹如有人行外苦行，自以为乐；有如是乐，应速除灭。犹如有人去离贪欲，无复恶法，有觉有观，离生喜乐，入初禅；如是乐者，佛所称誉。犹如有人灭于觉观，内喜一心，无觉无观，定生喜乐，入第二禅；如是乐者，佛所称誉。犹如有人除喜入舍，自知身乐，贤圣所求，护念一心，入第三禅；如是乐者，佛所称誉。乐尽苦尽，忧喜先灭，不苦不乐，护念清净，入第四禅；如是乐者，佛所称誉。

"若有外道梵志作如是问：'汝等于此乐中，求几果功德？'应答彼言：'此乐当有七果功德[13]。云何为七？于现法中，得成道证；正使不成，临命终时，当成道证；若临命终复不成者，当尽五下结，中间般涅槃、生彼般涅槃、行般涅槃、无行般涅槃、上流阿迦尼咤般涅槃。诸贤，是为此乐有七功德。诸贤，若比丘在学地欲上求安隐处，未除五盖[14]。云何为五？贪欲盖、嗔恚盖、睡眠盖、掉戏盖、疑盖。彼学比丘方欲上求，求安隐处，未灭五盖，于四念处不能精勤，于七觉意[15]不能勤修，欲得上人法、愿圣智慧增上、求欲知欲见者，无有是处。诸贤，学地比丘欲上求，求安隐处，能灭五盖，贪欲盖、嗔恚盖、睡眠盖、掉戏盖、疑盖，于四念处又能精勤，于七觉意如实修行，欲得上人法、贤圣智慧增上，求欲知欲见者，则有是处。诸贤，若有比丘漏尽阿罗汉，所作已办，舍于重担，自获己利，尽诸有、结使，正智解脱，不为九事[16]。云何为九？一者不杀，二者不盗，三者不淫，四者不妄语，五者不舍道，六者不随欲，七者不随恚，八者不随怖，九者不随痴。诸贤，是为漏尽阿罗汉所作已办，舍于重担，自获己利，尽诸有结，正智得解，远离九事。'

"或有外道梵志作是说言：'沙门释子有不住法。'应报彼言：'诸贤，莫作是说："沙门释子有不住法。"所以者何？沙门释子，其法常住，不可动转。譬如门阃，常住不动；沙门释子亦复如是，其法常住，无有移动。'或有外道梵志作是说言：'沙门瞿昙尽知过去世事，不知未来事。'彼比丘、彼异学梵志智异，智观亦异，所言虚妄。如来于彼过去事，若在目前，无不知见；于未来世，生于道智。过去世事虚妄不实、不足喜乐、无所利益，佛则不记；或过去事有实、无可喜乐、无所利益，佛亦不记；若过去事有实、可乐而无利益，佛亦不记；若过去事有实、可乐、有所利益，如来尽知，然后记之。未来、现在，亦复如是。如来于过去、未来、现在，应时语、实语、义语、利语、法语、律语，无有虚也。佛于初夜成最正觉，及末后夜，于其中间，有所言说，尽皆如实，故名如来。复次，如来所说如事，事如所说，故名如来。以何等义名等正觉？佛所知见、所灭、所觉，佛尽觉知，故名等正觉。

"或有外道梵志作如是说：'世间常存，唯此为实，余者虚妄。'或复说言：'此世无常，唯此为实，余者虚妄。'或复有言：'世间有常无常，唯此为实，余者虚妄。'或复有言：'此世间非有常非无常，唯此为实，余者虚妄。'或复有言：'此世间有边，唯此为实，余者虚妄。'或复有言：'世间无边，唯此为实，余者虚妄。'或复有言：'世间有边无边，唯此为实，余者虚妄。'或复有言：'世间非有边非无边，唯此为实，余者虚妄。'或复有言：'是命是身，此实余虚。'或复有言：'非命非身，此实余虚。'或复有言：'命异身异，此实余虚。'或复有言：'非异命非异身，此实余虚。'或复有言：'如来终，此实余虚。'或复有言：'如来不终，此实余虚。'或复有言：'如来终不终，此实余虚。'或复有言：'如来非终非不终，此实余虚。'诸有此见，名本生本见，今为汝记，谓此世常存，乃至如来非终非不终，唯此为实，余者虚妄，是为本见本生，为汝记之。'所谓末见末生者，我亦记之。何者末见末生？我所记者？色是我，从想有终，此实余虚；无色是我，从想有终；亦有色亦无色是我，从想有终；非有色非无色是我，从想有终。我有边，我无边，我有边无边，我非有边非无边，从想有终。我有乐，从想有终；我无乐，从想有终；我有苦乐，从想有终；我无苦乐，从想有终。一想是我，从想有终；种种想是我，从想有终；少想是我，从想有终；无量想是我，从想有终；此实余虚。是为邪见——本见本生，我之所记。

"或有沙门、婆罗门，有如是论、有如是见：'此世常存，此实余虚，乃至无量想是我，此实余虚。'彼沙门、婆罗门复作如是说、如是见：'此实，余者虚妄。'当报彼言：'汝实作此论，云何此世常存，此实余虚耶？如此语者，佛所不许。所以者何？此诸见中各有结使，我以理推，诸沙门、婆罗门中，无与我等者，况欲出过？'此诸邪见但有言耳，不中共论，乃至无量想是我，亦复如是。

"或有沙门、婆罗门作是说：'此世间自造。'复有沙门、婆罗门言：'此世间他造。'或复有言：'自造他造。'或复有言：'非自造非他造，忽然而有。'彼沙门、婆罗门言世间自造者，是沙门、婆罗门皆因触因缘，若离触因而能说者，无有是处。所以者何？由六入身故生触，由触故生受，由受故生爱，由爱故生取，由取故生有，由有故生生，由生故有老、死、忧、悲、苦恼，大患阴集。若无六入则无触，无触则无受，无受则无爱，无爱则无取，无取则无有，无有则无生，无生则无老、死、忧、悲、苦恼，大患阴集。又言此世间他造，又言此世间自造他造，又言此世间非自造非他造、忽然而有，亦复如是。因触而有，无触则无。"

佛告诸比丘："若欲灭此诸邪恶见者，于四念处当修三行。云何比丘灭此诸恶，于四念处当修三行？比丘谓内身身观，精勤不懈，忆念不忘，除世贪忧；外身身观，精勤不懈，忆念不忘，除世贪忧；内外身身观，忆念不忘，除世贪忧。受、意、法观，亦复如是。是为灭众恶法，于四念处三种修行。有八解脱[17]，云何为八？色观色，初解脱；内有色想，外观色，二解脱；净解脱，三解脱；度色想，灭有对想，住空处，四解脱；舍空处，住识处，五解脱；舍识处，住不用处，六解脱；舍不用处，住有想无想处，七解脱；灭尽定，八解脱。"

尔时，阿难在世尊后执扇扇佛，即偏露右肩，右膝着地，叉手白佛言："甚奇！世尊！此法清净，微妙第一，当云何名？云何奉持？"佛告阿难："此经名为清净，汝当清净持之。"

尔时，阿难闻佛所说，欢喜奉行。

（一八）佛说长阿含第二分自欢喜经第十四

如是我闻：一时佛在那难陀城波波利庵婆林，与大比丘众千二百五十人俱。时，长老舍利弗于闲静处，默自念言："我心决定知过去、未来、现在，沙门、婆罗门，智慧、神足、功德、道力，无有与如来、无所著、等正觉等者。"时，舍利弗从静室起，往至世尊所，头面礼足，在一面坐，白佛言："向于静室，默自思念：'过去、未来、现在，沙门、婆罗门，智慧、神足、功德、道力，无有与如来、无所著、等正觉等者。'"佛告舍利弗："善哉！善哉！汝能于佛前说如是语，一向受持，正师子吼，余沙门、婆罗门无及汝者。云何？舍利弗，汝能知过去诸佛心中所念，彼佛有如是戒、如是法、如是智慧、如是解脱、如是解脱堂不？"对曰"不知。""云何？舍利弗，汝能知当来诸佛心中所念、有如是戒、如是法、如是智慧、如是解脱、如是解脱堂不？"答曰："不知。""云何？舍利弗，如我今如来、至真、等正觉心中所念，如是戒、如是法、如是智、如是解脱、如是解脱堂，汝能知不？"答曰："不知。"

又告舍利弗："过去、未来、现在，如来、至真、等正觉心中所念，汝不能知，何故决定作是念？因何事生是念、一向坚持而师子吼？余沙门、婆罗门若闻汝言'我决定知过去、未来、现在，沙门、婆罗门，智慧、神足、功德、道力，无有与如来、无所著、等正觉等者'，当不信汝言。"舍利弗白佛言："我于过去、未来、现在诸佛心中所念，我不能知，佛总相法我则能知。如来为我说法，转高转妙，说黑、白法，缘、无缘法，照、无照法。如来所说，转高转妙，我闻法已，知一一法，于法究竟，信如来、至真、等正觉，信如来法善可分别，信如来众苦灭成就，诸善法中，此为最上。世尊智慧无余，神通无余，诸世间所有沙门、婆罗门无有能与如来等者，况欲出其上？

"世尊说法复有上者，谓制法。制法者，谓四念处、四正勤、四神足、四禅、五根、五力、七觉意、八贤圣道，是为无上制，智慧无余，神通无余，诸世间所有沙门、婆罗门皆无有与如来等者，况欲出其上者？世尊说法又有上者，谓制诸入。诸入者，谓眼色、耳声、鼻香、舌味、身触、意法，如过去如来、至真、等正觉亦制此入，所谓眼色，乃至意法；正使未来如来、至真、等正觉亦制此入，所谓眼色，乃至意法；今我如来、至真、等正觉亦制此入，所谓眼色，乃至意法。此法无上，无能过者，智慧无余，神通无余，诸世间沙门、婆罗门无能与如来等者，况欲出其上？

"世尊说法又有上者，谓识入胎。入胎者，一谓乱入胎、乱住、乱出，二者不乱入、乱住、乱出，三者不乱入、不乱住而乱出，四者不乱入、不乱住、不乱出。彼不乱入、不乱住、不乱出者，入胎之上。此法无上，智慧无余，神通无余，诸世间沙门、婆罗门无能与如来等者，况欲出其上？

"如来说法复有上者，所谓道也。所谓道者，诸沙门、婆罗门以种种方便，入定慧意三昧，随三昧心，修念觉意，依欲、依离、依灭尽、依出要；法、精进、喜、猗、定、舍觉意，依欲、依离、依灭尽、依出要。此法最上，智慧无余，神通无余，诸世间沙门、婆罗门无能与如来等者，况欲出其上？

"如来说法复有上者，所谓为灭。灭者，谓苦灭迟得，二俱卑陋；苦灭速得，唯苦卑陋；乐灭迟得，唯迟卑陋；乐灭速得，然不广普，以不广普，故名卑陋。如今如来乐灭速得，而复广普，乃至天人见神变化。"

舍利弗白佛言："世尊所说微妙第一，下至女人，亦能受持，尽有漏成无漏，心解脱、慧解脱，于现法中自身作证：生死已尽，梵行已立，所作已办，不受后有，是为如来说无上灭。此法无上，智慧无余，神通无余，诸世间沙门、婆罗门无能与如来等者，况欲出其上？

"如来说法复有上者，谓言清净。言清净者，世尊于诸沙门、婆罗门，不说无益虚妄之言，言不求胜，亦不朋党，所言柔和，不失时节，言不虚发，是为言清净。此法无上，智慧无余，神通无余，诸世间沙门、婆罗门无有与如来等者，况欲出其上？

"如来说法复有上者，谓见定。彼见定者，谓有沙门、婆罗门种种方便，入定意三昧，随三昧心，观头至足，观足至头，皮肤内外，但有不净；发、毛、爪甲，肝、肺、肠、胃、脾、肾五脏，汗、肪、髓、脑、屎、尿、涕、澡、泪，臭处不净，无一可贪，是初见定。诸沙门、婆罗门种种方便，入定意三昧，随三昧心，除去皮肉外诸不净，唯观白骨及与牙齿，是为二见定。诸沙门、婆罗门种种方便，入定意三昧，随三昧心，除去皮肉外诸不净及白骨，唯观心识在何处住，为在今世？为在后世？今世不断，后世不断；今世不解脱，后世不解脱。是为三见定。诸沙门、婆罗门种种方便，入定意三昧，随三昧心，除去皮肉外诸不净及除白骨，复重观识：识在后世，不在今世；今世断，后世不断；今世解脱，后世不解脱。是为四见定。诸有沙门、婆罗门种种方便，入定意三昧，随三昧心，除去皮肉外诸不净及除白骨，复重观识：不在今世，不在后世；二俱断，二俱解脱。是为五见定。此法无上，智慧无余，神通无余，诸世间沙门、婆罗门无与如来等者，况欲出其上？

"如来说法复有上者，谓说常法。常法者，诸沙门、婆罗门种种方便，入定意三昧，随三昧心，忆识世间二十成劫败劫，彼作是言：'世间常存，此为真实，余者虚妄。所以者何？由我忆识，故知有此成劫败劫，其余过去我所不知，未来成败我亦不知。'此人朝暮以无智说言：'世间常存，唯此为实，余者为虚。'是为初常法。诸沙门、婆罗门种种方便，入定意三昧，随三昧心，忆识四十成劫败劫，彼作是言：'此世间常，此为真实，余者虚妄。所以者何？以我忆识故知成劫败劫，我复能过是，知过去成劫败劫，我不知未来劫之成败。'此说知始，不说知终，此人朝暮以无智说言：'世间常存，唯此真实，余者虚妄。'此是二常法。诸沙门、婆罗门种种方便，入定意三昧，随三昧心，忆识八十成劫败劫，彼言：'此世间常，余者虚妄。所以者何？以我忆识故知有成劫败劫，复过是知过去成劫败劫，未来劫之成败我亦悉知。'此人朝暮以无智说言：'世间常存，唯此为实，余者虚妄。'是为三常存法。此法无上，智慧无余，神通无余，诸世间沙门、婆罗门无有能与如来等者，况欲出其上？

"如来说法复有上者，谓观察。观察者，谓有沙门、婆罗门，以想观察他心尔趣、此心尔趣。彼心作是想时，或虚或实，是为一观察。诸沙门、婆罗门不以想观察，或闻诸天及非人语，而语彼言：'汝心如是，汝心如是。'此亦或实或虚，是二观察。或有沙门、婆罗门不以想观察，亦不闻诸天及非人语，自观己身，又听他言，语彼人言：'汝心如是，汝心如是。'此亦有实有虚，是为三观察。或有沙门、婆罗门不以想观察，亦不闻诸天及非人语，又不自观、观他，除觉观已，得定意三昧，观察他心，而语彼言：'汝心如是，汝心如是。'如是观察，则为真实，是为四观察。此法无上，智慧无余，神通无余，诸世间沙门、婆罗门无有与如来等者，况欲出其上？

"如来说法复有上者，所谓教诫。教诫者，或时有人不违教诫，尽有漏成无漏，心解脱、智慧解脱，于现法中自身作证：生死已尽，梵行已立，所作已办，不复受有，是为初教诫。或时有人不违教诫，尽五下结，于彼灭度，不还此世，是为二教诫。或时有人不违教诫，三结尽，薄淫、怒、痴，得斯陀含，还至此世而取灭度，是为三教诫。或时有人不违教诫，三结尽，得须陀洹，极七往返，必成道果，不堕恶趣，是为四教诫。此法无上，智慧无余，神通无余，诸世间沙门、婆罗门无有与如来等者，况欲出其上？

"如来说法复有上者，为他说法，使戒清净。戒清净者，有诸沙门、婆罗门所语至诚，无有两舌，常自敬肃，捐除睡眠，不怀邪谄，口不妄言，不为世人记于吉凶，不自称说从他所得、以示了人、更求他利，坐禅修智，辩才无碍，专念不乱，精勤不怠。此法无上，智慧无余，神通无余，诸世间沙门、婆罗门无有与如来等者，况欲出其上？

"如来说法复有上者，谓解脱智。谓解脱智者，世尊由他因缘内自思惟言：'此人是须陀洹，此是斯陀含，此是阿那含，此是阿罗汉。'此法无上，智慧无余，神通无余，诸世间沙门、婆罗门无有与如来等者，况欲出其上？

"如来说法复有上者，谓自识宿命智证。诸沙门、婆罗门种种方便，入定意三昧，随三昧心[18]，自忆往昔无数世事，一生、二生，乃至百千生、成劫败劫，如是无数我于某处生，名字如是，种姓如是，寿命如是，饮食如是，苦乐如是；从此生彼，从彼生此，若干种相；自忆宿命无数劫事，昼夜常念，本所经历：此是色，此是无色，此是想，此是无想，此是非无想，尽忆尽知。此法无上，智慧无余，神通无余，诸世间沙门、婆罗门无与如来等者，况欲出其上？

"如来说法复有上者，谓天眼智[19]。天眼智者，诸沙门、婆罗门种种方便，入定意三昧，随三昧心，观诸众生死者、生者，善色、恶色，善趣、恶趣，若好、若丑，随其所行，尽见尽知；或有众生，成就身恶行、口恶行、意恶行，诽谤贤圣，信邪倒见，身坏命终，堕三恶道[20]；或有众生，身行善、口言善、意念善，不谤贤圣，见正信行，身坏命终，生天人中；以天眼净，观诸众生，如实知见。此法无上，智慧无余，神通无余，诸世间沙门、婆罗门无与如来等者，况欲出其上？

"如来说法复有上者，谓神足证。神足证者，诸沙门、婆罗门以种种方便，入定意三昧，随三昧心，作无数神力：能变一身为无数身，以无数身合为一身，石壁无碍，于虚空中结跏趺坐，犹如飞鸟，出入于地；犹如在水，履水如地；身出烟火，如火积燃；以手扪日月，立至梵天。若沙门、婆罗门称是神足者，当报彼言：'有此神足，非为不有。此神足者，卑贱下劣，凡夫所行，非是贤圣之所修习。若比丘于诸世间爱色不染，舍离此已，如所应行，斯乃名为贤圣神足。于无喜色，亦不憎恶，舍离此已，如所应行，斯乃名曰贤圣神足。于诸世间爱色、不爱色，二俱舍已，修平等护，专念不忘，斯乃名曰贤圣神足。犹如世尊精进勇猛，有大智慧，有知有觉，得第一觉，故名等觉。世尊今亦不乐于欲，不乐卑贱凡夫所习，亦不劳勤，受诸苦恼。世尊若欲除弊恶法，有觉有观，离生喜乐，游于初禅，如是便能除弊恶法，有觉有观，离生喜乐，游于初禅，二禅、三禅、四禅亦复如是。精进勇猛，有大智慧，有知有觉，得第一觉，故名等觉。'"

（节选自《佛说长阿含经》，后秦弘始年佛陀耶舍共竺佛念译）

注释：

[1] **灭度**：谓命终证果，灭障度苦。即涅槃、圆寂、迁化之意。此谓永灭因果，开觉证果。即永远灭尽"分段、变易"等二生死，而度脱"欲、有、见、无明"四暴流。

[2] **等正觉**：梵语三藐三菩提；译曰等正觉，又三藐三佛陀；译曰等正觉者、遍

知者。如来十号之第三，觉即知也。觉知遍于一切，是遍也。觉知契于理，是正也。谓遍正觉知一切法也。又三世诸佛之觉知平等故曰等，离邪妄故曰等。《佛说无量寿经义疏》曰："于中初言等正觉者，其彰解圆余经中亦名正遍知也。正者是理，于理穷照，故名遍知。今言等者，是彼遍也。称理名等。正者，还是余经正也。言其觉者，是彼知也。"

[3] **酪酥**：奶酪、酥油，由牛羊马等的生乳精制而成的食品。

[4] **醍醐**：指由牛乳精制而成的最精纯之酥酪。乃五味之一，即乳、酪、生酥、熟酥、醍醐五味中之第五种味，故亦称醍醐味。为牛乳中最上之美味，故经典每以醍醐比喻涅槃、佛性、真实教。

[5] **四念处**：又名四念住，即身念处、受念处、心念处、法念处。身念处是观身不净；受念处是观受是苦；心念处是观心无常；法念处是观法无我。此四念处的四种观法都以智慧为体，以慧观的力量把心安住在道法上，使之正而不邪。

[6] **四神足**：又名四如意足，是三十七道品中四正勤所修的行品，也就是用四种定力摄心，使定慧均等，神力充沛，所愿皆得。欲神足是欲望成就，勤神足是精进无间，心神足是一心正念，观神足是心不驰散。

[7] **四意断**：同四正勤。四正勤：已生恶令断灭、未生恶令不生、未生善令生起、已生善令增长。此四正勤就是精进；精进勤劳修习四种道法，以策励身口意，断恶生善。

[8] **五根**：（名数）有二种。①眼等之五根：一眼根，生眼识者；二耳根，生耳识者；三鼻根，生鼻识者；四舌根，生舌识者；五身根，生身识者。《阿毗达磨俱舍论》卷一曰："五根者，所谓眼、耳、鼻、舌、身根。"②信等之五根：一信根，信三宝四谛者；二精进根，又名勤根，勇猛修善法者；三念根，忆念正法者；四定根，使心止于一境而不散失者；五慧根，思惟真理者。此五法为能生他一切善法之本，故名五根。见《大智度论》卷十九、《法界次第初门》卷中之下、《大乘义章》卷四。《阿毗达磨俱舍论》卷三曰："于清净法中，信等五根有增上用。所以者何？由此势力伏诸烦恼，引圣道故。"

[9] **五力**：指五种力用。①三十七道品中之第五科，即由信等五根之增长所产生之五种维持修行、达到解脱之力量，包括信力、精进力、念力、定力、慧力。信力，对三宝虔诚，可破除一切邪信。精进力，修四正勤，可断除诸恶。念力，修四念处以

获正念。定力，专心禅定以断除情欲烦恼。慧力，观悟四谛，成就智慧，可达解脱。此五者均有破恶之力，故称为五力。其内容与五无漏根相同，为佛教之实践道。其实践上，系由前者循序渐进至于后者。②如来说法之五种力用，包括言说力、随宜力、方便力、法门力、大悲力。言说力，如来虽说三世垢净、世出世、有罪无罪、有漏无漏、有为无为等种种法，而此言说如幻人之说，无有决定，乃至如虚空而无生灭，其言说即不言说。随宜力，如来随宜而为种种说法。如说垢法为净法，或说净法为垢法；说生死即涅槃，或说涅槃即生死。方便力，如为令众生行布施，而说布施为得大富之因。法门力，如说六根等诸法皆是解脱之门。大悲力，如来为使众生信解诸法无我，起三十二种大悲广为说法。③唯识不判之五种力用，又作五力难判，包括定力、通力、借识力、大愿力、法威德力。定力，如来之大寂定力能普应十方。通力，如来之神通力变化无穷，随感而应。借识力，二禅以上无寻伺、语言，若欲说法应用，则借初禅之眼、耳、身三识而成己用。大愿力，如来之大愿力能度旷劫众生。法威德力，指如来之应化威德力，演一音则普应群机，施一法则众魔皆伏，利生无尽，功德难量。此五力皆为不可思议之胜用，与识法不相应，故称唯识不判之五力。④那先比丘经所立之五力，即制眼、制耳、制鼻、制口、制身五种力量。

[10] **七觉**：又称七等觉支、七遍觉支、七菩提分、七菩提分宝、七觉分、七觉意、七觉志、七觉支法、七觉意法，简称七觉。乃三十七道品中第六品之行法。觉，意谓菩提智慧；以七种法能助菩提智慧开展，故称觉支。七者即：①念觉支，心中明白，常念于禅定与智慧；②择法觉支，依智慧能选择真法，舍弃虚伪法；③精进觉支，精励于正法而不懈；④喜觉支，得正法而喜悦；⑤轻安觉支，又作猗觉支，指身心轻快安稳；⑥定觉支，入禅定而心不散乱；⑦舍觉支，心无偏颇，不执着而保持平衡。

[11] **贤圣八道**：指践行八正道的贤达、神圣之人。贤圣，贤与圣之并称。贤，即善和之意，指见道以前调心离恶之人；谓凡夫离恶而未发无漏智，不证理亦未断惑，系见道以前之位。圣，即会于正理之意，指证见谛理，舍异生性之人；谓舍去凡夫之性，发无漏智而证理断惑，属见道以后之位。要之，以有漏智修善根者，称为贤者；以无漏智证见正理者，称为圣者。八道，八正道也，又名八圣道，即八条圣者的道法：一为正见，即正确的知见；二为正思惟，即正确的思考；三为正语，即正当的言语；四为正业，即正当的行为；五为正命，即正当的职业；六为正精进，即正当的努力；七为正念，即正确的观念；八为正定，即正确的禅定。修此八正道，可证得阿罗汉果。

[12] **十二部经**：一切经教的内容分为十二类，叫作十二部经，也叫作十二分教。一曰契经，二曰祇夜经，三曰授记经，四曰偈经，五曰法句经，六曰相应经，七曰本缘经，八曰天本经，九曰广经，十曰未曾有经，十一曰譬喻经，十二曰大教经。

[13] **七果功德**：指七种清净圆满、体性坚凝、如金刚王、常住不坏的果报功德。七果功德，即菩提、涅槃、真如、佛性、庵摩罗识、空如来藏、大圆镜智。

[14] **五盖**：盖，覆盖之意。谓覆盖心性，令善法不生之五种烦恼，即贪欲盖、嗔恚盖、惛眠盖、掉举恶作盖、疑盖。贪欲盖，执着贪爱五欲之境，无有厌足，而盖覆心性。嗔恚盖，于违情之境上怀愤怒，亦能盖覆心性。惛眠盖，又作睡眠盖，惛沉与睡眠皆使心性无法积极活动。掉举恶作盖，又作掉戏盖、调戏盖、掉悔盖，心之躁动（掉）或忧恼已作之事（悔）皆能盖覆心性。疑盖，于法犹豫而无决断，因而盖覆心性。

又诸烦恼皆有盖之义，然此五者于无漏之五蕴能为殊胜障碍，即贪欲与嗔恚能障戒蕴，惛沉与睡眠能障慧蕴，掉举与恶作能障定蕴，疑者疑于四谛之理，故唯立此五者为盖。

[15] **七觉意**：即七觉支，又称七等觉支、七遍觉支、七菩提分、七菩提分宝、七觉分、七觉意、七觉志、七觉支法、七觉意法，简称七觉。乃三十七道品中第六品之行法。觉，意谓菩提智慧；以七种法能助菩提智慧开展，故称觉支。七者即：①念觉支，心中明白，常念于禅定与智慧；②择法觉支，依智慧能选择真法，舍弃虚伪法；③精进觉支，精励于正法而不懈；④喜觉支，得正法而喜悦；⑤轻安觉支，又作猗觉支，指身心轻快安稳；⑥定觉支，入禅定而心不散乱；⑦舍觉支，心无偏颇，不执着而保持平衡。

[16] **九事**：指不该做、也不能做的九件事，即不杀、不盗、不淫、不妄语、不舍道、不随欲、不随恚、不随怖、不随痴。

[17] **八解脱**：又名八背舍，即八种背弃舍除三界烦恼的系缚的禅定。①内有色想观外色解脱，谓心中若有色（物质）的想念，就会引起贪心来，应该观想到外面种种的不清净，以使贪心无从生起，故叫解脱。②内无色想观外色解脱，即心中虽然没有想念色的贪心，但是要使不起贪心的想念更加坚定，就要观想外面种种的不清净，以使贪心永远无从生起，所以叫解脱。③净解脱身作证具足住，一心观想光明、清净、奇妙、珍宝的色，所以叫净解脱；观想这种净色的时候，能够不起贪心，则可以证明

其心性已解脱，所以叫身作证；又他的观想，已经完全圆满，能够安住于定之中了，所以叫具足住。④空无边处解脱。⑤识无边处解脱。⑥无所有处解脱。⑦非想非非想处解脱。（后四种解脱，都是无色界的修定人，各在其修定的时候，观想苦、空、无常、无我，使心愿意舍弃一切，所以叫解脱。）⑧灭受想定身作证具足住，灭受想定又名灭尽定，谓人若有眼、耳、鼻、舌、身之五根，就会领受色、声、香、味、触之五尘，领受五尘，就会生出种种的妄想来，若有灭除受想的定功，则一切皆可灭除，所以叫灭尽定。

[18] **三昧心**：指正定的心。三昧，又名三摩提，或三摩地；华译为正定；即离诸邪乱，摄心不散的意思。

[19] **天眼智**：以天眼来观察、认识事物的智慧。

[20] **三恶道**：指六道中的地狱、饿鬼、畜生。地狱属上恶，饿鬼属中恶，畜生属下恶。

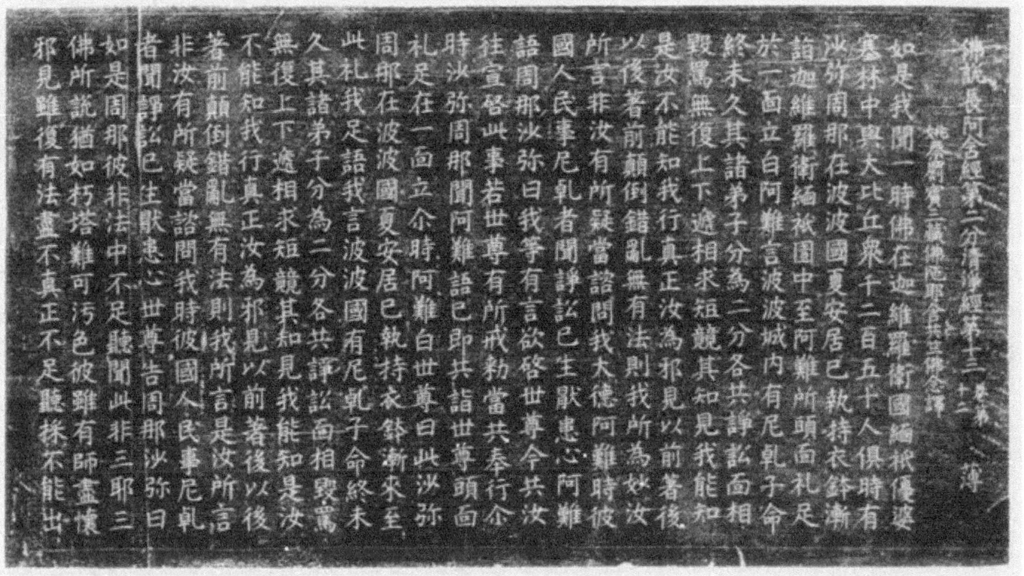

佛說長阿含經第二分清淨經第十三 卷第十二 薄
姚秦罽賓三藏佛陀耶舍共竺佛念譯
如是我聞一時佛在迦維羅衛國緬祇優婆
塞林中與大比丘眾千二百五十人俱時有
沙弥周那在波波國夏安居已執持衣鉢漸
詣迦維羅衛緬祇園中至阿難所頭面礼足
於一面立白阿難言波波城內有尼乾子命
終未久其諸弟子分為二分各共諍訟面相
毀罵無復上下迭相求短競其知見我能知
是汝不能知我行真正汝為邪見以前著後
以後著前顛倒錯亂無有法則我所為妙汝
所言非汝有所疑當諮問我大德阿難時彼
國人民事尼乾者聞諍訟已生猒患心阿難
語周那沙弥曰我等有言欲啓世尊今共汝
往宣啓此事若世尊有所戒勑當共奉行尒
時沙弥周那聞阿難語已即共詣世尊頭面
礼足在一面立尒時阿難白世尊曰此沙弥
周那在波波國夏安居已執持衣鉢漸來至
此礼我足語我言波波國有尼乾子命終未
久其諸弟子分為二分各共諍訟面相毀罵
無復上下迭相求短競其知見我能知是汝
不能知我行真正汝為邪見以前著後以後
著前顛倒錯亂無有法則我所言是汝所言
非汝有所疑當諮問我時彼國人民事尼乾
者聞諍訟已生猒患心世尊告周那沙弥曰
如是周那彼非法中不足聽聞此非三耶三
佛所說猶如朽塔難可污色彼雖有師盡懷
邪見雖復有法盡不真正不足聽採不能出

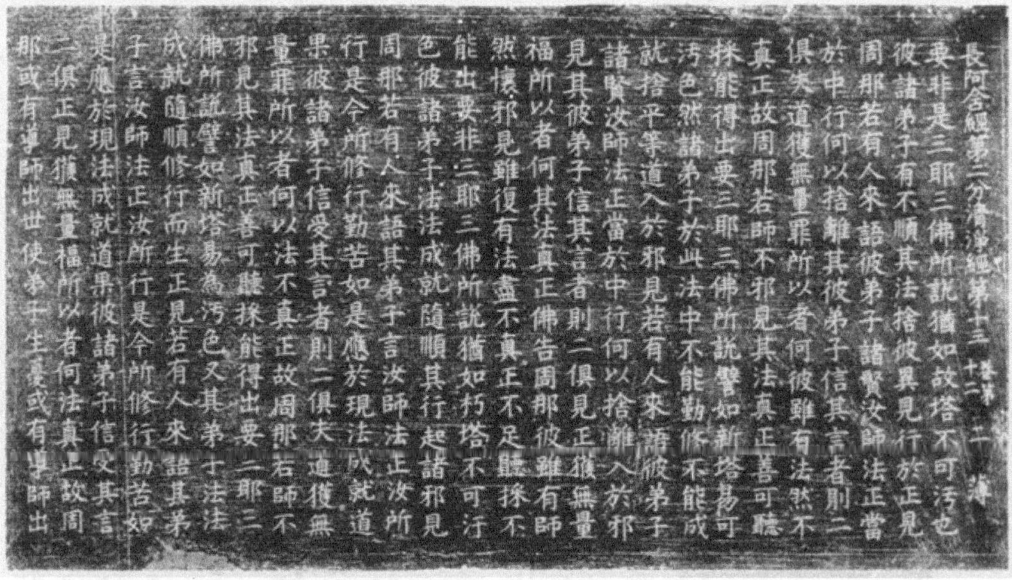

長阿含經第二分清淨經第十三 卷第十二 二 薄
要非是三耶三佛所說猶如故塔不可污也
彼諸弟子有不順其法捨彼異見行於正見
周那若有人來語彼弟子諸賢汝師法正當
於中行何以捨離其彼弟子信其言者則二
俱失道獲無量罪所以者何彼雖有法然不
真正故周那若師不邪見其法真正善可聽
採能得出要三耶三佛所說譬如新塔易可
污色然諸弟子於此法中不能勤修不能成
就捨平等道入於邪見若有人來語彼弟子
諸賢汝師法正當於中行何以捨離入於邪
見其彼弟子信其言者則二俱見正獲無量
福所以者何其法真正佛告周那彼雖有師
然懷邪見雖復有法盡不真正不足聽採不
能出要非三耶三佛所說猶如朽塔不可污
色彼諸弟子法法成就隨順其行起諸邪見
周那若有人來語其弟子言汝師法正汝所
行是今所修行勤苦如是應於現法成就道
果彼諸弟子信受其言者則二俱失道獲無
量罪所以者何以法不真正故周那若師不
邪見其法真正善可聽採能得出要三耶三
佛所說譬如新塔易為污色又其弟子法法
成就隨順修行而生正見若有人來語其弟
子言汝師法正汝所行是今所修行勤苦如
是應於現法成就道果彼諸弟子信受其言
二俱正見獲無量福所以者何法真正故周
那或有導師出世使弟子生憂或有導師出

图 14－1 《佛说长阿含经》第 12 卷（《房山石经》第二十册 379 页）

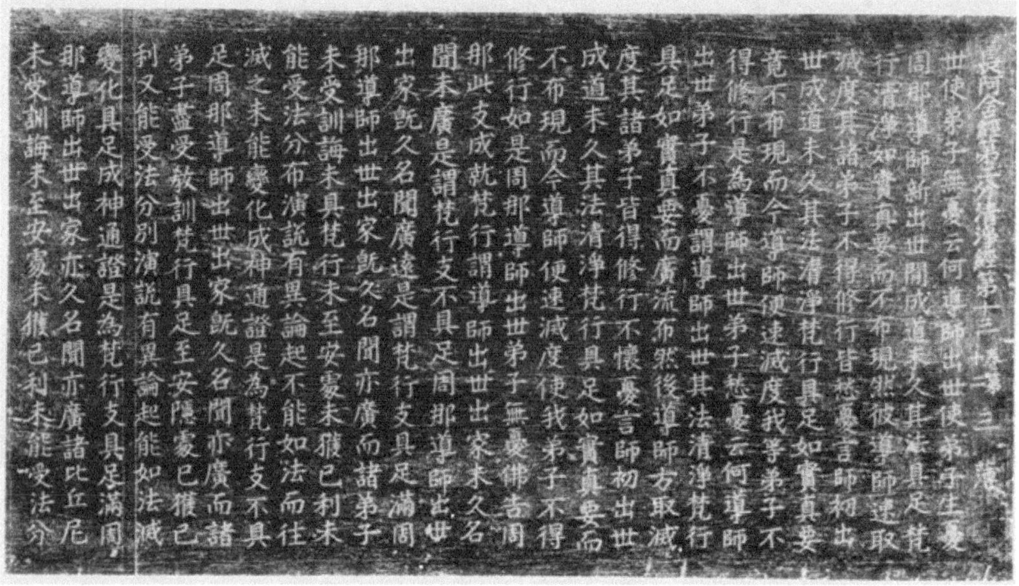

長阿含經第二分清淨經第十三 十二 三
世使弟子無憂云何導師出世使弟子生憂
周那導師新出世間成道未久其法具足梵
行清淨如實真要而不布現然彼導師速取
滅度其諸弟子不得修行皆愁憂言師初出
世成道未久其法清淨梵行具足如實真要
竟不布現而今導師便速滅度我等弟子不
得修行是為導師出世弟子愁憂云何導師
出世弟子不憂謂導師出世其法清淨梵行
具足如實真要而廣流布然後導師方取滅
度其諸弟子皆得修行不懷憂言師初出世
成道未久其法清淨梵行具足如實真要而
不布現而今導師便速滅度使我弟子不得
修行如是周那導師出世弟子無憂佛告周
那此支成就梵行謂導師出世出家未久名
聞未廣是謂梵行支不具足周那導師出世
出家既久名聞廣遠是謂梵行支具足滿周
那導師出世出家既久名聞亦廣而諸弟子
未受訓誨未具梵行未至安處未獲己利未
能受法分布演說有異論起不能如法而往
滅之未能變化成神通證是為梵行支不具
足周那導師出世出家既久名聞亦廣而諸
弟子盡受教訓梵行具足至安隱處已獲己
利又能受法分別演說有異論起能如法滅
變化具足成神通證是為梵行支具足滿周
那導師出世出家亦久名聞亦廣諸比丘尼
未受訓誨未至安處未獲己利未能受法分

長阿含經第二分清淨經第十三 十二 四
布演說有異論起不能以法如實除滅未能
變化成神通證是為梵行支未具足周那導
師出世出家亦久名聞亦廣諸比丘尼受教
訓梵行具足至安隱處已獲己利復能受法
分別演說有異論起能如法滅變化具足成
神通證是為梵行支具足滿周那諸優婆塞
優婆夷廣修梵行乃至變化具足成神通證
亦復如是周那若導師不在世無有名聞利
養損減則梵行支不具足滿若導師在世名
聞利養皆悉具足無有損減則梵行支為具
足滿若導師在世名聞利養皆悉具足而諸
比丘名聞利養不能具足是為梵行支不具
足若導師在世名聞利養具足無損諸比丘
衆亦復具足則梵行支為具足滿比丘尼衆
亦復如是周那我出家久名聞廣遠我諸比
丘已受教誡到安隱處自獲己利復能受法
為人說法有異論起能如法滅變化具足成
神通證諸比丘比丘尼優婆塞優婆夷皆亦
如是周那我以廣流布梵行乃至變化具足
成神通證周那一切世間所有導師不見有
得名聞利養如我如來至真等正覺者也周
那諸世間所有徒衆不見有名聞利養如我
衆也周那若欲正說者當言見不可見云何
不可見一切梵行清淨具足宣示布現是名
不可見介時世尊告諸比丘鬱頭藍子在大
衆中而作是說有見不見云何名見不見如

图 14－2 《佛说长阿含经》第 12 卷（《房山石经》第二十册 380 页）

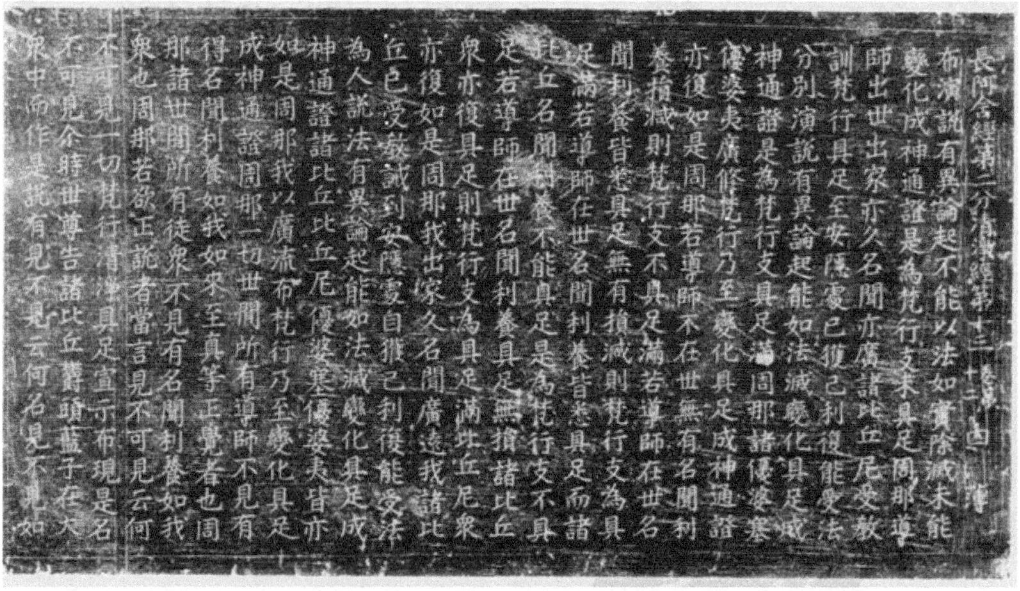

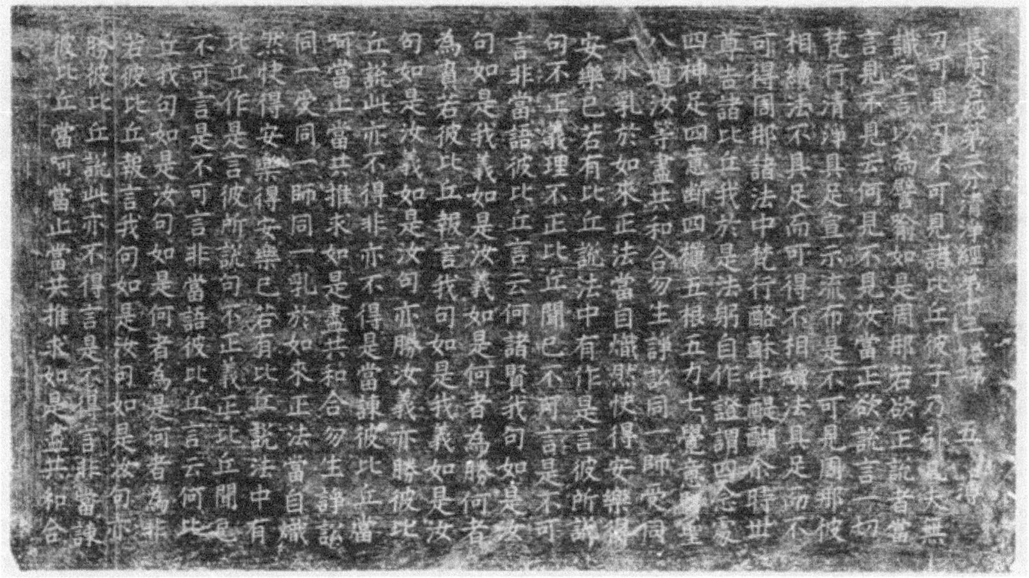

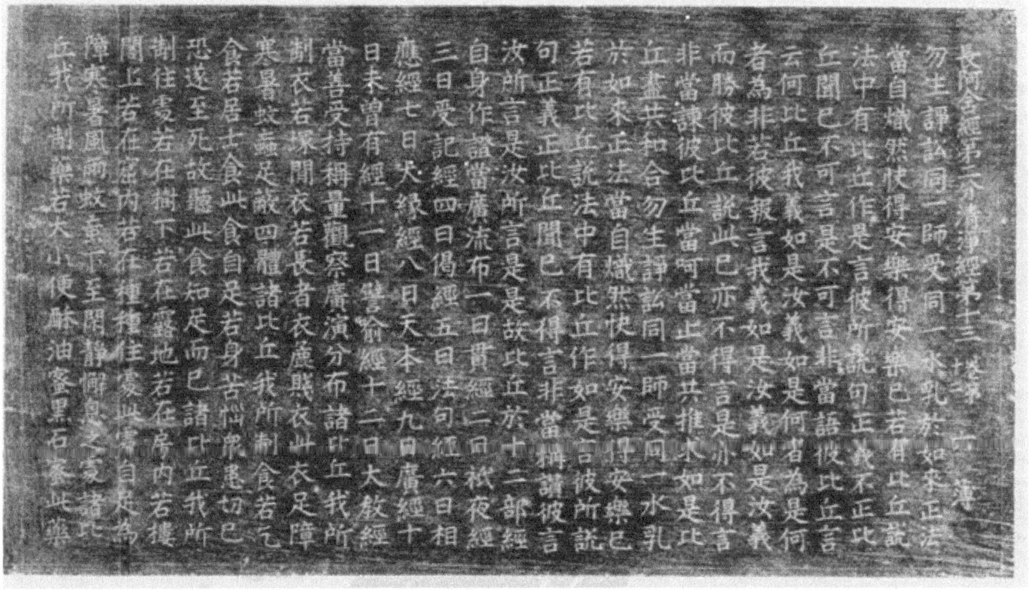

图 14-3 《佛说长阿含经》第 12 卷（《房山石经》第二十册 381 页）

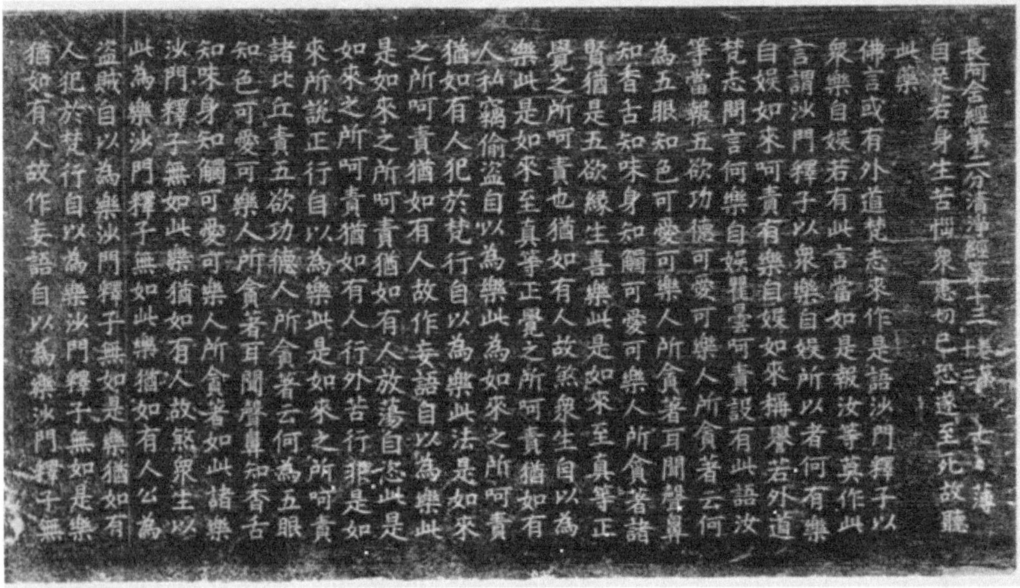

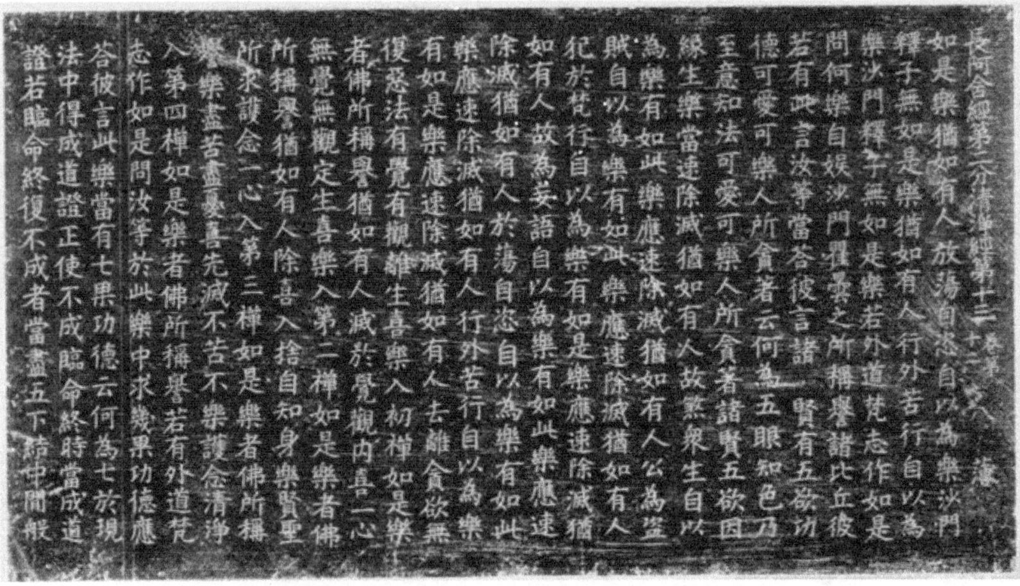

图14-4 《佛说长阿含经》第12卷（《房山石经》第二十册382页）

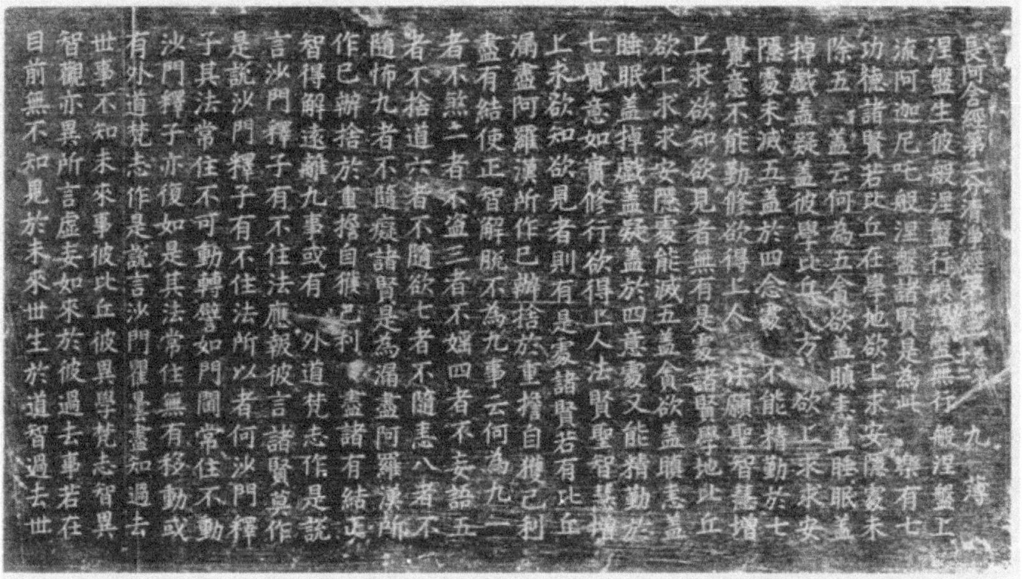

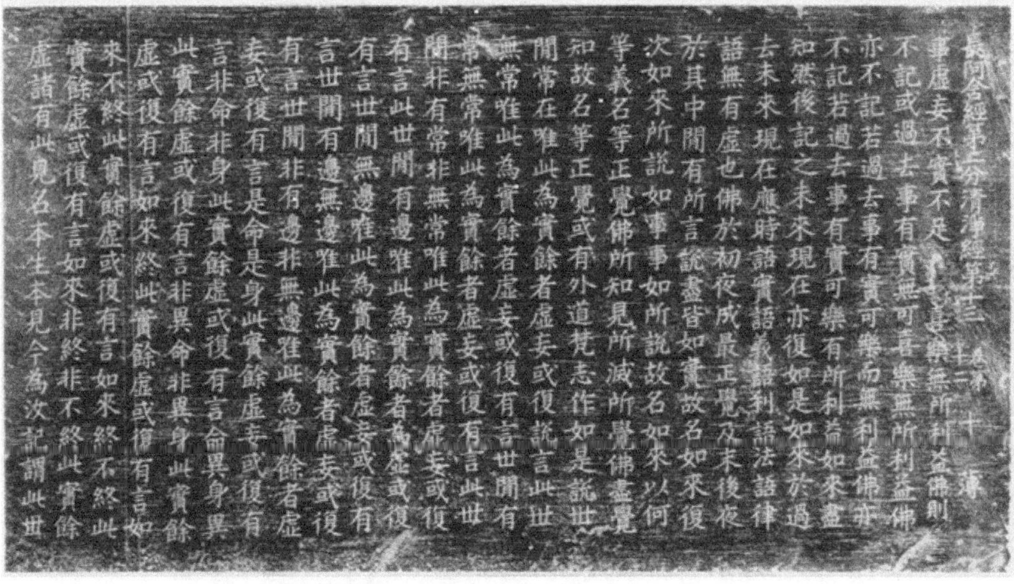

图14-5 《佛说长阿含经》第12卷（《房山石经》第二十册383页）

長阿含經第二分清淨經第十三 十二卷 十一 薄
常存乃至如來非終非不終唯此為實餘者
虛妄是為本見本生為汝記之所謂未見未
生者我亦記之何者未見未生我所記者色
是我從想有終此實餘虛無色是我從想有
終亦有色亦無色是我從想有終非有色非
無色是我從想有終我有邊我無邊我有邊
無邊我非有邊非無邊從想有終我有樂從
想有終我無樂從想有終我有苦樂從想有
終我無苦樂從想有終一想是我從想有終
種種想是我從想有終少想是我從想有終
無量想是我從想有終此實餘虛是為邪見
本見本生我之所記或有沙門婆羅門有如
是論有如是見此世常存此實餘虛乃至無
量想是我此實餘虛彼沙門婆羅門復作如
是說如是見此實餘者虛妄當報彼言汝實
作此論云何世常存此實餘虛耶如此語者
佛所不許所以者何此諸見中各有結使我
以理推諸沙門婆羅門中無與我等者況欲
出過此諸邪見但有言耳不中共論乃至無
量想是我亦復如是或有沙門婆羅門作是
說此世間自造復有沙門婆羅門言此世間
他造或復有言自造他造或復有言非自造
非他造忽然而有彼沙門婆羅門言世間自
造者是沙門婆羅門皆因觸因緣若離觸因
而能說者無有是處所以何者由六入身故
生觸由觸故生受由受故生愛由愛故生取

長阿含經第二分清淨經第十三 十二卷 十二 薄
由取故生有由有故生生由生故有老死憂
悲苦惱大患陰集若無六入則無觸無觸則
無受無受則無愛無愛則無取無取則無有
無有則無生無生則無老死憂悲苦惱大患
陰集又言此世間他造又言此世間自造他
造又言此世間非自造非他造忽然而有亦
復如是因觸而有無觸則無佛告諸比丘若
欲滅此諸邪惡見者於四念處當修三行云
何比丘滅此諸惡於四念處當修三行比丘
謂身身觀精勤不懈憶念不忘除世貪憂外
身身觀精勤不懈憶念不忘除世貪憂內外
身身觀憶念不忘除世貪憂受意法觀亦復
如是是為滅眾惡法於四念處三種修行有
八解脫云何為八色觀色初解脫內有色想
外觀色二解脫淨解脫三解脫度色想滅有
對想住空處四解脫捨空處住識處五解脫
捨識處住不用處六解脫捨不用處住有想
無想處七解脫滅盡定八解脫尒時阿難在
世尊後執扇扇佛即偏露右肩右膝著地叉
手白佛言甚奇世尊此法清淨微妙第一當云
何名云何奉持佛告阿難此經名為清淨汝
當清淨持之尒時阿難聞佛所說歡喜奉行
佛說長阿含經第二分自歡喜經第十四
如是我聞一時佛在那難陀城波波利菴婆
林與大比丘眾千二百五十人俱時長老舍
利弗於閑靜處默自念言我心決定知過去

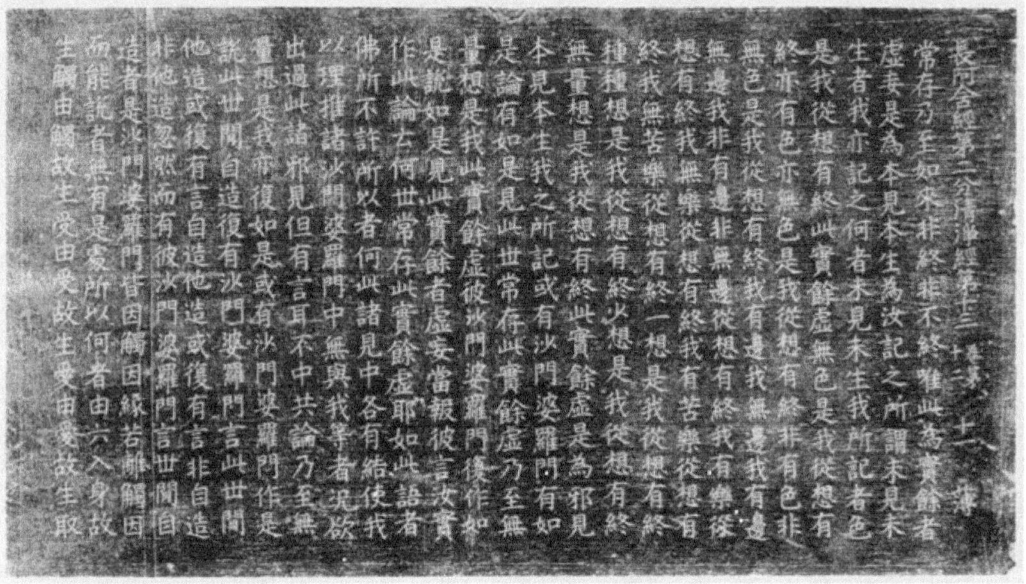

图 14－6 《佛说长阿含经》第 12 卷（《房山石经》第二十册 384 页）

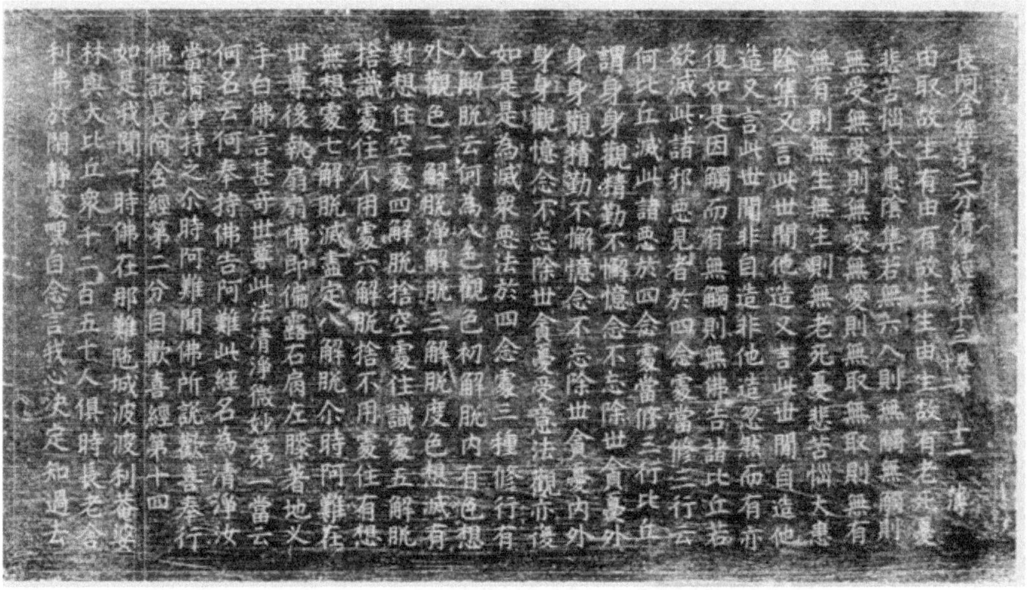

图 14 –7 《佛说长阿含经》第 12 卷（《房山石经》第二十册 385 页）

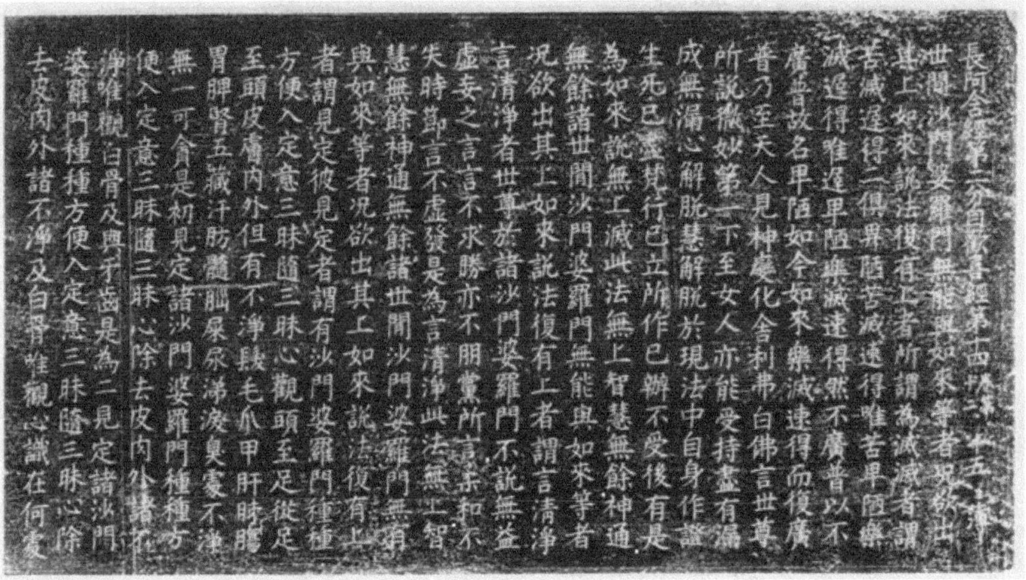

長阿含經第二分自歡喜經第十四 卷十二 十五
世間沙門婆羅門無能與如來等者況欲出
其上如來說法復有上者所謂為滅滅者謂
苦滅遲得二俱卑陋苦滅速得唯苦卑陋樂
滅遲得唯遲卑陋樂滅速得然不廣普以不
廣普故名卑陋如今如來樂滅速得而復廣
普乃至天人見神變化舍利弗白佛言世尊
所說微妙第一下至女人亦能受持盡有漏
成無漏心解脫慧解脫於現法中自身作證
生死已盡梵行已立所作已辦不受後有是
為如來說無上滅此法無上智慧無餘神通
無餘諸世間沙門婆羅門無能與如來等者
況欲出其上如來說法復有上者謂言清淨
言清淨者世尊於諸沙門婆羅門不說無益
虛妄之言言不求勝亦不朋黨所言柔和不
失時節言不虛發是為言清淨此法無上智
慧無餘神通無餘諸世間沙門婆羅門無有
與如來等者況欲出其上如來說法復有上
者謂見定彼見定者謂有沙門婆羅門種種
方便入定意三昧隨三昧心觀頭至足從足
至頭皮膚內外但有不淨髮毛爪甲肝肺腸
胃脾腎五藏汗肪髓腦屎尿涕淚臭處不淨
無一可貪是初見定諸沙門婆羅門種種方
便入定意三昧隨三昧心除去皮肉外諸不
淨唯觀白骨及與牙齒是為二見定諸沙門
婆羅門種種方便入定意三昧隨三昧心除
去皮肉外諸不淨及白骨唯觀心識在何處

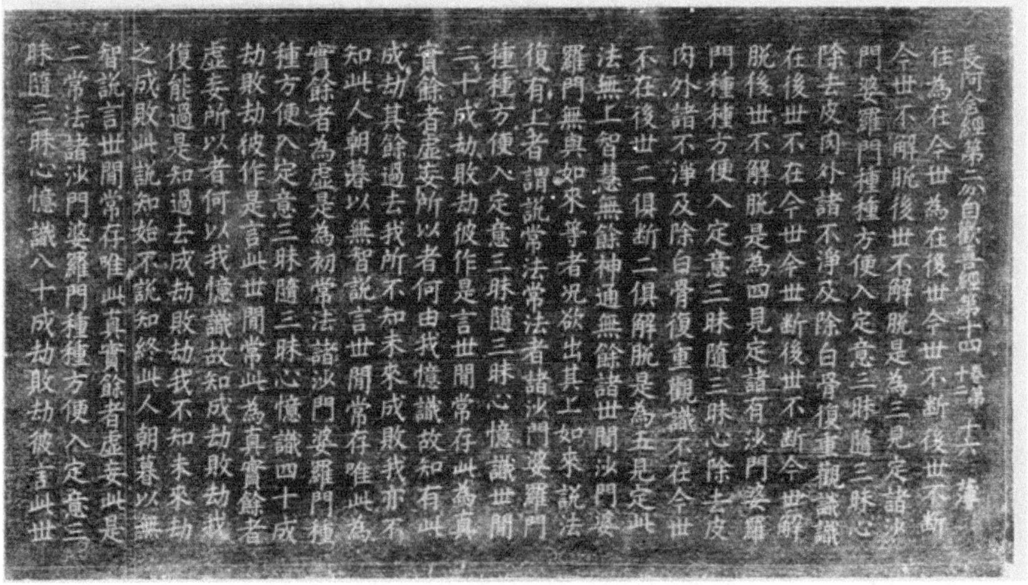

長阿含經第二分自歡喜經第十四 卷第十二 十六
住為在今世為在後世今世不斷後世不斷
今世不解脫後世不解脫是為三見定諸沙
門婆羅門種種方便入定意三昧隨三昧心
除去皮肉外諸不淨及除白骨復重觀識識
在後世不在今世今世斷後世不斷今世解
脫後世不解脫是為四見定諸有沙門婆羅
門種種方便入定意三昧隨三昧心除去皮
肉外諸不淨及除白骨復重觀識不在今世
不在後世二俱斷二俱解脫是為五見定此
法無上智慧無餘神通無餘諸世間沙門婆
羅門無與如來等者況欲出其上如來說法
復有上者謂說常法常法者諸沙門婆羅門
種種方便入定意三昧隨三昧心憶識世間
二十成劫敗劫彼作是言世間常存此為真
實餘者虛妄所以者何由我憶識故知有此
成劫其餘過去我所不知未來成敗我亦不
知此人朝暮以無智說言世間常存唯此為
實餘者為虛是為初常法諸沙門婆羅門種
種方便入定意三昧隨三昧心憶識四十成
劫敗劫彼作是言此世間常此為真實餘者
虛妄所以者何以我憶識故知成劫敗劫我
復能過是知過去成劫敗劫我不知未來劫
之成敗此說知始不說知終此人朝暮以無
智說言世間常存唯此真實餘者虛妄此是
二常法諸沙門婆羅門種種方便入定意三
昧隨三昧心憶識八十成劫敗劫彼言此世

图 14－8 《佛说长阿含经》第 12 卷（《房山石经》第二十册 386 页）

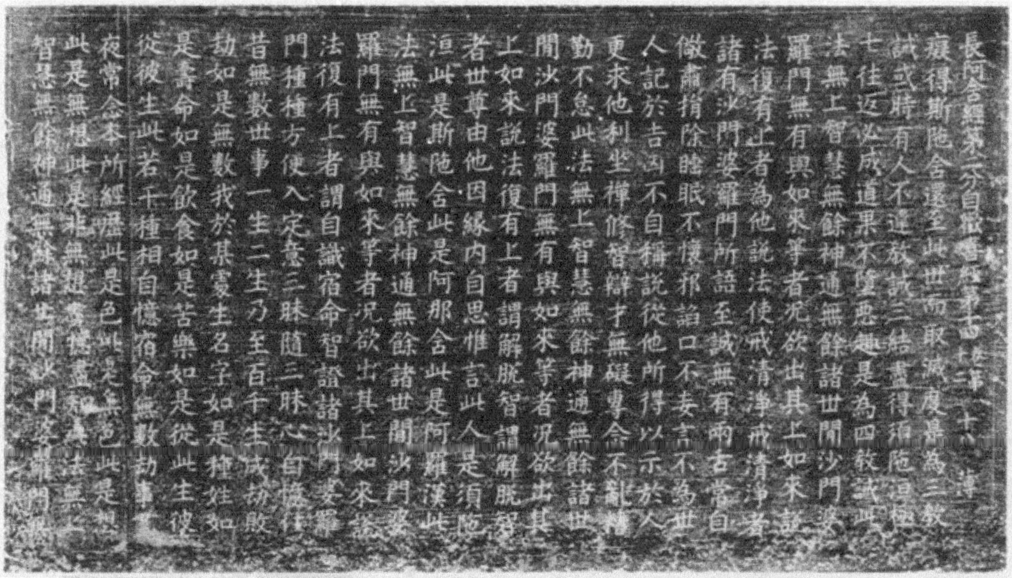

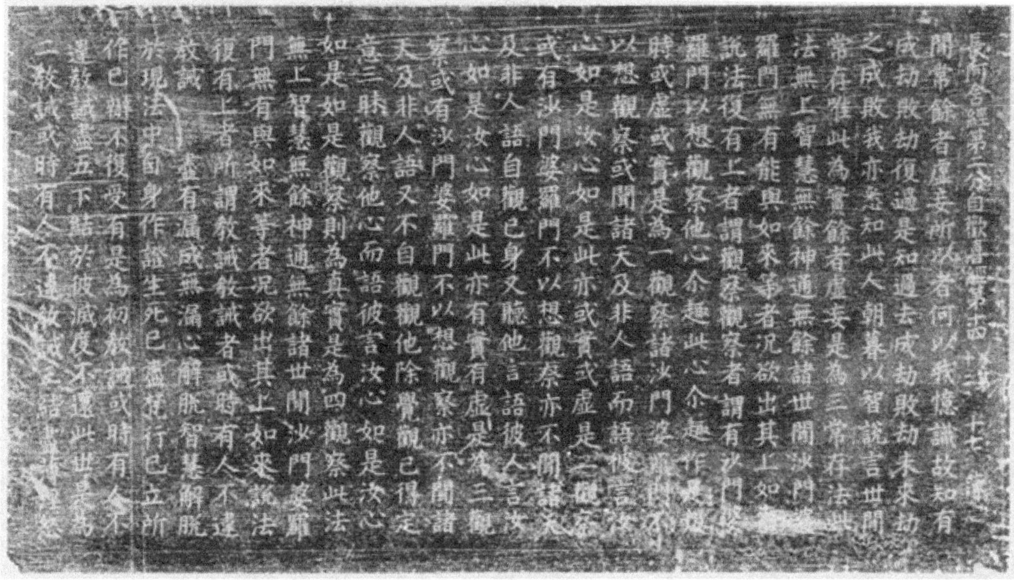

图 14-9 《佛说长阿含经》第 12 卷（《房山石经》第二十册 387 页）

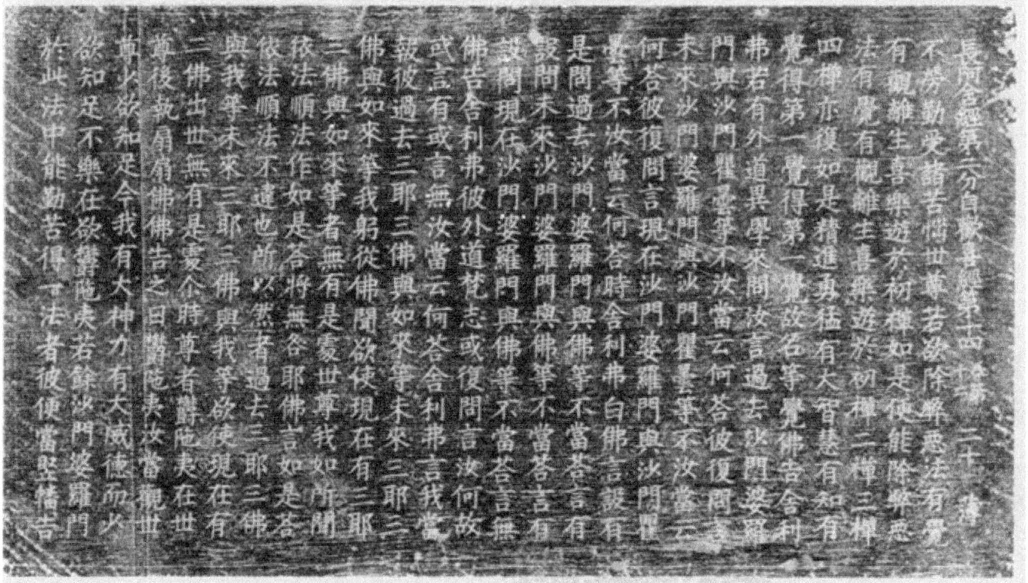

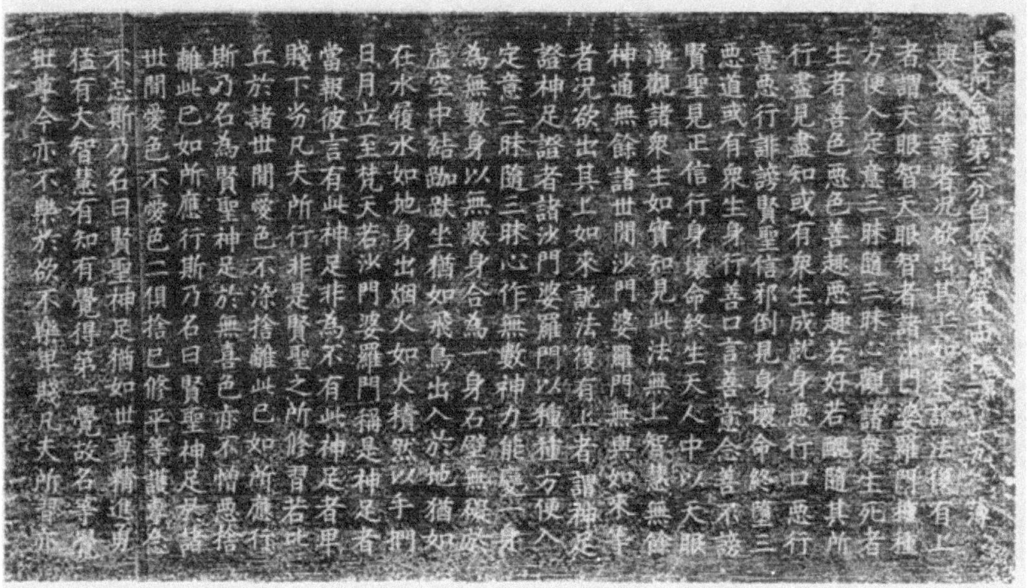

图 14-10 《佛说长阿含经》第 12 卷（《房山石经》第二十册 380 页）

十五、养身护命

解题： 本篇为《救护身命经》之全文，为五代三界寺比丘道真所译。所谓养身护命，即远离邪魔侵扰，远离外贼为恶，远离水火为患，最后往生到无量寿国，成为智慧勇健、功德无限的觉悟之人。要达到养身护命的目的，就必须供养三宝、修行善法，以臻心开意解、诸法护身之境。

佛告无量无边诸大菩萨摩诃萨及天神王一切天人等："我灭度后，若有受持我嘱法者，汝等常当昼夜拥护，令得安隐。"文殊师利菩萨白佛言："世尊！我当于佛灭度后，将二十五菩萨，于恶世中有能读诵此经处，我等昼夜在其左右，拥护是人。众邪魍魉不得来近，常使是人卧觉俱安，修行善法[1]。"佛赞文殊师利等："善哉！善哉！汝能拥护我百千万亿劫中所可修，集阿耨多罗三藐三菩提心。"

尔时，四天神王偏袒右肩，右膝着地，一心合掌，白佛言："世尊！我常于如来灭后，各将眷属，案行国界。有能读诵书写受持是经者，我等眷属常来随逐是人，昼夜拥护，令不见恶。是人欲行旷野中，我常随逐是人，导从前从，勤心拥护，不离是人，不令恶魔忌来侵近，常得充足，不令饥渴，无所之少。可欲求者，我等神王悉令供给，如其所愿，无所之少。何以故？是人能流布此经故，修行善法供养三宝[2]故，不令断绝。"

尔时，干阗婆王、阿修罗、迦楼罗、紧那罗、摩睺罗伽、人、非人等，各各距跪于如来前，一心合掌，白佛言："世尊！我等天人常当飞行于恶世中间，有读诵书写受持是经者，我等天人与其眷属共到是人所住之处，听受此经法，常当守护，昼夜不离，在其四面。拥护是人，众魔恶鬼不得侵近，不得夺其精气，不得横来绝命，不得横来娆害，不得求其长短，不得触犯，令毒气不行。我等眷属常来，在是人所住之处。我于空中，是人若遇大火，我等眷属随其方便，拥护其身，不令火烧。若遇大水，急驶漂去，我等眷属即于空中来接是人，令不见溺水，即还停得度水难。若遇大贼，我四面救护是人，能令贼心刀杖不举，即发慈心。若遇官法，系缚枷锁，昼夜愁苦，我等眷属于虚空中，能令其官心生欢喜，悉令放流，皆得解脱。我等眷属一心救护，不令他人而得娆乱，于无量无边劫中，常念此经。何以故？此经，世尊殷勤所嘱之法，令久流布。"佛复赞诸天人等："善哉！善哉！汝等眷属曾于阿僧祇劫中，值遇百千万亿诸佛，复能拥护我百千万亿劫中弟子，能令流布此经，读诵书写方便救济，不令见恶，常行善心。"尔时干闼婆王等各与眷属，顶礼佛足，一心奉行。

佛告阿难："吾以右手摩汝顶上，汝好用心。吾所嘱累，唯有此经。阿难！勤流布此经，令一切众生悉得闻知。阿难！汝最是吾心中弟子，我所出法悉付嘱汝等。吾今怜愍一切众生故，欲令解脱故。"佛还正坐，付嘱此法："阿难！此经尊猛极有威神，劝令一切族姓男女供养香花、杂彩、燃灯续明，复能流转读诵，皆救人疾苦厄之者，现世安吉，将来往生无量寿国[3]，即生莲华，躯体金色，身相具足，智慧勇健如上辈者，功德如是，不可称计。"佛告阿难："当用好纸、好笔、好墨，至心书写我所出法。上下句偈，如佛所说，无令妄失一画一点。阿难！我怜愍众生故，唯嘱汝法，皆令一切有形之类悉得闻知，心开意解，常行善法。"

尔时，阿难在世尊前一心合掌，身毛悉竖，战战兢兢，一心谛听佛语，不敢忘失一句一偈，流泪而言："世尊所嘱至心受持，广令流布此经。"阿难复言："受天尊教。"顶礼佛足，一心奉行。

修福受乐报，所欲皆自然；

超然生死流，上言至涅槃。

若人好为福，天神自然护；

所愿皆自然，众魔不得坏。

薄福多诸恼，福能消众患；

福德既牢强，速成坚固定。

生天受快乐，人中亦自在；

斯由功德故，所往皆自然。

因此福方便，永离生死苦；

得□至涅槃，不灭复不生。

（《救护身命经》，界比丘道真译）

注释：

[1] **修行善法**：指遵循正道修持与实践正真妙善之法门，依佛法的路线去行持实践。善法，合理益世之法。如五戒十善是世间的善法；三学六度是出世间的善法。

[2] **供养三宝**：指以食物、衣服、物品等供养佛、法、僧三宝。供养，又作供、供施、供给、打供。供养初以身体行为为主，后亦包含纯粹的精神供养，故有身分供养、心分供养之分。据《遗教经论》载，饮食、衣服、汤药等，属身分供养；不共心供养、无厌足心供养、等分心供养等，属心分供养。三宝，即佛宝、法宝、僧宝。一切之佛，即佛宝；佛所说之法，即法宝；奉行佛所说之法的人，即僧宝。佛者，觉知之义；法者，法轨之义；僧者，和合之义。

[3] **无量寿国**：无量寿佛的世界，往生到这个世界中的人，具有大智慧和大功德。《佛说无量寿经》卷二曰："无量寿国，声闻菩萨，功德智慧，不可称说。又其国土微妙安乐、清净若此。何不力为善，念道之自然。"《净土大经科注》说："出入供养，观经行道，喜乐久习。才猛智慧，心中不回，意无懈时。"

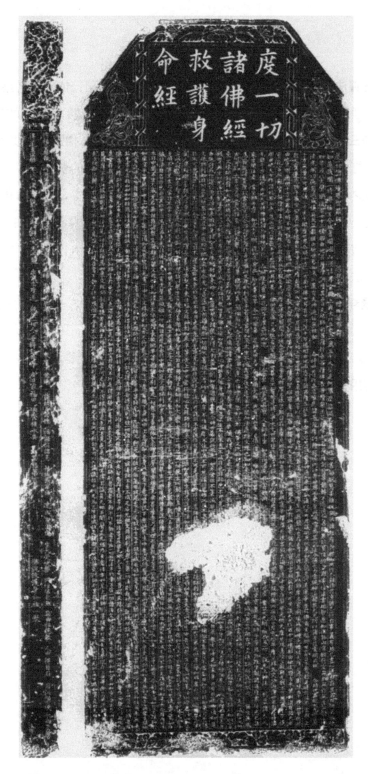

图 15–1　《救护身命经》(《房山石经》第三册 556 页，仅标题)

图 15－2 《救护身命经》(《房山石经》第三册 557 页)

十六、圣念妙法

解题： 本篇系《妙法圣念处经》之全文，为宋代法天所译。妙法圣念处，讲的就是佛法之妙和觉悟之要。该经针对众生被贪、嗔、痴种种烦恼所束缚，提出了"坚固善根，远离染欲，专心一境，爱乐真如"的修行方法。只有这样，才能了悟生死，远离轮回之苦。

如是我闻：一时世尊在大众中，天人围绕，瞻仰尊颜，目不暂舍。时诸大众，即于佛前，而说偈言：

"归命一切智，三界第一尊，

数演微妙音[1]，广利诸群生。"

尔时，世尊告诸大众，即说颂曰：

"若有诸众生，不杀施无畏，

慈心能忍辱，端严寿无比。

若于有情所，如同父母想，

能离不与取，智慧福无量。

若行善身业，离欲心坚固，

不观女妙色，解脱诸恶趣。

世间应远离，解脱忻可证，

似金矿覆藏，体性本清净。

烦恼不能伏，上妙触生爱，

善恶事不分，浮生[2]苦最大。

苦乐犹心起，得失事亦然，

善恶友离合，因果[3]理无偏。

降伏诸根乱，平等心要行，

利益诸有情，是名苾刍行。

沙门、婆罗门，烦恼伏应断，

智慧修增长，令心不散乱。

涅槃理须证，诸苦应远离，

勤发正见心，佛说此难比。

解脱诸轮回，须弥爱不动，

等彼栴檀香[4]，甘露味无比。

虽获上供养，娇奢耶妙衣，

贪爱不染着，知足心欢喜。

如草被火焚，了知不究竟，

供养兴福慧，水火不能侵。

白业真智果，河水终无尽，

不贪诸境界，佛说苾刍行。

乐求种种智，相应恒现前，

了达真实法，不堕诸轮回。

若人求白法，令心不散乱，

惠施诸境界，劫火不能坏。

无明诸有本，轮回从此生，

烦恼勤伏除，真正牟尼行。

乐行于忍辱，端严离冤害，

能仁妙相因，见者心欢喜。

林野离愦乱，爱乐心欢喜，

持钵恒一食，是名苾刍行。

解脱最安乐，三涂最为苦，

真如离彼此，思惟不可得。

利他平等业，柔和常质直，

正行恒相应，远离诸邪执。

意根乐执着，意根称最胜，

意根能速疾，意根能欢喜。

伽陀演说此，能作亦能说，

抖擞诸烦恼，业果善了知。

了知得失事，能趣妙菩提，

一切诸有情，六根[5]中第一。

林间乐止住，远离诸冤贼，

了知是六根，正行从此出。

常处等引位，抖擞诸业障[6]，

譬如于虚空，风云不能染。

善护身、口、意，正见恒相应，

智慧如灯明，魔众不能坏。

不害物名善，慈悲利益深，

威仪无缺犯，方住苾刍心。

眼被色境缚，碍之余非转，

烦恼缚有情，三界不能出。

真俗智微妙，善巧事还希，

诸佛同共赞，运用叵难思。

多闻求解脱，贪恚不能违，

善护身三业，伏除令不生。"

尔时，世尊说此偈已，告诸大众："若有众生烦恼缠缚，三界轮回，受诸苦恼，若行十善，感果人天，爱乐欢喜。譬如圆月，离诸障碍，清净无比，睹之欢喜。又如柴薪，火能焚烧。如是恶业，应当伏除，离于三界生死轮回，解脱诸苦。又如飞禽，得离系缚，自在无碍。若诸有情，不造诸业，出离三界，证二空理，苦恼不侵，贪恚非染，了达轮回。譬如灯明，照了物像，正智相应，恒无间断，离诸邪执，爱乐寂静。冢间树下，舍离诸恶，亲近善友。比丘如是，修出家行，一切可爱诸境界等，不应贪着，不乐房舍，离于货易及虚妄语，不乐歌舞，舍离憎爱，林中一食。最上菩提，常乐趣求，离不与取，持粪扫衣，欢喜知足。止住林野，寂静思惟，离散乱想及贪恚等；常行慈心，利乐有情，远离愚暗[7]，修习智慧，离烦恼业，解脱生死，修八圣道，寂静现前，破坏一切诸烦恼苦。苾刍如是，应当修习，坚固善根，远离染欲，专心一境，爱乐真如。种种智慧，增长圆满无漏净法，了知有漏虚幻不实。"

尔时佛告诸苾刍言："若有苾刍，安住梵行，清净柔和，善修止观[8]，爱乐静虑，林间游戏，远离诸染，了达迷妄，亦如飞鸟虚空影随。比丘亦尔，三衣随身，善修平等，恒思正法，伏灭烦恼，智慧相应，趣求见道，乃至彼岸，究竟涅槃。比丘应知，如是观察，安住欢喜，而于轮回及老病死，常乃怖畏。如阿苏啰及余天众，欢喜恭敬，获得上妙僧伽胝钵，不假余器；守护梵行，不令毁犯，清净无垢，不着诸味及利养等。"

尔时，佛告诸苾刍言："若诸有情，舍离悲心，我慢放逸，焚烧诸善，难尽诸漏。"

尔时，世尊乃说偈言：

"若舍悲精进，无明慢相应，

寂静不现前，无由漏除灭。"

尔时，佛告诸比丘言："若复有人于诸卧具上妙细软，不应爱乐。觉悟[9]无明，迷暗根本，诸惑随生。谓此无明，遍诸染心。彼若无时，应非迷暗了达诸法，等持静虑，应尽诸漏。"

于是，佛告诸比丘言："若欲经行，在于林中，寂静不乱，于诸非法酒色等境，不应爱乐。比丘如是。若诸魔众，由业系缚，恼乱修善，如人饮毒，自作自受。汝今破戒，行于邪命，烦恼系缚，堕大地狱，受种种苦。比丘当知，行乞食时，若见女人，如毒蛇想；专注一心，思惟正法，不求名利及诸妙境，离业系缚，令心平等，不行毁谤。若入聚落，如林野想；乞饮食时，如疗病想；起烦恼时，焚烧林想；求妙法时，趣正路想；处床卧时，鹿惊怖想；入诸禅定[10]，游园观想；见阿罗汉，作福田[11]想。不乐境界，语言戏论，恒求解脱。国王大臣，利益亲近，上妙饮食，勿希贪想。施主名利，恒非欺诳，心行方便，不起嗔恚、贪乐房舍、亲近豪族如鱼乐水、安住不舍，远离知识，违背真实，希求虚幻如灯、梦、电，作解脱想。尊重邪道，恒行恭敬，最上真实，不能了悟。"

尔时，佛告诸比丘言："应知省觉，爱乐经行，禅定智慧，恒行慈心，趣求最上真实解脱。获于正见，了达诸法，恒常修习、忍辱精进，舍离贪、恚及诸散乱。"

佛告比丘："应当爱乐一切有情，忆念怜愍，令离颠倒及诸缠缚，解脱众苦。苾刍应知：于诸境界，离染侵害。譬如金体，性离尘垢。比丘当知：若至亲友及往非亲，应离贪、恚，了知损益。若罪非罪，安隐艰辛，方便降伏，为说法要，随彼利钝，聪明愚昧，导以胜劣，诚之正说。比丘应知：林间经行，寂处习定，舍离过非，恒乐真如，了信因果，胜劣差别；远离诸毒，降伏诸根，不起过非，智慧相应，令心欢喜，止息毁谤。如海甚深，相应无尽，心意坚固，不起疑虑，不贪妙色，聪愍平等；应时善说，欲色无色，虚妄真实，不说世间是非语言，远离过患诸境界等。譬如诸毒及以淤泥，勿令侵害。解脱轮回，无明远离，禅定智慧，辩才宣演，法义最上，离妄颠倒；一切尘垢不令染污，一切所作皆为利益；于众僧处，不起违背身、语、意业，离彼缠缚，不求人天；修诸善业，不为名利，趣向涅槃。苾刍应知：恒离恶友，不作诸非，常以慈心平等观察；心意调柔，护戒清洁，随顺真实。离妄怖畏，不迷轮回及诸静虑，了达无常，空智自在。"梵众诸天，安住静虑，趣向涅槃。听闻妙法，了悟诚实，欢喜踊跃。

尔时，世尊说伽陀曰：

"业果善不善，所作受决定，

自作自缠缚，如蚕等无异。

苦涩及甘美，诸苦并烦恼，

如影恒随逐，饮毒自侵害。"

尔时，世尊说此偈已，告诸比丘："若有众生善修智慧，破烦恼火，安住梵行，爱乐三宝[12]，见闻随喜，不起贪恚，作解脱想；了达不动，趣向真实，安住最上；离老病死及诸轮回、烦恼冤家相续不断。"

尔时，世尊告诸比丘："若于静处，修习梵行，趣自然智，诸天梵众，恒来亲近，礼事供养。所以者何？爱乐梵行，能坏轮回；远离烦恼，令心调伏；舍离黑暗及诸冤家，勿令侵害。犹如干草离火焚烧，舍离烦恼，亦复如是。"

佛告比丘："若复有人迷诸境界，恣纵诸根，违背涅槃，心不平等，恒行苦因，邪见缠缚，一切诸惑，不能伏除；广集资具，贪心炽然，最上福田，愚迷障蔽，曾无省悟。若遇法师方便开化，远离诸惑及贪等染，息除猛焰及离诸触，趣向最上甘露妙法，安住最上。善友知识，爱乐静虑，修习智慧，烦恼如山而能破坏。安住净慧，舍诸愚暗及离轮回，获妙果报。聪慧最上，修诸胜行，心意相续。少欲知足，息除邪执，系缚、攀缘悉皆远离。如鱼吞钩，贪味自缚；有情亦尔，爱乐五欲，恒时不舍，广兴诸业，轮转生死无有止息，迷昧染因，诸趣差别，无有穷尽。"

尔时，世尊乃说颂曰：

"若人作恶业，轮回地狱苦，

饿鬼及傍生，沦没无穷尽。

等活与黑绳，众合并号叫，

烧然极烧然，阿毗大地狱。

艰辛恶业苦，刺长十六指，

四壁并四门，悉皆铁所造。"

尔时，世尊告诸比丘："彼诸地狱，焰火炽盛；暴恶甚多，相续无间；百逾善那，难可调伏；形色毛竖，甚大怖畏；极恶之声，闻皆酸楚。有情恶业堕此狱时，头下足上，刹那生彼，受种种苦，展转焚烧，昼夜啼泣，出大恶声，如鱼穿炙，皮肉糜烂，遍满黑暗，心意迷乱。罪人见彼琰魔罗界，大火焚烧，迷乱闷绝。造业同者，处之一狱，人人缠缚，狱卒牵挽，受苦难当，而无间断。若人少智，虚妄造罪，由此轮转，冤家聚会，受地狱苦。"

时，诸比丘而白佛言："此琰魔罗受罪之人。云何缠缚？受苦无量。"

尔时，佛告诸苾刍言："此人恒常毁谤正法，不生信受，因果不了，迷诸地狱，不生怖畏，起烦恼火，焚烧诸善。以此业因[13]，堕琰魔界，受如是苦。最上火难，而无间断；嗔恚冤家，愚痴黑暗，随业而受，业尽方出。"

佛告比丘："若复有人，欺罔虚诈；于他妻女，耽染不舍，缠缚生盲，恒覆光明，不能了悟。"

时，诸比丘复白佛言："处人卑贱，愚昧无智，复作何因，感果如是？"

佛告比丘："此于过去，我慢心高，轻毁贤善，悭贪嫉妒，故受斯报。若复有人离间彼此，及作恶业，由此因缘，堕诸地狱。若生人中，乏少男女，财物散失，知识远离，命欲终时，颠狂怕怖；眷属守护，迷诸境界，不能了达。"

尔时，世尊即说颂言：

"自作还自受，残害罪有情，

暴恶苦器多，业尽方能免。

世间造诸业，善不善恒随，

譬如花有香，远近皆相逐。"

尔时，世尊告诸比丘："譬如飞禽栖止林树，聚散非恒；父母亲族，亦复如是。"

佛告比丘："若复有人于寂静处，系念思惟，修习善业，舍离愚暗、弹竿罥索、暴恶非法；临命终时，身心无恼，离诸惊怖，获报天上；饮食衣服，随心自在；眷属宫殿，悉皆圆满；聪明智慧，资具、园林无所乏少；寿命形色，圆满具足。若复有人自心欺诈，诳惑世间，男女眷属、朋友知识、诃骂毁辱，广造诸非；命终之后，堕诸恶道，受苦无量。从彼出已，若生人中，贫穷下贱，衣食乏少，男女眷属皆悉厌离。虚妄愚迷，不了因果，贪、嗔等惑，相应无间。于诸善事，不曾修习；恶友非法，恒时亲近。"

尔时，世尊而说颂曰：

"地狱受诸苦，焚烧从业生，

人中因苦缠，皆随自心造。

轮回三界内，往来如蚁环，

业果互为缘，相续无穷尽。"

尔时，世尊说此偈已，告诸苾刍："若获圣果，方免轮回；无所系属，自在安乐。业及业果，不能倾动。若复有人起贪、嗔惑，及造诸非，堕于地狱，猛焰焚烧，一切身体受种种苦，发声号哭，思惟方便，不能得脱。如是苦涩、不善之业，愚迷自造。譬如猛火焚烧林野，一切草木无由得免。恶业亦尔，轮回地狱受诸苦恼，不能远离。若复有人舍离恶友，不造诸非，了悟因果，离诸疑谤，修习正见，信乐真如，寂静安乐，远离轮回及诸苦恼，最上无比。无相无为，离妄颠倒，常乐我净；自在无碍，离诸系缚，善不善业，皆悉远离。"

（《妙法圣念处经》，大宋西天中印度摩伽陀国那烂陀寺三藏传教大师赐紫沙门臣法天奉诏译）

注释：

[1] **微妙音**：微密美妙的声音。指佛陀弘法时所传出的言语。

[2] **浮生**：指没有智慧的普通百姓。此外，人生在世，虚浮不定，故也称人生为"浮生"。

[3] **因果**：指原因与结果。亦即因果律。为佛教教义体系中，用来说明世界一切关系之基本理论。盖一切诸法之形成，因为能生，果为所生；亦即能引生结果者为因，由因而生者为果。就时间之因果关系而言，因在前，果在后，此称为因果异时；但若就空间而言，则因果如束芦之相倚相依之情形，此乃广义之因果关系，称为因果同时。

古代印度之外道，有关因果之论点可分为四类，佛教称之为外道四执，或简称四执：①邪因邪果，即将万物生起之原因归于大自在天之能力；②无因有果，即承认现存的现象世界为果，但以此果之因难以探究，而否定此果之起因；③有因无果，即承认现存的现象世界为因，但以此因之结果难以探究，而否定此因之结果；④无因无果，即否定因果二者。

[4] **栴檀香**：在佛经中，常以栴檀妙香于众香中的殊胜，来表示大乘菩萨比小乘圣者殊胜之处。栴檀（音译）原产于古印度西岸的西格兹山系一带，除了做香使用以外，也用来画在额头上以表示宗派或阶级。慧琳《一切经音义》说："栴檀，此云与乐，谓白檀能治热病，赤檀能去风肿，皆是除疾身安之药，故名与乐也。"栴檀是予乐的意思，因为白檀能治各种热病，赤檀能去除风肿，二者都是能去除疾病使身体安乐的药。

[5] **六根**：又作六情。指六种感觉器官，或认识能力。为十二处之内六处，十八界之六根界。根，为认识器官之意。六根即眼根（视觉器官与视觉能力）、耳根（听觉器官及其能力）、鼻根（嗅觉器官及其能力）、舌根（味觉器官及其能力）、身根（触觉器官及其能力）、意根（思惟器官及其能力）。

[6] **业障**：指业即障。为三障之一，四障之一。又作业累。众生于身、口、意所造作之恶业能蔽障正道，故称业障。另据北本《大般涅槃经》卷十一、《阿毗达磨大毗婆沙论》卷一百一十五、《阿毗达磨俱舍论》卷十七等，一切恶业中，五无间业为业障；余一切恶业非为业障，无碍于圣道之修行。所谓五无间业，即害母、害父、害阿罗汉、破和合僧、恶心出佛身血。《大方广佛华严经·世主妙严品》："若有众生一见佛，必使净除诸业障。"

[7] **愚暗**：愚钝而不明事理。

[8] **止观**：为佛教重要修行法门之一。为天台宗之实践法门。止观谓止息一切外境与妄念，而贯注于特定之对象（止），并生起正智慧以观此一对象（观），即指定、慧二法。又作寂照、明静。定、慧与戒同为佛教徒之重要实践德目，如阿含诸经对此多有论说。止与观相辅相成以完成佛道，彼此有不可互离之关系，一如鸟之双翼、车之两轮。将天台之实践法教义化、组织化、体系化之代表人物为智𫖮。其著作《摩诃止观》即以止观之意义构成体系，而以空假中三观之实践法完成组织。

[9] **觉悟**：觉醒了悟之意。即体得真理、开发真智。

[10] **禅定**：禅与定皆指令心专注于某一对象，而达于不散乱之状态。又色界之四

禅与无色界之四定，合称四禅八定。

[11] **福田**：田以生长为义，人若行善修慧，犹如农夫于田下种，能得福慧之报，故名福田。

[12] **三宝**：佛宝、法宝、僧宝。一切之佛，即佛宝；佛所说之法，即法宝；奉行佛所说之法的人，即僧宝。佛者，觉知之义；法者，法轨之义；僧者，和合之义。

[13] **业因**：有二义。第一，业即因，以业为招感未来果报之因。又作因业。《成唯识论述记》卷八云："业，苦本故，唯是因也。"第二，指业之因，能令业生长之因。北本《大般涅槃经》卷三十七："业因者，即无明、触。因无明、触，众生求有。求有因缘，即是爱也。爱因缘故，造作身、口、意业。"此系自十二因缘以释业因之义。又据《瑜伽师地论》卷八载，恶业之因有十二种，即贪、嗔、痴、由自力所造者、由他力所造者、由于受国王诸侯等强权者所驱迫、爱味己物而生贪欲、有所怖畏故造杀等业、恐受伤害故行杀等业、为戏乐之故而行杀等事、以杀生为正法而行杀等事、拨无因果而行杀等事。其中前三者属不善根。此外，善业之因，三善根等一切反恶业之因均属之。

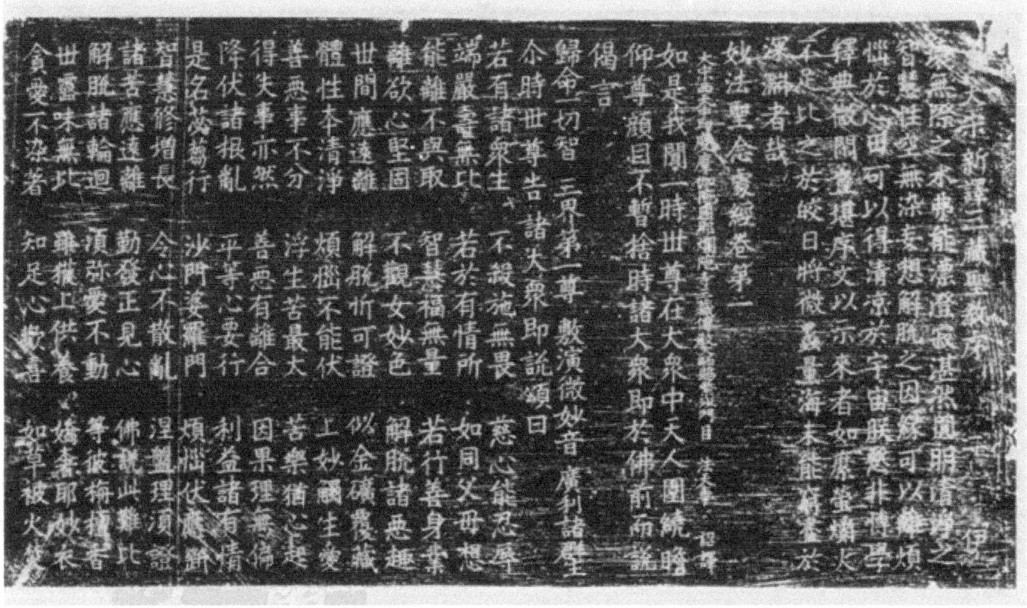

图 16 – 1 《妙法圣念处经》（《房山石经》第二十六册 1 页）

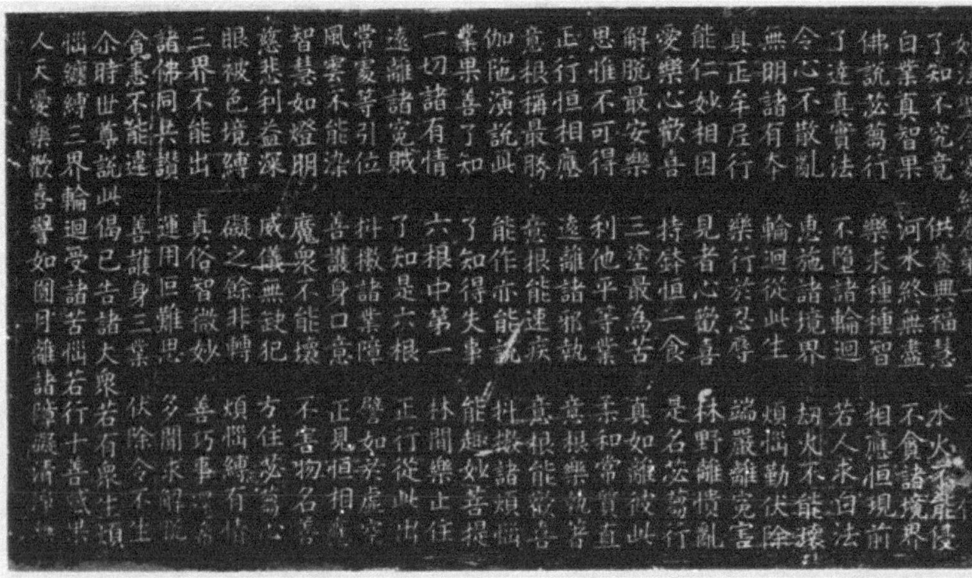

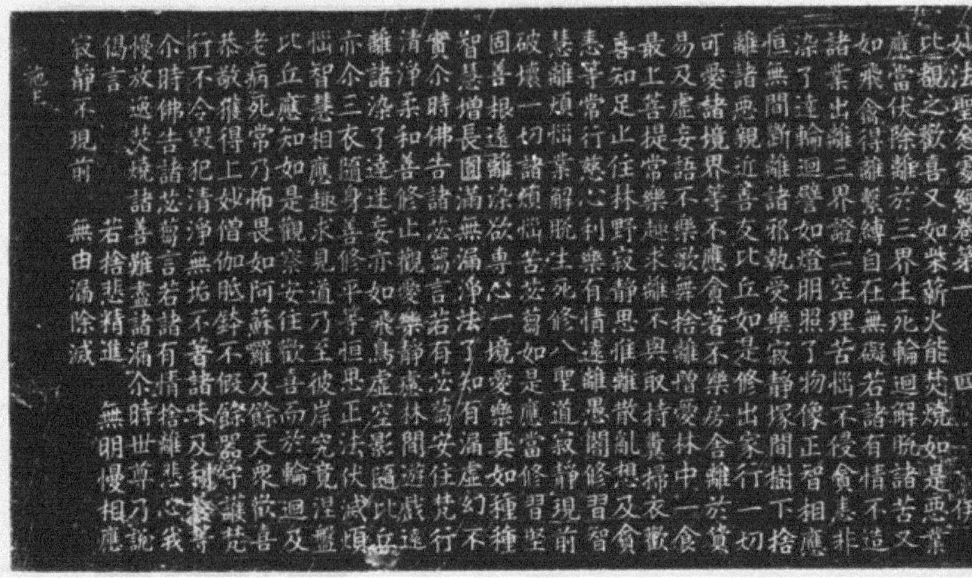

图 16－2 《妙法圣念处经》（《房山石经》第二十六册 2 页）

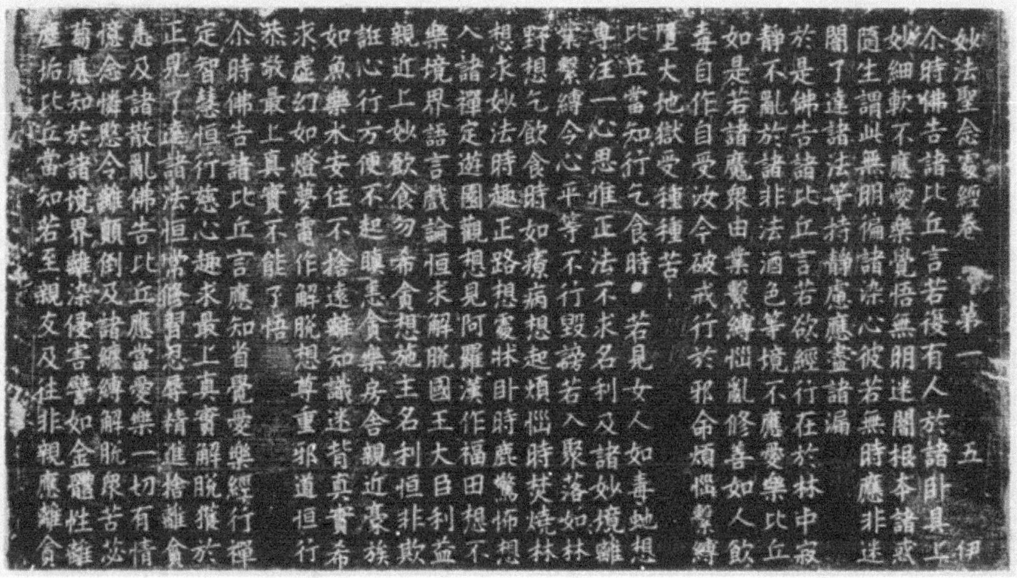

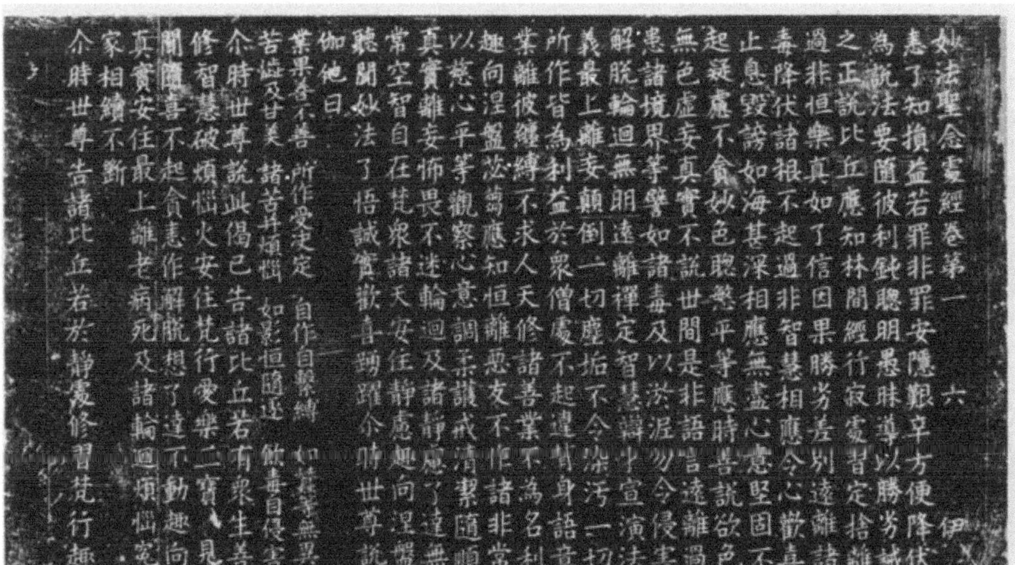

图 16－3 《妙法圣念处经》(《房山石经》第二十六册 3 页)

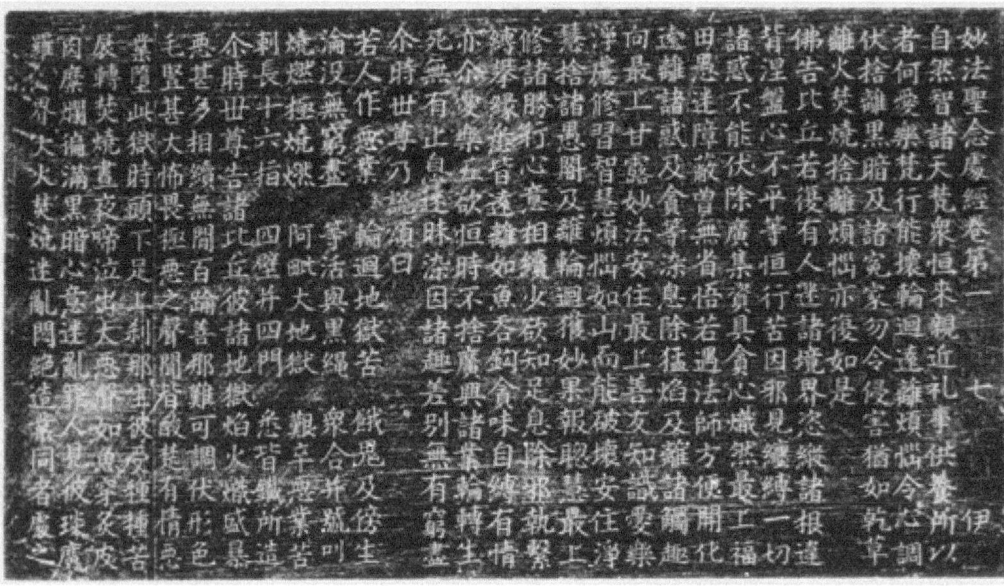

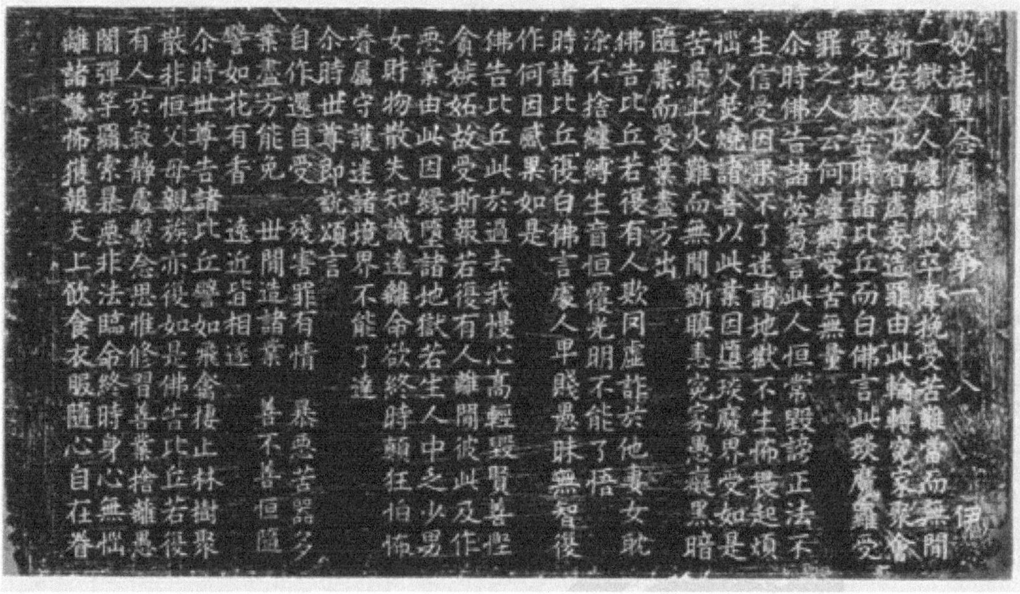

图 16－4 《妙法圣念处经》(《房山石经》第二十六册 4 页)

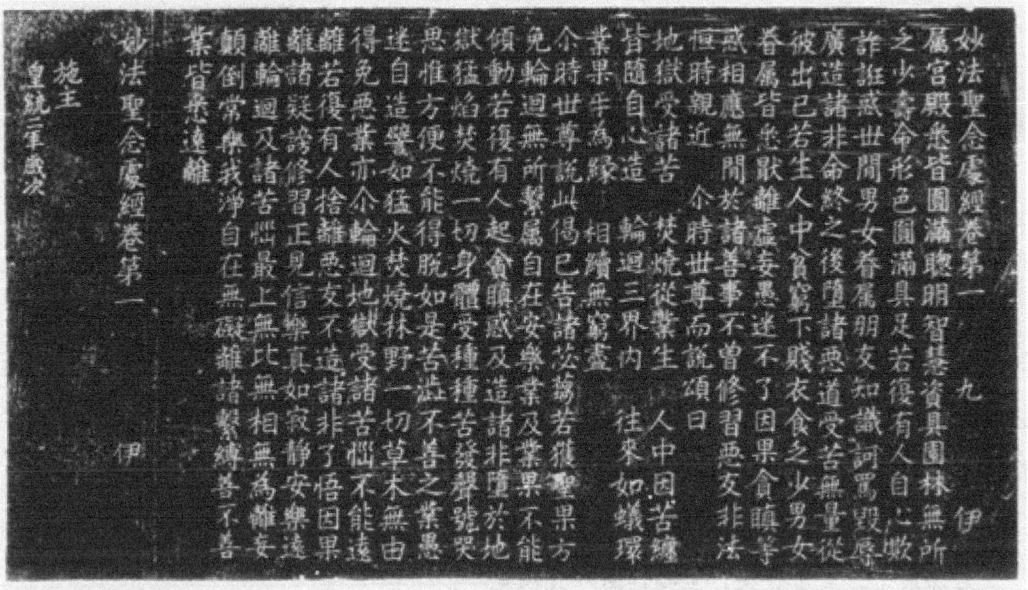
妙法聖念處經卷第一　九　伊
屬宮殿悉皆圓滿聰明智慧資具園林無所
之少壽命形色圓滿具足若復有人自心嫩
詐誑惑世間男女眷屬朋友知識訶罵毀辱
廣造諸非命終之後墮諸惡道受苦無量從
彼出已若生人中貧窮下賤衣食之少男女
眷屬皆悉厭離虛妄愚迷不了因果貪瞋等
惑相應無間於諸善事不曾修習惡友非法
恒時親近　尒時世尊而說頌曰
地獄受諸苦　焚燒從業生　人中因苦纏
皆隨自心造　輪迴三界內　往來如蟻環
業果乎為緣　相續無窮盡
尒時世尊說此偈已告諸苾芻若獲聖果方
免輪迴無所繫屬自在安樂業及業果不能
傾動若復有人起貪瞋惑及造諸非墮於地
獄猛焰焚燒一切身體受種種苦發聲號哭
思惟方便不能得脫如是苦惱不善之業愚
迷自造譬如猛火焚燒林野一切草木無由
得免惡業亦尒輪迴地獄受諸苦惱不能遠
離若復有人捨離惡友不造諸非了悟因果
離諸疑謗修習正見信樂真如寂靜安樂遠
離輪迴及諸苦惱最上無比無相無為離妄
顛倒常樂我淨自在無礙離諸繫縛善不善
業皆悉遠離
妙法聖念處經卷第一　伊
施主
皇統二年歲次

图 16－5 《妙法圣念处经》(《房山石经》第二十六册 5 页)

十七、觉知觉悟

解题： 本篇系《佛说八大人觉经》之全文，为后汉沙门安世高所译。八大觉知，即八种"速登正觉，永断生死"的觉悟法门。大人，指具有菩萨修为的高人，他们通过"精进行道，慈悲修慧"，最终"乘法身船，至涅槃岸"。只要觉知真理的存在，觉悟菩提智慧，就能够舍离五欲、觉知生死，进而开导众生，度脱苦海。

为佛弟子，常于昼夜，至心诵念八大人觉[1]。

第一觉悟：世间无常，国土危脆；四大苦空，五阴无我；生灭变异，虚伪无主；心是恶源，形为罪薮。如是观察，渐离生死。

第二觉知：多欲为苦；生死疲劳，从贪欲起；少欲无为，身心自在。

第三觉知：心无厌足，惟得多求，增长罪恶；菩萨不尔，常念知足，安贫守道，惟慧是业。

第四觉知：懈怠坠落；常行精进，破烦恼恶，摧伏四魔[2]，出阴界狱。

第五觉悟：愚痴生死；菩萨常念，广学多闻，增长智慧，成就辩才，教化一切，悉以大乐。

第六觉知：贫苦多怨，横结恶缘；菩萨布施，等念怨亲，不念旧恶，不憎恶人。

第七觉悟：五欲过患；虽为俗人，不染世乐，常念三衣，瓦钵法器，志愿出家，守道清白，梵行高远，慈悲一切。

第八觉知：生死炽然，苦恼无量；发大乘心，普济一切，愿代众生，受无量苦，令诸众生，毕竟大乐。

如此八事，乃是诸佛、菩萨大人之所觉悟，精进行道，慈悲修慧，乘法身船，至涅槃岸；复还生死，度脱众生。以前八事，开导一切，令诸众生觉生死苦，舍离五欲，修心圣道。若佛弟子，诵此八事，于念念中，灭无量罪，进趣菩提，速登正觉，永断生死，常住快乐。

（《佛说八大人觉经》，后汉沙门安世高译）

注释：

[1] **八大人觉：** 指大人八种教法。又作大人八念、八大人念、八生法。乃声闻、缘觉、菩萨等圣者（大人）为入菩提道所觉知思念之八种教法。依《中阿含经·八念经》所载，八大人觉即：①少欲觉，为修道而欲求所须，但不多求；②知足觉，少取心即满足；③远离觉，身离世间缠缚，心离诸烦恼；④精进觉，行正勤，修善法而不懈怠；⑤正念觉，常于身、受、心、法修正安念；⑥正定觉，修习禅定摄乱想；⑦正慧觉，以智眼观佛法，觉知正道；⑧不戏论觉，远离诸戏论，住于正语。又据《佛说八大人觉经》载，八觉指世间无常觉、多欲为苦觉、心无厌足觉、懈怠堕落觉、愚痴生死觉、贫苦多怨觉、五欲过患觉、生死炽然苦恼无量觉。

[2] **四魔：** 烦恼魔、五阴魔、死魔、天魔。烦恼魔指贪、嗔、痴等习气能恼害身心；五阴魔指色、受、想、行、识五蕴能生一切之苦；死魔指死亡能断人之生存命根；天魔指能坏人善事的天魔外道，如欲界自在天的魔王。

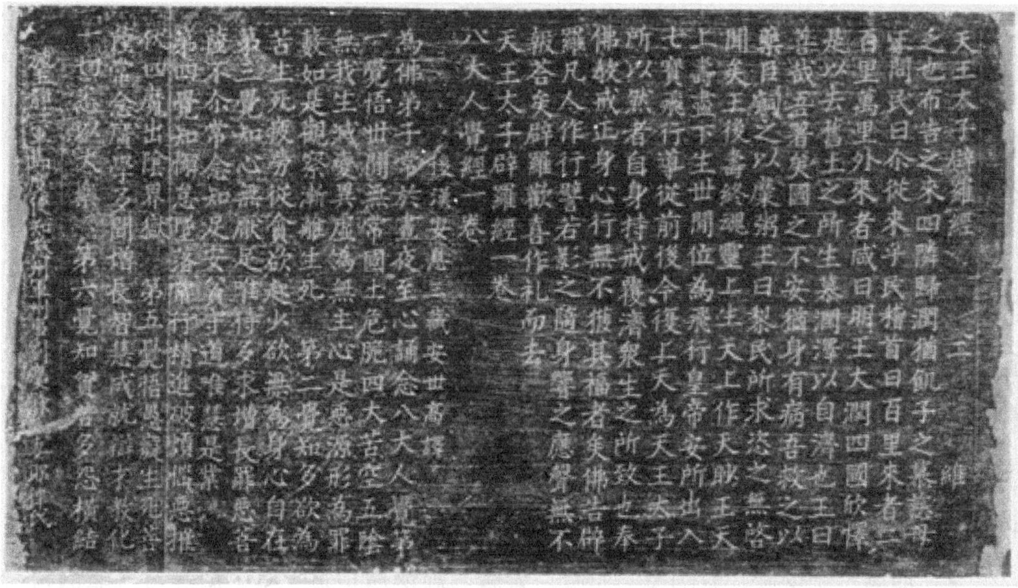

图 17-1 《佛说八大人觉经》（《房山石经》第十四册 127 页）

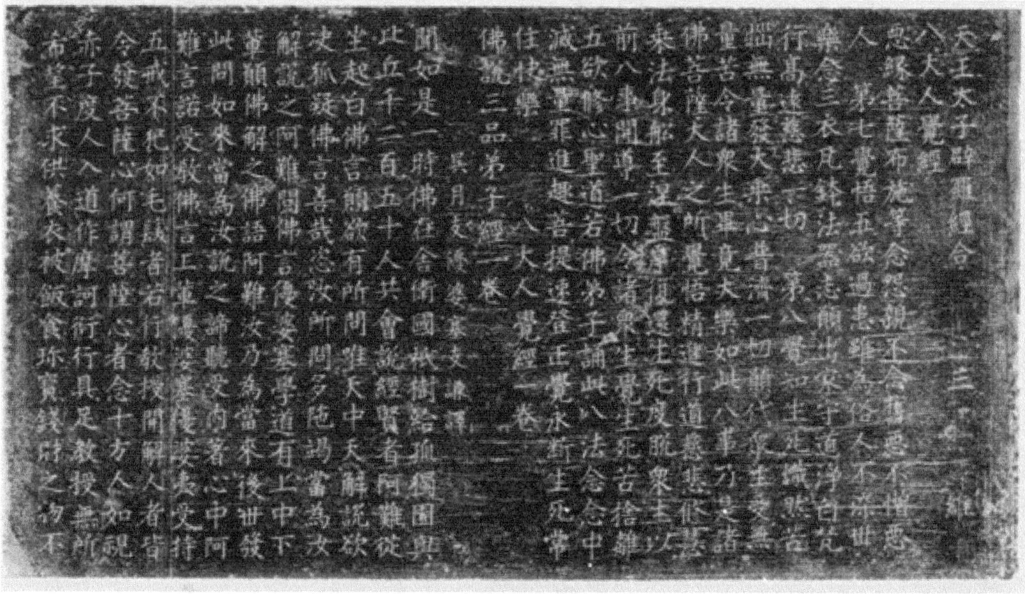

图 17-2 《佛说八大人觉经》（《房山石经》第十四册 128 页）

十八、除却诸疾

解题：本篇系《除一切疾病陀罗尼经》之全文，为唐代不空所译。该经是密宗的著作，通过口诵真言来治疗相关的疾病。密言即上师的口密真言，通过一种特殊的频率使患者的身心产生共鸣，进而达到治疗的目的。心理和精神因素所致的各种疾病，都可以通过密教的方法来治疗。密者，指身、口、意三密，往往采用师徒相授的方法传承，外人往往很难窥探出其中的奥秘。

如是我闻：一时薄伽梵住室罗伐城逝多林给孤长者园，与大苾刍众千二百五十人俱，众多诸大菩萨摩诃萨。尔时，世尊告阿难陀言："阿难陀，有陀罗尼能除世间一切疾病，汝当受持，读诵通利，如理作意。"即说密言[1]曰：

"怛你也他（二合）尾摩黎（二）嚩囊俱枳黎（三）室哩（二合）末底军挐利嫩奴鼻印捺啰（二合）儗颞（二合）母隶娑嚩（二合）贺。"

佛告阿难陀："此陀罗尼若诵持者，宿食不消、霍乱、风黄痰癊[2]，患痔瘘、淋、上气、嗽虐、寒热头痛半痛，着鬼魅者，悉得除差。我以佛眼观见彼人，诸天、魔梵、沙门、婆罗门能作障难，除非决定业报[3]尽者，余无能违越作其障难。如来应供正遍知说：'一切有情中如来为尊胜，一切法中离欲法尊，一切众中僧伽为尊。以此诚实言，愿我及一切有情，食饮吃啖，入腹消化，得正安乐，娑嚩诃。'"

尔时，世尊说是经已，诸苾刍僧并诸菩萨摩诃萨，一切大众、天龙八部[4]，受持佛语，欢喜奉行。

（《除一切疾病陀罗尼经》，开府仪同三司特进试鸿胪卿肃国公食邑三千户赐紫赠司空谥大鉴正号大广智大兴善寺三藏沙门不空奉诏译）

注释：

[1] **密言：**咒语。在密教中，指秘不示人的上师密语或真言。

［2］**风黄痰癃**：佛教将疾病分为心病、身病，其中贪、嗔、痴为心病之总称，风黄痰癃为身病之总纲而由四大外因诱发所致。风病者，表现为风大所致诸症；黄病者，表现为地大所致诸症；痰病者，表现为水大所致诸症；癃病者，表现为火大所致诸症。

［3］**业报**：业与报并称。意为业之报应或业之果报。谓由身、口、意之善恶业因所必招感之苦乐果报。或指业因与果报。又作业果。为佛教之重要基本观念。据《成实论》卷七载，业报有善、不善、无记三种；善得爱报，不善得不爱报，无记则不报；此即佛教所主张之必然业报法则。于此法则中，业为受身因缘，万物亦从业因生。盖于业与异熟、等流、离系、士用、增上五种果之关系中，有漏之善、不善，有异熟、等流之诸果；无记及无漏之业，则唯有等流、离系等果而无异熟果。又其中唯有漏之善、不善业所招之异熟果称为业报。

［4］**天龙八部**：又称八部众。即天、龙、夜叉、阿修罗、迦楼罗、干闼婆、紧那罗、摩睺罗迦。为守护佛法而有大力之诸神。八部众中，以天、龙二众为上首，故标举其名，统称天龙八部。

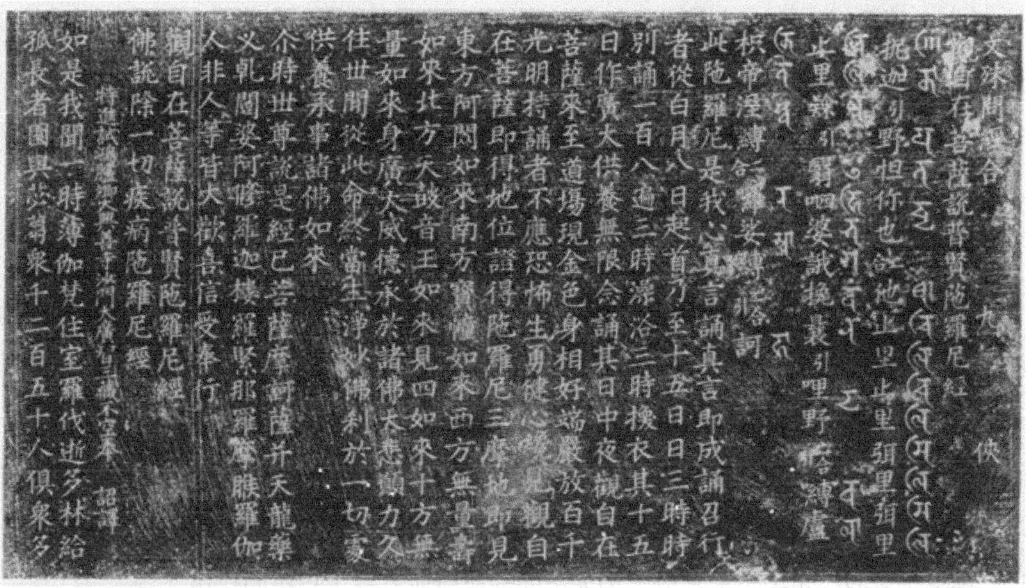

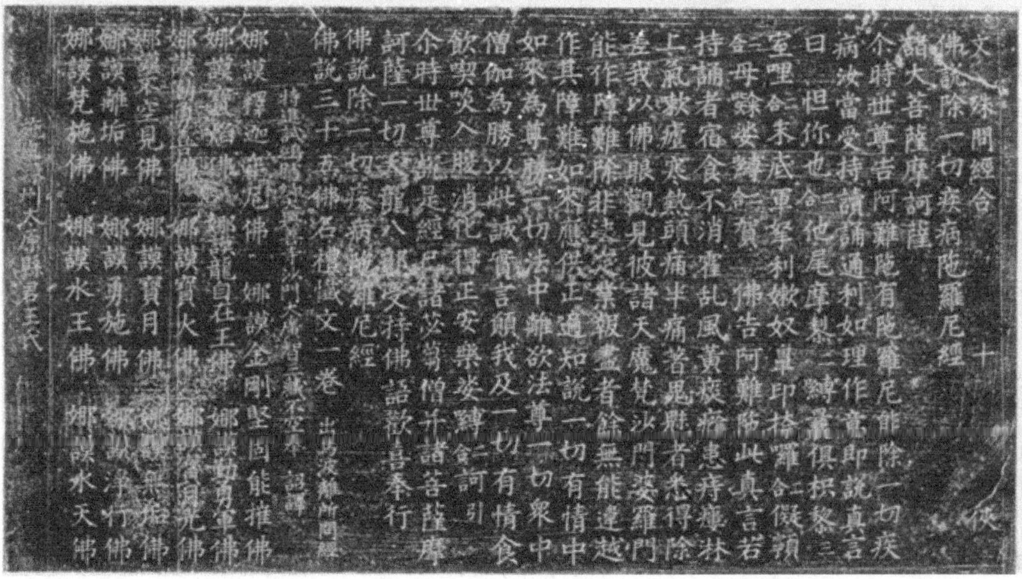

图18 《除一切疾病陀罗尼经》（《房山石经》第二十五册182页）

十九、随月安胎

解题： 本篇系《迦叶仙人说医女人经》之全文，为宋代法贤所译。该经通过迦叶尊者回答呿嚩迦仙人的提问，讲授了逐月治疗胎脏不安的方法。迦叶为佛陀的十大弟子之一，被称为"头陀第一"。其在佛陀入灭后成为佛教教团的统率者，于王舍城召集第一次经典结集，直至阿难成为弘法继承者，始入鸡足山入定，被中国禅宗尊为始祖。从佛陀作为大医之王开始，佛陀的各大弟子就把传播医药作为弘法的重要内容。可以说，佛医是佛教的重要组成部分，为人类的健康事业发挥了积极的作用。

尔时，呿嚩迦仙人[1]忽作是念："世间众生皆从女人而生其身，而彼女人从初怀孕至满十月，或复延胎至十二月方始产生，或于中间有其病患，于病患时极受苦痛。我今方便请问于师，禀受方药与作救疗。"作是念已，即诣于师迦叶仙人。伸师资礼而作问言："大师迦叶是大智者，我今欲有所问，愿垂听许。"迦叶仙言："恣汝所问。"时，呿嚩迦仙人白言："女人怀孕期当十月或十二月，日满方生。云何中间有诸病患，逐致胎脏[2]转动不安或有损者，苦恼无量。我师大智，愿为宣说救疗如是病苦方药。"作是问已，听受而住。

尔时，迦叶仙人告呿嚩迦仙言："女人怀孕不知保护，遂使胎脏得不安隐，我今为汝略说随月保护之药。怀孕之人，第一月内胎脏不安者，当用栴檀香、莲华、优钵罗花入水，同研后入乳汁、乳糖同煎，温服。此药能令初怀孕者，无诸损恼而得安乐。"

复次，告呿嚩迦仙言："女人怀孕于第二月胎脏不安者，当用青色优钵罗花、俱母那花根、蓤角仁、羯细噜迦等药。诸药等分，捣筛为末，用乳汁煎，候冷服之。此药能令胎脏不损、疼痛止息，昼夜安隐。

"复次，女人怀孕至第三月胎脏不安者，当用迦俱嚩药、叱啰迦俱嚩药及菎麻根等。诸药等分，以水相和，研令极细，又入乳汁同煎令熟，后入乳糖及蜜，相和冷服。此药能安胎脏、止息疼痛，若有患者，服之安乐。

"复次，女人怀孕至第四月胎脏不安者，当用蒺藜草根并枝叶等、优钵罗花并及茎藓。等分用之，以水相和，研令极细，复用乳汁同煎令熟，候冷服之。此药能安胎脏、止息疼痛，患者服之，而得安乐。

"复次，女人怀孕至第五月胎脏不安者，当用瓠子根及优钵罗花。各用等分，捣筛令细，后入葡萄汁、乳汁、乳糖同煎，候冷服之。此药能安胎脏、止息疼痛，患者服之，而得安乐。

"复次，女人怀孕至第六月胎脏不安者，当用闭阿罗药子、摩地迦罗葱药、萨讫多嚟药。各用等分，以水相和，研令极细，复入乳汁同煎，后入乳糖及蜜，候冷服之。此药能安胎脏、止息疼痛，患者服之，而得安乐。

"复次，女人怀孕至第七月胎脏不安者，当用蒺藜草枝叶并根，捣筛为末，用乳糖及蜜为丸，用肉汁服之，复以肉汁飧饭食之，或食绿豆粥饭。此药及饭能安胎脏，患者服食，而得安乐。

"复次，女人怀孕至第八月胎脏不安者，当用三轮诫药、莲花、青优钵罗花、蒺藜草各等分，以冷水相和，研令极细，后入乳汁及糖、蜜等同煎，候冷服之。此药能安胎脏、止息疼痛，患者服之，而得安乐。

"复次，女人怀孕至第九月胎脏不安者，当用菔麻根、迦俱嚟药、舍罗钵赦尼药、没哩贺底药各等分，以冷水相和，研令极细，入乳汁同煎，候冷服之。此药能安胎脏、止息疼痛，患者服之，而得安乐。

"复次，女人怀孕至第十月胎脏不安者，当用绿豆、优钵罗花等分，以水相和，研令极细，复入乳糖及蜜并乳汁同煎，候冷服之。此药能安胎脏、止息疼痛，患者服之，而得安乐。

"复次，女人怀孕延胎十一月胎脏不安者，当用青优钵罗花、娑路刚药、莲花并茎等分，以冷水相和，研令极细，后入乳汁、乳糖同煎，候冷服之。此药能安胎脏、止息疼痛，患者服之，而得安乐。

"复次，女人怀孕延至第十二月胎脏不安者，当用迦俱嚟药、叱啰迦俱嚟药、甘草、优钵罗花各等分，捣筛令细，以水同研，后入乳汁相和煎熟，候冷服之。此药能安胎脏、止息疼痛，患者服之，而得安乐。"

尔时，吟嚟迦仙人闻师说是女人怀孕保养法已，欢喜信受，作礼而退。

（《迦叶仙人说医女人经》，西天译经三藏朝散大夫试光禄卿明教大师臣法贤奉诏译）

注释：

[1] **呿嚩迦仙人**：人名，佛陀时代的名士，该经即讲述其向大迦叶尊者请教女科胎产的著作。仙人，指远离俗尘的高人，涵盖佛教与外道的修行中人。

[2] **胎脏**：胎儿之象状。有含于内而显于外之意。脏，若中医之脏象。

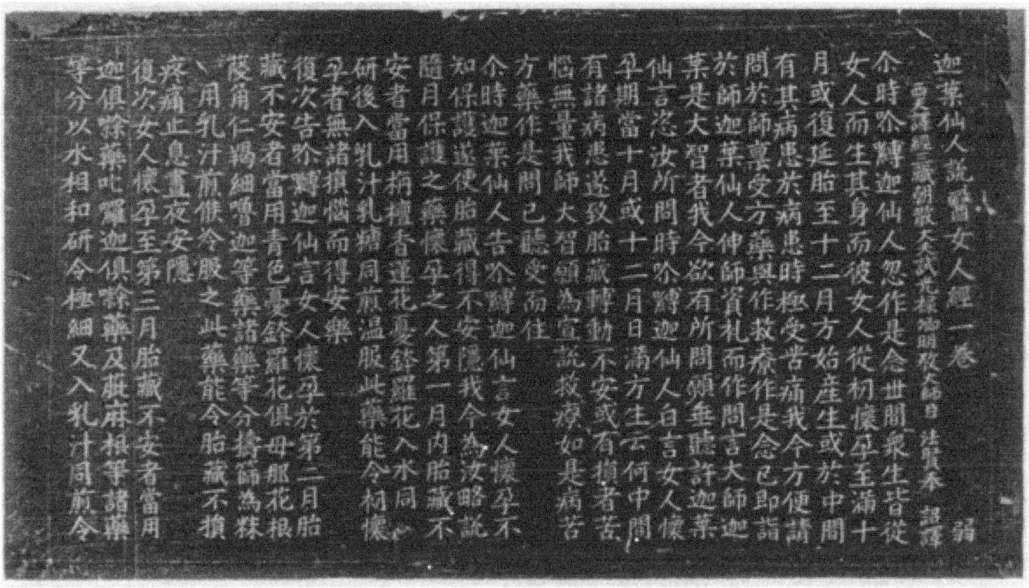

迦葉仙人說醫女人經一卷　弱
西天譯經三藏朝散大夫試光祿卿明教大師臣法賢奉　詔譯
尒時吩嚩迦仙人忽作是念世間衆生皆從
女人而生其身而彼女人從初懷孕至滿十
月或復延胎至十二月方始產生或於中間
有其病患於病患時極受苦痛我今方便請
問於師稟受方藥與作救療作是念已即詣
於師迦葉仙人伸師資礼而作問言大師迦
葉是大智者我今欲有所問願垂聽許迦葉
仙言恣汝所問時吩嚩迦仙人白言女人懷
孕期當十月或十二月日滿方生云何中間
有諸病患遂致胎藏轉動不安或有損者苦
惱無量我師大智願為宣說救療如是病苦
方藥作是問已聽受而住
尒時迦葉仙人告吩嚩迦仙言女人懷孕不
知保護遂使胎藏得不安隱我今為汝略說
隨月保護之藥懷孕之人第一月內胎藏不
安者當用栴檀香蓮花優鉢羅花入水同
研後入乳汁乳糖同煎溫服此藥能令初懷
孕者無諸損惱而得安樂
復次告吩嚩迦仙言女人懷孕於第二月胎
藏不安者當用青色優鉢羅花俱母那花根
蔆角仁鷄細嚕迦等藥諸藥等分擣篩為粖
、用乳汁煎候冷服之此藥能令胎藏不損
疼痛止息晝夜安隱
復次女人懷孕至第三月胎藏不安者當用
迦俱嚕藥叱囉迦俱嚕藥及蓖麻根等諸藥
等分以水相和研令極細又入乳汁同煎令

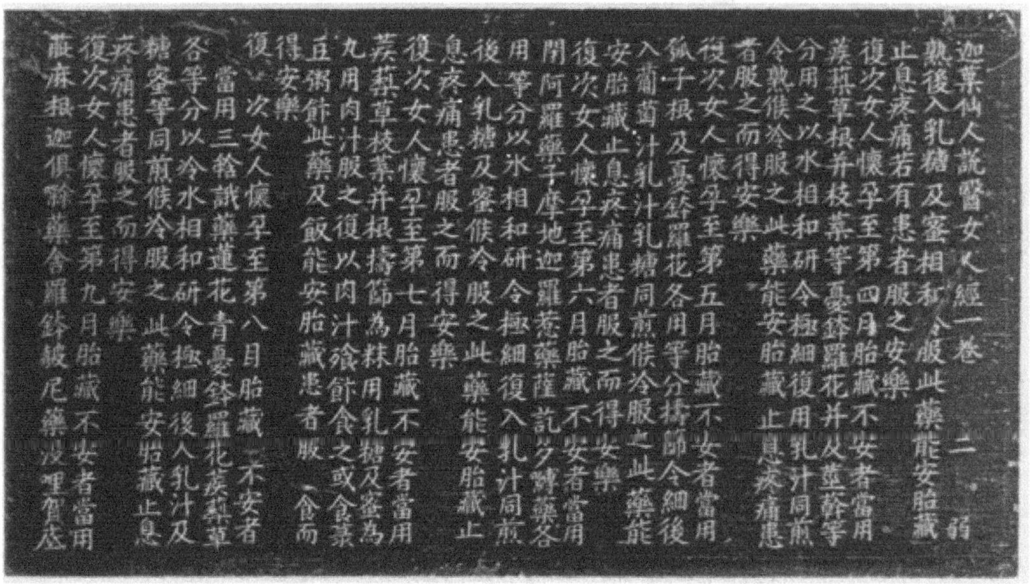

迦葉仙人說醫女人經一卷　二　弱
熟後入乳糖及蜜相和令服此藥能安胎藏
止息疼痛若有患者服之安樂
復次女人懷孕至第四月胎藏不安者當用
蒺蔾草根并枝葉等優鉢羅花并及莖幹等
分用之以水相和研令極細復用乳汁同煎
令熟候冷服之此藥能安胎藏止息疼痛患
者服之而得安樂
復次女人懷孕至第五月胎藏不安者當用
瓠子根及優鉢羅花各用等分擣篩令細後
入葡萄汁乳汁乳糖同煎候冷服之此藥能
安胎藏止息疼痛患者服之而得安樂
復次女人懷孕至第六月胎藏不安者當用
閉阿羅藥子摩地迦羅惹藥薩訖多嚩藥各
用等分以水相和研令極細復入乳汁同煎
後入乳糖及蜜候冷服之此藥能安胎藏止
息疼痛患者服之而得安樂
復次女人懷孕至第七月胎藏不安者當用
蒺蔾草枝葉并根擣篩為粖用乳糖及蜜為
丸用肉汁服之復以肉汁飧飲食之或食粳
豆粥飲此藥及飯能安胎藏患者服　食而
得安樂
復次女人懷孕至第八月胎藏不安者
當用三鈷識藥蓮花青優鉢羅花蒺蔾草
各等分以冷水相和研令極細後入乳汁及
糖蜜等同煎候冷服之此藥能安胎藏止息
疼痛患者服之而得安樂
復次女人懷孕至第九月胎藏不安者當用
蓖麻根迦俱嚕藥舍羅鉢嚩尼藥沒哩賀底

图 19－1 《迦叶仙人说医女人经》（《房山石经》第二十七册 96 页）

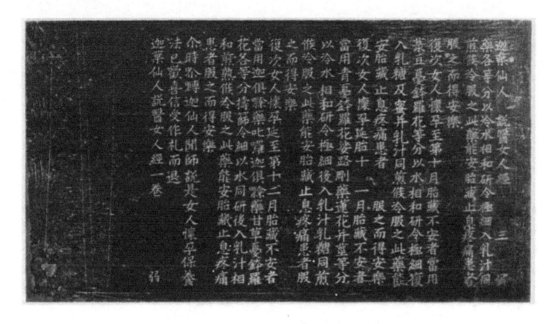

图 19 – 2 《迦叶仙人说医女人经》(《房山石经》第二十七册 97 页)

二十、增益寿命

解题： 本篇系《金刚寿命陀罗尼念诵法》之全文，为唐代不空所译。该经为密教之典籍，讲的是降伏心魔、增益寿命的方法。建坛城、诵真言是唐代密宗的重要内容，大可用于祈求国泰民安、风调雨顺，小可用于增益寿命、免除灾祸。该经是针对修禅的最高境界——第四禅而设的，既记载了烦琐的仪式规则，又记载了独特的修持方法，是修习唐密不可或缺的经典著作。

我今依《金刚顶瑜伽经》：毗卢遮那报身佛，于色界顶第四禅，成等正觉。即下须弥顶金宝峰楼阁，尽虚空遍法界一切如来，皆悉云集，前后围绕，异口同音："惟愿世尊转微妙法甚深秘密四种法轮[1]！"所谓金刚界轮、降三世教令轮、遍调伏法轮、一切义利成就轮，如是四轮，从毗卢遮那如来心出。一一轮，皆有三十七圣者；一一真言[2]、一一三摩地、一一印契，威仪执持大悲愿力。于杂染佛世界、净妙佛世界，或隐或显，轮转利乐，度诸众生，各各不同。毗卢遮那佛受诸如来请已，欲转法轮时，即入三摩地，观见摩醯首罗天等刚强难化，执着邪见，非我寂静大悲之身，堪任调伏。于时，世尊入忿怒三摩地，从胸臆五峰金刚菩提心，流出四面八臂，威德炽盛，赫奕难睹，降三世金刚菩萨身，遍礼毗卢遮那及一切诸佛。"唯愿世尊示教于我何所为作？"佛告降三世菩萨："汝今调伏，难调诸大。令归依诸佛、法、僧，发菩提心，诸天尽皆归依。唯大自在天恃大威德，来相拒敌，降三世种种苦治，乃至于死。毗卢遮那佛入悲愍大悲三昧耶，说金刚寿命陀罗尼，便入金刚寿命三摩地。乃结印契，加持摩醯首罗天，复还得苏，更增寿命，归依诸佛灌顶，授记证得八地。"金刚寿命真言曰：

"唵嚩日啰（二合）喻晒娑嚩（二合引）贺（引）。"

佛告执金刚菩萨："若有善男子、善女人，受持念诵，日各三时，时别千遍。过去所有恶业因缘、短命夭寿，由持此陀罗尼故，信心清净，业障销灭，更增寿命。若有修习三摩地者，现生不转父母生身，获五神通，凌虚自在，说三摩地门。结加趺坐，端身闭目，二手重叠安于脐下，于虚空中遍想诸佛，了了分明。即于自身中，当心观如满月，光明莹彻。上有五股金刚杵，形渐大如等身，变为降三世菩萨，顶有毗卢遮那佛，从佛遍身遍毛孔中，出甘露灌顶，注自身入于心中。复想金刚萨埵菩萨，即结金刚寿命菩萨陀罗尼印，二手金刚拳，以头指右押左相钩，安于顶上；诵金刚寿命陀罗尼七遍，安于额上。分手系项后，直舒二指，遍身旋转如擐甲胄势。"甲胄真言曰：

"唵砧（谪簪反）嚩日啰（二合）欲。"

由加持此印故，获得身如金刚，不坏离诸灾横，见者欢喜生大恭敬。

次说护摩除灾延命坛。治一净室，于东边安金刚寿命菩萨像，悬诸幡盖，像前作三肘方坛，掘深去瓦砾、骨灰诸不净物等。如其地无诸秽物，还取旧土填之。土若有余，是大吉祥相，法易成就。若有秽物，即取河两岸净土填平，和诸香瞿摩夷涂，坛中心画以白粉，作一肘半金刚甲胄，中央穿一炉，深半肘，周围缘。如不欲穿者，安火炉，行者火炉前坐。坛四面供养饮食诸果子等，坛四角安瓶，于炉中然炭。先办乳木长十指，粗如大指二十一，茎以酥揾两头，诵金刚寿命真言，掷于火中，然炽盛已，即于火中想八叶莲花，于华胎中想阿字，光明遍照，成金刚寿命菩萨。次以四字四明，引请菩萨入火炉，受诸供养。即以右手半金刚印，以水洒火令净。次取一器盛满融酥，以骨屡草青者一茎，揾酥，诵金刚寿命陀罗尼一遍，掷于火中，乃至一百八茎或一千八茎。次后掷烧诸香乳酪，念诵已毕，以三满杓酥倾于火中。初后如是，若能于三长斋月或自本生日，作是供养，能除灾难、增益寿命，国土安泰，无诸灾疫，风雨以时，一切贤圣拥护其人。

（《金刚寿命陀罗尼念诵法》，开府仪同三司特进试鸿胪卿肃国公食邑三千户赐紫赠司空谥大鉴正号大广智大兴善寺三藏沙门不空奉诏译）

注释：

[1] **四种法轮**：即金刚界轮、降三世教令轮、遍调伏法轮、一切义利成就轮，如是四轮，从毗卢遮那如来心出。

[2] **真言**：音译为曼怛罗、曼荼罗。又作陀罗尼、咒、明、神咒、密言、密语、密号。即真实而无虚假之语言之意。此于密教，相当于三密中之语密，而谓"真言秘密"。或又指佛、菩萨、诸天等的本誓之德，或其别名；或指含有深奥教法之秘密语句，而为凡夫二乘所不能知者。

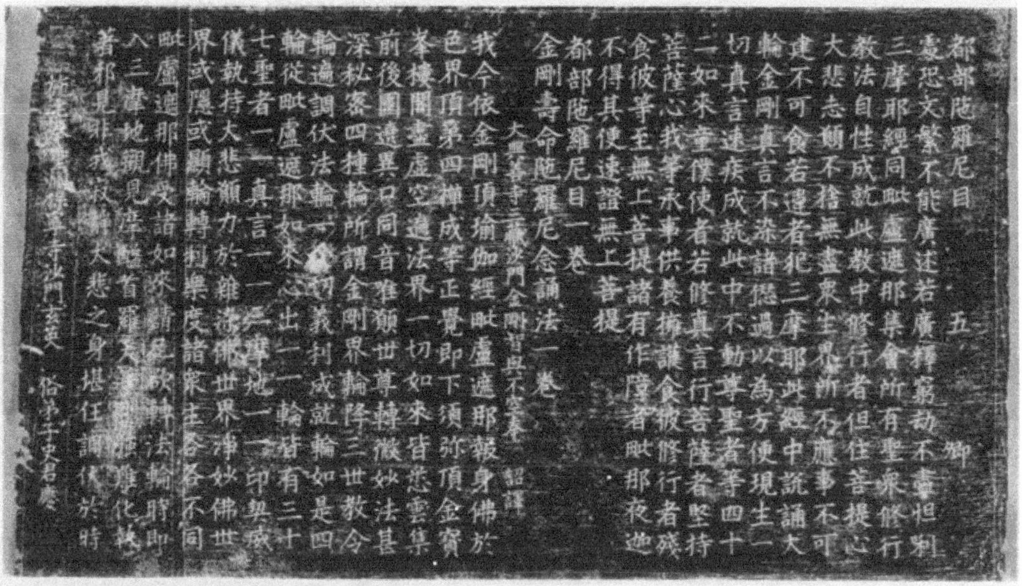

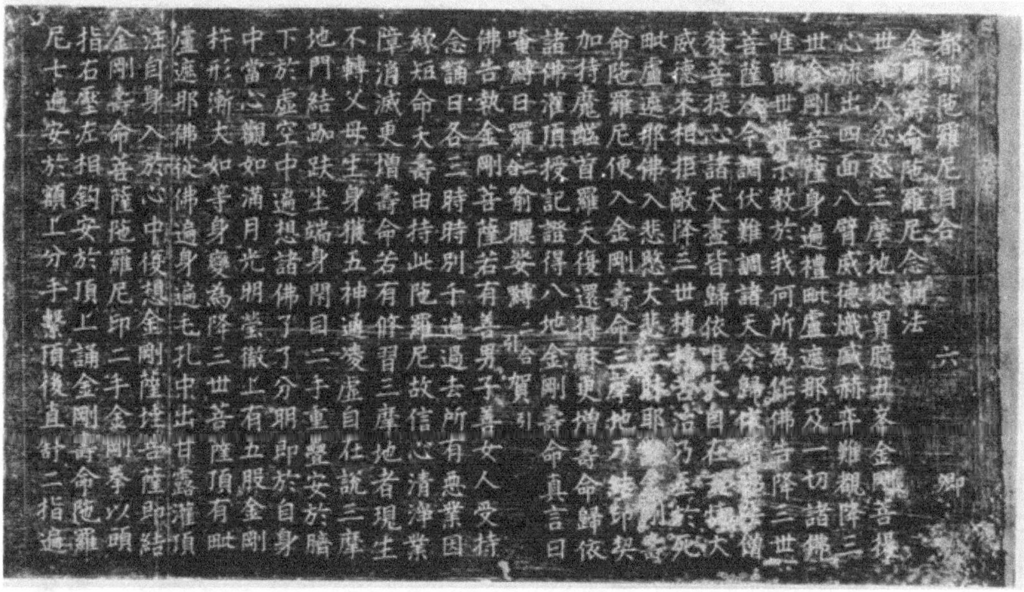

图 20－1 《金刚寿命陀罗尼念诵法》(《房山石经》第二十五册 306 页)

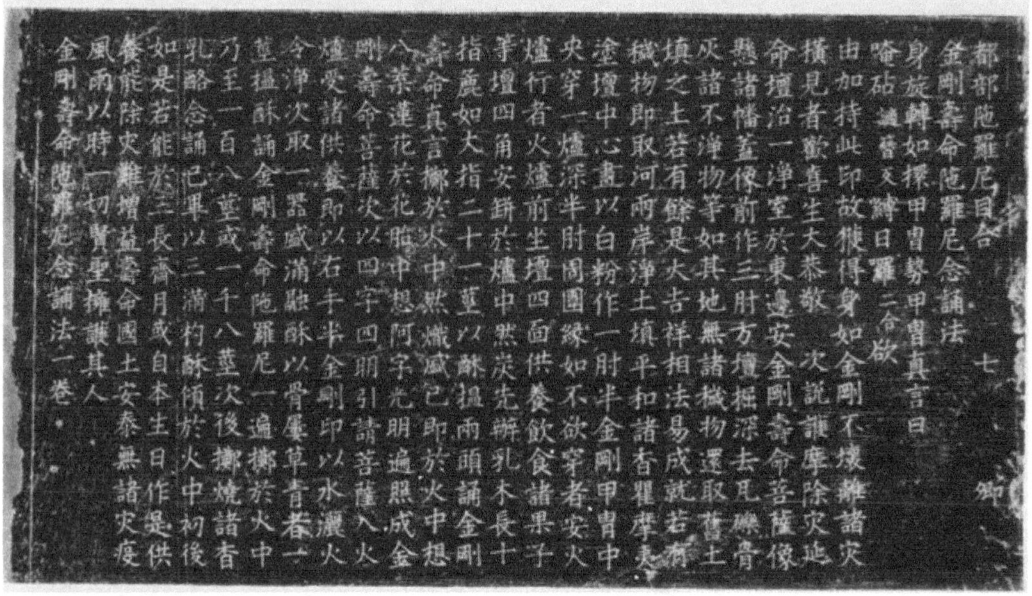

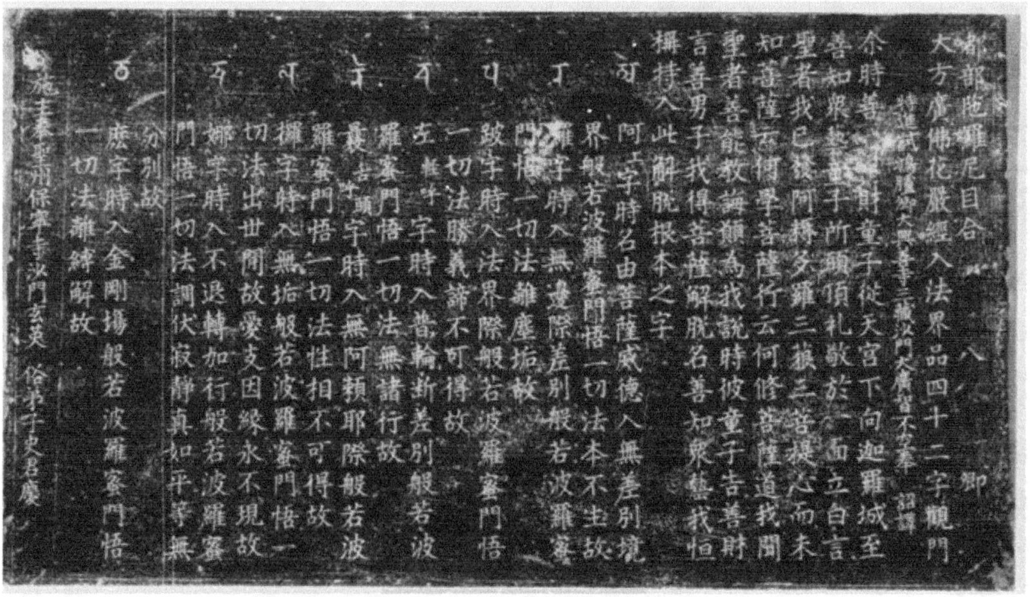

图 20－2 《金刚寿命陀罗尼念诵法》（《房山石经》第二十五册 307 页）

二十一、修波罗蜜

解题： 本篇系《佛说菩萨内习六波罗蜜经》之全文，为后汉严佛调所译。波罗蜜，又作波罗蜜多，指度脱苦海到达彼岸，亦即由生死之此岸到涅槃之彼岸。修波罗蜜就是修学到达彼岸世界的方法。该经告诉人们，欲学菩萨道者，必须修得六波罗蜜，按照"一数、二随、三止、四观、五还、六净"的方法展开修行，才能达到诸根断除、内外清净的境界。

佛言："欲学菩萨道[1]者，当从此始，一数、二随、三止、四观、五还、六净。"

佛言："一数，为檀波罗蜜。数息者，神得上天，为布施身中神，自致得须陀洹、斯陀含、阿那含、阿罗汉、辟支佛，得作佛，是为内檀波罗蜜，为布施得度。"

佛言："二相随，为尸波罗蜜。意与心相随俱出入，不邪念、意不转，为不犯道禁，是为内尸波罗蜜，为不犯道禁得度。"

佛言："三止，为羼提波罗蜜。意欲、淫怒、嗔恚能忍不为，口欲甘肥美味，身欲得细滑，自制意能忍、不受，是为内羼提波罗蜜，为忍辱得度。"

佛言："四明观，为惟逮波罗蜜。内观三身体、外观万物，皆当坏败，无有常存，不复贪心，向道念无为常，分别不懈怠，是为内惟逮波罗蜜，为精进得度。"

佛言："五还，为禅波罗蜜。断六入、述五阴。何谓六入？色入眼为衰，声入耳为衰，香入鼻为衰，味入口为衰，细滑入身为衰，多念令心衰，是为六入，亦为六衰，亦为五阴。何谓五阴？色阴、痛痒阴、思想阴、生殊阴、识阴，是为五阴。还身守净，断求念空，是为内禅波罗蜜，而守一得度。"

佛言："六净，为般若波罗蜜。知人万物皆当消灭，意不净向生死，爱欲断，心净洁，智慧成就，是为内摩诃般若波罗蜜，从黠慧得度。"

问曰："何等为檀？何等为尸？何等为羼？何等为惟逮？何等为禅？何等为般若？何等为波罗蜜？"佛言："檀为布施，尸为持戒，羼为忍辱，惟逮为精进，禅为弃恶，般若为黠慧，波罗为从生死得度，蜜为无极，是为六波罗蜜[2]。"

问曰："何以故正有六波罗蜜？"

佛言："用人有淫怒、嗔恚、愚痴故，行布施为除恶贪，持戒为除淫怒，忍辱为除嗔恚，精进为除懈怠，一心为除乱意，智慧为除愚痴，用欲去六事，故作是六波罗蜜。"

佛言："人有六匿贼盗断恶故，作檀波罗蜜主制身，尸波罗蜜主制眼，羼提波罗蜜主制耳，惟逮波罗蜜主制鼻，禅波罗蜜主制口，般若波罗蜜主制意。"

问曰："何以故身应檀波罗蜜？"

佛言："人索头与头，索眼与眼，索肉与肉，投身饿虎，是为布施，故属檀波罗蜜。"

问曰："何以故眼应尸波罗蜜？"

佛言："眼不随色，意不乱念，是为持戒，故属尸波罗蜜。"

问曰："何以故耳应羼提波罗蜜？"

佛言："耳闻恶声不嗔恚，是为忍辱，故属羼提波罗蜜。"

问曰："何以故鼻应惟逮波罗蜜？"

佛言："鼻知息出入，常守不离，是为精进，故属惟逮波罗蜜。"

问曰："何以故口应禅波罗蜜？"

佛言："口不骂詈，不两舌，不妄言，不绮语，是为寂然，故属禅波罗蜜。"

问曰："何以故意应般若波罗蜜？"

佛语阿难："汝曹为道，常当晓了知定诸垢浊秽、清净自然，不起不灭，悉断诸根。诸根断已，不得复生。为道者，当发平等，广度一切。施立法桥，当令一切得入法门，广作唱导，无端无底、无形无声、无边无际、无上无下，立教当施。本无之中持法，当使如来求道，当在于心。心意不正，道亦不生。立行当于本无之中，垢浊以除，内外清净，从净见明，以致自然已现，是空之净。净而复净，空而复空，空无所有，是乃为道。道之本无，无所倚着，上无所攀，下无所据，左无所牵，右无所持，自然而立，清净为本，空空之空，故曰泥洹。于有而无所有，故为有；于无而不无，是为无；于得而无所得，是为得也。"

第一发意菩萨，第二持地菩萨，

第三应行菩萨，第四生贵菩萨，

第五修成菩萨，第六行登菩萨，

第七不退转菩萨，第八童真菩萨，

第九了生菩萨，第十补处菩萨。

（《佛说菩萨内习六波罗蜜经》，后汉临淮沙门严佛调译）

注释：

[1] **菩萨道**：有两种含义。①指菩萨之修行，即修六度万行，圆满自利利他，成就佛果之道。故菩萨道乃成佛之正因，成佛乃菩萨道之结果；欲成佛，必先行菩萨道。②指大乘佛教，即上求佛道，下化众生之教法。

[2] **六净**：为般若波罗蜜。知人万物，皆当消灭。意不净，向生死、爱欲断；心净洁，智慧成就，是为内摩诃般若波罗蜜，从黠慧得度。

[3] **六波罗蜜**：又作六度，为诸部般若经之说。指大乘菩萨所必须实践之六种修行。即：①布施波罗蜜，又作檀那波罗蜜、檀波罗蜜，谓全然施惠；②持戒波罗蜜，又作尸罗波罗蜜，谓全然持守教团之戒律；③忍辱波罗蜜，又作羼提波罗蜜，谓全然忍耐之意；④精进波罗蜜，又作毗梨耶波罗蜜，谓全然努力之意；⑤禅定波罗蜜，又作禅那波罗蜜，谓心全然处于一境；⑥智慧波罗蜜，又作般若波罗蜜、慧波罗蜜、明度、明度无极，谓圆满之智慧，系超越人类理性之无分别之智慧，依此则能行布施而完成布施波罗蜜，乃至修禅定而完成禅定波罗蜜，故为其他五波罗蜜之根本，而被称为"诸佛之母"。

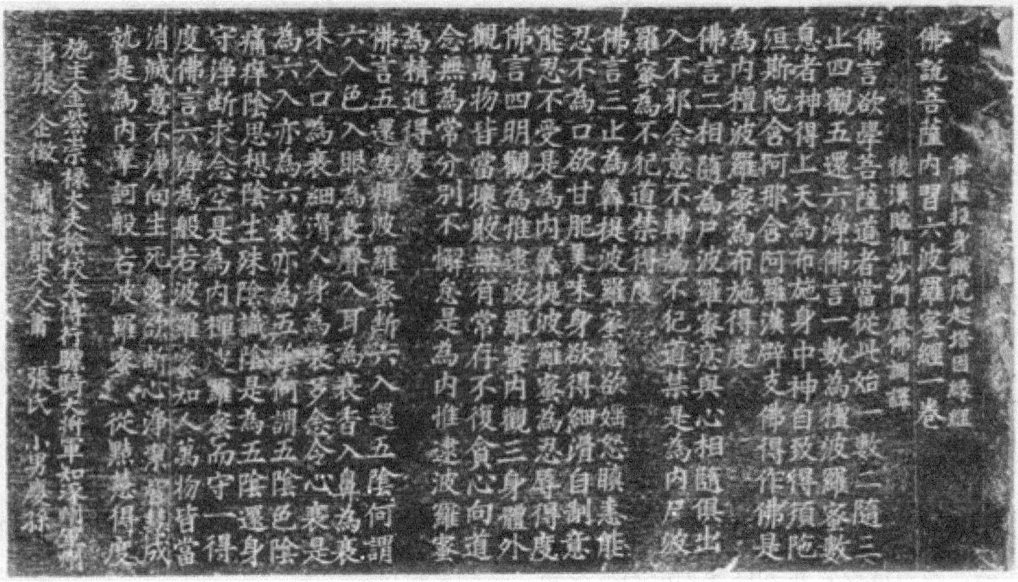

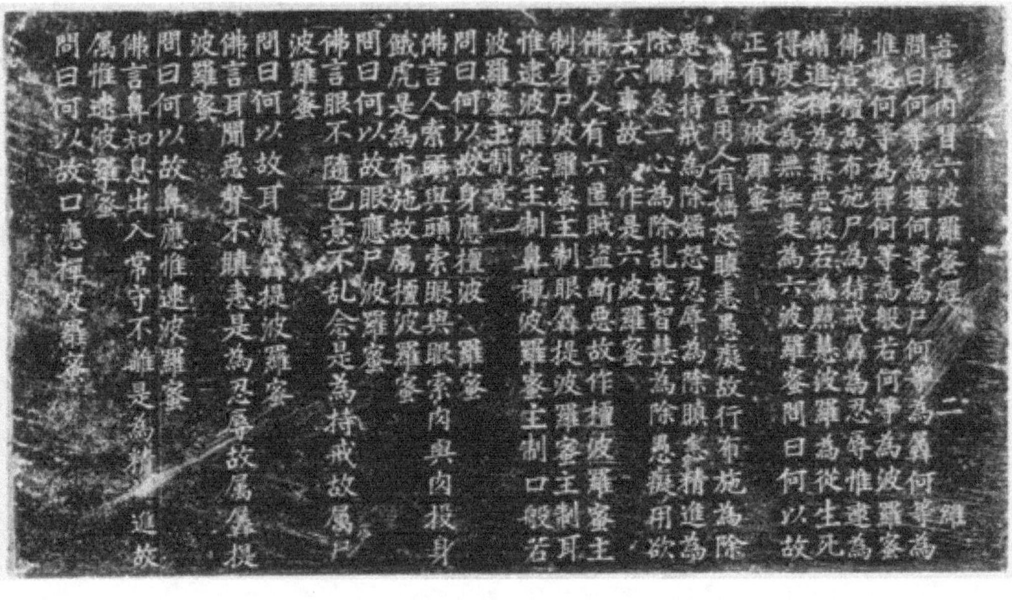

图 21-1 《佛说菩萨内习六波罗蜜经》（《房山石经》第十四册 72 页）

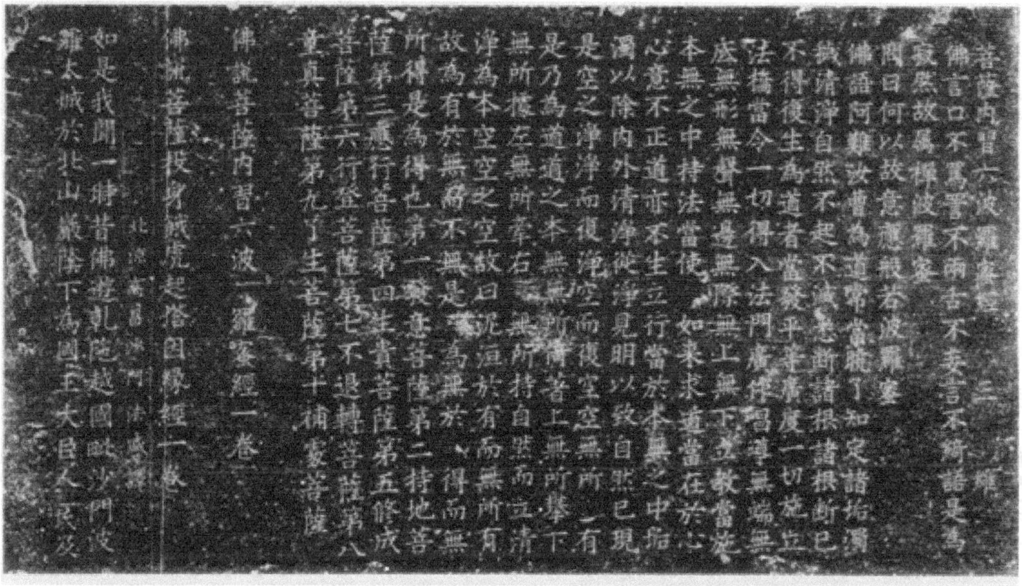

图 21 – 2　《佛说菩萨内习六波罗蜜经》（《房山石经》第十四册 73 页）

二十二、瑜伽指归

解题： 本篇系《金刚顶经瑜伽十八会指归》之全文，为唐代不空所译。瑜伽指归，即指点修行瑜伽的正确归路。瑜伽是密教的重要修行方法，有十万偈、十八会，必须在上师的指导下循序渐进地展开，然后逐步进入佳境，才能修成上乘的金刚妙法。该经先介绍瑜伽的种类，即六大曼荼罗法，为"通修世间、出世间法"；然后介绍修行的层次——十八会，即十八种瑜伽的修行秘诀，其中第十八会为瑜伽修行的最高境界。

《金刚顶经》瑜伽有十万偈、十八会。初会名一切如来真实摄教王，有四大品。一名金刚界，二名降三世，三名遍调伏，四名一切义成就表四智印。于初品中有六曼荼罗，所谓金刚界大曼荼罗，并说毗卢遮那佛受用身，以五相现成等正觉（五相者所谓通达本心、修菩提心、成金刚心、证金刚身、佛身圆满，此则五智通达），成佛后以金刚三摩地现发，生三十七智，广说曼荼罗[1]仪则，为弟子受速证菩萨地、佛地法。第二说陀罗尼曼荼罗，具三十七，此中圣众皆住波罗蜜形，广说入曼荼罗仪轨，为弟子受四种眼，说敬爱、钩召、降伏、息灾等仪轨。第三说微细金刚曼荼罗，亦具三十七圣众，于金刚杵中画，各持定印，广说入曼荼罗仪轨，为弟子令心堪任、令心调柔、令心自在，说微细金刚三摩地，修四静虑法[2]，修四无量心[3]及三解脱门。第四说一切如来广大供养羯磨曼荼罗，亦具三十七，彼中圣众，各持本幖帜，供养而住，广说入曼荼罗法，为弟子说受十六大供养法，说四种秘密供养法。第五说四印[4]曼荼罗法，弟子受四种速成就法，以此曼荼罗，求悉地成就，像如上四曼荼罗中所求悉地，于此像前求成就。第六说一印曼荼罗，若持毗卢遮那真言及金刚萨埵菩萨具十七尊，余皆具十三，亦说入曼荼罗仪，与弟子受先行法，修集本尊三摩地。

次说降三世大品，有六曼荼罗。如来成等正觉已，于须弥卢顶转金刚界轮已，与诸菩萨名号受职已，摩醯首罗等刚强难化，不可以寂静法而受化。尽虚空遍法界一切如来异口同音，请以一百八名赞礼金刚萨埵。如是诸天不可以寂静法而受化，时金刚手菩萨受一切如来请已，即入悲怒金刚三摩地，现大威德身，以种种方便调伏，乃至命终。摩醯首罗死已，自见于下方过六十二恒河沙世界，名灰庄严，彼世界中成等正觉，名为怖畏自在王如来。执金刚菩萨以脚按之，诵金刚寿命真言，复得苏。既受化已，金刚萨埵则说大曼茶罗，引入诸天，受金刚名号。

诸天有五类：居上界天，王、摩酰首罗等无量诸天及后；第二，游虚空诸天，日天子等无量诸天及后；第三，居虚空天，魔王等无量诸天及后；第四，地居天，主藏天等无量诸天及后；第五，地下嚩啰呬天等无量诸天及后。悉皆引入已，敕诸天建立诸曼茶罗，汝等赴会，所求一切悉地皆与成办。此等皆是外金刚部。第一说大曼茶罗仪则，皆具三十七，说降伏法及修神通法；第二说秘密曼茶罗，具三十七，说引弟子仪，此中诸音声及金刚歌舞；第三说法曼茶罗，具三十七，说引入弟子仪，此中说以慈悲喜舍，作阿毗遮噜迦法，微细金刚调心仪轨。

第四说羯磨曼茶罗，具三十七，说入曼茶罗仪，令弟子学护摩仪轨，于无量佛菩萨所，成广大供养，速得悉地现前，说二十五种护摩炉随类所求法。

第五说四印曼茶罗，具二十一，成就诸药法等。已上四曼茶罗中，成就法于此曼茶罗中，成就法于此曼茶罗像前求。

第六说一印曼茶罗，具十七，说引入弟子及先行法。

次为外金刚部众，说四种曼茶罗[5]，各说本真言、本印契献佛。佛为说教敕大曼茶罗，具三十七，说引入弟子仪，说为弟子使役外金刚部轨则，此中说大佛顶及光聚佛顶真言及契，亦通一字顶轮法。

次说第二教敕三昧耶曼茶罗，彼诸天后等各献本真言，佛为说曼茶罗，具三十七，说为弟子说修药叉[6]、药叉女法，广说诸仪轨。

次第三说教敕法曼茶罗，诸天说真言献佛，佛为彼等说曼茶罗，具三十七，说引入弟子仪，为弟子说诸天之法印已，由此印不违越本誓。

次第四说教敕羯磨曼茶罗，具三十七，说引入弟子仪。彼等诸天各说本真言，佛为说曼茶罗，说诸天舞仪，说成就诸事业速疾法。

次说遍调伏大品，有六种曼茶罗。

第一大曼茶罗，具三十七，皆观自在菩萨变现，说引入弟子仪，此中说十六种成就速疾神通三摩地仪。

第二说三昧耶曼茶罗，具三十七，皆观自在菩萨变现，说引入弟子仪，此中说钩召、敬爱十六种三摩地。

第三说法曼荼罗，具三十七，皆观自在菩萨变现，说引入弟子仪，此中说修心及求智慧、辩才法十六种。

第四说羯磨曼荼罗，具三十七，皆观自在菩萨变现，说引入弟子仪，此中说莲花部供养仪，及转罪障报障、盖缠业障法。

第五说莲花部四印曼荼罗，具二十一，皆观自在菩萨变现，说引入弟子仪，此中说成就先行法及成就先行如上四种曼荼罗法。

第六说莲花部中一印曼荼罗，具十三，皆观自在菩萨变现，说引入弟子仪，此中说修本尊法，通修世间出世间法[7]。

次说一切义成就大品中，有六曼荼罗。第一大曼荼罗，具三十七，此中说引入弟子仪，由入此曼荼罗，除贫匮业，说求丰财，求佛菩萨位及世间荣位。

第二秘密三昧耶曼荼罗，具三十七，此中说引入弟子仪，说求伏藏法、速满檀波罗蜜福德聚法。

第三法曼荼罗，具三十七，此中说引入弟子仪，说宝部中修三摩地法，令心安住，令心堪任，令心调柔，令心自在，见虚空藏菩萨法。

第四羯磨曼荼罗，具三十七，此中说引入弟子仪，说加持掘伏藏事业法，并说宝部中广大供养诸佛仪。

第五四印曼荼罗，具二十一，说引入弟子仪，说修先行法，及说四曼荼罗中悉地法。

第六一印曼荼罗，具十三，说引入弟子仪，说修一尊法，及修诸药等三摩地，皆是则彼婆伽梵执金刚虚空藏变化。

次都说如前一一曼荼罗中，秘密助成方便散诵。次后示释迦牟尼佛，降于阎浮提，变化身八相成道，皆是普贤菩萨幻化，一切如来还以一百八名，赞扬金刚萨埵。如是，第一会。

次说第二会，名一切如来秘密王瑜伽，于色究竟天说。具四大品，广说微细实相理，及广说降摩醯首罗、摩醯首罗天，以偈与金刚菩萨酬答。

次说第三会，名一切教集瑜伽，于法界宫殿说。一切如来异口同音，问金刚萨埵菩萨一百八问，金刚萨埵菩萨一一答。此经中说大曼荼罗五部，一一部中五曼荼罗，各具三十七，都成一大曼荼罗。一一尊各各说四印，所谓大印、三昧耶印、法印、羯磨印，各说成就法，此经中说一百二十五种护摩炉，一一炉所求各异。

次说第四会，名降三世金刚瑜伽，于须弥卢顶说。金刚藏等八大菩萨，一一尊各说四种曼茶罗，初会说降伏摩醯首罗及诸天入曼茶罗授职位授名号四种曼茶罗，所谓大曼茶罗、三昧耶曼茶罗、法曼茶罗、羯磨曼茶罗，及一一尊说引入弟子仪及成就法，后都说诸尊三昧耶结印次第，及说秘密禁戒及秘密修行。

第五会，名世间出世间金刚瑜伽，于波罗奈国空界中略说五佛曼茶罗及诸菩萨诸外金刚部曼茶罗，一一曼茶罗具四种，各说引入弟子仪及求悉地法。

第六会，名大安乐不空三昧耶真实瑜伽，于他化自在天宫说。此经中说普贤菩萨曼茶罗，次说毗卢遮那曼茶罗，次后说金刚藏等，至金刚拳菩萨及外金刚部，说般若理趣。一一尊具说四种曼茶罗，各说引入弟子仪，授理趣般若波罗蜜多法及受四种印法，品中各说求世间出世间悉地法。

第七会，名普贤瑜伽，于普贤菩萨宫殿中说。此经中说普贤菩萨等，至金刚拳菩萨及外金刚部，一一尊各说四种曼茶罗，说引入弟子仪，说受四种印，修世间出世间悉地。此经中说修行人无时无方，不依世间禁戒，以菩提心为先，无为戒[8]为本。

第八会，名胜初瑜伽，于普贤宫殿说。普贤菩萨等至外金刚部，各各说四种曼茶罗，说实相理及分别诸曼茶罗仪则，稍广于第七会，说大略同。

第九会，名一切佛集会拏吉尼戒网瑜伽，于真言宫殿说。此中说立自身为本尊瑜伽，诃身外主形像瑜伽者，广说实相理，并说五部根源，并说瑜伽法具九味，所谓华丽（金刚萨埵）、勇健（毗卢遮那）、大悲（持金刚）、喜笑（观自在）、嗔怒（金刚光）、恐怖（降三世）、厌患（释迦牟尼佛）、奇特（金刚笑）、寂静（瑜伽中毗卢遮那）。说普贤菩萨等，至金刚拳，各说四种曼茶罗，及引入弟子仪，及受四种印，并说五部中歌赞舞仪。

第十会，名大三昧耶瑜伽，于法界宫殿说。普贤菩萨等至金刚拳菩萨、十六大菩萨，各各说四种曼茶罗，说引入弟子仪，受四种印法，此中说偈云：

"愚童覆无智，不知此理趣，

余处而求佛，不悟此处有。

十方世界中，余处不可得，

心自为等觉，余处不说佛。"

第十一会，名大乘现证瑜伽，于阿迦尼咤天说。毗卢遮那佛等，至金刚毗首羯磨菩萨，及八大供养、四摄出生，同真实摄瑜伽，一一尊具四种曼茶罗、四种印，广说实相理，心建立曼荼罗仪则。

第十二会，名三昧耶最胜瑜伽，于空界菩提场说。毗卢遮那等四部中上首菩萨，金刚拳等八菩萨及外金刚部，各各说四种曼荼罗四印等八。此经中于自身上建立曼荼罗，说自身本尊瑜伽，广说阿字门通达于染净，有为无为无碍。

第十三会，名大三昧耶真实瑜伽，于金刚界曼荼罗道场说。十方一切佛异口同音，请金刚萨埵，唯愿说三昧耶真实教法，我等先已受讫，唯愿金刚萨埵为诸菩萨。既授请已，说普贤菩萨十七字真言，说适悦不空曼荼罗，具十七，亦说四种曼荼罗，说一百八道契，说通求世间出世间悉地。随此诸菩萨及外金刚部，各各说本曼荼罗、本真言、本契印竟，普贤菩萨说秘密中曼荼罗十七尊支分，各复入本尊身，共成五尊，同居一莲花台，说一字真言，从眼口及一切支分变异即成印，但住大印结羯磨印，不待先行，不藉结护加持，亦不假迎请，宿业罪障不能陵逼，亦不障碍速疾成就。

第十四会，名如来三昧耶真实瑜伽，此经中普贤菩萨十六大菩萨，四摄成一身，说四种曼荼罗四印，广说五部互圆融，如来部即金刚，莲花部即宝部，互相涉入，法界即真如，般若即实际，于假施设有异，于本即一体。次普贤后诸菩萨及外金刚部，各各说本真言、本曼荼罗、本印契。

第十五会，名秘密集会瑜伽，于秘密处说，所谓喻师婆伽处说，号般若波罗蜜宫。此中说教法坛、印契、真言，住禁戒，似如世间贪染相应语。会中除盖障菩萨等，从座而起，礼佛，白言："世尊！大人不应出粗言，杂染相应语。"佛言："汝等清净相应语，有何相状？我之此语，加持文字，应化缘方便，引入佛道，亦无相状，成大利益，汝等不应生疑。"从此广说实相三摩地，诸菩萨各各说四种曼荼罗、四印。"

第十六会，名无二平等瑜伽，于法界宫说。毗卢遮那佛及诸菩萨并外金刚部等，各各说四种曼荼罗，具四印，此中说生死涅槃、世间出世间、自他平等无二种心，举目声、香、味、触杂染思虑，住乱心无二，同真如法界，皆成一切佛身。

第十七会，名如虚空瑜伽，住实际宫殿说。毗卢遮那佛、普贤菩萨及外金刚部，一一说四种曼荼罗，具四种印。此中修行者，与一一尊相应，皆量同虚空法身相应，离一切万物，法体光明量同虚空无来无去。此经中说虚空三摩地相应法。

第十八会，名金刚宝冠瑜伽，于第四静虑天[9]。金刚萨埵菩萨请佛，为大梵天娑诃世界主说五部瑜伽曼荼罗引入弟子仪，具三十七，亦说四种曼荼罗，具四印。下至外金刚部，为弟子受学心念诵，于月轮上右旋列真言字，注心于一一字，实相理相应，周而复始，亦通成就世间出世间悉地，不假持珠遍数以为剂限，但证理门，心不散动，住本尊瑜伽为限。此经中微细说不成就二十种相，及说邻近悉地多种相。瑜伽教十八会，或四千颂，或五千颂，或七千颂，都成十万颂，具五部四种曼荼罗、四印，具三十七尊，一一部具三十七，乃至一尊成三十七，亦具四曼荼罗、四印，互相涉入，如帝释网珠光明交映、展转无限。修行者，善达此瑜伽中大意，如遍照佛，一一身分、一一毛孔、一一相、一一随形好、一一福德资粮、一一智能资粮，住于果位，演说瑜伽二乘不共佛法，说曼荼罗三昧耶法门事业，量同虚空，证者如上所说，各各分剂各不杂乱，圆证四身，所谓自性身、受用身、变化身、等流身，是能顿作利乐一切有情、诸菩萨声闻缘觉及诸外道，名瑜伽金刚乘教法。

（《金刚顶经瑜伽十八会指归》，开府仪同三司特进试鸿胪卿肃国公食邑三千户赐紫赠司空谥大鉴正号大广智大兴善寺三藏沙门不空奉诏译）

注释：

[1] **曼荼罗**：又作曼陀罗、曼吒罗、漫荼罗、蔓陀罗、曼拏罗、满荼逻、满拏啰。意译为坛、坛场、轮圆具足、聚集。古印度修密法时，为防止魔众侵入，而画圆形、方形之区域，或建立土坛，有时亦于其上画佛、菩萨像，事毕像废；故一般将区划圆形或方形之地域，称为曼荼罗，认为区内充满诸佛与菩萨，故亦称为聚集、轮圆具足。在律中，亦有为避不净，而在种种场合作曼荼罗者。曼荼罗一词意谓获得本质。所谓获得本质，指获得佛陀的无上正等正觉。

[2] **四静虑法**：四静虑者，谓初静虑、第二静虑、第三静虑、第四静虑。有说寻、喜、乐、舍相应静虑，如次为四。四静虑有二种：一修得，二生得。修得者，即彼地摄心一境性，若并助伴，即五蕴性。生得者，随地所系，余五蕴为性。四静虑，即修行四种静虑的法门。

[3] **四无量心**：慈无量心、悲无量心、喜无量心、舍无量心。与一切众生乐，名慈无量心；拔一切众生苦，名悲无量心；见人行善或离苦得乐，深生欢喜，名喜无量心；如上三心，舍之而不执着，或怨亲平等，不起爱憎，名舍无量心。因此，四心普缘无量众生，引生无量之福，故名无量心。又此四心若依禅定而修，则生色界梵天，故又名四梵行。

[4] **四印**：①即大印、三摩耶印、法印、羯磨印四种印。据《大毗卢遮那成佛神

受加持经》《金刚顶一切如来真实摄大乘现证大教王经》等真言密教所说，四印即四种曼荼罗，简称四曼。大印，又作大智印，系所画曼荼罗诸尊之形像。三摩耶印，又作三摩耶智印，即以手结成印契，或所持之标帜、刀剑、轮宝、金刚、莲花等，用以显示诸尊本誓之象征物，或所画之曼荼罗。法印，又作法智印，为诸尊之种子及所持种子之曼荼罗，或亦指经典之文义。羯磨印，又作羯磨智印、羯磨曼荼罗，为诸佛菩萨等之威仪事业。②四智印之简称。指密教金刚界五智如来中，除大日如来之法界体性智之外，其余四佛之四智。即指阿閦如来之大圆镜智、宝生如来之平等性智、无量寿如来之妙观察智、不空成就如来之成所作智。

[5] **四种曼荼罗**：即大曼荼罗、三昧耶曼荼罗、法曼荼罗、羯磨曼荼罗。若加上说莲花部四印曼荼罗、说莲花部中一印曼荼罗，合称六曼荼罗。

[6] **药叉**：即夜叉。夜叉，八部众之一。通常与罗刹并称。又作悦叉、阅叉、野叉。意译为轻捷、勇健、能啖、贵人、威德、祠祭鬼、捷疾鬼。指住于地上或空中，以威势恼害人，或守护正法之鬼类。女性夜叉，称为夜叉女。据《长阿含经》卷十二、《阿毗达磨大毗婆沙论》卷一百三十三、《阿毗达磨顺正理论》卷三十一等载，夜叉受毗沙门天王统领，守护忉利天等诸天，得受种种欢乐，并具有威势。

有关夜叉之种类，《大智度论》卷十二举出三种夜叉：地行夜叉，常得种种欢乐、音乐、饮食等；虚空夜叉，具有大力，行走如风；宫殿飞行夜叉，有种种娱乐及便身之物。《注维摩诘经》亦举出三种夜叉：地夜叉，因过去世仅行财施，故不能飞行；虚空夜叉；天夜叉，因过去世布施车马而能飞行。

[7] **出世间法**：又名出世间道，即出离有为迷界的道法。出离有为迷界之道，即菩提道，乃除灭烦恼、趣向涅槃之无漏正道。又指佛陀于成道之初所宣说之八正道：正见、正思惟、正语、正业、正命、正精进、正念、正定。

[8] **无为戒**：指密教之三昧耶戒。此戒虽依阿阇梨之加持而受得，然仅暂借外缘，以显本来自身所具者，为本不生之戒，非世俗戒，故称无为戒。

[9] **第四静虑天**：也称第四禅天。禅定者得静息心虑之人之天处，故谓之静虑。其静虑有四种之浅深，故生处亦有四处之高下，是色界之四禅四静虑也，此四静虑又有诸天之别。色界天，或指居于此界之众生；即色界之初禅天、第二禅天、第三禅天、第四禅天。据《阿毗达磨俱舍论》卷八、卷二十八载：初禅天，已不食人间烟火，故无鼻、舌二识，但有眼、耳、身、意四识生起之喜、乐二受和寻、伺思惟能力；第二

禅天，更无眼、耳、身三识，亦无寻、伺思惟，唯有意识及喜受、舍受（非苦非乐之感受）相应；第三禅天，唯有意识活动，与乐受、舍受相应；第四禅天，唯有与舍受相应之意识活动。前三禅天各有三天，第四禅天则有八天，合为色界十七天。第四禅天，包含无云、福生、广果、无烦、无热、善现、善见、色究竟八天。

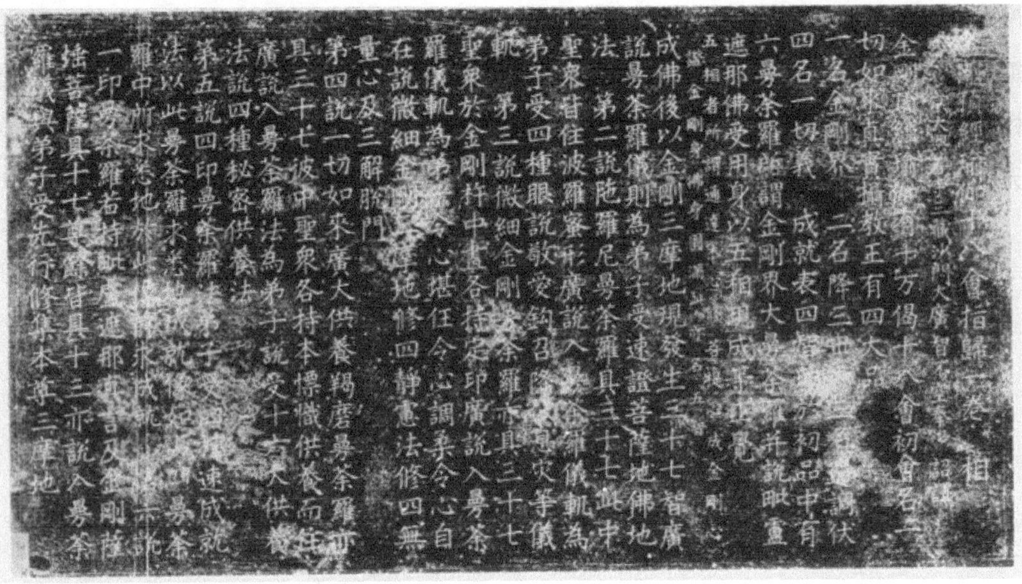

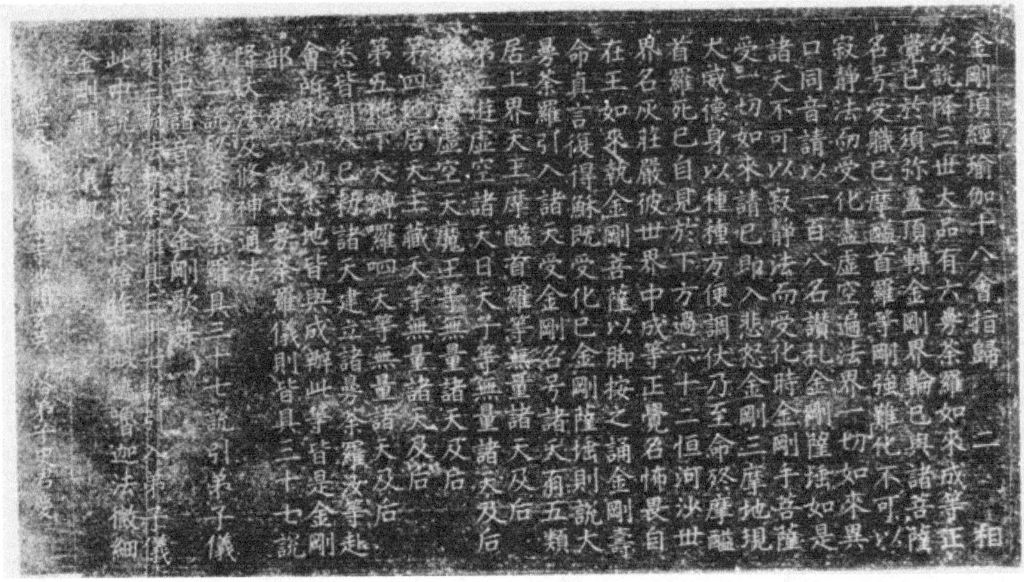

图22-1 《金刚顶经瑜伽十八会指归》（《房山石经》第二十五册67页）

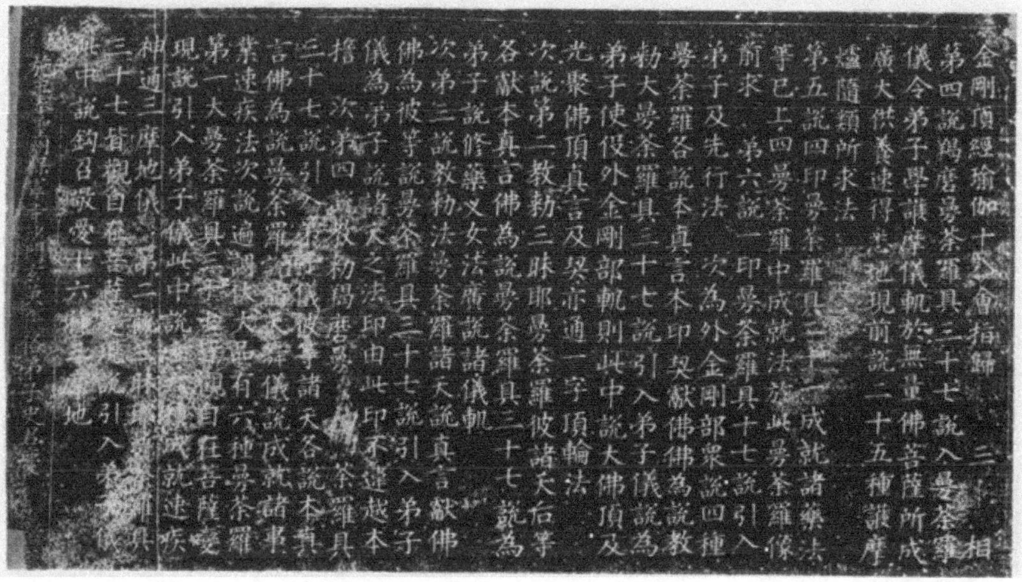

金剛頂經瑜伽十八會指歸 三 相
第四說爲唐曼荼羅具三十七說入曼荼羅
儀令弟子學讚歎儀軌於無量佛菩薩所成
廣大供養速得悉地現前說二十五種讚歎
爐隨類所求法
第五說四印曼荼羅具二十一成就諸藥法
等已上四曼荼羅中成就法於此曼荼羅像
前求 第六說一印曼荼羅具十七說引入
弟子及先行法 次為外金剛部衆說四種
曼荼羅各說本真言本印契獻佛佛為說教
勅大曼荼羅具三十七說引入弟子儀說為
弟子使役外金剛部軌則此中說大佛頂及
光聚佛頂具言及契亦通一字頂輪法
次說第二教勅三昧耶曼荼羅彼諸天后等
各獻本真言佛為說曼荼羅具三十七說為
弟子說修藥叉女法廣說諸儀軌
次第三說教勅法曼荼羅諸天說真言獻佛
佛為彼等說曼荼羅具三十七說引入弟子
儀為弟子說諸天之法印由此印不違越本
誓 次第四說教勅羯磨曼荼羅具
三十七說引入弟子儀說諸天各說本真
言佛為說曼荼羅[illegible]儀說成就諸事
業速疾法次說遍調伏大品有六種曼荼羅
第一大曼荼羅具三十七說觀自在菩薩變
現說引入弟子儀此中說[illegible]就速疾
神通三摩地儀 第二[illegible]三昧耶[illegible]具
三十七皆觀自在菩薩[illegible]說引入弟子儀
此中說鈎召敬愛十六[illegible]地

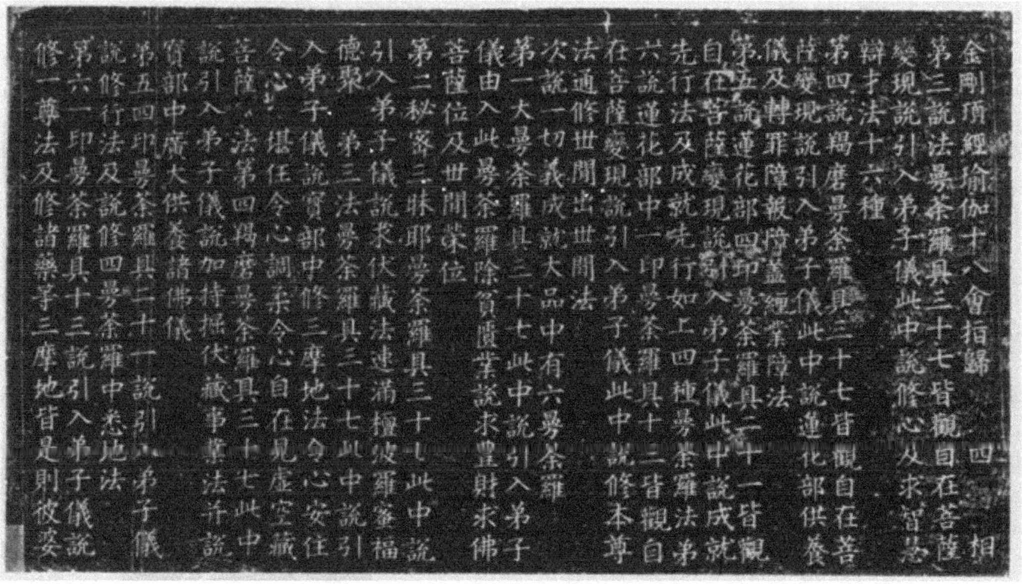

金剛頂經瑜伽十八會指歸 四 相
第三說法曼荼羅具三十七皆觀自在菩薩
變現說引入弟子儀此中說修心及求智慧
辯才法十六種
第四說羯磨曼荼羅具三十七皆觀自在菩
薩變現說引入弟子儀此中說蓮花部供養
儀及轉罪障報障蓋纏業障法
第五說蓮花部四印曼荼羅具二十一皆觀
自在菩薩變現說引入弟子儀此中說成就
先行法及成就先行如上四種曼荼羅法弟
六說蓮花部中一印曼荼羅具十三皆觀自
在菩薩變現說引入弟子儀此中說修本尊
法通修世間出世間法
次說一切義成就大品中有六曼荼羅
第一大曼荼羅具三十七此中說引入弟子
儀由入此曼荼羅除貧匱業說求豐財求佛
菩薩位及世間榮位
第二秘密三昧耶曼荼羅具三十七此中說
引入弟子儀說求伏藏法速滿檀波羅蜜福
德聚 弟三法曼荼羅具三十七此中說引
入弟子儀說寶部中修三摩地法令心安住
令心堪任令心調柔令心自在見虛空藏
菩薩法 第四羯磨曼荼羅具三十七此中
說引入弟子儀說加持攝伏藏事業法并說
寶部中廣大供養諸佛儀
弟五四印曼荼羅具二十一說引入弟子儀
說修行法及說修四曼荼羅中悉地法
弟六一印曼荼羅具十三說引入弟子儀
修一尊法及修諸藥等三摩地皆是則彼娑

图 22－2 《金刚顶经瑜伽十八会指归》(《房山石经》第二十五册 68 页)

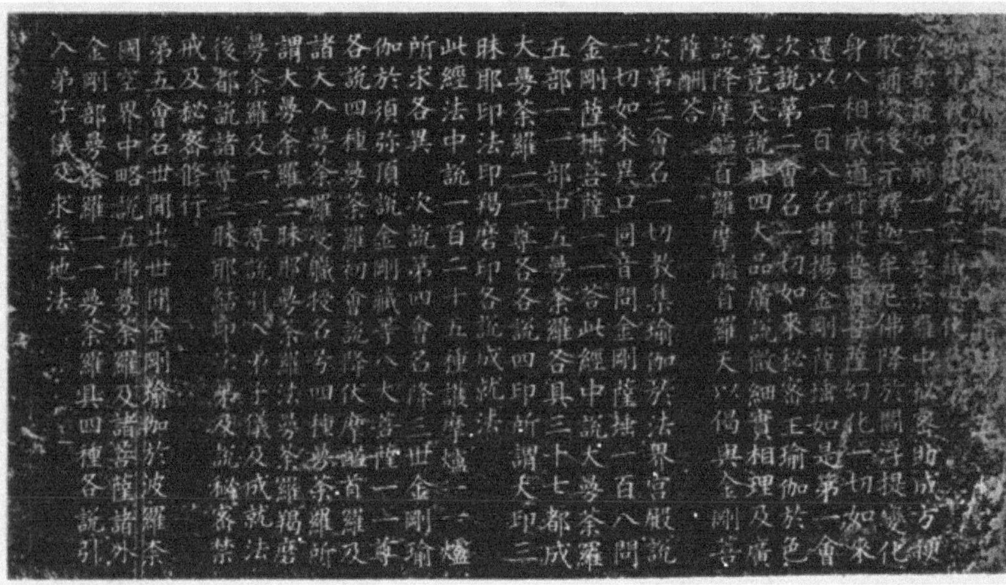

次教說如前一一曼荼羅中說略助成方便
嚴通次後示釋迦牟尼佛降於閻浮提變化
身八相成道皆是普賢菩薩幻化一切如來
還以一百八名讚揚金剛薩埵如是第一會
次說第二會名一切如來祕密王瑜伽於色
究竟天說具四大品廣說微細實相理及廣
說降摩醯首羅摩醯首羅天以偈與金剛菩
薩酬答
次第三會名一切教集瑜伽於法界宮殿說
一切如來異口同音問金剛薩埵一百八問
金剛薩埵菩薩一一答此經中說大曼荼羅
五部一一部中五曼荼羅各具三十七都成
大曼荼羅一一尊各各說四印所謂大印三
昧耶印法印羯磨印各說成就法
此經法中說一百二十五種讚尊嬉一一燈
所求各異次說第四會名降三世金剛瑜
伽於須弥頂說金剛藏等八大菩薩一一尊
各說四種曼荼羅初會說降伏摩醯首羅及
諸天入曼荼羅受職授名号四種曼荼羅所
謂大曼荼羅三昧耶曼荼羅法曼荼羅羯磨
曼荼羅及一一尊說引入弟子儀及成就法
後都說諸尊三昧耶結印言及說祕密禁
戒及祕密修行
第五會名世間出世間金剛瑜伽於波羅奈
國空界中略說五佛曼荼羅及諸菩薩諸外
金剛部曼荼羅一一曼荼羅具四種各說引
入弟子儀及求悉地法

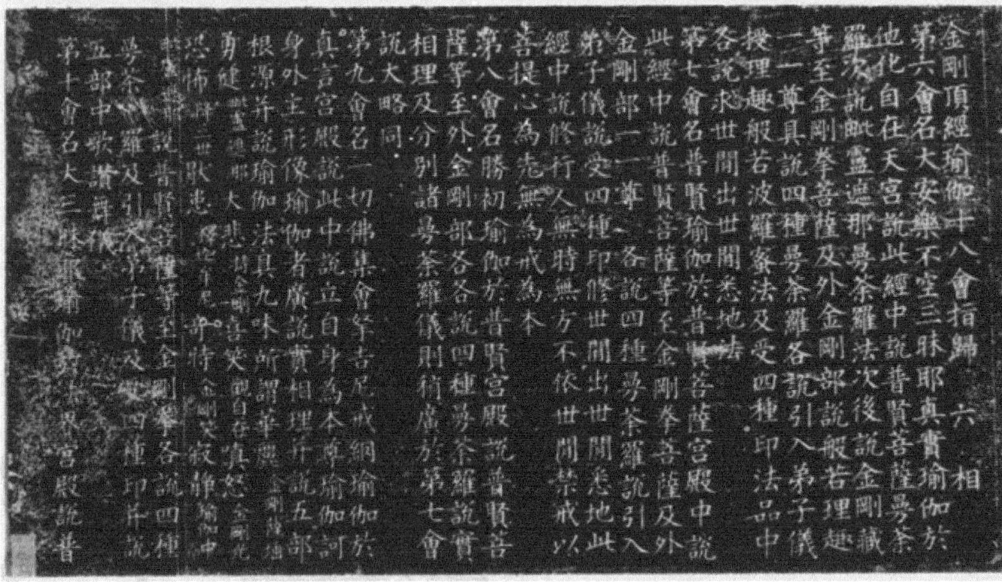

金剛頂經瑜伽十八會指歸　六相
第六會名大安樂不空三昧耶真實瑜伽於
他化自在天宮說此經中說普賢菩薩曼荼
羅次說毗盧遮那曼荼羅法次後說金剛藏
等至金剛拳菩薩及外金剛部說般若理趣
一一尊具說四種曼荼羅各說引入弟子儀
授理趣般若波羅蜜法及受四種印法品中
各說求世間出世間悉地法
第七會名普賢瑜伽於普賢菩薩宮殿中說
此經中說普賢菩薩等至金剛拳菩薩及外
金剛部一一尊各說四種曼荼羅說引入
弟子儀說受四種印修世間出世間悉地此
經中說修行人無時無方不依世間禁戒以
菩提心為先無為戒為本
第八會名勝初瑜伽於普賢宮殿說普賢菩
薩等至外金剛部各各說四種曼荼羅說實
相理及分別諸曼荼羅儀則稍廣於第七會
說大略同
第九會名一切佛集會拏吉尼戒網瑜伽於
真言宮殿說此中說立自身為本尊瑜伽訶
身外主形像瑜伽者廣說實相理幷說五部
根源幷說瑜伽法具九味所謂華麗（金剛薩埵）
勇健（毗盧遮那）大悲（持金剛）喜笑（觀自在）瞋怒（金剛光）
恐怖（降三世）厭患（釋迦牟尼）奇特（金剛笑）寂靜（瑜伽中[illegible]）
[illegible]說普賢菩薩等至金剛拳各說四種
曼荼羅及引入弟子儀及[illegible]四種印幷說
五部中歌讚舞儀[illegible]
第十會名大三昧耶瑜伽於法界宮殿說普

图 22－3　《金刚顶经瑜伽十八会指归》（《房山石经》第二十五册 69 页）

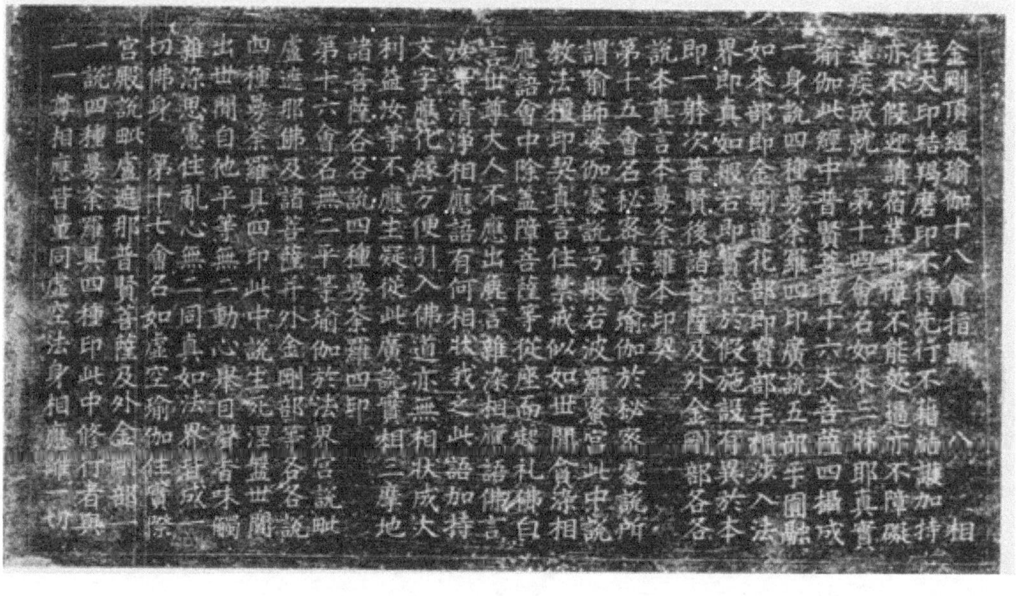

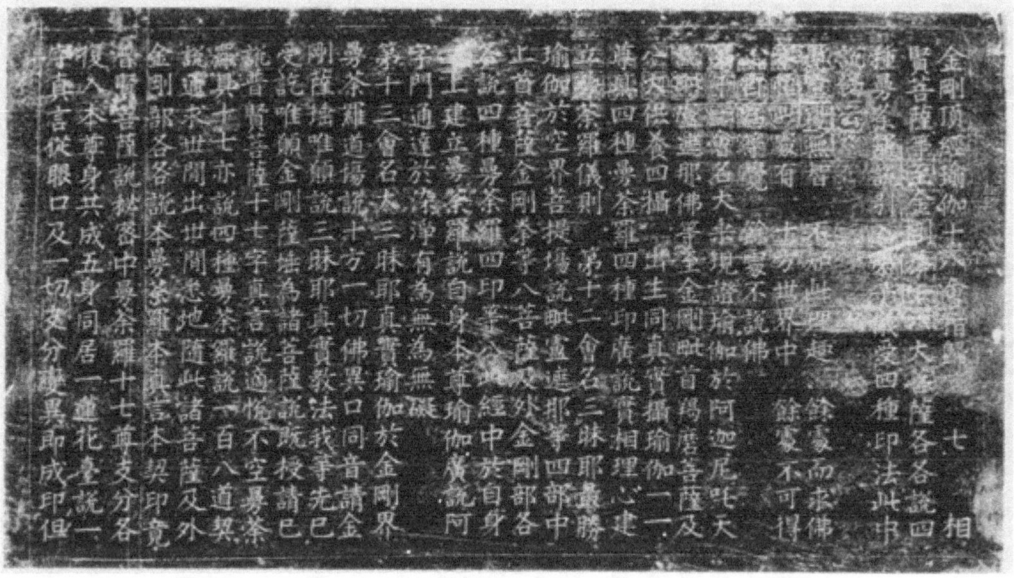

图22-4 《金刚顶经瑜伽十八会指归》(《房山石经》第二十五册70页)

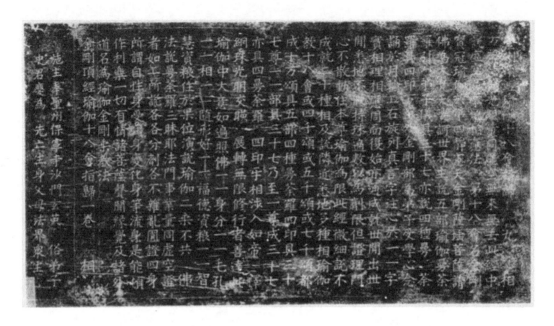

图22-5 《金刚顶经瑜伽十八会指归》(《房山石经》第二十五册71页)

二十三、消灾延寿

解题：本篇系《圣六字增寿大明陀罗尼经》之全文，为宋代施护所译。该经名为"增寿"，即"成就最上增益之法"。要增益寿命，就必须消除灾患，解除各种疾病的侵扰，远离加害人类健康的刀剑、邪魔、虫兽。唯有持"六字大明陀罗尼"，通过佛法的威德，做到这些，才能达到长寿无病、众恶不侵的境地。

如是我闻：一时佛在舍卫国祇树给孤独园。尔时，尊者阿难有大疾病，佛自知已，即诣彼所。敷座而坐，告阿难曰："汝今谛听！我有六字大明[1]陀罗尼，能消灾患增益寿命。汝若受持，非但自身，复令四众苾刍、苾刍尼[2]、优婆塞、优婆夷长夜安隐，远离众苦。复次，阿难，此六字大明陀罗尼，七十七俱胝佛，并六大威德师同所宣说。六大师者，一如来应正等觉，二帝释天主，三多闻天王，四持国天王，五增长天王，六广目天王。如是圣贤，异口同音。"说陀罗尼曰：

"难底黎难底黎难觐哩（去）都摩哩半拏哩俱𡅏致（引）摩度摩帝（引）娑嚩（二合引）贺（引）。"

佛告阿难："此六字大明章句，有大威力。若复有人王法难中惊怖、大水难中惊怖、大火难中惊怖、贼劫难中惊怖、冤家难中惊怖、众恶难中惊怖、斗战难中惊怖、恶曜难中惊怖，如是诸难害身之时，一心称念大明章句，拥护某甲，令得解脱。作是语已，是诸众难，速得消除。复次，阿难，若诸有情，患诸疼痛、头痛、项痛、眼耳鼻痛、牙齿舌痛、唇口颊痛、胸胁背痛、心痛、肚痛、腰痛、胯痛、遍身疼痛，及泻痢、痔瘘、风、黄、痰、癊诸恶重病，如前称念大明章句。佛大威德，令一切日月星曜、罗汉圣贤发真实言，与某甲弟子应作拥护，息除灾患，令得安乐。所有刀剑、毒药，虎狼师子、蚖蛇蝮蝎诸恶禽兽皆不为害，疟病不着，亦不中夭。乃至阿波娑、摩啰部、多毗舍左、鸠盘茶等一切鬼将，悉皆远离，不敢为患。复次，阿难，若诸有情鬼魅所着，连年积月而不舍离，以此真言加持，于线系患人手。时金刚手、大药叉主，以忿怒力破鬼魅头，令作七分。又令大智舍利弗、大神通目乾连、持戒罗睺罗及汝阿难陀，皆来拥护，令得安隐。若不尔者，须弥山王离于本处，大海枯竭，日月堕落，大地崩裂，如来应正等觉，无有妄语。阿难，此六字大明陀罗尼，神通威德得未曾有，若随喜听闻，是人恒得长寿无病，众恶不侵。何况受持读诵、书写供养，是名成就最上增益之法。"阿难闻已，信受奉行。

（《圣六字增寿大明陀罗尼经》，宋西天译经三藏朝散大夫试鸿胪卿

传法大师臣施护奉诏译）

注释：

[1] **大明**：指放大光明以破除众生迷暗的陀罗尼。明是咒的别名，大明就是大咒。

[2] **苾刍尼**：又作苾刍尼、备刍尼、比呼尼等。或单作尼。专指女性比丘之词，亦即比丘尼。意译为除女、薰女，或沙门尼，即出家入道、受具足戒之女子。

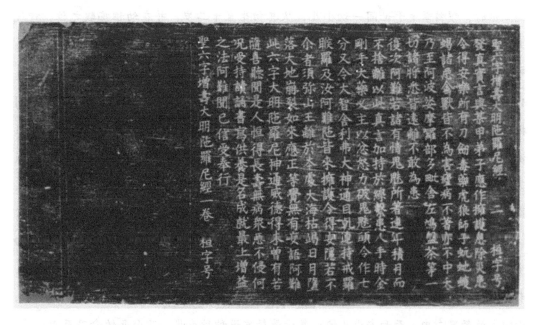

图23 《圣六字增寿大明陀罗尼经》（《房山石经》第二十六册554页）

二十四、疗幼法门

解题： 本篇系《啰嚩拏说救疗小儿疾病经》之全文，为宋代法贤所译。啰嚩拏，乃天仙之名。天仙指的是精通佛法和养生道理的方外高人，并非通常所说的神仙。该经为儿科专著，主要论述小儿从出生到十二岁的各种疾病及其治疗方法。该经认为中邪惊怖是导致小儿生病的重要因素，宜以药咒合用、内外兼治的方法来治疗。其虽然对诵咒和加持提得较多，但拨开宗教的神秘外衣，其中有关药物治疗的方法亦颇具借鉴价值，有的至今仍然具有较好的临床效果。

尔时，啰嚩拏观于世间一切小儿，从其初生至十二岁，并在幼稚痴騃之位，神气未足，鬼魅得便。有十二曜[1]母鬼游行世间，于昼夜分常伺其便。或因眠睡或独行坐，于此之际现作种种差异之相，惊怖小儿，令其失常；嗽取精气，因成疾病，遂至殇天。我见是事，深所哀愍。我今为说十二曜母鬼，执魅小儿年月时分所患疾状，及说大明救疗之法，乃至作法出生祭祀仪则。若复有人闻我所说，有疾患者时，持明人依于我法而作救疗发至诚者，定获轻瘥安乐吉祥。十二曜母鬼名者，所谓摩怛哩难那（一）、苏难那（二）、哩嚩帝（三）、目佉曼尼迦（四）、尾拏隶（五）、设俱你（六）、布多曩（七）、输瑟迦（八）、阿哩也迦（九）、染婆迦（十）、必隶冰砌迦（十一）、塞健驮（十二）。

如是等十二曜母鬼，执魅小儿为求祭祀，我今各各说其执魅相状。若复小儿于初生日初生月初生年被执魅者，是摩怛哩难那母鬼所执。其小儿先患寒热，身体瘦弱，渐渐干枯，心神荒乱，身常颤掉，啼哭不食者，持明人于二河岸取土，作患小儿像，于四方曼拏罗[2]内，面西安小儿像；复于曼拏罗设种种香华，及白色饮食乃至酒肉等；复设七座幢、燃七盏灯；复用白芥子、野狐粪、猫儿粪、安悉香、蛇皮，以如是等药，用黄牛酥同和为香，烧熏小儿；复用蓖麻油、麻荆子，或用叶及荜茇罗树叶、嚩啰迦药，如是五药以水煎之沐浴小儿，即诵大明，加持如上曼拏罗中祭食及种种物。诵大明曰：

"唵（引）曩谟啰（引）嚩拏（引）野（一）怛赖（二合）路枳也（二合）尾捺啰（二合引）钵拏（引）野（二）贺曩嚩日哩（二合引）拏（三）没啰（二合）憾摩（二合）难你曩（四）摩（引）哩迦（二合）噜闭拏（五）摩（引）怛哩（二合）难那（引六）嚩啰嚩啰（七）输瑟迦（二合）输瑟迦（二合八）扪左扪左（九）俱摩（引）啰岗娑嚩（二合引）贺（引十）。"

如是诵大明加持已，出于城外，以日中时面东，祭摩怛哩难那母鬼。所有祭食、香华等物随处弃掷，所患小儿速得除瘥。

复次小儿于初生后，第二日第二月第二年得患者，是苏难那母鬼所执。其小儿先患寒热，作荒乱相，合眼不食，手足畜搦，腹内疼痛，吐逆喘息者，持明人当用米粉一斗，作病小儿像面西，安曼拏罗中；复于曼拏罗设种种上妙香华、饮食及酒肉等；复用白色幢四座、燃灯四盏；复用安悉香、蒜、蛇皮、白芥子、猫儿粪，酥同和为香，烧熏小儿；又同前用五药水沐浴小儿，即诵大明，加持如上曼拏罗中祭食及种种物。即说大明曰：

"唵（引）曩谟啰（引）嚩拏（引）野（一）怛赖（二合）路枳也（二合）尾捺啰（二合引）波拏（引）野（二）赞捺啰（二合）贺（引）娑驮哩尼（三）入嚩（二合）嚟多贺娑多（二合引）野（四）贺曩贺曩（五）那贺那贺（六）怛哩（二合）输隶曩努瑟咤（二合）屹啰（二合）贺（引七）你诧哩（二合）多野你诧哩多野（八）祖沙野祖沙野（九）贺曩贺曩（十）苏难那扪左扪左（十一）俱摩（引）啰岗娑嚩（二合引）贺（引十二）。"

如是诵大明加持已，出于城外，以戌时面西，祭苏难那母鬼。所有祭食、香华等物随处弃之，所患小儿速得除瘥。

复次小儿于初生后，第三日第三月第三年得患者，是哩嚩帝母鬼所执。其小儿忽然惊悸，叫呼啼哭，身体疼痛，寒热无恒，头面颤动，顾视自身，渐渐羸弱，不思饮食以至枯瘦者，持明人当用种种上味肉食及生肉、生鱼、酒等；设红色幢八座、燃灯八盏；复用尾螺树叶、安息香、蛇皮、蒜、猫儿粪、白芥子等，用酥同和烧熏小儿，及同前五药煎以水沐浴小儿，即诵大明，加持如上曼拏罗中祭食及种种物。即说大明曰：

"唵（引）曩谟啰（引）嚩拏（引）野（一）捺舍嚩那曩（二）赞捺啰（二合）贺（引）娑（引）野（三）钵啰（二合）入嚩（二合）嚟多贺娑多（二合引）野（四）贺曩贺曩（五）那贺那贺（六）摩哩那（二合）野摩哩那（二合）野（七）努瑟咤（二合）屹啰（二合）欨（八）谟咤野谟咤野娑嚩（二合引）贺（引九）。"

如是诵大明加持已，出于城外，以戌时面向北，祭哩嚩帝母鬼。所有祭食种种物等随处弃之，所患小儿速得除瘥。

复次小儿于初生后，第四日第四月第四年得患者，是目佉曼尼迦母鬼所执。其小儿先患寒热，咳嗽吐逆，身颤垂头，啼哭手搔，两目顾视人面，不思饮食，饶大小便者，持明人当于河两岸取土，作病小儿像，面西安曼拏罗内；复设种种香华及生熟肉食并酒果等；又用红色幢四座、燃四盏灯；复用兜罗子、蛇皮、猫儿粪、牛角、虎爪、白芥子等，同和为香，烧熏小儿；复用同前五药水沐浴小儿，即诵大明，加持如上曼拏罗中祭食及种种物。即说大明曰：

"唵（引）曩谟（一）没哩（二合）憾摩（二合引）尾钵努（二合）摩呬湿嚩（二合）啰（二）塞刚（二合）那虎多（引）设曩（三）目佉曼尼迦（引四）贺曩贺曩（五）摩哩那（二合）野摩哩那（二合）野（六）你讫哩（二合）多野（七）你讫哩（二合）多野（八）佉（引）呬佉（引）呬（九）婆誐嚩帝（十）目佉曼尼迦（引）娑嚩（二合引）贺（引十一）。"

如是诵大明加持已，出于城外，用戌时面向南，祭目佉曼尼迦母鬼。所有祭食种种物等随处弃之，所患小儿速得除瘥。

复次小儿初生后，第五日第五月第五年得患者，是尾拏嗹迦母鬼所执。其小儿先患心神恍惚，多发嗔怒，寒热不恒，咳嗽吐逆，身忽生疮如水泡相，眼视虚空，不思饮食，渐渐羸瘦，腹陷不现者，持明之人当造白色饮食及酒肉等；设白色幢五座、燃灯五盏并种种香华等；复用安息香、蒜、蛇皮、猫儿粪、白芥子等，用酥同和为香，烧熏小儿；复用同前五药水沐浴小儿，即诵大明，加持如上曼拏罗中祭食及种种物。即说大明曰：

"唵（引）曩谟啰（引）嚩拏（引）野（一）怛赖（二合）路迦也（二合）尾捺啰（二合引）波拏（引）野（二）尾拏（引）嗹迦（引）尾拏（引）嗹迦（引）谟乞叉（二合）野（三）谟乞叉（二合）野（四）贺曩贺曩（五）赞捺啰（二合）贺（引）细曩（六）扪左扪左（七）尾拏（引）嗹迦（引）娑嚩（二合引）贺（引八）。"

如是诵大明加持已，出城外，于日中时面西，祭尾拏嗹迦母鬼。所有祭食种种等物随处弃之，所患小儿速得除瘥。

复次小儿初生后，第六日第六月第六年得患者，是设俱你母鬼所执。其小儿先患寒热，或笑或啼，身体颤动而有秽气，不思饮食，渐渐羸瘦者，持明人用米粉一斗，作病小儿像，面西安曼拏罗中，复设种种香华、饮食、酒肉及乳粥等；复设白色幢四座、燃灯四盏；复用安息香、蒜、蛇皮、猫儿粪、白芥子，酥同和为香，烧熏小儿；复用同前五药水沐浴小儿，即诵大明，加持如上曼拏罗中祭食及种种物。即说大明曰：

"唵（引）曩谟婆誐嚩帝（一）啰（引）嚩拏（引）野（二）朗俱湿嚩（二合）啰（引）野（三）必哩（二合）多尾捺啰（二合）钵拏野（四）嚩日哩（二合）拏贺曩贺曩（五）设俱你扣左扣左（六）俱摩（引）啰岗娑嚩（二合引）贺（引七）。"

如是诵大明加持已，出于城外，于戌时面向南，祭设俱你母鬼。所有祭食种种物等随处弃之，所患小儿速得除瘥。

复次小儿初生后，第七日第七月第七年得患者，是布多那母鬼所执。其小儿先患寒热，身体疼痛，多大小便，常拳二手，不思饮食，渐渐羸瘦者，持明人用吉祥草作病小儿像，面西安曼拏罗中；复用种种红色华及造红色饮食酒肉等；复设白色幢八座、燃灯八盏；复用安息香、蛇皮、尸发、虎爪、颗摩树叶、猫儿粪、白芥子，酥同和为香，烧熏小儿；复同前用五药水沐浴小儿，即诵大明，加持如上曼拏罗中祭食及种种物。即说大明曰：

"唵（引）曩谟婆誐嚩帝（一）啰（引）嚩拏（引）野（二）朗俱湿嚩（二合）啰（引）野（三）必哩（二合）多尾捺啰（二合引）钵拏（引）野（四）俱摩（引）啰屹啰（二合）贺（五）你讫哩（二合）睹（六）贺曩贺曩（七）祖兰拏（二合）祖兰拏（二合）娑嚩（二合引）贺（引八）。"

如是诵大明加持已，出于城外，以戌时面向西方，祭布多那母鬼。所有祭食种种物等随处弃之，所患小儿速得除瘥。

复次小儿初生后，第八日第八月第八年得患者，是输瑟迦母鬼所执。其小儿先患寒热，作荒乱相，身体疼痛，眼不见物，垂头无力，身出秽气，不思饮食者，时持明人用米粉一斗，作黑殺羊一头，以头向西安曼拏罗内，复用杏华、乳、粥、上味饮食及酒肉等；复设白色幢五座、燃灯五盏；复用安息香、婆惹啰婆、蛇皮、蒜、白芥子、猫儿粪，酥等同和为香，烧熏小儿；复用同前五药水沐浴小儿，即诵大明，加持如上曼拏罗中祭食及种种物。即说大明曰：

"唵（引）曩谟啰（引）嚩拏（引）野（一）怛赖（二合）路迦也（二合）尾捺啰（二合引）钵拏（引）野（二）入嚩（二合）罗入嚩（二合）罗（三）钵啰（二合）入啰（二合）罗钵啰（二合）入嚩（二合）罗（四）贺曩贺曩（五）吽發咤（半音）娑嚩（二合引）贺（引六）。"

如是诵大明加持已，出于城外，于戌时面向南方，祭输瑟迦母鬼。所有祭食种种物等随处弃之，所患小儿速得除瘥。

复次小儿初生后，第九日第九月第九年得患者，是阿哩也迦母鬼所执。其小儿先患寒热，身颤啼哭，遍身疼痛，口吐涎沫，吐逆不止，或垂头颈，或目返视，不思饮食者，持明人用米粉一斗，作白色羖羊一头，用白色香涂羊，以头向西安曼拏罗内；复设种种香华、上味饮食、酒肉等；复设白色幢四座、燃灯四盏；复用蛇皮为香，烧熏小儿；复用同前五药水沐浴小儿，即诵大明，加持如上曼拏罗中祭食及种种物。即说大明曰：

"唵（引）曩谟朗迦（引）地钵多曳（一）朗罽湿嚩（二合）啰（引）野（二）贺曩贺曩（三）钵左钵左（四）吽吽（五）癹咤（半音）娑嚩（二合引）贺（引六）。"

如是诵大明加持已，出于城外，以戌时面向北方，祭阿哩也迦母鬼。所有祭食种种物等随处弃之，所患小儿速得除瘥。

复次小儿初生后，第十日第十月第十年得患者，是染婆迦母鬼所执。其小儿先患寒热，忽作恶声，吐逆不止，多大小便，饶患眼目及患牙齿，不思饮食者，时持明人取河两岸土作小儿像，用牛黄涂像，面西安曼拏罗中；复设种种香华及上味饮食、酒肉等；复用安息香、鸡翅、牛角、蛇皮、人骨、猫儿粪、白芥子，酥同和为香，烧熏小儿；复用同前五药水沐浴小儿，即诵大明，加持如上曼拏罗中祭食及种种物。即说大明曰：

"唵（引）曩谟婆誐嚩帝（一）嚩酥你嚩（引）野（二）啰摩拏毗摩噜播野（三）贺曩贺曩（四）牛癹咤（半音）娑嚩（二合引）贺（引五）。"

如是诵大明加持已，出于城外，以戌时面向南方，祭染婆迦母鬼。所有祭食种种物等随处弃之，所患小儿速得除瘥。

复次小儿初生后，第十一日第十一月第十一年得患者，是冰砌迦母鬼所执。其小儿先患寒热，身体颤动，指节疼痛，啼哭吐逆，不思饮食，仰视虚空，渐渐羸瘦者，时持明人当用黑豆粉一斗作患小儿像，用赤檀香涂巳面，西安曼拏罗内；复以种种香华、饮食及酒肉等，布作二十五分，设二十五幢，烧二十五灯；复用鸽粪、鸽鸽翅、人发、羖羊角、猫儿粪、白芥子，以酥同和为香，烧熏小儿；复用同前五药水沐浴小儿，即诵大明，加持如上曼拏罗中祭食及种种物。即说大明曰：

"唵（引）曩谟婆誐嚩帝（一）啰嚩拏（引）野（二）赞捺啰（二合）贺（引）娑（三）嚩也（二合）屹啰（二合）贺婆多（二合）野（四）入嚩（一合）罗入嚩（二合）罗（五）钵啰

（二合）入嚩（二合）罗钵啰（二合）入嚩（二合）罗（六）贺曩贺曩（七）努瑟咤（二合）屹哩（二合）贺娑嚩（二合引）贺（引八）。”

如是诵大明加持已，出于城外，以戌时面向西方，祭冰砌迦母鬼。所有祭食种种物等随处弃之，所患小儿速得除瘥。

复次小儿初生后，第十二日第十二月第十二年得患者，是塞健驮母鬼所执。其小儿先患寒热，嗔目视人，又如期克人相，畜搐手足及畜腹肚，渐渐羸瘦，不思饮食者，持明人用大麦面作小儿像，面西安曼拏罗内；复以种种香华及上味饮食、酒肉等，并设红色幢八座、燃灯四盏；复用牛角、白芥子、安息香、蒜、蛇皮、猫儿粪，酥等同和为香，烧熏小儿；复用同前五药水沐浴小儿，即诵大明，加持如上曼拏罗中祭食及种种物。即说大明曰：

“唵（引）曩谟啰（引）嚩拏（引）野（一）怛哩（二合）布啰（二）尾曩（引）含曩（引）野（三）能瑟吒啰（三合引）怛迦（二合）啰罗（四）婆（引）酥啰（引）野（五）赞捺啰（二合）贺细曩（六）贺曩贺曩（七）摩哩那（二合）摩哩那（二合八）难尼曩（九）尾捺啰（二合引）钵野（十）尾捺啰（二合）钵野（十一）塞健（二合）驮（十二）扪左扪左（十三）俱摩啰岗（十四）吽吽（十五）發吒（半音）發吒（半音）娑嚩（二合引）贺（引十六）。”

如是诵大明加持已，出于城外，以戌时从于东方旋转四方，祭塞健驮母鬼。所有祭食及种种物等随处弃之，所患小儿速得除瘥。

尔时，啰嚩拏说是救疗小儿疾病经已，欢喜而退。

（《啰嚩拏说救疗小儿疾病经》，西天译经三藏朝散大夫试光禄卿
明教大师臣法贤奉诏译）

注释：

[1] **十二曜：** 指十二位母鬼之名。十二曜母鬼即：摩怛哩难那、苏难那、哩嚩帝、目佉曼尼迦、尾拏隶、设俱你、布多曩、输瑟迦、阿哩也迦、染婆迦、必隶冰砌迦、塞健驮。

[2] **曼拏罗：** 为曼荼罗之别称。原指国家的领土和祭祀的祭坛；现在一般指将佛菩萨等尊像，或种子字、三昧耶形等，依一定方式加以配列的图样。意译为坛城、中围、轮圆具足、坛城、聚集等。曼荼罗一词，意谓"获得本质"。所谓获得本质，指获得佛陀的无上正等正觉。

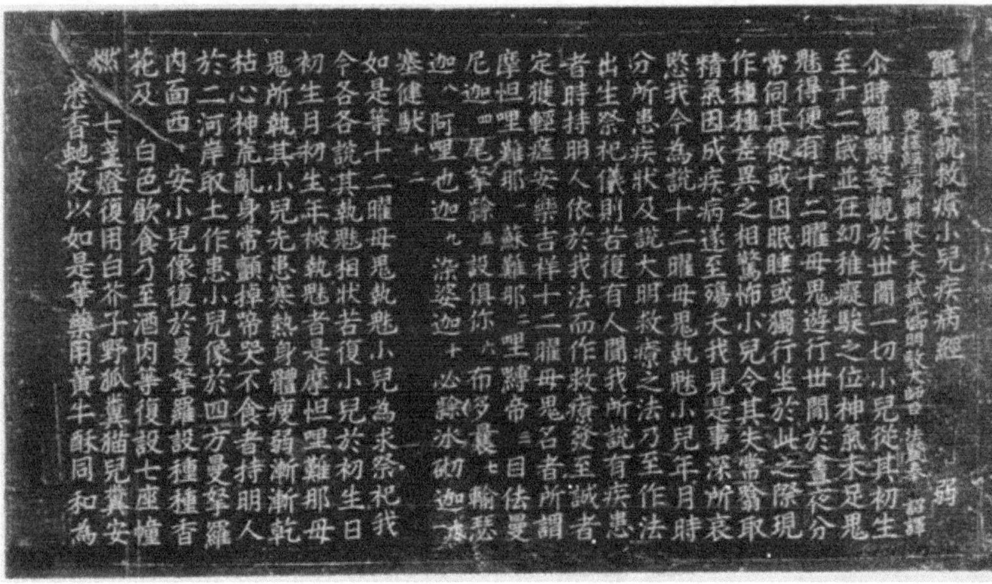
囉嚩拏説救療小兒疾病經　弱
西天譯經三藏朝散大夫試光祿卿明教大師臣法賢奉　詔譯
尒時囉嚩拏觀於世間一切小兒從其初生
至十二歲並在幼稚癡騃之位神氣未足鬼
魅得便有十二曜母鬼遊行世間於晝夜分
常伺其便或因眠睡或獨行坐於此之際現
作種種差異之相驚怖小兒令其失常奪取
精氣因成疾病遂至殞夭我見是事深所哀
愍我今為説十二曜母鬼執魅小兒年月時
分所患疾狀及説大明救療之法乃至作法
出生祭祀儀則若復有人聞我所説有疾患
者時持明人依於我法而作救療發至誠者
定獲輕痊安樂吉祥十二曜母鬼名者所謂
摩怛哩難那一蘇難那二哩嚩帝三目佉曼
尼迦四尾拏陵五設俱你六布多曩七輪瑟
迦八阿哩也迦九滦婆迦十必陵冰砌迦十一
塞健馱十二
如是等十二曜母鬼執魅小兒為求祭祀我
令各各説其執魅相狀若復小兒於初生日
初生月初生年被執魅者是摩怛哩難那母
鬼所執其小兒先患寒熱身體瘦弱漸漸乾
枯心神荒亂身常顫掉啼哭不食者持明人
於二河岸取土作患小兒像於四方曼拏羅
內面西安小兒像復於曼拏羅設種種香
花及白色飲食乃至酒肉等復設七座幢
燃七盞燈復用白芥子野狐糞猫兒糞安
悉香蛇皮以如是等藥用黃牛酥同和為

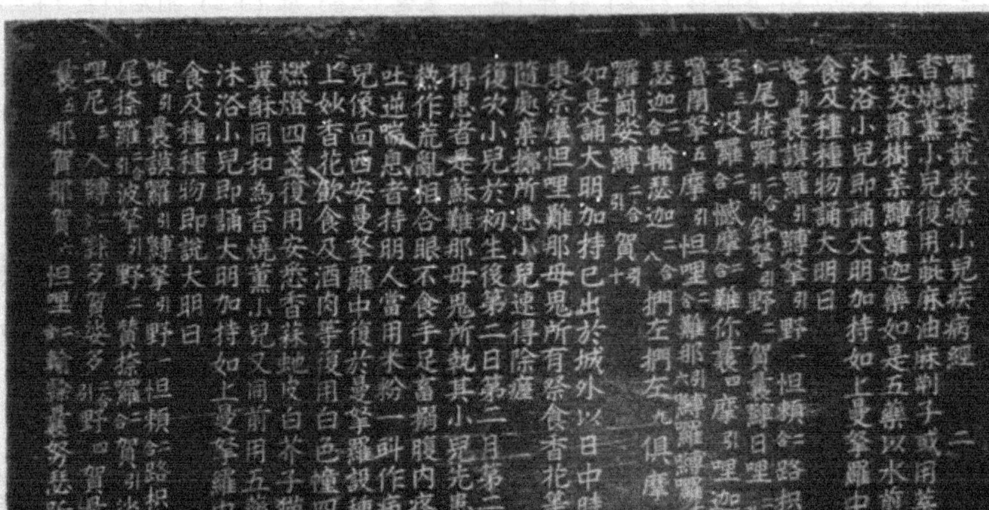
囉嚩拏説救療小兒疾病經　二　弱
香燒薰小兒復用蓖麻油麻剌子或用藥及
華茇羅樹菓嚩羅迦藥如是五藥以水煎之
沐浴小兒即誦大明加持如上曼拏羅中祭
食及種種物誦大明曰
唵引曩謨囉引嚩拏引野一怛頼合二路枳也
合二尾捺囉二合引鉢拏引野二賀曩嚩日哩引合
拏三沒囉二合憾摩二合難你曩四摩引哩迦引二合
嚕閉拏五摩引怛哩二合難那六引嚩囉嚩囉七輪
瑟迦二合輪瑟迦八二合捫左捫左九俱摩引
囉崗娑嚩二合引賀十引
如是誦大明加持已出於城外以日中時面
東祭摩怛哩難那母鬼所有祭食香花等物
隨處棄擲所患小兒速得除瘥
復次小兒於初生後第二日第二月第二年
得患者是蘇難那母鬼所執其小兒先患寒
熱作荒亂搐合眼不食手足搐搦腹內疼痛
吐逆喘息者持明人當用米粉一斗作病小
兒像面西安曼拏羅中復於曼拏羅設種種
上妙香花飲食及酒肉等復用白色幢四座
燃燈四盞復用安悉香蒜蛇皮白芥子猫兒
糞酥同和為香燒薰小兒又用前用五藥水
沐浴小兒即誦大明加持如上曼拏羅中祭
食及種種物即説大明曰
唵引曩謨囉引嚩拏引野一怛頼合二路枳也合二
尾捺囉二合引波拏引野二賀捺囉二合賀引娑馱
哩尼三入嚩二合隸多賀娑多引野四賀曩賀
曩五那賀那賀六怛哩二合輪輪曩努悉吒合二

图 24－1　《啰嚩拏说救疗小儿疾病经》（《房山石经》第二十七册 88 页）

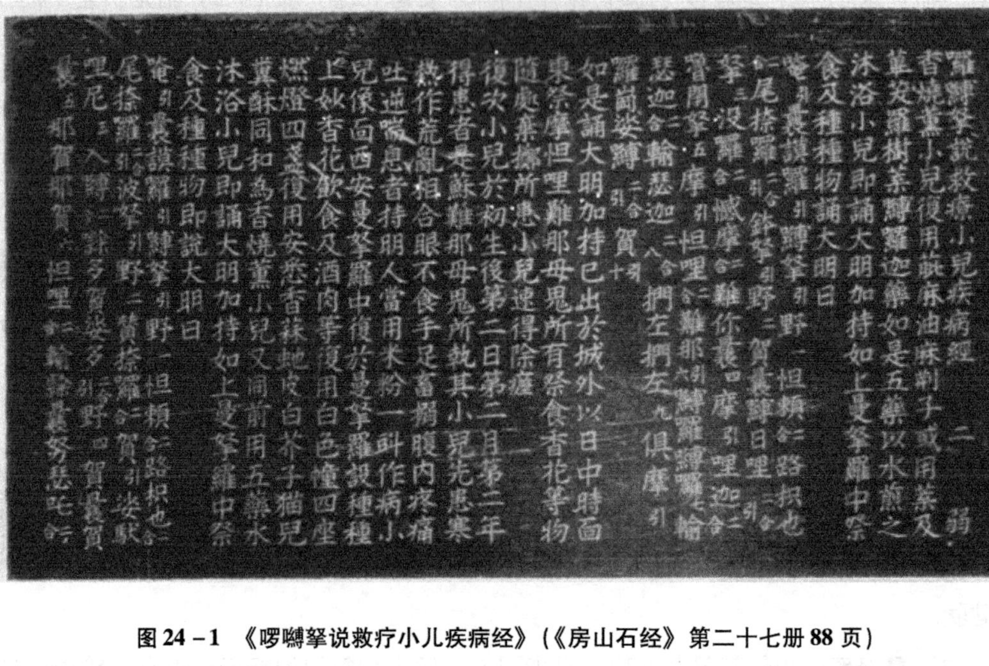

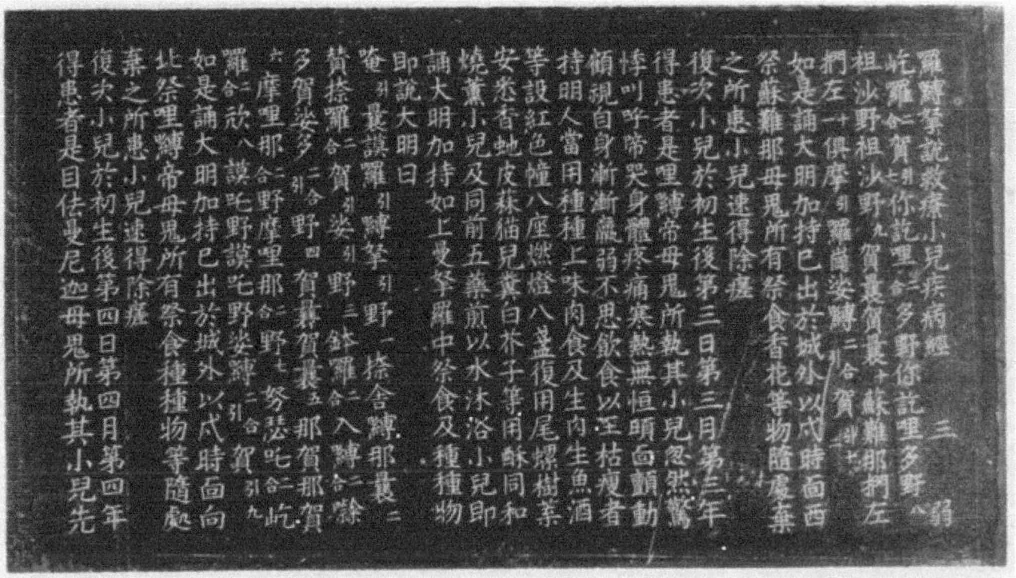

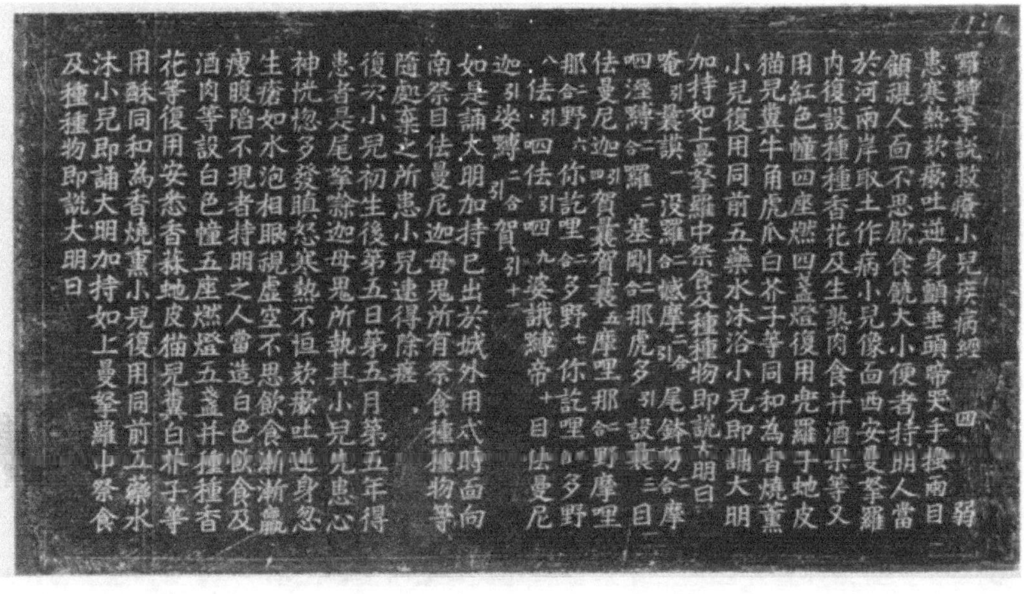

图 24－2 《啰嚩拏说救疗小儿疾病经》（《房山石经》第二十七册 89 页）

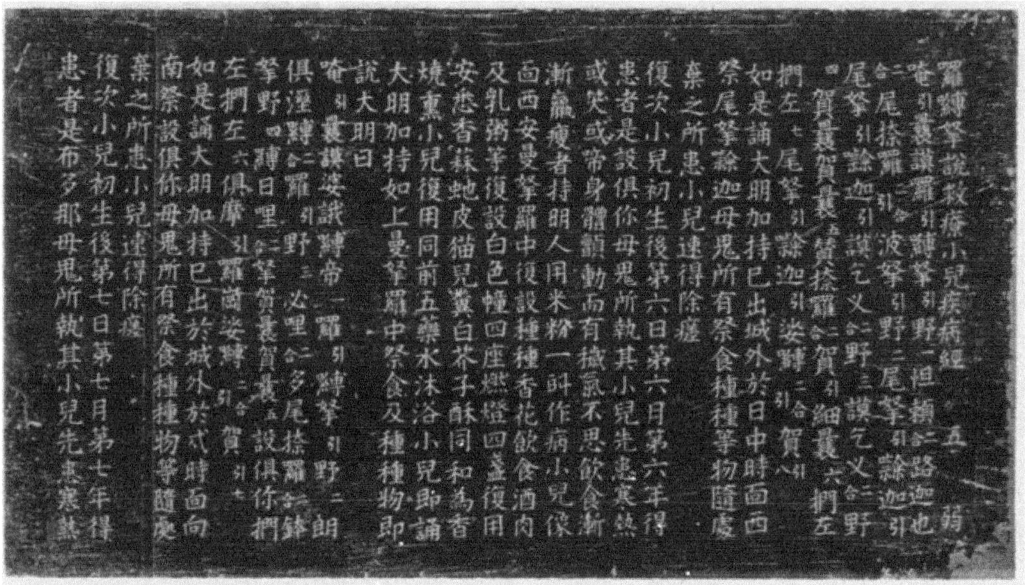
羅嚩拏說救療小兒疾病經 五
唵引曩謨羅引嚩拏引野一怛儞也二合路迦也引
二合尾捺羅二合引波拏引野二尾拏引谿迦引
尾拏引谿迦引讖乞叉二合野三讖乞叉二合野
四賀曩賀曩五賀捺羅二合賀引細曩六捫左
捫左七尾拏引谿迦引娑嚩二合引賀八
如是誦大明加持已出城外於日中時面西
祭尾拏谿迦母鬼所有祭食種種等物隨處
棄之所患小兒速得除瘥
復次小兒初生後第六日第六月第六年得
患者是設俱你母鬼所執其小兒先患寒熱
或笑或啼身體顫動而有穢氣不思飲食漸
漸羸瘦者持明人用米粉一㪷作病小兒像
面西安曼拏羅中復設種種香花飲食酒肉
及乳粥等復設白色幢四座燃燈四盞復用
安悉香蒜蛇皮猫兒糞白芥子酥同和為香
燒熏小兒復用同前五藥水沐浴小兒即誦
大明加持如上曼拏羅中祭食及種種物即
說大明曰
唵引曩謨婆誐嚩帝一羅引嚩拏引野二朗
俱捏嚩二合羅引野三必哩二合多尾捺羅二合鉢
拏野四嚩日哩二合拏賀曩賀曩五設俱你捫
左捫左六俱摩引羅尚娑嚩二合引賀引七
如是誦大明加持已出於城外於戌時面向
南祭設俱你母鬼所有祭食種種物等隨處
棄之所患小兒速得除瘥
復次小兒初生後第七日第七月第七年得
患者是布多那母鬼所執其小兒先患寒熱

羅嚩拏說救療小兒疾病經 六
身體疼痛多大小便常拳二手不思飲食漸
漸羸瘦者持明人用吉祥草作病小兒像面
面西安曼拏羅中復用種種紅色花及造紅色
飲食酒肉等復設白色幢八座燃燈八盞復
用安悉香蛇皮屍鼓虎爪鄮摩樹柰猫兒糞
白芥子酥同和為香燒熏小兒復同前用五
藥水沐浴小兒即誦大明加持如上曼拏羅
中祭食及種種物即說大明曰
唵引曩謨婆誐嚩帝一羅引嚩拏引野二朗
俱捏嚩二合羅引野三必哩二合多尾捺羅三合引
鉢拏引野四俱摩引羅屹羅二合賀五你訖哩二合
合靓六賀曩賀曩七怛蘭拏二合怛蘭拏二合
娑嚩二合引賀引八
如是誦大明加持已出於城外以戌時面向
西方祭布多那母鬼所有祭食種種物等隨
處棄之所患小兒速得除瘥
復次小兒初生後第八日第八月第八年得
患者是爾瑟迦母鬼所執其小兒先患寒熱
作歲亂相身體疼痛眼不見物垂頭無力身
出穢氣不思飲食者時持明人用米粉一㪷
作黑羖羊一頭以頭向西安曼拏羅內復用
香花乳粥上味飲食及酒肉等復設白色幢
五座燃燈五盞復用安悉香娑悉羅娑蛇皮
蒜白芥子猫兒糞酥等同和為香燒熏小兒
復用同前五藥水沐浴小兒即誦大明加持
如上曼拏羅中祭食及種種物即說大明曰
唵引曩謨羅引嚩拏引野一怛儞也二合路迦野二合

图24－3 《啰嚩拏说救疗小儿疾病经》（《房山石经》第二十七册90页）

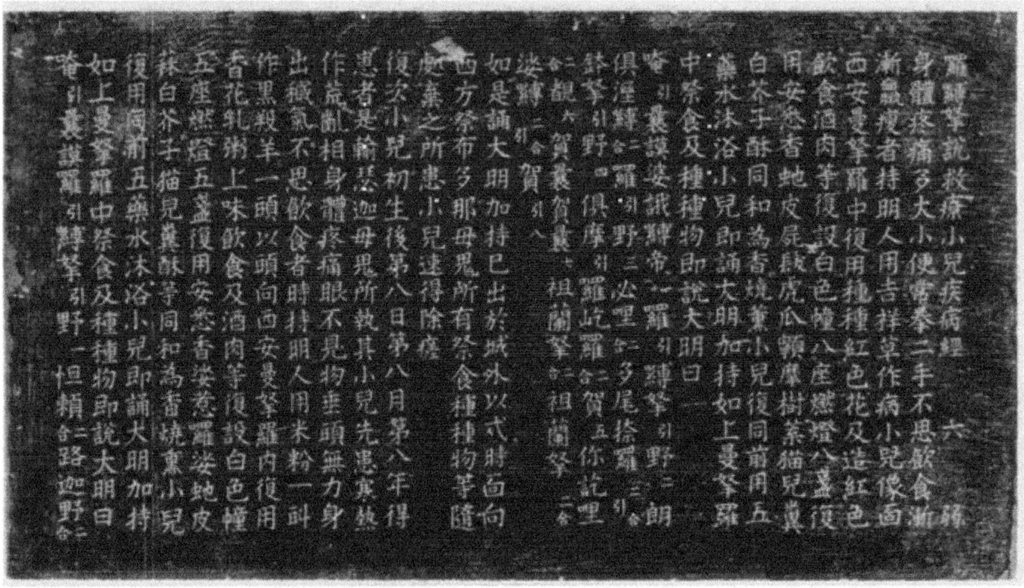

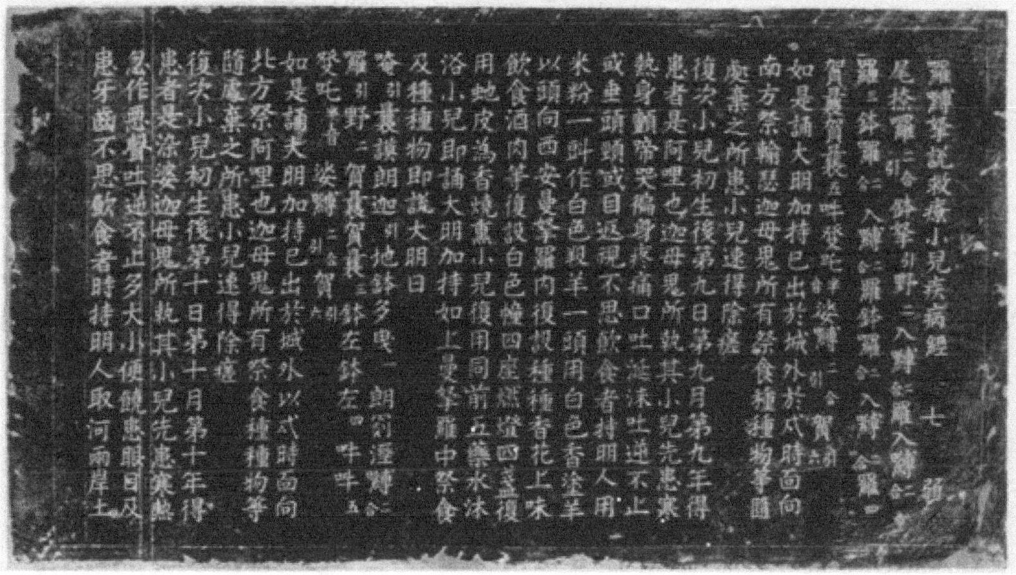

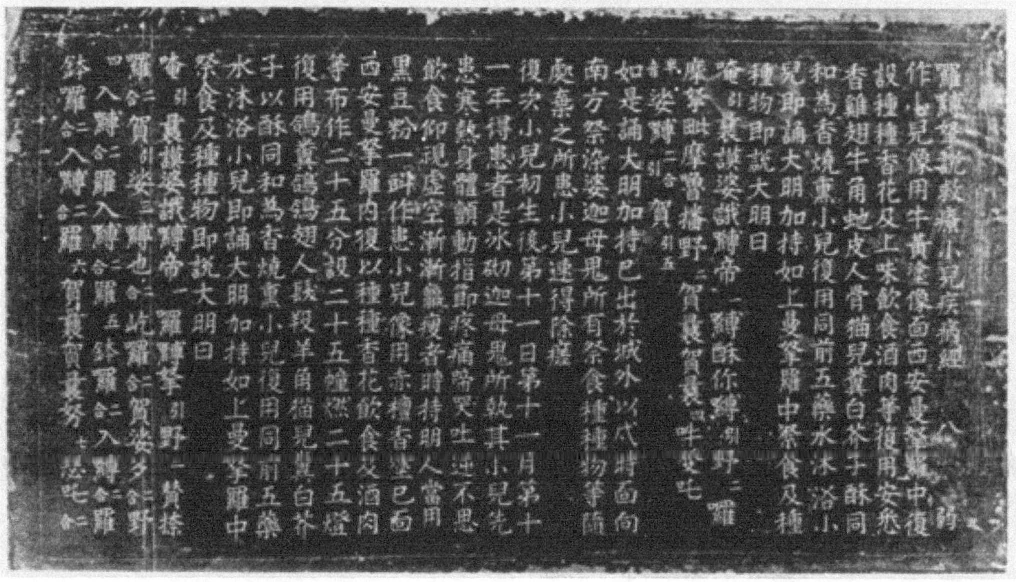

图 24－4 《啰嚩拏说救疗小儿疾病经》（《房山石经》第二十七册 91 页）

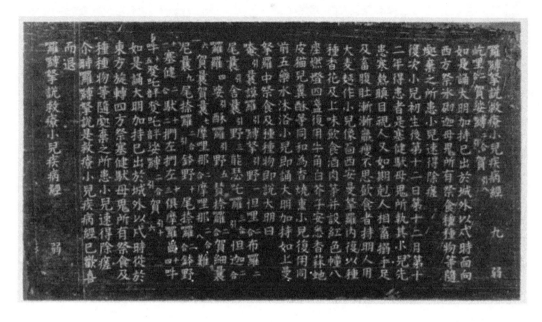

图24－5 《啰嚩拏说救疗小儿疾病经》（《房山石经》第二十七册92页）

二十五、药王经论

解题： 本篇节选自《佛说观药王药上二菩萨经》，为刘宋西域三藏畺良耶舍所译。药王菩萨与药师佛往往容易被混淆，张冠李戴之事时有发生。药师佛是现世佛，为东方净琉璃世界的教主；药王菩萨为未来佛，为西方阿弥陀佛麾下的二十五菩萨之一。讲到药王菩萨，自然会联想到药上菩萨，他们是两兄弟，都修成了菩萨的果位。该经既讲到了药王、药上二菩萨的法相和心相，也讲到了佛医的思想和哲理。该经为佛陀所讲，故在四众弟子中影响颇大。该经认为，在"作五想""修七法"的同时，还必须常诵本经，使四百四病得以除灭，使五逆十恶之大罪悉得清净。

佛告大众："佛灭度后，若有众生，系念思惟观药王菩萨[1]者，当作五想[2]：一者，系念数息想；二者，安定心想；三者，不出息想；四者，念实相想；五者，安住三昧想。"

佛告弥勒："若善男子及善女人，修此五想者，于一念中即便得见药王菩萨。是药王菩萨身长十二由旬，随应众生，或十八丈，或现八尺。身紫金色，三十二相、八十随形好，如佛无异。顶上肉髻有十四摩尼珠，其一一珠有十四楞，一一楞间有十四华，以严天冠。其天冠内，有十方佛及诸菩萨，皆悉影现，如众宝钿。眉间毫相，白琉璃色，绕身七匝，如白宝帐。身诸毛孔，流出光明如摩尼珠，数满八万四千。其一一珠宛转右旋，如七宝城优钵罗华。一一华上有一化佛，方身丈六如释迦牟尼。一一如来，有五百菩萨以为侍者。是药王菩萨，其两修臂如百宝色，手十指端雨诸七宝。若有众生，观此菩萨十指端者，四百四病自然除灭，身诸烦恼皆悉不起。其两足下雨金刚宝，一一珠化成云台。其云台中有化菩萨，无数诸天以为侍者。时化菩萨演说四谛，苦、空、无常、无我，亦说甚深诸菩萨行。此想成时，是名初观药王菩萨功德相貌。

"第二观者，心渐广大，得见药王菩萨具足身相。时药王菩萨心如栴檀摩尼珠，开敷清净，有百亿光明。此诸光明绕身百匝，如百亿宝山。其一一山有百亿宝窟，一一窟中有十亿化佛，身色相好，皆悉庄严。是诸化佛异口同音，皆共称说药王菩萨本行因缘。此相现时，念念之中，见十方佛为诸行者随宜说法。时药王菩萨，一一毛孔放百亿摩尼珠光照诸行者。行者见已，得净六根，寻时即见十方世界，五百万亿那由他佛及诸菩萨，为说除罪甘露妙药。服此药已，即时皆得五百万亿旋陀罗尼门。因此，药王菩萨本愿力故，缘念药王菩萨自庄严故，十方诸佛与诸菩萨至行者前，为说甚深六波罗蜜。是时，行者因见诸佛故，即得百千万亿观佛三昧海门。”

佛告弥勒：“我灭度后，若天、若神、若龙，若比丘、比丘尼、若优婆塞、若优婆夷，若欲见药王菩萨、欲念药王菩萨者，当修二种清净之行。一者，发菩提心，具菩萨戒，威仪不缺。以得具足菩萨戒故，十方世界诸菩萨伴，一时来集住其人前，药王菩萨为其和尚。药王菩萨为于行者，即说百千万亿旋陀罗尼门；以得闻此陀罗尼故，超越九十亿劫生死之罪，应时即得无生法忍。二者，佛灭度后，一切凡夫具烦恼缚，若有欲见药王菩萨，当修四法：一者，慈心不杀，不犯十恶，常念大乘，心不忘失，勤修精进，如救头燃；二者，于师父母四事供养，酥灯、油灯、须曼那华油灯，及竹木火以为照明，复以酥灯、油灯、须曼那华油灯及诸照明，以供养佛及法、僧宝，并说法者；三者，深修禅定，乐远离行，常乐冢间树下阿练若处独处闲静，勤修甚深十二头陀；四者，于身命财一切放舍，不生恋着。行此法者，念念之中，得见药王菩萨，为其说法。或于梦中见药王菩萨授其法药，寤已，寻自忆识过去无量百生千生宿命之事，心大欢喜，即应入塔观像礼拜，于像前得观佛三昧海，及见无量诸菩萨众，唯见药王菩萨为其说法。”

佛告阿难：“佛灭度后，若有四众，能如是观药王菩萨者，能持药王菩萨名者，除却八十万劫生死之罪。若能称是药王菩萨名字，一心礼拜，不遇祸对，终不横死。若有众生于佛灭后，能如是观者，是名正观[3]；若异观[4]者，名为邪观。”

佛告弥勒：“佛灭度后，若有四众，云何观是药上菩萨[5]清净色身？若欲观者，当修七法。何等为七？一者，常乐持戒，终不亲近声闻、缘觉；二者，常修世间善法及出世善法；三者，其心如地，不起憍慢，普慈一切；四者，心无贪着，犹若金刚不可沮坏；五者，住平等法，不舍威仪；六者，常修毗婆舍那、修舍摩他，心无懈惓；七者，于大解脱般若波罗蜜心不惊疑。”

佛告弥勒：“若有善男子、善女人具此法者，疾得见药上菩萨。是药上菩萨身长十六由旬，如紫金色；身诸光明，如阎浮檀那金色。于圆光中有十六亿化佛，方身八尺，结跏趺坐，坐宝莲华。一一化佛，有十六菩萨以为侍者，各执白华，随光右旋。通身光内，有十方世界诸佛、菩萨，及诸净土，皆于中现。顶上肉髻如释迦毗楞迦摩尼宝珠，肉髻四面显发金光。一一光中有四宝华，具百宝色。一一华上化佛、菩萨，或显或隐，数不可知。是药上菩萨三十二相、八十随形好，一一相中有五色光，一一好中有百千光。眉间毫相如阎浮檀那金色，百千白宝珠以为璎珞。其一一珠放百宝光，庄校金毫如玻瓈幢，盛真金像世间珍妙，诸庄严具悉于中现。

"若有四众，闻是药上菩萨名者，持是药上菩萨名者，称是药上菩萨名者，观是药上菩萨身者，是药上菩萨放身光明摄受彼人。此菩萨光，或为自在天像，或为梵天像，或为魔天像，或为帝释像，或为四天王像，或为阿修罗像，或为干闼婆像，或为紧那罗像，或为摩睺罗伽像，或为迦楼罗像，或为人非人像，或为龙像，或为帝王像，或为大臣像，或为长者像，或为居士像，或为沙门像，或为婆罗门像，或为仙人像，或为祖父母像，或为父母像，或为兄弟姊妹、所爱妻子及诸亲像，或为良医像，或为善友像。

"尔时，行者即于梦中见上诸像，随现为说药王、药上所说神咒[6]，即得灭除如上所说劫数之罪；觉已忆持，终不忘失，系念三昧。即于定中，得见药上菩萨净妙色身，即为行者称说过去五十三佛名，告言：'法子，过去有佛，名曰普光，次名普明，次名普静，次名多摩罗跋栴檀香，次名栴檀光，次名摩尼幢，次名欢喜藏摩尼宝积，次名一切世间乐见上大精进，次名摩尼幢灯光，次名慧炬照，次名海德光明，次名金刚牢强普散金光，次名大强精进勇猛，次名大悲光，次名慈力王，次名慈藏，次名栴檀窟庄严胜，次名贤善首，次名善意，次名广庄严王，次名金华光，次名宝盖照空自在王，次名虚空宝华光，次名琉璃庄严王，次名普现色身光，次名不动智光，次名降伏诸魔王，次名才光明，次名智慧胜，次名弥勒仙光，次名世静光，次名善寂月音妙尊智王，次名龙种上智尊王，次名日月光，次名日月珠光，次名慧幡胜王，次名师子吼自在力王，次名妙音胜，次名常光幢，次名观世灯，次名慧威灯王，次名法胜王，次名须弥光，次名须曼那华光，次名优昙钵罗华殊胜王，次名大慧力王，次名阿閦毗欢喜光，次名无量音声王，次名才光，次名金海光，次名山海慧自在通王，次名大通光，次名一切法常满王佛。'

"时药上菩萨，说是过去五十三佛名已，默然而住。尔时，行者即于定中，得见过去七佛世尊毗婆尸佛，而赞叹言：'善哉！善哉！善男子，汝所宣说五十三佛，乃是过去久远旧住娑婆世界，成熟众生而般涅槃。若有善男子、善女人，及余一切众生，得闻是五十三佛名者，是人于百千万亿阿僧祇劫不堕恶道。若复有人能称是五十三佛名者，生生之处常得值遇十方诸佛。若复有人能至心敬礼五十三佛者，除灭四重[7]、五逆及谤方等，皆悉清净；以是诸佛本誓愿故，于念念中即得除灭如上诸罪。尸弃如来、毗舍浮如来、拘留孙如来、拘那含牟尼如来、迦叶如来，亦赞是五十三佛名；亦复赞叹善男子、善女人，能闻是五十三佛名者、能称名者、能敬礼者，除灭罪障，如上所说。'"

尔时，释迦牟尼佛告大众言："我曾往昔无数劫时，于妙光佛末法之中出家学道，闻是五十三佛名，闻已合掌，心生欢喜；复教他人令得闻持，他人闻已，辗转相教，乃至三千人。此三千人异口同音，称诸佛名，一心敬礼；以是敬礼诸佛因缘功德力故，即得超越无数亿劫生死之罪。其千人者，华光佛为首，下至毗舍浮佛，于庄严劫得成为佛，过去千佛是也。此中千佛者，拘留孙佛为首，下至楼至如来，于贤劫中次第成佛。后千佛者，日光如来为首，下至须弥相，于星宿劫中当得成佛。"

佛告宝积："十方现在诸佛善德如来等，亦曾得闻是五十三佛名故，于十方面各皆成佛。若有众生欲得除灭四重禁罪，欲得忏悔五逆十恶[8]，欲得除灭无根谤法极重之罪，当勤诵上药王、药上二菩萨咒，亦当敬礼上十方佛，复当敬礼过去七佛，复当敬礼五十三佛，亦当敬礼贤劫千佛，复当敬礼三十五佛，然后遍礼十方无量一切诸佛，昼夜六时，心想明利犹如流水，行忏悔法，然后系念念药王、药上二菩萨清净色身。

"若有念是药王、药上二菩萨者，当知此人已于过去无量劫中，于诸佛所种诸善根；以本善根力庄严故，于一念中得见东方无数诸佛。是时东方一切诸佛，即皆同入普现色身三昧；南西北方、四维上下亦复如是，皆悉同入普现色身三昧。即时十方一切诸佛，皆悉现身，住行者前，为说甚深六波罗蜜。是时行者见诸佛已，心生欢喜，于诸佛前即得甚深观佛三昧海，见无数佛。一一世尊异口同音，授行者记，而作是言：'汝今念是二菩萨故，于未来世当得作佛。'

"是时行者闻授记已，身心欢喜，即得三昧。此三昧名惟无庄严，因是三昧力故倍更增进，普见十方无数诸佛。时十方诸佛，或为行者说檀波罗蜜，或为行者说尸波罗蜜，或为行者说屃提波罗蜜，或为行者说毗梨耶波罗蜜，或为行者说禅那波罗蜜，或为行者说般若波罗蜜，或为行者说方便波罗蜜，或为行者说愿波罗蜜，或为行者说力波罗蜜，或为行者说智波罗蜜，或为行者说慈悲喜舍，或为行者说四念处，或为行者说四正勤，或为行者说四如意足^[9]，或为行者说五根，或为行者说五力，或为行者说七觉分，或为行者说八正道^[10]分，或为行者说苦圣谛，或为行者说集圣谛，或为行者说灭圣谛，或为行者说道圣谛，或为行者说六和敬法，或为行者说六念法，如是种种分别广说无量法门。复因此惟无三昧海庄严力故，广为行者分别解说甚深十二因缘^[11]法。因是药王、药上二菩萨威神力故，复见东方无量诸佛及诸菩萨，身紫金色，相好无比；南西北方、四维上下，亦悉睹见一一如来身相众好，广说如观佛三昧海。

"若有行者称是药王、药上二菩萨名者，若有念是二菩萨者，若有持是二菩萨名者，若有观是二菩萨身者，若诵是二菩萨所说陀罗尼神咒者，舍身来世得净六根，恒得生于大菩萨家，面貌端严，犹如帝释无可恶相；身力强壮，如那罗延威伏一切。其所生处，恒得值遇诸佛菩萨，闻甚深法；闻已欢喜，即得无量妙三昧门及陀罗尼。"

佛告阿难："若有众生，但闻是二菩萨名，得福无量，不可穷尽，何况具足如说修行！"

尔时，阿难闻佛世尊赞叹，是二菩萨甚深智慧无量德行，即从座起，绕佛七匝，长跪合掌，白佛言："世尊！此药王、药上二菩萨，过去世时，修何道行，种何功德，今于此众犹如梵幢，佛所赞叹，亦为大众之所称誉？如来今者双目放光，如摩尼珠，现在其顶，此妙瑞相昔所未睹！惟愿天尊，为我解说，此二菩萨往昔因缘。"

尔时，世尊告阿难言："谛听！谛听！善思念之。吾当为汝，分别解说，此二菩萨往昔因缘。"

佛告阿难："乃往过去无量无边阿僧祇劫，复倍是数数不可说。彼时有佛，号琉璃光照如来应供、正遍知、明行足、善逝、世间解、无上士、调御丈夫、天人师、佛世尊，劫名正安隐，国名悬胜幡。生彼佛国众生，寿命八大劫。彼佛世尊出现世间经十六大劫，然后乃于莲华讲堂入般涅槃。佛涅槃后，正法住世满八大劫，像法住世亦八大劫。于像法中，有千比丘发菩萨心，求菩萨戒，普为众生游行教化。尔时，众中有一比丘，名曰日藏，聪明多智，游历聚落、村营城邑、僧房堂阁、阿练若处，及至论堂，为诸大众广赞大乘菩萨本缘，亦说如来无上清净平等大慧。

"尔时，众中有一长者，名星宿光，闻说大乘平等大慧，心生欢喜，即从座起，持呵梨勒果及诸杂药，至日藏所，白言：'大德，我闻仁者说甘露药。如仁所说，服此药者，不老不死。'作此语已，头面着地，礼比丘足，复持此药奉上比丘，白言：'仁者，今以此药，奉上仁者及大德僧。'尔时，日藏即为咒愿，受呵梨勒。长者闻法，复闻咒愿，心大欢喜，遍礼十方无量诸佛，于日藏前发弘誓愿，而作是言：'我闻仁者说佛慧药[12]，如仁所说，真实不虚。今持雪山良药，奉上仁者并及众僧。以此功德，愿我生生不求人天三界福报，正心回向阿耨多罗三藐三菩提。我今至诚发无上道心，于未来世必当成佛。此愿不虚，必如尊者所说佛慧。我得菩提清净力时，虽未成佛，若有众生闻我名者，愿得除灭众生三种病苦。一者，众生身中四百四病，但称我名即得除愈。二者，邪见愚痴及恶道苦，愿永不受；我作佛时，生我国土诸众生等，悉皆悟解平等大乘，更无异趣。三者，阎浮提中及余他方有三恶趣名，闻我名者，永更不受三恶趣身；设堕恶趣，我终不成阿耨多罗三藐三菩提。若有礼拜，系念观我身相者，愿此众生消除三障，如净琉璃内外映彻，见佛色身亦复如是。若有众生见佛清净色身者，愿此众生，于平等慧永不退失。'

"发此愿已，五体投地，遍礼十方无量诸佛。礼诸佛已，持真珠华，散日藏上，白言：'和尚，因和尚故得闻无上清净佛慧。我闻是已，于和尚前已发甚深阿耨多罗三藐三菩提心。此愿不虚，必成佛者，令我所散妙真珠华，化为华盖，住和尚上。'作此语已，所散宝珠，如宝莲华行列空中，变成华盖。其盖有光，金色具足。一切大众睹见此事，异口同音，赞叹大长者星宿光言：'善哉！善哉！大长者，汝能于此大众之中，已能深发大弘誓愿，乃现如此微妙瑞相。我等今者观此瑞相，必得成佛，无有疑也！'

"尔时，星宿光长者有弟，名电光明，见兄长者发菩提心，身心随喜，白言：'大兄，我今家中大有醍醐及诸良药。愿兄听我普施一切，不限众僧。'其兄报言：'听随汝意。'尔时，电光长者白其兄言：'我今亦复随从大兄，欲发甚深阿耨多罗三藐三菩提心。'其兄答言：'若欲发心，汝今应礼十方诸佛，于大和尚日藏比丘前，宜发甚深无上道意。'弟白兄言：'我今以此醍醐良药以施一切，复以妙华上十方佛，回此功德，愿如大兄所发誓愿，等无有异。若我所愿诚实不虚，令我所散上妙莲华，住虚空中，犹如华树。'时会大众，见电光长者所散莲华，列住空中。其一一华如菩提树，列住空中，华果具足。尔时，大众异口同音，亦皆赞叹电光长者而作是言：'汝今瑞应，如兄长者等无有异，于未来世必得成佛，无有疑也！'"

佛告阿难："汝今当知，时大长者以呵梨勒雪山胜药，以施众僧；众僧服已，得闻妙法，以药力故除二种病[13]：一者，四大增损；二者，烦恼嗔恚。因此药故，时诸大众皆发阿耨多罗三藐三菩提心，而唱是言：'我等于未来世悉当成佛！'时诸大众各相谓言：'我等今者因此大士施二种药[14]，得发无上法王之心，当王三千大千世界。为报恩故，当为立号，因行立名，故名药王。'"

佛告阿难："汝今当知此药王菩萨，闻诸大众为立号时，敬礼大众而作是言：'大德众僧为我立号，名曰药王。我今应当依名定实：若我所施回向佛道，必得成就，愿我两手雨一切药，摩洗众生，除一切病。若有众生闻我名者、礼拜我者、观我身相者，当令此等皆服甚深妙陀罗尼无碍法药，当令此等现在身上，除去诸恶，无愿不从。我成佛时，愿诸众生具大乘行。'作是语时，于虚空中，雨七宝盖，覆药王上。盖光明中而说偈言：

'大士妙善愿，施药济一切，

未来当成佛，号名曰净眼。

广度诸天人，慈心无边际，

慧眼照一切，未来当成佛。'

"尔时，药王闻此偈已，身心欢喜，即入三昧。其三昧名曰惟无庄严，三昧力故，见佛无数，净除业障，即得超越九百万亿阿僧祇劫生死之罪。尔时，众中为立号者，今此药王菩萨摩诃萨是。"

佛告阿难："汝今当知，时弟长者药施人者，因药施故，世人称赞此长者药，用施众僧及施一切。服此药者，得上气力，得妙上药，亦闻上妙大乘法药。尔时，世人因行立名，名曰药上。尔时，药上菩萨闻诸世人，称赞己德名曰药上，因发誓愿：'今此世间一切大众，为我立号，名曰药上。愿我后世得成十种清净力时，以上法药普施一切。愿诸众生闻我名者，烦恼盛火速得消灭。若有众生礼拜我者、称我名者、观我身相者，当令此等得服上妙不死解脱甘露上药。'尔时，大众闻是语已，各脱璎珞，共散药上菩萨。所散璎珞如七宝台，停住空中。台中有光纯黄金色，声如梵音而说偈言：

'善哉胜大士，显发弘誓愿，

必度苦众生，心无有疑虑。

未来当成佛，号名曰净藏，

救护诸世间，没于苦海者。'"

佛告阿难："汝今好当谛听，佛语慎勿忘失！此药王、药上二菩萨者，乃是过去、现在、未来诸佛世尊灌顶法子。若有众生闻此二菩萨名者，永度苦海，不堕生死，恒得值遇诸佛菩萨，何况具足如说修行！若有善男子、善女人，闻二菩萨所说神咒，若观此二菩萨身相者，于现在世必得见药王、药上，及见于我、贤劫千佛，于未来世见无数佛；一一世尊为其说法，生净佛上，其心坚固，终不退转阿耨多罗三藐三菩提心。"

尔时，阿难即从座起，为佛作礼，绕佛七匝，白佛言："世尊！当云何名此经？云何奉持之？"

佛告阿难："谛听！谛听！善思念之。此法之要，名《灭诸罪障》，亦名《忏悔恶业神咒》，亦名《治烦恼病甘露妙药》，亦名《观药王药上清净色身》。"

佛告阿难："此法之要，有如是等殊胜妙名。我灭度后，若有比丘及比丘尼闻此经者，至心随喜，经须臾间，四重恶业皆悉清净。若有优婆塞、优婆夷闻此经者，至心随喜，经须臾间，若犯五戒、破八支斋，疾得清净。若国王、大臣、刹利、居士，毗舍、首陀、婆罗门等，及余一切闻此经者，经须臾间至心随喜，五逆十恶悉得清净。"

佛告阿难："此药王、药上本行因缘，是阎浮提人病之良药。"

尔时，世尊说是语已，默然而住，如入三昧。

尔时，长者子宝积，及尊者阿难，无数大众，闻佛所说，皆大欢喜。以欢喜故，长者众中，五千人得无生法忍。他方来诸菩萨等有十千人，住首楞严三昧[15]。舍利弗弟子五百比丘，不受诸漏，成阿罗汉。天龙八部，其数无量，皆发无上正真道意。

尔时，诸比丘、比丘尼及诸大众，闻佛所说，欢喜奉行，作礼而退。

（节选自《佛说观药王药上二菩萨经》，刘宋西域三藏畺良耶舍译）

注释：

[1] **药王菩萨：** 药王，音译为鞞逝舍罗惹；为施与良药，救治众生身、心两种病苦之菩萨；为阿弥陀佛二十五菩萨之一。据《佛说观药王药上二菩萨经》载，过去无量无边阿僧祇劫，有佛号琉璃光照如来，其国名悬胜幡。彼佛涅槃后，于像法中，有日藏比丘，聪明多智，为大众广说大乘如来之无上清净平等大慧。时众中有星宿光长者，闻说大乘平等大慧，心生欢喜，以雪山之良药，供养日藏比丘及众僧，并发愿以此功德回向无上菩提，若有众生闻己名者，愿其得灭除三种病苦。时长者之弟电光明，亦随兄持诸醍醐良药供养日藏及诸僧众，亦发大菩提心，愿得成佛。其时，大众赞叹星宿光长者为药王，电光明为药上，后即为药王、药上二位菩萨。同经并载此二菩萨久修梵行，诸愿已满，药王菩萨于未来世成佛，号净眼如来；药上菩萨亦成佛，号净藏如来。

［2］**五想**：①众生想，菩萨若被他人打骂，即观宿世轮回时，一切众生皆为父母、师长，当生恭敬，故灭除怨憎想而生亲友想，由修此慈忍以成就众生。②法想，菩萨修慈忍时，谛观世间一切诸法，皆为法界真实之理，而无取舍、嗔喜，一视平等，故灭除众生想而成就法想。③无常想，菩萨思惟一切众生及万物，皆为无常，言语性空，刹那不住，故破于常想而成就忍心。④苦想，菩萨观察众生皆有生死之苦，故虽遭其毁辱，亦当救之，菩萨由修此忍而断诸苦恼，成就无上道。⑤无我、我所想，我即主宰之义；我所即五阴之身；菩萨以智慧观察四大本空、五阴非有，乃了知我、我所俱不可得。

［3］**正观**：指真正之观。有多种解释，《中阿含经》卷二十八，谓相对于外道之邪观，以正慧了知真如称为正观。善导于《观无量寿佛经疏》卷三，解释《观无量寿经》之日想观，以心境相应为正观、不相应为邪观。吉藏之《三论玄义》，以观八不中道为正观。《中观论疏》卷二，以远离断、常等八邪为正观。《摩诃止观》卷五，谓相对于助方便而言，正修止观称为正观。智𫖮之修习止观坐禅法要，则称不净观等为对治观，而称正观实相为正观。

［4］**异观**：又名为邪观。邪观，不依经说之观法，为正观之对立。

［5］**药上菩萨**：与药王菩萨为兄弟，兄名星宿光，弟名电光明。后兄弟俩施医行善，双双修成菩萨，成为西方阿弥陀佛麾下的二十五菩萨之一。佛陀曾对弥勒佛预言：他俩将在未来世成佛，号净眼如来和净藏如来。

［6］**神咒**：神秘的咒语，即陀罗尼。

［7］**四重**：四重禁也，又云四重罪。四重禁，指比丘极严重之四种禁制；全称四重禁戒；又作四波罗夷罪；包括杀生、偷盗、邪淫、妄语。邪淫，指与人或畜牲行淫事之不净行。妄语，即伪言证上人法。上述为戒律所禁之四种根本重罪。

密教中，真言行者所持之戒律为不舍正法、不舍菩提心、不悭胜法、不害众生利益四种，亦称四重戒。

［8］**五逆十恶**：指五种大逆不道和十种恶行。五逆，指五种极逆于理的罪恶，即杀父、杀母、杀阿罗汉、出佛身之血、破和合之僧。因此五种是极端罪恶的行为，任犯一种，即堕无间地狱，故又名无间业。十恶，又名十不善，即杀生、偷盗、邪淫、妄语、恶口、两舌、贪欲、嗔恚、愚痴。

［9］**四如意足**：又名四神足，为三十七科道品中次四正勤所修之行品。四种之禅

定也。前四念处中修实智慧，四正勤中修正精进，精进、智慧增多，定力小弱，今得四种之定以摄心，则定慧均等，所愿皆得，故名如意足，又名神足。如意者，如意而得也；为六通中之身如意通。又总曰六通是定所生之果也。足者，所依之义，如身依足而立。又六通等之如意，依此四种之定而起，故名定为足；又神者灵妙之德，此定为能生灵妙果德之所依，故名足。

[10] **八正道**：又名八圣道，即八条圣者的道法，亦即圣贤修行的八条正确方法。①正见，即正确的知见。②正思惟，即正确的思考。③正语，即正当的言语。④正业，即正当的行为。⑤正命，即正当的职业。⑥正精进，即正当的努力。⑦正念，即正确的观念。⑧正定，即正确的禅定。修此八正道，可证得阿罗汉果。

[11] 十二因缘：又名十二有支，或十二缘起，可说明有情生死流转的过程。十二因缘是无明（贪、嗔、痴等烦恼为生死的根本）、行（造作诸业）、识（业识投胎）、名色（但有胎形六根未具）、六入（胎儿长成眼等六根的人形）、触（出胎与外境接触）、受（与外境接触生起苦乐的感受）、爱（对境生爱欲）、取（追求造作）、有（成业因能招感未来果报）、生（再受未来五蕴身）、老死（未来之身又渐老而死）。以上十二支，包括三世起惑、造业、受生等一切因果，周而复始，至于无穷。

[12] **慧药**：以智慧为药。佛教认为，戒、定、慧三学都是上乘的法药，能治贪、嗔、痴三毒为患。慧，音译为般若；指推理、判断事理之精神作用；心所之名。

[13] **二种病**：有两种含义。①身病与心病。身体四大不调所生之病苦，称为身病。失心之平和，或欢喜太过，或忧愁太甚，或依恐怖，或依愚痴等，而起诸病者，称为心病。②先世行业病与现世失调病。因先世好鞭打人，以种种恶法恼害众生，而于今世多病，称为即先世行业病。现世失调病，即今世冷热风发等因所致之四大不调等病。

[14] **二种药**：指物药和法药。物药多指植物类的药物，可治疗众生的身体疾病；法药指以佛法为药，可治疗众生的各种心病。

[15] **楞严三昧**：首楞严三昧之略名。首楞严，新云首楞伽摩；译曰健相、健行、一切事竟；佛所得三昧之名也。健相者，譬幢旗之坚固也；用以比喻佛德坚固，诸魔不能坏。一切事竟者，佛德之究竟也。三昧，又作三摩地、三摩提、三摩帝；意译为等持、定、正定、定意、调直定、正心行处等；即将心定于一处（或一境）的一种安定状态。又一般俗语形容妙处、极致、蕴奥、诀窍等之时，皆称"三昧"，盖即套用佛教用语而转意者，然此已与原义有较大的区别。

图 25 −1　《佛说观药王药上二菩萨经》(《房山石经》第十一册181页)

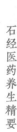

图 25−2 《佛说观药王药上二菩萨经》（《房山石经》第十一册 182 页）

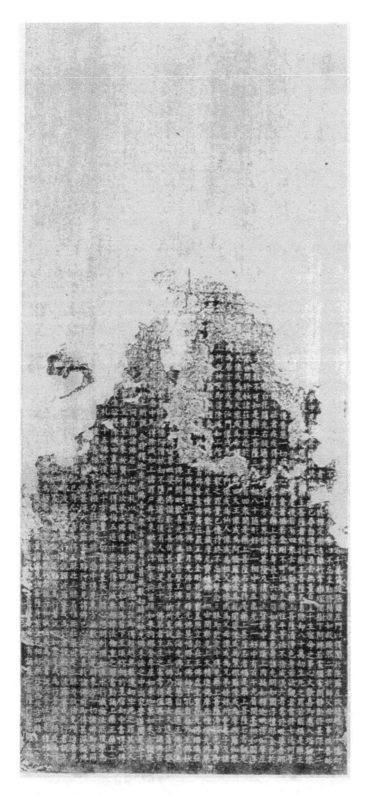

图 25 – 3 《佛说观药王药上二菩萨经》(《房山石经》第十一册 183 页)

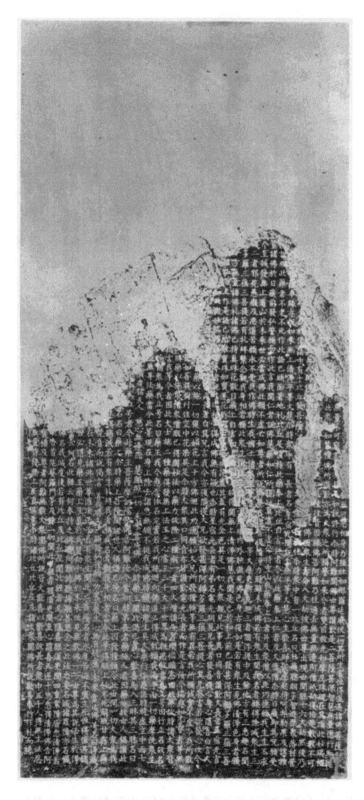

图25-4 《佛说观药王药上二菩萨经》（《房山石经》第十一册184页）

二十六、药师宏愿

解题： 本篇节选自《药师琉璃光如来本愿功德经》，为唐代玄奘所译。药师佛之所以伟大，是因为他立下十二大宏愿，立誓普救天下一切遭受苦难的众生。由于该经的文字较多，本篇仅选录药师佛的十二大愿，意在利乐有情、直指人心。药师佛的十二大宏愿，包含了医治一切众生的身、心、灵各种疾病的愿力，表达了普救天下苍生的伟大情怀。

"曼殊室利！彼世尊药师琉璃光如来[1]本行菩萨道时，发十二大愿[2]，令诸有情所求皆得。

"第一大愿：愿我来世，得阿耨多罗三藐三菩提时，自身光明炽然照耀无量无尽无边世界，以三十二大丈夫相、八十随形庄严其身，令一切有情如我无异。

"第二大愿：愿我来世得菩提时，身如琉璃，内外明彻，净无瑕秽；光明广大，功德巍巍，身善安住，焰网庄严过于日月；幽冥众生，悉蒙开晓，随意所趣，作诸事业。

"第三大愿：愿我来世得菩提时，以无量无边智慧方便，令诸有情皆得无尽所受用物，莫令众生有所乏少。

"第四大愿：愿我来世得菩提时，若诸有情行邪道者，悉令安住菩提道中；若行声闻、独觉乘者，皆以大乘而安立。

"第五大愿：愿我来世得菩提时，若有无量无边有情，于我法中修行梵行，一切皆令得不缺戒、具三聚戒；设有毁犯，闻我名已还得清净，不堕恶趣！

"第六大愿：愿我来世得菩提时，若诸有情，其身下劣，诸根不具，丑陋、顽愚、盲、聋、喑、哑、挛躄、背偻、白癞、颠狂种种病苦，闻我名已，一切皆得端正黠慧[3]，诸根完具，无诸疾苦。

"第七大愿：愿我来世得菩提时，若诸有情众病逼切，无救无归，无医无药，无亲无家，贫穷多苦，我之名号一经其耳，众病悉除，身心安乐，家属资具悉皆丰足，乃至证得无上菩提。

"第八大愿：愿我来世得菩提时，若有女人为女百恶之所逼恼，极生厌离，愿舍女身，闻我名已，一切皆得转女成男，具丈夫相，乃至证得无上菩提。

"第九大愿：愿我来世得菩提时，令诸有情出魔罥网，解脱一切外道缠缚；若堕种种恶见稠林，皆当引摄置于正见，渐令修习诸菩萨行，速证无上正等菩提！

"第十大愿：愿我来世得菩提时，若诸有情王法所录，绳缚鞭挞，系闭牢狱，或当刑戮，及余无量灾难凌辱，悲愁煎逼，身心受苦，若闻我名，以我福德威神力故，皆得解脱一切忧苦！

"第十一大愿：愿我来世得菩提时，若诸有情饥渴所恼，为求食故，造诸恶业，得闻我名，专念受持，我当先以上妙饮食饱足其身，后以法味毕竟安乐而建立之。

"第十二大愿：愿我来世得菩提时，若诸有情贫无衣服，蚊虻寒热，昼夜逼恼，若闻我名，专念受持，如其所好即得种种上妙衣服，亦得一切宝庄严具，华鬘、涂香、鼓乐众伎，随心所玩，皆令满足。

"曼殊室利！是为彼世尊药师琉璃光如来、应、正等觉行菩萨道时，所发十二微妙上愿。"

（节选自《药师琉璃光如来本愿功德经》，唐三藏法师玄奘奉诏译）

注释：

[1] **药师琉璃光如来**：药师佛的别称。药师佛所在净土为东方净琉璃世界，如来为佛的十号之一。因此，药师琉璃光如来亦即药师琉璃光佛。

[2] **十二大愿**：即药师十二大宏愿。指药师佛于过去世修菩萨行时所发利导众生之十二大愿。又作十二大愿、十二上愿。

[3] **端正黠慧**：端庄貌美而具有智慧。为药师佛的第六大愿，意即让那些身患丑陋、顽愚、盲、聋、喑、哑、挛躄、背偻、白癞、癫狂等种种病苦之人获得端庄的容貌和智慧。黠慧，谓世俗之智慧也。

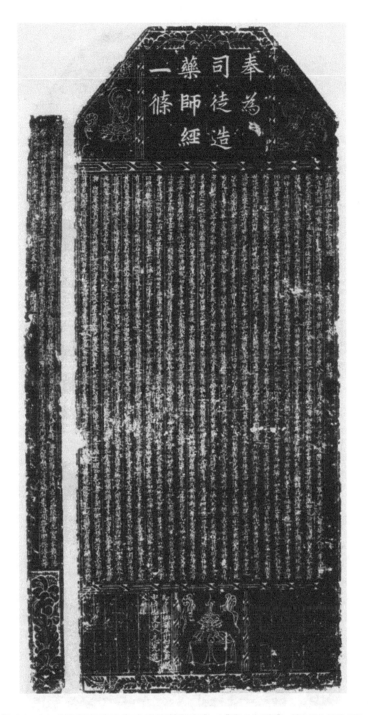

图 26 - 1 《药师琉璃光如来本愿功德经》（《房山石经》第三册 552 页）

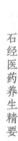

图 26－2 《药师琉璃光如来本愿功德经》(《房山石经》第三册 553 页)

二十七、净除眼疾

解题：本篇系《佛说能净一切眼疾病陀罗尼经》之全文，为唐代不空所译。眼科是佛医的重要组成部分，早在佛陀时代，就有金篦拨白内障、草药治青盲、真言治失明的记载。该经为密教的经典，重在体现以真言治疗各种眼科疾病，在理论上、病因上对佛医眼科学的发展起到了积极的作用。

如是我闻：一时薄伽梵住迦毗罗卫国释迦种族聚落。尔时，有一释种住车尼摩迦聚落，于佛净信，于法净信，于僧净信；归依于佛，归依于法，归依于僧；不疑于佛，不疑于法，不疑于僧；尽心于佛，尽心于法，尽心于僧；决定于等觉胜趣，其人眼所见色相而不得见。

尔时，乞晒摩迦释种忆念如来作如是言："稽首佛世尊，智炬陀罗尼能作光明者、归命善逝大悲者，护念摄受我，令我眼清净。"

尔时，世尊超越世间耳眼，以天耳闻，以天眼见。尔时，世尊告阿难陀言："汝往于释种所，以此陀罗尼明加护令净其眼，令彼拔济，令彼摄受，令彼长养，令彼结界，令彼眼无垢翳，得离疾病，广令流布四部众苾刍、苾刍尼、优婆塞、优婆夷及余有情。真言曰：

'怛你也（二合）他㖒里弭里黎枞㖒里枲帝护庾护庾护也么宁护嚳护嚳怒嚕怒嚕娑嚩（二合引）诃。'

"阿难陀！此陀罗尼明王。眼垢、风垢、黄病、痰病、三集病[1]，我及某甲眼勿令痛，勿令流泪。以罗汉实语、禁戒实语，以苦行实语，以诸仙实语，以缘生实语、苦实语、集实语、灭实语、道实语、辟支佛实语，我某甲愿令眼清净。七佛等觉已说，我释迦牟尼应供正遍知今说，四大天王亦说，天帝释亦说，娑诃世界主梵王亦说。阿难陀！我不见天世、魔世、沙门、婆罗门趣。持此净眼陀罗尼者，患眼翳瞙浮晕，所谓令眼天作、龙作、药叉作、罗刹[2]作、罗刹女作、必舍支女作、鸠槃荼作、鸠槃女作、起尸鬼作、人厌祷作、梵志厌祷作，无敢违越，无不应效。具寿阿难陀！汝今受此陀罗尼，将往释种聚落，授与乞晒么迦，传我语，令昼三时夜三时诵持此陀罗尼。"其阿难陀至，彼授与乞晒么迦。乞晒么迦才闻此陀罗尼已，其眼脉已净，眼目得见离一切诸垢。尔时，世尊说是经已，天人、阿修罗、干闼婆等，闻佛所说，欢喜奉行。

（《佛说能净一切眼疾病陀罗尼经》，唐三藏沙门大广智不空译）

注释：

[1] **三集病**：指风、黄、痰三者合并为患。风病即外感方面的疾病，黄病即脾胃方面的疾病，痰病即痰饮、水湿方面的疾病。

[2] **罗刹**：恶鬼的总名，男性称罗刹娑，女性称罗刹私，或飞空，或地行，喜欢食人血肉。

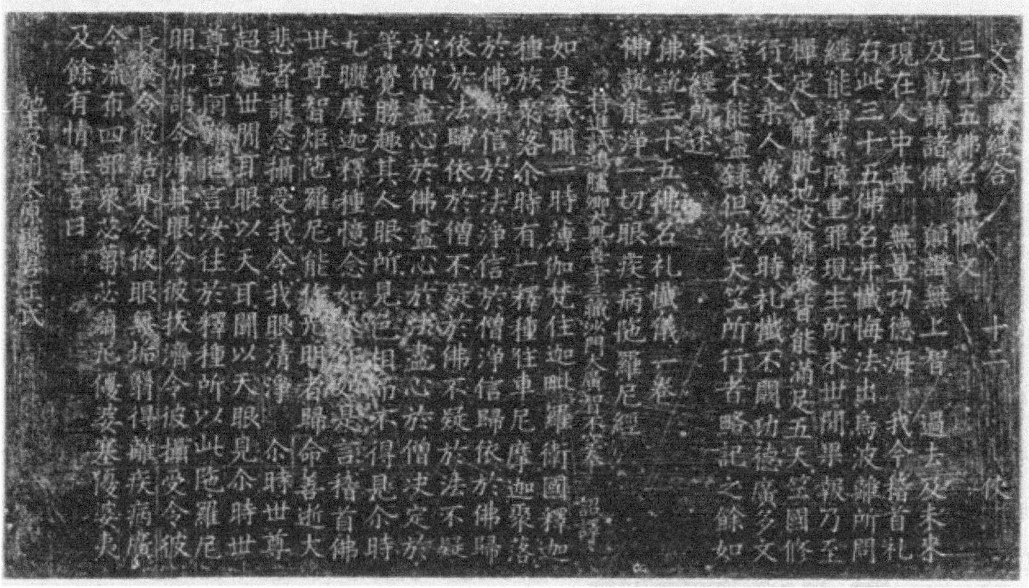

图 27－1　《佛说能净一切眼疾病陀罗尼经》（《房山石经》第二十五册 184 页）

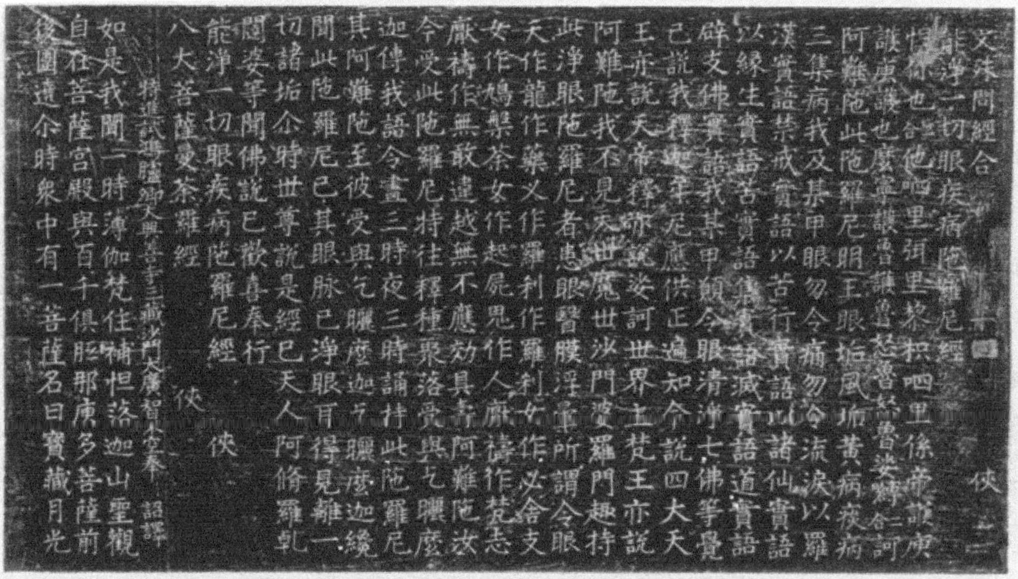

图 27－2　《佛说能净一切眼疾病陀罗尼经》（《房山石经》第二十五册 185 页）

二十八、如意心法

解题： 本篇系《佛说观自在菩萨如意心陀罗尼咒经》之全文，为唐代义净所译。该经亦为密教之经典，重在表达如心所愿、随意而成的愿望，达到"能令众生求愿满足"的目的。密宗之所以神秘，是因为它不仅具有不能外传的神秘法门之外，还有一系列震撼肺腑的真言心法。该经对病名有诸多记载，对消除疾病和业障的方法也做了阐述。

如是我闻：一时薄伽梵在伽栗斯山与大菩萨无量众俱。尔时，观自在菩萨摩诃萨来诣佛所，顶礼双足，右绕三匝，以膝着地，合掌恭敬，白佛言："世尊！我今有大陀罗尼明咒[1]，大坛场法，名青莲花顶栴檀摩尼心金刚秘密常加护持。所谓无障碍观自在莲花如意宝轮王陀罗尼心咒[2]，第一希有，能于一切所求之事随心饶益，皆得成就。世尊大慈！听我说者，我当承佛威力施与一切众生。世尊！此陀罗尼有大神力、大方便门。我今亲对佛前次第宣说，惟愿世尊垂哀，加护于我及一切持明咒者，雨妙珍宝，犹如意树、如意宝珠，于诸众生，令其所有希求应时果遂。"

尔时，世尊赞观自在菩萨言："如是！如是！汝能悲愍诸有情类。我加护汝，即对我前，令汝愿求一切满足。汝欲宣说无障碍观自在莲花如意宝轮王陀罗尼者，最极甚深隐密心咒，随汝意说。"时，观自在菩萨既蒙佛许，悲愿盈怀，即于佛前，以大悲心而说咒曰：

"南谟佛驮耶南谟达摩耶南谟僧伽耶

南谟观自在菩萨摩诃萨具大悲心者

怛侄他唵斫羯罗伐底震多末尼谟诃钵蹬谜噜噜噜噜底瑟他篅（入声）攞痾羯利沙也吽发莎诃。"

次说大心咒：

"庵钵踏摩震多末尼篅（同前）攞吽。"

次说随心咒：

"庵跛剌陀钵亶谜吽。"

尔时，观自在菩萨摩诃萨说是大轮陀罗尼咒王已，即时大地六种震动，诸有天宫、龙宫及药叉宫，健达婆、阿苏罗、紧奈罗等宫殿，亦皆旋转。迷惑所依一切恶魔为障碍者，见自宫殿皆悉焰起，无不惊怖。恶心众生、恶龙、恶鬼、药叉、罗刹皆悉颠坠。于地狱中受苦众生，皆悉离苦，得生天上。于时会中，于世尊前，天雨宝华、宝庄严具，于虚空中奏天伎乐，出种种声，广陈供养。

尔时，世尊以美妙音，赞观自在菩萨摩诃萨言："善哉！善哉！观自在，汝所宣说是大咒王实难逢遇，能令众生求愿满足，获大果报！若诵此咒，所有法式，我今当说。若有善男子、善女人、苾刍、苾刍尼、邬波索迦、邬波斯迦，发心希求此生现报者，应当一心受持此咒。欲受持时，不问日月、星辰、吉凶，并别修斋戒，亦不假洗浴及以净衣，但止摄心[3]、口诵[4]不懈，百千种事所愿皆成，更无明咒能得与此如意咒王势力齐者！

"是故先当除诸罪障，次能成就一切事业，亦能销除受无间狱[5]五逆重罪[6]，亦能殄灭一切病苦皆得除差，一切重业悉能破坏。诸有热病或昼或夜，或一日疟乃至四日疟，风、黄、痰、癊、三集、婴缠[7]如是病等，诵咒便差。若有他人厌魅[8]、蛊毒[9]，悉皆销灭，无复遗余。假使一切痛瘿、恶疮、疥癞、疽癣周遍其身，并及眼、耳、鼻、舌、唇、口、牙齿、咽喉、顶脑、胸胁、心、腹、腰、背、脚、手、头、面等痛，支节烦疼，半身不随，腹胀块满，饮食不销，从头至足但是疾苦，无不痊除。

"若有药叉、罗刹、毗那夜迦[10]、恶魔、鬼神诸行恶者皆不得便。亦无刀杖、兵箭、水火、恶毒、恶风、雨雹、怨贼、劫盗能及其身，亦无王贼，无有横死来相侵害。诸恶梦想，蚖蛇蝮蝎、守宫百足及以蜘蛛，诸恶毒兽虎狼、师子悉不能害。兵戈战阵，皆得胜利；若有诤讼，亦得和解；若诵一遍，如上诸事悉皆遂意。

"若日日诵一百八遍，即见观自在菩萨告言：'善男子，汝等勿怖，欲求何愿，一切施汝。'阿弥陀佛自现其身，亦见极乐世界种种庄严如经广说，并见极乐世界诸菩萨众，亦见十方一切诸佛，亦见观自在菩萨所居之处补怛罗山。即得自身清净，常为诸王、公卿、宰辅恭敬供养，众人爱敬。所生之处，不入母胎，莲花化生，诸相具足；在所生处，常得宿命。始从今日乃至成佛，不堕恶道，常生佛前。"

尔时，观自在菩萨白佛言："世尊！此栴檀心轮陀罗尼如我所说，若苾刍、苾刍尼、邬波索迦、邬波斯迦，若有至诚，心所忆念，能受持者，必得成就。惟须深信，不得生疑（更有药法在本藏中此隐不出）。"

尔时，世尊赞观自在菩萨："善哉！善哉！汝大慈无量，乃能说此微妙如意心轮陀罗尼法。于赡部洲有诸众生，发心口诵，即得亲验。汝依我教，于诸有情，数数勤加策励示诲，令得证验，为现其身。莫违我敕，我当随喜。"

时，观自在菩萨白佛言："世尊！我于无量劫来，以慈悲心于受苦众生常作拥护，惟愿证知。为众生故，说此如意轮陀罗尼，若有受持，常自作业，专心诵者，所愿成办。我今承佛威力，如是救苦。"

尔时，观自在菩萨说此如意轮罗尼经已，一切大众皆悉欢喜，信受奉行。

（《佛说观自在菩萨如意心陀罗尼咒经》，唐三藏法师义净奉制译）

注释：

[1] **明咒：** 又作神咒、禁咒。乃真言、陀罗尼之别称。指修行密法时所念诵之章句。

[2] **心咒：** ①指一字咒。诸佛之神咒有大咒、小咒、一字咒三种，一字咒又称心咒。心者，真实精要之义，与《摩诃般若波罗蜜多心经》之"心"同义。②为陀罗尼之总称。陀罗尼为如来心中最胜之法，故称心咒。《楞严经》卷七："无为心佛从顶发辉，坐宝莲花所说心咒。"

[3] **摄心：** 谓心专注于一境，令不昏沉散乱。即于禅观时，为使余念不生，选择闲静处，数息调心，以防驰散，使心安住摄止于一境之中。禅宗对此之解说，据张说之《大通禅师碑文》举出北宗神秀之说，以摄心为定慧之前方便；而南宗神会则反对看心看净之坐禅，谓起心照外、摄心澄内皆障菩提，强调顿悟见性。

[4] **口诵：** 指诵读佛教经典。诵，朗读，读出声音来。

[5] **无间狱：** 即无间地狱。无间，音译作阿鼻、阿鼻旨。无间狱为八热地狱之第八；位于南赡部洲（即阎浮提）之地下二万由旬处，深广亦二万由旬，堕此地狱之有情受苦无间。凡造五逆罪之一者，死后必堕于此。无间之义有五：①趣果无间，命终之后，直接堕此狱中，无有间隔；②受苦无间，一堕此狱，直至罪毕出狱，其间所受之苦无有间断；③时无间，一劫之间，相续而无间断；④命无间，一劫之间，寿命无间断；⑤身形无间，地狱纵横八万四千由旬，身形遍满其中而无间隙。

［6］**五逆重罪**：五种不可饶恕的重罪，又作五逆罪，即五重罪；指罪大恶极，极逆于理者。

［7］**婴缠**：指疾病缠身。婴，缠绕；缠，纠缠。

［8］**厌魅**：（异类）咒死尸使杀害怨敌者。梵曰毗陀罗。毗陀罗，（异类）又作迷怛罗。西土有咒法，起死尸使去杀人，是名毗陀罗法。

［9］**蛊毒**：有三种含义：一指巫术的一种，为下咒的毒药；二指毒害人心的妖言；三指蛊虫之毒。

［10］**毗那夜迦**：又作毗那耶迦、毗那也迦、频那夜迦、毗那耶怛迦、毗那吒迦、吠那野怛迦；译云常随魔、障碍神。人身象鼻，常随侍人为障难之恶鬼神也。《大日经疏》曰："毗那夜迦，即是一切为障者。此障皆从妄想心生。"《毗那夜迦含光轨》曰："毗那夜迦，常随作障难，故名常随魔也。……毗那夜迦，亦名毗那怛伽。此云象鼻也，其形如人，但鼻极长，即爱香尘故也。"玄应《一切经音义》曰："毗那怛迦，此云有障碍神。有一鬼神人形象头，凡见他事，皆为障碍。"希麟《续一切经音义》曰："毗那夜迦，旧云频那夜迦，皆不正梵语也。应云吠那野怛迦，此云障碍神，谓现人身象头，能障一切殊胜事业故。"退治此实类毗那夜迦之法，称为誐那钵底，即欢喜天。人身象头，双身抱合，男神为实之毗那夜迦，女神者，观音菩萨为退治彼，现毗那夜迦女形与彼抱合而生欢喜心之相也。此云大圣欢喜天。

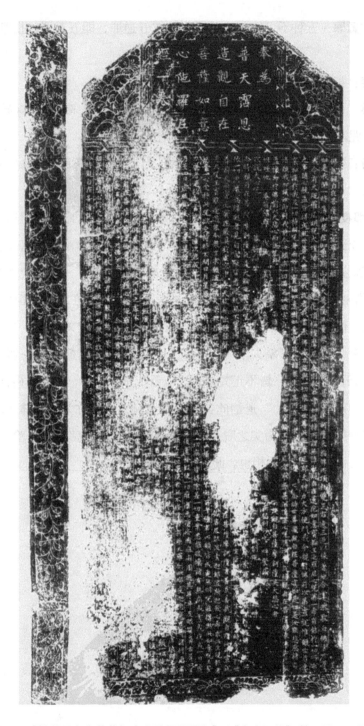

图28 《佛说观自在菩萨如意心陀罗尼咒经》（《房山石经》第三册 589 页）

二十九、消伏毒害

解题：本篇节选自《请观世音菩萨消伏毒害陀罗尼咒经》，为东晋天竺居士竺难提晋言法喜所译。该经通过讲述持戒精进、消伏毒害的方法和道理，表达了修行佛法的重要性。毒害，魔鬼猛兽、夜叉罗刹以及生老病死之苦；消伏，指通过诵持真言、称念观音名号，消除病患和痛苦。正如经中所说："无上胜方便，令离生死苦。常得安乐处，到大涅槃岸。"

佛告阿难："若有四部弟子受持观世音菩萨名，诵念消伏毒害陀罗尼。行此咒者身常无患，心亦无病。设使大火从四面来焚烧己身，诵持此咒故，龙王降雨，即得解脱。设火焚身，节节疼痛，一心称观世音菩萨名号，三诵此咒，即得除愈。设复谷贵饥馑、王难、恶兽、盗贼、迷于道路、牢狱系闭、杻械枷锁、被五系缚、入于大海黑风回波、水色之山、夜叉罗刹之难、毒药、刀剑、临当刑戮，过去业缘现造众恶，以是因缘受一切苦，极大怖畏，应当一心称观世音菩萨名号，并诵此咒一遍至七遍，消伏毒害恶业、恶行、不善恶聚，如火焚薪，永尽无余。以是因缘，诵此观世音菩萨所说神咒，名施一切众生甘露妙药，得无病畏，不横死畏，不被系缚畏，贪欲、嗔恚、愚痴三毒等畏。是故此娑婆世界，皆号观世音菩萨为施无畏者。此陀罗尼灌顶章句无上梵行，毕定吉祥大功德海，众生闻者，获大安乐，应当暗诵。若欲诵之，应当持斋，不饮酒，不啖肉，以灰涂身，澡浴清净，不食兴渠、五辛，能熏之物悉不食之，妇女秽污皆悉不往。常念十方佛及七佛世尊！一心称观世音菩萨，诵持此咒，现身得见观音菩萨，一切善愿皆得成就，后生佛前，长与苦别。"

佛告阿难："王舍大城有一女人，恶鬼所持，名旃陀利。彼鬼昼夜作丈夫形来娆此女，鬼精着身，生五百鬼子。汝忆是事不？我于尔时教此女人称观世音菩萨，善心相续，入善境界。阿难，当知如此菩萨威神之力，恶鬼消伏，得见我身无比色像。我于尔时，一一毛孔现宝莲花，无数化佛异口同音称赞大悲施无畏者，令女受持，读诵通利。此咒功德，三障[1]永尽，免三界狱火，不受众苦，四百四病一时不起。设有众生入阵斗战，临当被害，诵念此咒，称于大悲观世音菩萨名，如鹰隼飞，即得解脱。若有众生受大苦恼，闭在图圄，杻械枷锁及诸刑罚一日乃至十日，一月乃至五月，应当净心系念一处，称观世音菩萨，归依三宝。三称我名，诵大吉祥六字章句救苦神咒，而说咒曰：

'多侄咃安陀詈般茶詈枳由詈（名著璎珞鬼）檀陀詈（名捉铁棒鬼）膻陀詈（名捉新鬼）底耶婆陀（名与人光鬼）耶赊婆陀（名闻鬼）颇罗腻祇（名长出齿鬼）难多詈（名大身鬼）婆伽詈（名大面鬼）阿卢祢（名闭目鬼）薄鸠詈（名著钟鬼，此鬼两耳着大钟）摸鸠隶（名拔头鬼）兜毗隶（名住石窟鬼）纱呵。'"

尔时，世尊说是神咒已，告阿难言："若善男子、善女人、四部弟子得闻观世音菩萨名号，并受持读诵六字章句。若行旷野迷失道径，诵此咒故，观世音菩萨大悲熏心，化为人像，示其道路，令得安隐。若当饥渴，化作泉井、果蓏饮食，令得饱满。设复有人遇大祸对，亡失国土、妻子、财产，与怨憎会，称观世音菩萨名号，诵念此咒，数息系念，无分散意，经七七日，时大悲者化为天像及作大力鬼神王像，接还本土，令得安隐。若复有人入海采宝，空山旷野逢值虎狼、师子、毒虫、蝮蝎、夜叉、罗刹、拘槃茶，及诸恶鬼啖精气者，三称观世音菩萨名号，及诵此咒，即得解脱。若有妇人生产难者，临当命终，三称观世音菩萨名号，并诵持此咒，即得解脱。遇大恶贼盗其财物，三称观世音菩萨名号，诵持此咒，贼即慈心，复道而去。阿难，当知如此菩萨及是神咒毕定吉祥，常能消伏一切毒害，真实不虚，普施三界一切众生令无怖畏，作大拥护，今世受乐，后世生处见佛闻法，速得解脱。此咒威神巍巍无量，能令众生免地狱苦、饿鬼苦、畜生苦、阿修罗苦及八难苦[2]，如水灭火，永尽无余。阿难，当知若有受持观世音菩萨名并持此咒，获大善利，消伏毒害，今世、后世不吉祥事，永尽无余。持戒精进，念定总持，皆悉具足。阿难，当知若有闻此六字章句救苦医王[3]无上神咒，称观世音菩萨大悲名字，罪垢消除，即于现身得见八十亿诸佛皆来授手，为说大悲施无畏者功德神力并六字章句，以见佛故，即得无忘旋陀罗尼。"尔时，世尊而说偈言：

"大悲大名称，吉祥安乐人，

恒说吉祥句，救济极苦者。

众生若闻名，离苦得解脱，

亦游戏地狱，大悲代受苦。

或处畜生中，化作畜生形，

教以大智慧，令发无上心。

或处阿修罗，软言调伏心，

令除憍慢习，疾至无为岸。

现身作饿鬼，手出香色乳，

饥渴逼切者，施令得饱满。

大慈大悲心，游戏于五道，

恒以善集慧，普教一切众。

无上胜方便，令离生死苦，

常得安乐处，到大涅槃岸。"

（节选自《请观世音菩萨消伏毒害陀罗尼咒经》，
东晋天竺居士竺难提晋言法喜译）

注释：

[1] 三障：烦恼障、业障、报障。烦恼障，如贪欲、嗔恚、愚痴等之惑；业障，如五逆十恶等之业；报障，如地狱、饿鬼、畜生等之苦报。众生因有此三障，所以不能开悟佛道。

[2] 八难苦：即八难之苦。八难：有两种意思，现分别说明。指不得遇佛、不闻正法之八种障难，即在地狱难、在饿鬼难、在畜生难、在长寿天难；在边地之郁单越难、盲聋暗哑难、世智辩聪难、生在佛前佛后难；又作八难处、八难解法、八无暇、八不闲、八非时、八恶、八不闻时节。在地狱难，众生因恶业所感，堕于地狱，长夜冥冥而受苦无间，不得见佛闻法。在饿鬼难，饿鬼有三种：业最重之饿鬼，长劫不闻浆水之名；业次重之饿鬼，唯在人间伺求荡涤脓血粪秽；业轻之饿鬼，时或一饱，加以刀杖驱逼，填河塞海，受苦无量。在畜生难，畜生种类不一，亦各随因受报，或为人畜养，或居山海等处，常受鞭打杀害，或互相吞啖，受苦无穷。在长寿天难，此天以五百劫为寿，即色界第四禅中之无想天。无想者，以其心想不行，如冰鱼蛰虫，外道修行多生其处，而障于见佛闻法。在边地之郁单越难，郁单越译为胜处，生此处者，其人寿千岁，命无中夭，贪着享乐而不受教化，是以圣人不出其中，不得见佛闻法。

盲聋喑哑难，此等人虽生中国（指古印度中部摩竭陀国一带），而业障深重，盲聋喑哑，诸根不具，虽值佛出世，而不能见佛闻法。世智辩聪难，谓虽聪利，唯务耽习外道经书，不信出世正法。生在佛前佛后难，谓由业重缘薄，生在佛前佛后，不得见佛闻法。

②指行受戒、自恣等之时，若有八难事来，则听许略说自恣。此八难即王难、贼难、火难、水难、病难、人难、非人难、毒虫难。

[3] **医王**：①佛菩萨之尊称。佛、菩萨能医治众生之心病，故以良医为喻，而尊称之为医王。盖凡夫自无始以来，因烦恼之故，沉沦于三途，难以解脱，佛、菩萨乃起大悲心，了知众生生老病死等共同之根本烦恼与各别之根机、因缘，而一一施以化益，令得解脱；犹如世间之良医，善能诊察病者，知其病证而治之，毫无谬失。

另如《杂阿含经》卷十五、《佛说医喻经》等，亦举出大医王所具足之四法成就，即善知病、善知病源、善知病之对治、善治病已，更知将来复发之可能与因缘，而断除之。经中并以大医王成就此四法比喻如来成就四德，出现于世，阐述苦、集、灭、道等四谛法，以疗治众生之病。

②为药师如来之别称。药师如来十二大愿中之第七大愿即"除病安乐"之愿，故有此别称。又一般药师如来之造像，常有手执药壶之造型。在日本，以药师如来为本尊之寺院，通称为药王寺。此外，或谓"医王"乃诸佛通用之名；若专指药师如来时，则特称为"医王善逝"。

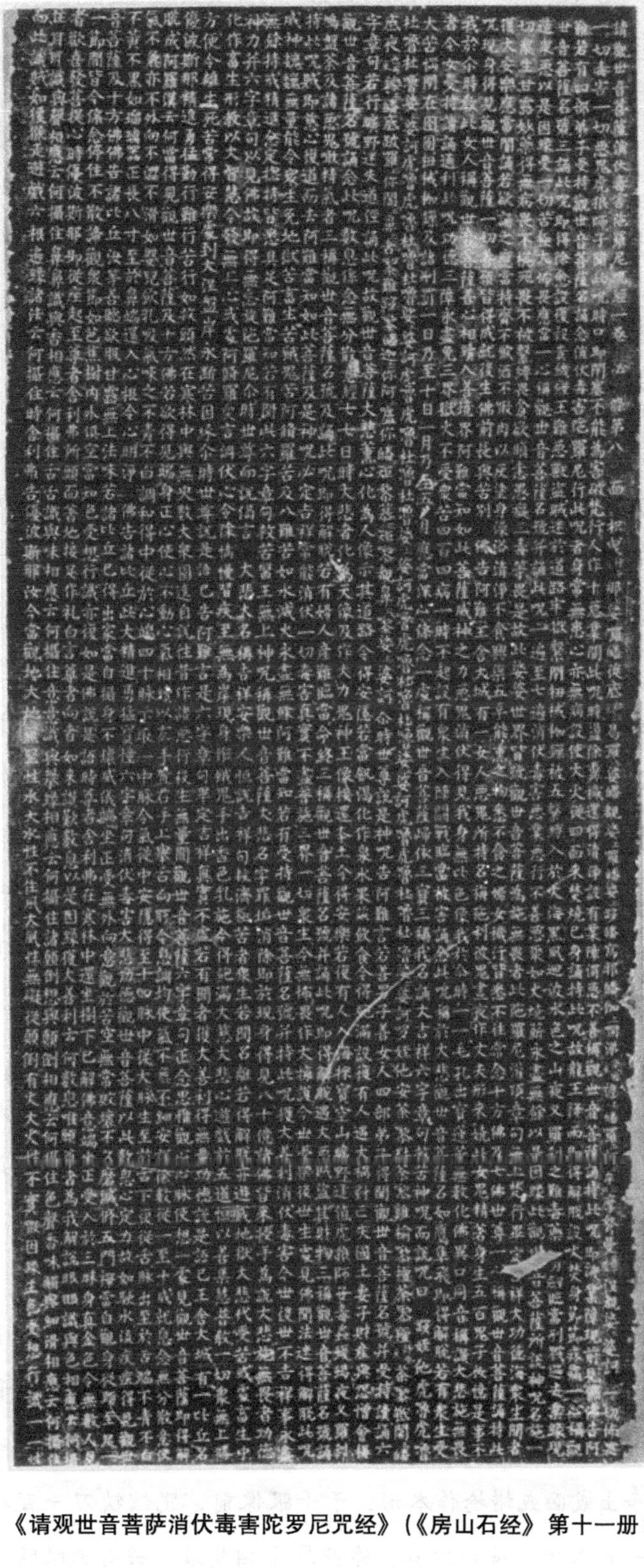

图 29 《请观世音菩萨消伏毒害陀罗尼咒经》(《房山石经》第十一册 91 页)

三十、圆满无碍

解题： 本篇节选自《千手千眼观世音菩萨广大圆满无碍大悲心陀罗尼经》，为唐代天竺沙弥伽梵达摩所译。该经是唐译医药学内容最为丰富的密宗经典。该经所记载的五十多种治疗方法，大都是药咒合用，且以药物治疗为主，这在密教的文献中是非常难能可贵的。什么是圆满无碍？圆满无碍即圆融无碍，就是大觉悟、大圆满、无滞碍的意思。怎样才能修得广大圆满、无碍大悲的境界呢？答案只有一个，那就是勤修正法和诵持陀罗尼，让佛与菩萨的光芒时刻照亮自己。

阿难白佛言："世尊！此咒名何？云何受持？"佛告阿难："如是神咒有种种名，一名广大圆满，一名无碍大悲，一名救苦陀罗尼，一名延寿陀罗尼，一名灭恶趣陀罗尼，一名破恶业障陀罗尼，一名满愿陀罗尼，一名随心自在陀罗尼，一名速超上地陀罗尼。如是受持。"阿难白佛言："世尊！此菩萨摩诃萨名字何等，善能宣说如是陀罗尼？"佛言："此菩萨名观世音自在，亦名捻索，亦名千光眼。善男子，此观世音菩萨不可思议威神之力，已于过去无量劫中，已作佛竟，号正法明如来。大悲愿力，为欲发起一切菩萨，安乐成熟诸众生故，现作菩萨。汝等大众、诸菩萨、摩诃萨、梵释[1]、龙神，皆应恭敬，莫生轻慢。一切人天常须供养，专称名号，得无量福，灭无量罪，命终往生阿弥陀佛国。"佛告阿难："此观世音菩萨所说神咒真实不虚，若欲请此菩萨来，咒拙具罗香[2]三七遍，烧菩萨即来（拙具罗香，安息香也）。若有猫儿所著者，取弭哩咃那（死猫儿头骨也）烧作灰，和净土泥，捻作猫儿形，于千眼像前，咒镔铁刀子一百八遍，段段割之，亦一百八段，遍遍一咒一称彼名，即永差不着。若为蛊毒所害者，取药劫布罗[3]（龙脑香也）和拙具罗香各等分，以井华水一升，和煎取一升，于千眼像前咒一百八遍，服即差。若为恶蛇蝎所螫者，取干姜末咒一七遍，着疮中立即除差。若为恶怨横相谋害者，取净土或面或蜡捻作本形，于千眼像前，咒镔铁刀一百八遍，一咒一截一称彼名，烧尽一百八段，彼即欢喜，终身厚重相爱敬。若有患眼睛坏者，若青盲眼暗者，若白晕赤膜无光明者，取诃梨勒果、庵摩勒果、鞞醯勒果三种各一颗，捣破细研，当研时唯须护净，莫使新产妇人及猪狗见，口中念佛，以白蜜若人乳汁和封眼中着。其人乳要须男孩子母乳，女母乳不成。其药和竟，还须千眼像前咒一千八遍，着眼中满七日，在深室慎风，眼睛还生，青盲、白晕者光奇盛也。若患疟病著者，取虎、豹、豺、狼皮咒三七遍，披着身上即差，师子皮最上。若被蛇螫，取被螫人结胅，咒三七遍，着疮中即差。若患恶疟入心，闷绝欲死者，取桃胶[4]一颗，大小亦如桃颗，清水一升，和煎取半升，咒七遍，顿服尽即差，其药莫使妇人煎。若患传尸鬼气，伏尸连病者，取拙具罗香咒三七遍，烧熏鼻孔中，又取七九如兔粪，咒三七遍，吞即差，慎酒肉、五辛及恶骂。若取摩那屎罗（雄黄是也）和白芥子印成盐，咒三七遍，于病儿床下烧，其作病儿即魔掣逆走，不敢住也。若患耳聋者，咒胡麻油着耳中即差。若患一边偏风[5]、耳鼻不通、手脚不随者，取胡麻油煎青木香，咒三七遍，摩拭身上，永得除差；又方，取纯牛酥，咒三七遍，摩亦差。若患难产者，取胡麻油，咒三七遍，摩产妇脐中及玉门中即易生。若妇人怀妊子死腹中，取阿波末利伽草（牛膝草也）一大两、清水二升，和煎取一升，咒三七遍，服即出，一无苦痛；胎衣不出者，亦服此药即差。若卒患心痛不可忍者，名遁尸疰，取君柱鲁香（熏陆香）乳头成者一颗，咒三七遍，口中嚼咽，不限多少，令变吐即差，慎五辛、酒肉。若被火烧疮，取热瞿摩夷（乌牛屎也），咒三七遍，涂疮上即差。若患蛔虫咬心，取骨鲁末遮（白马尿也）半升，咒三七遍，服即差；重者一升，虫如緺索出来。若患疔疮者，取凌锁叶捣取汁，咒三七遍，沥着疮上，即拔根出立差。若患蝇螫眼中，骨鲁怛佉（新驴屎也）滤取汁，咒三七遍，夜卧着眼中即差。若患腹中痛，和井华水和印成盐三七颗，咒三七遍，服半升即差。若患赤眼者，及眼中有努肉及有翳者，取奢奢弥叶[6]（枸杞叶也）捣滤取汁，咒三七遍，浸青钱一宿，更咒七遍，着眼中即差。若患畏後，不安恐怖，出入惊怕者，取白线作索，咒三七遍，作二十一结系项，恐怖即除；非但除怖，亦得灭罪。若家内横起灾难者，取石榴枝寸截一千八段，两头涂酥酪蜜，一咒一烧尽千八遍，一切灾难悉皆除灭，要在佛前作之。若取白菖蒲咒三七遍，系着右臂上，一切斗处、论义处皆得胜他。若取奢奢弥叶枝柯寸截，两头涂真牛酥、白蜜牛酥，一咒一烧，尽一千八段，日别三时，时别一千八遍，满七日，咒师自悟通智也。若欲降伏大力鬼神者，取阿唎瑟迦柴（木患子也）[7]，咒七七遍，火中烧，还须涂酥酪蜜，要须于大悲心像前作之。若取胡嚧遮那[8]（牛黄是也）一大两，着琉璃瓶中，置大悲心像前，咒一百八遍，涂身、点额，一切天龙、鬼神、人及非人皆悉欢喜也。若有身被枷锁者，取白鸽粪咒一百八遍，涂于手上用摩枷锁，枷锁自脱也。若有夫妇不和，状如水火者，取鸳鸯尾，于大悲心像前咒一千八遍，带彼即终身欢喜相爱敬。若有被虫食田苗及五果子者，取净灰、净沙或净水，咒三七遍，散田苗四边，虫即退散也。果树兼咒水洒者树上，虫不敢食果也。"

佛告阿难："若为富饶种种珍宝资具者，当于如意珠手；若为种种不安求安隐者，当于胃索手；若为腹中诸病，当于宝钵手；若为降伏一切魍魉鬼神者，当于宝剑手；若为降伏一切天魔神者，当于跋折罗手；若为摧伏一切怨敌者，当于金刚杵手；若为一切处怖畏不安者，当于施无畏手；若为眼暗无光明者，当于日精摩尼手；若为热毒病求清凉者，当于月精摩尼手；若为荣官益职者，当于宝弓手；若为诸善朋友早相逢者，当于宝箭手；若为身上种种病者，当于杨枝手；若为除身上恶障难者，当于白拂手；若为一切善和眷属者，当于胡瓶手；若为辟除一切虎、狼、豺、豹诸恶兽者，当于旁牌手；若为一切时处好离官难者，当于斧钺手；若为男女仆使者，当于玉环手；若为种种功德者，当于白莲花手；若为欲得往生十方净土者，当于清莲花手；若为大智慧者，当于宝镜手；若为面见十方一切诸佛者，当于紫莲花手；若为地中伏藏者，当于宝箧手；若为仙道者，当于五色云手；若为生梵天者，当于军迟手；若为往生诸天宫者，当于红莲花手；若为辟除他方逆贼者，当于宝戟手；若为召呼一切诸天善神者，当于宝螺手；若为使令一切鬼神者，当于髑髅杖手；若为十方诸佛速来授手者，当于数珠手；若为成就一切上妙梵音声者，当于宝铎手；若为口业辞辩巧妙者，当于宝印手；若为善神、龙王常来拥护者，当于俱尸铁钩手；若为慈悲覆护一切众生者，当于锡杖手；若为一切众生常相恭敬爱念者，当于合掌手；若为生生之众不离诸佛边者，当于化佛手；若为生生世世常在佛宫殿中，不处胎脏中受身者，当于化宫殿手；若为多闻广学者，当于宝经手；若为从今身至佛身，菩提心常不退转者，当于不退金轮手；若为十方诸佛速来摩顶授记者，当于顶上化佛手；若为果蓏诸谷稼者，当于蒲萄手。如是可求之法有其千条，今粗略说少耳。"

日光菩萨为受持大悲心陀罗尼者，说大神咒而拥护之。

（节选自《千手千眼观世音菩萨广大圆满无碍大悲心陀罗尼经》，
唐西天竺沙门伽梵达摩译）

注释：

[1] **梵释：**（天名）梵天与帝释天也；总称色界诸天为梵天，欲界忉利天之主为帝释。

[2] **拙具罗香：**安息香也。安息香，音译为求求罗、掘具罗、窭具罗、求罗、局崛罗；又作乾陀啰树香；为香料之一种；即由安息香树所生之脂汁块。此树为落叶乔木，多产于印度、苏门答腊、暹罗、波斯等地，高丈余；叶呈卵形，有光泽；花外部白色内部红褐色；树皮褐灰色；树之脂汁可供药用及制焚香料。然一般之安息香，多以此树捣碎成粉，混合胶脂，使之凝固而成。此香料最初由安息国商人传入我国，故称为安息香。本药性平，味辛、苦，具有开窍清神、活血化瘀、行气止痛之功效，可用于治疗中风痰厥、气郁暴厥、中恶昏迷、心腹疼痛、产后血晕、小儿惊风等。

[3] **药劫布罗：**龙脑香也。龙脑香，音译为羯布罗、劫布罗；又作片脑；五种香之一，为樟脑之一种；由龙脑树采制而成，产于苏门答腊、印度南方、东南半岛及我国南方。龙脑树，为常绿大乔木，高 40～60 m；叶互生，呈卵圆形，先端尖；花白色，具芳香；树干可供采制结晶龙脑，做药用，亦可做建材。本药性凉，味辛、苦，具有开窍醒神、散热止痛、明目去翳之功效，主治中风口噤、热病神昏、惊痫痰迷、气闭耳聋、目赤翳膜、喉痹、口疮、痈肿、痔疮、蛲虫病等。

《大唐西域记》卷十"秣罗矩吒国"条载，羯布罗树类似松而叶异，其香名龙脑香，状若云母，色如冰雪；其绝妙者称梅花龙脑。慧沼之《金光明最胜王经疏》卷五谓，婆律膏香即龙脑香脂。

[4] **桃胶：**桃树树皮上所含的一种脂胶，具有美容、截疟、固肠的功效，常用来治疗疟疾、痢疾。

[5] **偏风：**病名，指中风之半身不遂。

[6] **奢奢弥叶：**枸杞叶也。性凉，味甘，具有补肝益肾、生津止渴、祛风除湿、活血化瘀等功效，可用于治疗虚劳发热、烦渴、目赤昏痛、障翳夜盲、崩漏带下、热毒疮肿等。

[7] **阿唎瑟迦柴**（木患子也）**：**木患子，又作患子、木患子、无患子；恐系落叶亚乔木，高达丈余；初夏之际，开黄色小花；其蒴膨大，裂而为三，内出珠状之种子；种子坚黑，可作念珠之用。印度古来即以之制念珠，故《佛说木患子经》载，欲灭烦恼

和业报之障，须贯木患子 108 颗，常行携带之。我国初唐之时即以木梾子（无患子之一种）制成念珠，以为称名念佛之用。《本草纲目》列有"无患子"条，共举出 7 种别名，即桓、木患子、噤娄、肥珠子、油珠子、菩提子、鬼见愁。另据《千手千眼观世音菩萨广大圆满无碍大悲心陀罗尼经》之注所载，阿唎瑟迦柴即木患子。

　　[8] **胡嚧遮那**：译曰牛黄，见《千手千眼大悲心陀罗尼经》。本药性凉，味苦，具有清热解毒之功，主治咽喉肿痛、口舌生疮、痈疽疔毒。此外，其还有清心、化痰、利胆、镇惊等功效，可用于治疗热病神昏、谵语、癫痫发狂、小儿惊风抽搐、牙疳等。

图 30－1 《千手千眼观世音菩萨广大圆满无碍大悲心陀罗尼经》（《房山石经》第十册 564 页）

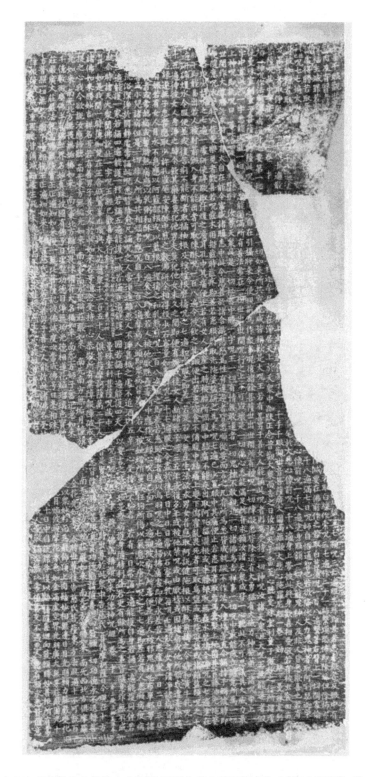

图30－2　《千手千眼观世音菩萨广大圆满无碍大悲心陀罗尼经》（《房山石经》第十册565页）

主要参考文献

[1] 中国佛教协会，等. 房山石经［M］. 北京：华夏出版社，2000.

[2] 慈怡. 佛光大辞典［M］. 高雄：佛光出版社，1989.

[3] ［日］高楠顺次郎，等. 大正新修大藏经［M］. 台北：佛陀教育基金会，1990.

[4] 释一诚，频伽精舍校刊大藏经［M］. 长春：吉林出版集团，2008.

[5] 释永信，李良松. 中国佛教医药全书［M］. 北京：中国书店出版社，2011.

[6] 李良松. 佛教医药知识问答［M］. 香港：少林书局，2011.

[7] 李良松. 佛陀医案［M］. 香港：亚洲医药出版社，2012.

石经医药养生精要

主要参考文献

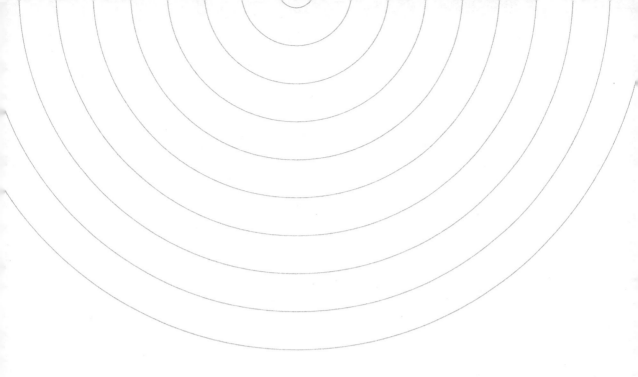

佛香学探论

李良松　孙志兵／编著

前　言

　　本书所介绍的佛香，是指从各类香料中择选出来的一个典型集合，即指既能满足宗教（主要是佛教）用途，又能满足生活、养生与医药用途的香料、香品。广义来说，本书所介绍的佛香是指佛医学可能涉及的香料或香药。

　　一般来说，香是指有形的香料物质，大多是指由富含香气的树皮、树脂、木片、根、叶、花果等所制成的香之原料。常见的香料有旃檀香、沉香、丁香、郁金香、龙脑香、熏陆香、安息香等丰富的种类，甚至也有动物的分泌物所形成的香，如龙涎香、麝香等。所谓的"无形"的香，则指佛道修行者的心香、德香。有德的修行者不但身体能自然散发出芳香宜人的体香，而且其心灵也散发出美好的芬芳，令人崇仰。如《佛说戒德香经》中记载，佛陀说，如果能守五戒、修十善、敬事三宝、仁慈道德、不犯威仪等，且持之不犯，则其戒香普熏十方，不受有风、无风及风势顺逆的影响，这种戒香乃是最清净、无上者，非世间众香所能相比。

　　从古老的文明开始，香就伴随人类穿过时空的长廊，余烟袅袅。四大文明古国是最早应用香料的国家，都曾与香结下不解之缘，这与宗教的发祥也有着密切的关系。

　　古埃及在 3000 多年前就将香料用于宗教祭祀、木乃伊防腐、香衣、澡浴、调酒，埃及艳后克里佩脱拉（前69—前31）甚至将香水用于香身、美肤、护发。

古巴比伦帝国在公元前10世纪就已存在发达的香料商业，并开始用蒸馏法从玫瑰花中提炼玫瑰油和玫瑰水，或者将香料用于宗教祭祀和食品调香、调味。

古印度人从公元前1500年就开始广泛使用由各种树脂和香木制成的熏香，香品成为许多人日常必备物品，用于改善生活、增加生活情趣。古印度人还在宗教仪式中使用香料供奉神明，并将香料作为印度传统医学的常见药物。其用香习俗的影响力深远，远达世界各地区。

中国人用香的历史正如诸多的历史考证所表明的那样，无法断定其详细确切的年代。但是，从目前掌握的丰富考古资料来看，5000～6000年前，祖先们就已经开始使用香料，历经沧桑，创造了灿烂的香文化。无论是仰韶文化遗址，还是红山文化、龙山文化、青浦良渚文化遗址，都留下了诸多燎祭时焚烧香材、香草的痕迹以及室内烧香用的香具——陶熏炉。对于中国香文化的历史，比较权威的说法是：肇始于春秋战国，滋长于秦汉两朝，完备于隋唐五代，鼎盛于宋元明清。

香的用途广泛，涉及衣食住行、民俗、宗教祭祀与修行、医疗保健与养生等诸多方面。黄庭坚在《香之十德》里总结说，香的作用是：感格鬼神、清净身心、能拂污秽、能觉睡眠、静中成友、尘里偷闲、多而不厌、寡而为足、久藏不朽、常用无碍。

简而言之，香的用途概括如下。

一，除臭、驱虫、清洁美化环境。

二，去毒、辟邪、开窍、醒神、宁心，为日常工作、生活保驾护航。

三，治病、养生。如医学临床中的芳香药，以及香疗中的香药。气功修炼当中还常将香作为气的"显影剂"。

四，美容、保健。如用于美发、护肤、化妆、香体、保健按摩等方面。

五，食品、饮料中的调香和调味品。

六，美化生活，用于各种家具、器具、工艺品的制作，乃至工业产品的加香。

七，在民俗、文化、艺术中的应用。

八，在宗教中的应用，本书着重介绍香在佛教方面的应用。这又分为以下几个方面。

第一，作为供养佛菩萨诸天神明的贡品。

第二，作为佛像、念珠等佛教器物的雕刻原料。

第三，作为佛教修行的助缘。 禅修需要用香计时和安神定心，法会需要用香来庄严道场。 香还可作为悟道的契机，如《楞严经》中香严童子闻香悟道，孙陀罗难陀以鼻根入道。

第四，佛香体现了佛教的宗教信念。 香被用来比喻念佛者的念佛功德，以念佛的缘故，熏染如来的功德，这就是所谓的"香光庄严"。 以"心香"比喻修行者对佛菩萨的虔诚皈依之心，以"戒德之香"比喻修行者的崇高品德，乃至以香来比喻圣者具足解脱、智慧的五分法身。

第五，佛香表现了佛教的修行德能和崇高追求。 《华严经》中有供养如来的种种香云、花云。 有被重重的香水海所围绕的华藏世界。 有善辨诸香的鬻香长者。 有人间没有的种种奇香神香：如因龙斗而产生的能拔苦予乐的"象藏"香；能退故军的"无能胜"香；令人证得离垢三昧境界的"阿卢那"香等。《法华经》中讲述了能普闻十方辨识诸香的鼻根神通。 佛经中描述了与香有关的种种事物和圣贤人物，而《维摩诘所说经》中所说的香积佛居住的"众香国"，不但以香构成食、衣、住、行的一切，也以香来说法，这算得上是佛香之德能的至高体现。

第六，香是佛教中极为重要的供养，由此发展出了供香的仪轨、方法及真言、手印等。 这些内容是佛香文化的又一延伸，成为佛教修行方法中的重要环节。

总的来说，本书的主要写作焦点有两点，一是佛香的医药与养生价值，二是佛香在佛教修行方面的价值，兼顾前文所述的各个方面。 中国香文化的内容也是其中值得注意的一个方面。 希望本书能为热爱佛学、佛教医学和香文化的读者们提供有益的参考。

李良松

2015 年 5 月

上篇　香的历史与用途

第一章　香的源流与发展

一、香的概念与意义

《说文解字》说："香，气芬芳也。"甲骨文中的"香"字表示散发怡人气味的食物。

香，即香料，是指由富含香气的树皮、树脂、木片、根、叶、花、果以及动物分泌物、矿物等所制成的香之原料。依原料的不同，香又可分为栴檀香、沉香、丁香、郁金香、龙脑香、熏陆香、安息香等众多种类，甚至也有由动物的分泌物所形成的香，如龙涎香、麝香等，还有极少数为可以引发香气的矿物如石盐之类的东西。

香料大多产于气候酷热的地区，因为在热带地区，人体容易产生体垢及恶臭，所以为了消除体臭，人们就将当地盛产的香木制成香料，涂抹于身上，称为涂香，或是焚香料熏室内及衣服，称为烧香或熏香。其中，涂香所用的香料有香水、香油、香药等，烧香所用的香料有丸香、散香、抹香、练香、线香等。根据《大智度论》卷三十所记载，烧香只能在天寒时用，而涂香在天寒、天热时皆可使用，天寒时杂以沉水香，天热时则杂以旃檀香。

涂香、烧香属佛门 6 种供养、10 种供养之一。在密教之中，依三部、五部之区别，所用的香也有所不同，即佛部用沉香，金刚部用丁子香，莲华部用白檀香，宝部用龙脑香，羯摩部用熏陆香等。

香料的种类非常丰富，一般而言，其来源有 4 种：一是从植物采集的植物性香料，二是从动物采集的动物性香料，三是采集自矿物的香料，四是化学提炼的人造香料、合成香料。

自然界中的香料大多存在于动物界与植物界中，极少有存在于矿物中的。植物性香料的范围甚广，产地依种类而异，大体上是以亚热带地区为中心产地，亦遍及西南欧地区，如意大利、西班牙等处。

植物性香料的采集比较容易，大多采自于花、草、树木，例如蔷薇、茉莉、水仙、风信子、紫罗兰等采自鲜花，佛手柑、柠檬、橘子等采自果皮，樟脑、白檀、沉香等采自树木枝干，龙脑采自树脂，其他尚有丁香、肉桂、胡椒、茴香等，或采自树皮，或采自果实、种子。不同香料的采集方式不同，大致是依植物散发香气部分的性状，用蒸馏、压榨、干燥等方法取得。

动物性香料主要有四种：麝香，多产于中国云南、缅甸等；灵猫香，产于埃塞俄比亚；海狸香，产于北美洲；龙涎香，产于印度洋、太平洋。前三种为动物的生殖腺所分泌，龙涎香则来自抹香鲸体内病理的结石组织或者其呕吐、排泄物。现今使用之麝香、龙涎香，多为人工合成的化学品，而海狸香很少被使用，灵猫香则仅作为保留剂。

由于天然香料采集过程繁复不易，而且产量有限，因此催生了人造香料。人造香料用途更为广泛，其用途包括：除臭，驱虫，清洁、美化环境；治病与养生，美容；作为食品、饮料中的调味品。

以上讲述的是有形质的实体香的概念。而佛香则是从各类香料中择选出来的一个典型集合——既能满足宗教（主要是佛教）用途，又能满足生活、养生与医药用途的香料、香品。或者说，佛香就是指佛教医学中可能涉及的香料或香药。

至于无形的香，则指佛道修行者的心香、德香。有德的修行者不仅能自然散发出芳香宜人的体香，而且其心灵也散发出美好的芬芳，令人崇仰，芳香远闻。《佛说戒德香经》中记载，佛陀说，如果能守五戒、修十善、敬事三宝、仁慈道德、不犯威仪等，且持之不犯，则其戒香普熏十方，不受有风、无风及风势顺逆的影响，这种戒香乃是最清净、无上者，非世间众香所能相比。

二、 香的源流与发展历程

人类对芳香物质的利用大体经历了两个阶段。第一个阶段是对原生态自然香的接触和利用，这是人类在本能层面上对香的无意识运用。历经长时期的生活实践之后，进入了第二个阶段：人类逐渐将芳香物质从众多物质中区分出来，将其作为一种独特的物质类别——香料，有意识地开发其独特用途与价值。

原始社会的猿人就已经懂得采集植物作药用，其中很多植物可作香料。如此看来，香料的应用历史几乎与药物应用历史一样久远。考古证实，早在 2500 年前，旧石器时代的人类已经能够主动地利用各种香料。有资料称，在远古人类化石中发现有花粉化石的存在，可见远古人类就已经掌握了香料植物的利用方法。中国古代的甲骨文文献中有"鬯其酒"一词，鬯其酒是一种利用百草与郁金香调和酿制而成的芳香药酒。在埃及金字塔中发现的《耶比鲁斯·巴比路斯》莎纸草医药书中，就记载了香树脂没药在日常生活中的应用情况；书中还提到另一种香料芦荟作为泻剂、安眠药和苦味剂的使用情况。此书现存于莱比锡大学图书馆。

考古学家们大多认为，最早进行香料的人工利用（对香料进行简单加工后加以利用）的是帕米尔高原的游牧民族，这与宗教的发祥情况密切关联。帕米尔高原是古代丝绸之路的必经地。人们常说的中国、印度、埃及、希腊等文明古国，都是最早应用香料的国家。据考证，香料的应用先从中国开始，后来传到印度、埃及、希腊等国。

中国人利用香料的历史源远流长。早在5000年前的黄帝和神农时代，中国人就开始采集树皮、草根等用于祛疫避秽。人们重视植物中挥发出来的香气，并对自然界的芳香物质产生了好感。早在上古时代，人们就将一些芳香物质用于敬拜神佛、洁净身心，乃至祭祀和丧葬等，并逐渐拓展其用途，将其用于饮食、装饰和美容等方面。在夏商周时期的文献中就有香料应用方面的记载。《诗经》云："视尔如荍，贻我握椒。"这句话的意思是说，我看你如锦葵花一样漂亮，而你则送了我一握香椒。其中的"椒"是一种香草。《诗经》中还将香料描述成男女之间互赠的礼物。如《周颂》云："有秘其香，邦家之光，有椒其馨，胡考之宁。"这句话的意思是说，用馨香的酒菜、椒木祭祀先祖，以求福庇。这说明，西周时期的人们就对香料有了深刻认识。

胭脂，是中国最早批量生产的一种化妆品，古时因盛产于燕地，故又称为"燕脂"。胭脂中因含天然香料成分，故又被称为"香妆"。这种称呼自秦代时传入日本，至今日本人仍有把化妆品称为"香妆品"的习惯。

屈原在《离骚·九歌》中提到多种香料。屈原以香料比喻人和事，其诗文中提到的佩帏就是一种香囊。

在汉武帝时期（前140—前87），我国已开始生产和应用炷香，闻名遐迩的博山香炉就是在这个时期出现的。

东汉桓帝时，有一位侍中名叫刁存，刁存患有口臭的疾病。桓帝赐给刁存一枚状如钉子的东西，命他含到嘴里。刁存不知何物，退朝后吐出并观察，发现此物香气浓郁。朋友们认出刁存所含之物其实是上等的鸡舌香。这是东汉时期一种名贵的进口香药，口含能避口臭，令呼吸之气芬芳可人，还能治疗牙病。因为鸡舌香的形状类似钉子，所以又名丁子香、公丁香，但要注意的是，它不同于我国北方的紫丁香花或白丁香花。

"含鸡舌香伏奏事"的逸事不仅仅在中国发生过。据说在麦哲伦环球航行之前，当时的西班牙国王患有严重的口臭疾病，为了掩盖口臭，他在上朝时便口衔丁香。大臣们纷纷效仿他，也口含丁香上朝。这使得当时西欧的丁香价格变得昂贵，其单位重量的价格甚至超过了黄金。麦哲伦就是以"寻找另一条香料之路"为由来说服西班牙国王支持他带队环游世界的。

在唐代以前，我国就有将龙脑香和郁金香等香料用于墨、金箔、蜜蜡等的配方中。在五代时期，就有关于茉莉油和桂花油应用情况的记载。宋代苏轼的《浣溪沙》中有"风来蒿艾气如熏"的佳句。明代李时珍的《本草纲目》系统地记述了各种香料的来源、加工与应用情况。自古以来中国各民族就有将芳香植物用于提神醒脑、避邪逐秽、驱蚊去瘟等的传统习惯。每年的端午节，人们熏燃艾蒿之类的香料植物，有些地方则将石菖蒲、青蒿等植物悬挂或插置在门楣上祛邪。

丝绸之路是中国香料远销西方的主要道路。13世纪，远行中国的意大利人马可·波罗在其《马可·波罗游记》中记载了香料在我国的应用情况。15世纪，麦哲伦和达·伽马环球旅行后，许多欧洲人纷纷来到中国并买卖香料。

国外应用香料的历史也长达数千年。公元前3500年，埃及法老曼乃斯等的墓葬被挖掘出土后，里面一些精美油膏缸中储存的膏质仍残留香气，现在存放于美国和开罗博物馆内。僧侣们可能是当时的香料、香油和香膏最主要的采集者、制造者和使用者。

公元前1350年，埃及人在沐浴时就使用香油和香膏，以滋养肌肤，所用香料包括百里香、乳香、甘松、牛至、没药等，并将芝麻油、杏仁油和橄榄油用作加香介质。埃及人大约在公元前600年开始应用麝香。

埃及人主要将香料用于三个方面：奉献神明；日常生活应用；尸体的防腐与存放。

古代埃及人宰杀牛后，将芳香物质置入牛的体内，用于祭神。香料还是宗教仪式中必不可少的用品，尤其是在为国王加冕时，宗教神职人员要为国王涂抹他们秘制的香油。芳香制品的制作工艺在那时被视为神秘而神圣的艺术，芳香制品显得神秘而珍贵。

据希腊古代著作记载，早在公元前370年，希腊人就使用多种香料，其中不少香料至今仍在继续使用，仅齐亚弗拉斯托斯的著作中所提到的就有百里香、藏红花、岩兰草、月桂、玫瑰、铃兰、薄荷、鸢尾、甘松、甘牛至、桂皮、没药、肉桂等十几种。

早在 1900 年前，罗马人就开始在化妆品中使用杏仁、榅桲、玫瑰等香料作为加香剂，使用树胶、树脂作为定香剂。

阿拉伯人自 10 世纪开始经营香料业。他们采用蒸馏法从花中提取香油，主要提取玫瑰油和玫瑰水。

亚欧的贸易往来始于中世纪之后，香料是重要的贸易商品之一。

据考证，在摩洛哥的古城马拉喀什有一座建造于 1195 年、高达 66 米的清真寺尖塔，其墙壁至今仍然持续地释放出类似麝香的气味，故而被人称作"香塔"。这座高塔之所以香气扑鼻、持久不散，是因为当时在黏合石块时拌入了名贵香料。

1370 年，首款用酒精配制的香水——匈牙利水诞生。匈牙利水最初只有迷迭香这一种香型，是从迷迭香植物中经蒸馏而提取的，随后又发展出熏衣草和甘牛至等多种香型。1420 年，蛇形冷凝器及相应的蒸馏法的出现促进了精油提炼技术的快速发展。1670 年，马里谢尔都蒙成功创制含香粉末。1710 年，古龙香水问世，这是世界进入香水时代的重要标志。

18 世纪初，有机化学的发展为人们探索天然香料成分和结构提供了技术支撑，随之出现了人工化学合成、仿制香料的技术。19 世纪，单离香料、合成香料的生产技术出现，人工香料被生产出来。合成技术促生了区别于动植物香料的以煤焦油和石油等为初始原料的合成香料品种，使人类进入了合成香料的开发、应用时期，增加了调香用途中的香料来源，使香精（两种或两种以上香料的混合物，中国叫作"香精"，国外叫作"香料混合物"）价格大幅降低，促进了香精品质、品种和生产技术的发展与提高。当今人们在加香产品中使用的大多是香精，极少有直接使用单一香料的情况。

中国合成香料的生产始于 20 世纪 50 年代以后，生产所用主要原料有香茅油、山苍子油、芳樟油、黄樟油、柏木油、松节油、蓖麻油、杂醇油、芳烃和酚类等，产品共 600 余种，其中香兰素、香豆素、苯乙醇、洋茉莉醛和人造檀香等在国际市场上已有相当声誉。

值得注意的是，佛教修行及佛医学所崇尚的是天然香料，也就是说，本书介绍的佛香基本都是天然香料。

植物性天然香料的现代提取方法如下。①水蒸气蒸馏和水中蒸馏法，广泛应用于叶、茎、干、树皮、籽和根，如薄荷、柏木、桂皮、香根、山苍子等的提油。②压榨、冷磨法，主要用于甜橙、柠檬、香柠檬等柑橘果类精油的提取。此法因不受热，所得精油香气新鲜。③溶剂浸取法，主要用于鲜花、芳香植物树脂、辛香料的加工。所用挥发性有机溶剂有石油醚、乙醇、丙酮等，可视不同原料而选取。自鲜花浸取后的浸液，经脱除溶剂后所得的物质称浸膏，如茉莉浸膏、白兰浸膏等；若得自树脂类，则称香树脂，如防风香树脂、安息香树脂等；若得自辛香料，则称油树脂，如辣椒油树脂、芹菜籽油树脂等。浸膏因含蜡质较多，溶解性能较差，常用乙醇将醇溶性香成分提出，滤去不溶性的蜡质，最后减压蒸去乙醇而得到净油。用液态丁烷、二氧化碳和超临界流体萃取技术提取天然香料是较新的工艺，只应用于少数香料植物。

此外，利用发酵过程等生物技术生产的香料如丁酸、丁二酮、苯甲醛等也都归属于天然香料，这类香料可用作食用香精。

三、 中国香料的来源与发展情况

早期中国人认为，香的本义就是指谷物被煮熟而产生的芳香气味，是一种人们记忆中美好的味道，后来人们发现某些植物同样也可以产生相似、给人美好感受的气味，并称这些植物为香草、香木、香花等，因此香字所代表的意义超越了谷物气味的范畴。

前文说过，香料及其应用技术最早是由中国传向世界的，即从东方传向西方。但很多中国缺乏的香料、香品还是需要从国外引进。汉代初期，罕见的外来香料开始传入中国，但汉代的皇后都因崇尚俭朴而不轻易使用。汉代以后，通过西域陆路的贸易，各种香料开始输入中国。

香料东传的路线主要有以下几种：①从中亚经由天山南北路的丝路到中国；②从罗马帝国经印度、中亚到西藏；③从中亚经青海、新疆进入河西走廊；④从中亚、印度等地，经缅甸进入云南；⑤从中亚、印度等地，经缅甸进入四川成都等地，然后再到中国其他地方。

不论香料东传走的是哪一条线路，都是相当遥远而艰辛的，所能携带的香料数量也极为有限。直到海上贸易兴起，来自东南亚、印度和罗马等地的香料才开始大量输入中国。明末以后，海外贸易盛行，各种香料通过海上船舶大量运入中国，民间盛行用其制作各种合香、线香等，香的使用方式更为多元，香料逐渐成为人们生活的一部分。

中国是天然香料植物资源大国，从南到北都有香料植物的分布。据不完全统计，中国拥有分属 62 个科的 400 余种香料植物，已有工业化生产的天然香料 120 多种，约占天然香料总数的 60%。由此可见，中国是世界上香料植物资源最为丰富的国家之一。得天独厚的资源优势为中国香精香料行业的长期发展提供了有效保障。

中国不仅是香料种植大国，还是香料生产和消费大国。从中国国内香料工业地域分布情况来看，中国香料产地主要集中在长江以南地区，以广西、贵州、海南、云南、湖南、广东、福建、四川、湖北等地产量最大。目前，中国生产的香料精油，如薄荷油、桉叶油、留兰香油、山苍子油、香茅油、茴香油、桂油、松节油、柏木油等产品的年产量均已占全球年产量的较高份额，许多品种的年产量已位居世界前列，其中薄荷油、桉叶油、山苍子油、桂油、茴香油的年产量已位居世界首位。中国已成为全球天然香料生产大国之一。国际上常用的天然香料有 200～300 种，中国生产 100 种以上，其中小花茉莉、白兰、树兰等香料是中国独有的产品。

第二章　香文化的历史与传承

提到香文化，不得不提历史上盛行于中国的焚香艺术，这也是香文化研究的重要内容之一。焚香行为始于先秦，初盛于两汉，至唐代发展成了广泛影响全社会的文化。人们的衣食住行等物质生活之中无处不浸透着用香的艺术；文人、士大夫还将香赋予了精神内涵，使香进入世人的精神生活领域。在唐代，香还被视为通神悟道的媒介。在中国古代，几乎每一户人家都会在厅堂之上布置一座香炉，供烧香祭祖或礼佛之用。

中国香文化是在与各种哲学及宗教思想的交互影响过程当中，在历史的长河中孕育而成的。关于供香礼佛的记载最早见于汉代。南北朝以后，由于佛教的迅速发展，人们用香的需求增加，加之中国与西域及南海各国的贸易开始兴盛，异国香料蜂拥而入，从而改变了中国的焚香文化。这种变化具体反映为香料香品的应用方式以及用香器具的改变。下面从香料、香品的应用方面介绍中华香文化的发展历史。

一、先秦——香文化的孕育时期

（一）阶段发展概况

在远古时期，中华民族的先人们就有燔木升烟以告祭天地、祭祀祖先的习俗，这种以香祭祀的传统保留至今。据考证，中国人用香的历史甚至可以追溯到殷商时期乃至更为遥远的先夏时期、新石器晚期。距今 6000 多年以前，人们燃烧柴木和各种祭品以祭祀天地神明。古人生活用香的历史也可追溯到上古乃至远古时期。据考证，在4000 年以前，黄河流域和长江流域就已出现了作为日常生活用品的陶熏炉。到了春秋战国时代，人们借助燃香蒿，燔烧柴木，烧燎祭品及供香酒、谷物等方法进行祭祀，并将芳香植物用于熏香、香身、祛虫、辟秽等诸多日常生活领域，发展出熏烧、熏浴、饮服、佩戴等多种用香方法。佩戴香囊、插戴香草、沐浴香汤等用香方法非常普遍。

甲骨文中的"香"字是一个象形字，形如"一容器中盛禾黍"，是指禾黍的美好气味。先秦时，上至士大夫，下到平民百姓，都有随身佩戴香物的习惯。香草、香囊既能装饰、香身，又可辟秽防病，在湿热、多疫病的南方尤为流行。

（二）香料的使用

汉代以前，受限于地理环境及气候因素，中国基本不具备木本科香料植物生长的适宜条件，那时还没有外来香料的传入。因此当时所使用的香料品种较少，主要是普遍生长在中国各地的泽兰、艾叶、石菖蒲、蕙草、香茅等香草植物。

这一时期所使用的香料通常源自植物的叶、花等部位。根据楚辞描述的仪式内容，我们了解到当时的香料使用方式不限于燃烧的形式，还有直接在身上佩戴的方式。当时一种典型的烧香方法，就是将香料放置在浅碟形的青铜器具里燃烧。用途包括祭祀、通神及香身、避秽、祛虫、医疗、居室熏香等多个方面。

二、 汉代至南北朝——香文化的初盛时期

（一）阶段发展概况

西汉早期使用的香料以中国本土种植的各种香草植物为主，该时期的贵族阶层有焚烧香料的习惯，借以熏染环境或熏衣。汉代时已有外国香料传入，可供贵族使用的香料品种逐渐增多，例如檀香、沉香、乳香、龙脑香、鸡舌香等已成为贵族的常用品，有些官员在上朝时会口含香料或随身佩戴香囊，外国使节会向中国进贡异国香品，皇帝甚至会在宫殿里烧香礼拜神佛。随着西域贸易道路的开通、对外商贸的发展，以及佛、道等宗教的烧香习惯的普及，这一时期的香文化快速发展。

（二）汉代开始出现合香

依据制作香品时使用香料的种类，可以将香品划分为只含有一种香料的单品香，以及混合两种或两种以上香料的和合香（简称为合香）。

据文献记载，西汉时期已有人试制合香，并且研制出合香配方。到了东汉时期，香料的品种已相当丰富。汉代之后，合香配方的种类日趋丰富，制香技术日趋纯熟。直到明清时期，合香一直是中国香品的主流。

（三）外来香料传入

在汉代初期，中国使用的香料主要是中国本土出产的泽兰、蕙草等香草植物。自汉代以后，中国人常用的香料多数来自西域或南海诸国。早期佛教、道教的宗教仪式中都有香料使用情况的记载。

至南北朝时期，进口香料种类繁多、数量庞大，大量应用于上层社会的生活当中，合香配方的种类也进一步丰富；同时，香料也开始进入普通人的日常生活，用于增添生活情趣及调配食物风味；文人阶层当中也流行熏香时尚，出现了许多与香有关的诗文。有关文献也记载了宗教活动中频繁用香的情况。

南北朝以后，通过南方海运渠道，印度、越南、泰国、印度尼西亚等国家的大量香料进入中国，对中国的香文化产生了重大影响。

三、 隋唐——香文化的完备时期

（一）阶段发展概况

在隋唐时期以前，许多香料属于上层社会应用的珍稀之物。至唐代，由于国力强大、社会富裕、贸易活动兴旺，使用香料的人更多，使用香料的场合、种类也愈来愈多元化，不仅唐代皇帝会在国家祭典上大量使用香料来祭祀或在宫廷内熏香，宗教人士也在仪式中使用更多的香品，连一般民众也在耳濡目染中逐渐习惯使用香料。

在唐代，香品的种类更为丰富，香品的制作与使用也更为考究。用香成为唐代礼制的一项重要内容，政务场所也要设炉熏香。文人阶层更是普遍用香，出现了数量众多的咏香诗文。香具造型趋于轻型化，更适于日常使用，也多有制作精良的高档香具。

（二）发明精巧的熏香法

在唐代，人们发明了一种精巧的熏香方法，即隔火熏香：不直接点燃香品，而将木炭或炭饼作为热源，在炭火与所熏香品之间再隔上一层传热的薄片，用炭火慢慢烤熏香品，可减小烟气，使香气散发更为舒缓。

（三）开发香料的药用价值

在六朝时期，边陲和域外传入的香料，尤其是树脂类香料，主要用于制作香品，药用相对较少。至唐代，绝大多数的香料成为常用的中药材。人们通过两种方式将香料用于养生治疗。其一，采用香品的形式。香品既可用于香熏，又可养生祛病。由于绝大多数的传统香有不同程度的养生功效，所以这一类治病的香与普通的熏香没有明显的界线。其二，采用药品的形式，即将香药当作药材来使用，主要是取其药性，达到借芳香之气以开窍的目的。

（四）皇帝钟爱香

从唐代的文献记载中我们可以发现，当时许多皇帝，如唐高宗、武则天、唐玄宗等在日常生活中特别钟爱香料，这些皇帝不但命人用檀香木做成睡床或桌儿，甚至命人将龙脑香等香料铺在地上，或命人将沉香、檀香、龙脑香、麝香等香料涂抹在皇宫的楼阁殿柱之上。在举行国家祭祀大典时，尤其是在先皇忌日的祭祖典礼上，焚烧沉香、檀香等香料是常见的仪式。

（五）文人习惯使用香

唐代文人继承魏晋文人爱香的风气，创作出很多与香有关的诗词，例如，李白在描写庐山风景时留下"日照香炉生紫烟，遥看瀑布挂前川。飞流直下三千尺，疑是银河落九天"的诗句，白居易在家的修行生活是"焚香冥坐晚窗深""香火多相对，荤腥久不尝"，长年茹素、晚年经常焚香独坐诵经，有"诗佛"称号的王维也留下不少与香有关的作品。由上述诗句可知，唐代文人在日常生活中经常使用香品。

（六）宗教活动中大量用香

佛教与道教是唐代最重要的两大宗教，这两大宗教对于香料作用的评价都是正面的。在唐代，佛教寺院的活动频繁，在高僧说法、供佛、礼佛等佛事活动中都会使用香料，加上国家也支持各种佛教活动，佛教徒烧香供养成为普遍的现象；而在道教的斋醮仪式中，道士们也通过烧香祈祷的方式期盼神仙降临。

（七）品香艺术的出现及香器的发展

唐代时香料已经开始在文人、草药医师及佛教人士、道教人士之间流行，人们对各种香料的产地、性质、加工方法、产生的作用及不同香料的搭配等方面都有深入的认识。一般将香品分为日常生活使用的香品、宗教修行生活的香品、医药使用的药香等不同用途。此时期甚至逐渐发展出关于熏香、调配香料、评香、斗香的品香艺术。

在使用的香器方面，香器形态也呈现多元发展，此时除了常见的陶、铜等材料的香炉之外，还出现了大量模仿前朝博山炉等形制的香炉，但相较于古朴的青铜博山炉，此时更常见的是外观华美的金、银、玉制的各种香器。与此同时，社会上也出现了专门销售香材、香料或香品的商旅，政府势力甚至介入珍贵香料的买卖，并且对商人收取高额税金，间接地促进了外国香料源源不断地输入中国，创造了有利于香文化持续发展的条件，奠定了日后香文化发展的基础。

四、宋代——香文化的鼎盛时期

从宋代开始，中国香文化的发展进入鼎盛时期，香品已经融入人们的生活，宫廷宴会、婚礼庆典、茶房酒肆等各类场所都要用香。该时期也有很多文人从各个方面研究香料及合香之法，庞大的文人群体对整个社会产生了广泛的影响，成为香文化发展的主导力量。在宋代，全面介绍香料使用情况的专著——《香谱》问世，说明当时的人们对各种香料已经有深入的了解。

宋代香文化的繁荣有一个坚实的基础，即重视香的品质。合香的制作水平很高，在用香及制香上也讲究心性和意境，而对于一些形式性的因素，如香具的优劣、香的形态等虽有所关注，但并没有刻意追求，也没有出现攀比香料之奇、香具之珍的风气。可以说，宋代的香文化是充满灵性、富有诗意的，也是健康的、"中正"的，可谓繁盛而不浮华，考究而不雕琢，堪为中国香文化真正的高峰和代表。

宋代的香配方丰富，香气风格多样。熏香用的炭饼与香灰也很考究。炭饼常用各种物料，如木炭、煤炭、淀粉、糯米、枣、柏叶、葵菜、葵花、干茄根等精心合制。香灰常用杉木枝、松针、稻糠、纸灰、松花、蜀葵等烧灰再过罗筛。炭饼需埋入香灰，印香等也要平展在香灰上燃烧，故香灰应能透气、养火。

就香品形态而言，宋代的香除了有香炷、香丸、香粉外，还有印香，即香粉回环如印章所用的篆字，故又称"篆香"。制印香的模具常称"香印"，多以木材雕镂而成，大小不等，镂空成各种"连笔"的图案或篆字。

五、 明清——香文化的普及时期

从历史资料看来，明代使用香料的人数更多，香料的数量也更可观。在明代，香品制作技术成熟，市面上大量销售的线香成为百姓在寺院与家中供香的主要产品。与此同时，香料的各种知识广为人知，与香有关的典籍不断问世，其中尤以周嘉胄撰写的《香乘》内容最为丰富，该书对于香料的种类、来源、用途及香品制作方法的记述相当详尽。另外，李时珍的《本草纲目》也收录了数十种香料的名称与药性，并且记载了部分香料的使用与制作方法。

到了清代，香料被广泛应用于民众的祭祖活动，以线香、环香等香品在祖先牌位或佛龛前焚烧祝祷是生活中常见的景象。清代小说《红楼梦》详细描述了富贵人家将香料用于沐浴、熏香、祭祀等活动的情景，书中提及的许多香品，例如檀香、沉香、苏合香等从古沿用至今。

六、 现代——香文化发展的新时期

现代的品香形式更加多样化，也更加便捷。化工技术为香文化的发展注入生机。

（一）精油熏香

精油熏香是从西方国家开始流行的。使用时一般先将香料萃取浓缩成精油，然后将其装入盛有清水的瓶子或特制的熏香灯里，以蜡烛或插电加热，使精油缓缓挥发，让香气飘散在空气中，使整个空间充满花草香气。精油熏香时通常选择芳香植物萃取出来的天然植物精油。精油熏香具有舒缓紧张精神、熏香屋室等作用。

（二）香水的使用

现代人除了从各种天然植物中提炼出不同的香精与香水之外，也陆续发明了多达数千种的人工香精。现代的香水工业已经相当发达，法国更有"香水王国"的美称。

现代常见的香水多半是由几种不同的天然香精按特定比例调和而成，带给人们精彩、芳香的香水世界，成为现代女性另类的装饰品。由于香水的使用已经成为现代人的一种礼仪与习惯，许多香水企业在激烈的竞争下，也生产由人工香精调配而成的香水，使得香水在使用上香味更持久、品质更稳定，而且价格便宜，但值得注意的是，这类香水通常只能产生类似于天然植物的香气，却没有天然香水可以疗愈疾病、舒缓身心的效果。

现代的香水通常分装在精巧华丽又能够随身携带的香水瓶里，某些特别订制的香水瓶甚至具有极高的艺术价值，成为收藏品。现在香水的配方与香气种类众多，可以依个人的喜好，选择各种香味配方与品牌，使用上相当方便，因此成为很多人生活的必备品，在许多场合，没有喷点气味合宜的香水，甚至会被认为不够庄重、礼貌。

（二）芳香疗法

现代的香文化，有传承古老记忆，也有新科技的创新。在中国，古人用芳香的植物进行疾病医疗，例如在端午时焚烧石菖蒲、艾草等香料植物以驱疫辟秽，避免蠹虫侵袭等，或是在许多大型、聚集人潮的宗教活动进行前焚香、沐浴更衣。从现代的眼光来看，这些香料的使用可以帮助维持与会大众的身心健康，对治疗疾病也有一定的效果。在西方，从中古时代开始，人们为了治疗疫病，将乳香、薰衣草、豆蔻、没药、沉香等香料，或是燃熏，或是服用，开启专研芳香植物与香料在治疗失眠、皮肤病、瘟疫等病证，以及增强抵抗力、刺激性欲与生育力等方面的芳香疗法。

近来极为普遍的芳香疗法，其实真正开始于20世纪30年代的西方社会，原本是西方医学界一种辅助治疗方法。这种疗法运用具有治愈功效的纯天然植物精油和特定的按摩手法，通过由鼻子和皮肤吸收精油分子，促进人体的血液循环，放松神经系统，帮助舒缓身心压力，促进健康及保养皮肤，让身心灵保持平衡。

（四）新式品香电子香炉

从清代末年到现代，香品虽然普及一般家庭，成为深受人们喜爱的生活用品，甚至是财富、品位等的象征物，但是某些香品渐渐局限在宗教仪式上使用，品香的活动逐渐减少。

传统直接焚烧香料的方式，通常会产生较大量的烟气且香料燃烧较快速，因此近来发展出一种电子熏香炉。使用这种电子香炉时，可以结合不同香品的特质，以及个人用香的习惯，调整熏燃的温度，是一种相当便利的新产品。

（五）现代香文化的特色

由于化学工业的发展，在19世纪后半期，欧洲就出现了人工合成香料（即化学香精）。这些化学香精不仅原料（如石油、煤焦油等）易得，成本价格极其低廉，并能轻易地产生非常浓郁的香味，所以它很快就取代了天然香料，成为现代工业生产中的主要添香剂，在制香行业中同样如此。

较之天然香料，采用化学香精制作的香品价格低廉，自然是厂家愿制，商家愿卖，香客愿买，以至于现在市场上能见到的绝大多数香品都是采用化学香精制作的。许多香品虽名为檀香、沉香，其实只是使用了有檀香味或沉香味的化学香精而已。

化学香精与天然香料虽然香味相似，但就香味品质及安神养生、启迪性灵的功能而言，两者却不可同日而语。很多天然香料被列为上品药材，而作为化学产品的合成香料虽初闻也芳香四溢，多用却不宜于健康。即使单就气味而言，采用化学香精制作的香远远不能与天然香料相媲美。

其实，利用现代化工技术也可以从天然香料中提取纯天然的精油、净油、浸膏、纯露，并利用上述材料调配成满足各种需要的香精、复配精油。这些产品是天然的，或等同于天然的。还有些芳香产品虽然来自化工技术或化学合成，但其化工及合成技术非常成熟，这些芳香产品的品质可以媲美天然产品。因此，可以说，现代化工技术为香文化的发展注入了新的生机。

第三章　佛香与医疗养生保健

　　香料大多具有医疗保健的功能，在中医药学中被称为"香药"或"芳香药"。香药是中药里具有芳香走窜气味的一类药物，临床常用的香药有乳香、沉香、苏合香、檀香、白芷、陈皮、丁香、木香、当归等，多数本草类书籍根据功能常将其分归于芳香化湿、活血行气、醒神开窍类药物中。

　　屈原最早提出用香料植物作沐浴剂，如《九歌·云中君》载："浴兰汤兮沐芳，华采衣兮若英。"屈原不仅用香料植物来沐浴，而且认识到香料植物具有药用功效，如《九歌·湘夫人》云："荪壁兮紫坛，播芳椒兮成堂，桂栋兮兰橑，辛夷楣兮药房。"其意为：荪草垒的墙壁、紫贝砌成的庭院可以避风除湿，椒泥涂饰的墙壁可以取暖，桂木做的屋梁可以辟秽，辛夷做成的屋椽和门梁可以疏风散寒。其内容看似对香料植物的作用有一定夸大，但细究起来还是有一定医学道理的。

　　在宋元时期，由于海上香路的发展，大量香药从域外传入中国，当时泉州港每年香药的进口量在100吨以上。20世纪70年代，从泉州古港打捞上来的一艘宋代沉船中所载香药近2000千克。《宋史》记载各州府盛产与进贡香药200多次30余种。元代时，香药从西北陆路进口的数量成倍增长。另外，由于印刷术的进步，两宋以来许多医药著作不断面世，其中《政和本草》《证类本草》《太平圣惠方》《圣济总录》等载录了大量香药与香类医方，当时常用的香药在这些著作中均有收录。

　　在明清时期，中外科技文化交流扩大，西方的医学、天文学、数学相继传入中国。随着郑和七下西洋，中国的丝绸、茶叶、陶瓷等被带到盛产香料（药）的南亚、西亚，甚至是前人少有涉足的非洲，而国外的香药被郑和带回国内，扩大了香药的使用范围，使我国香药利用技术日渐成熟。在此期间，砂仁、白豆蔻等芳香化湿药被用于温病的治疗，这与香药的推广关系密切。

　　本章讨论佛香在医疗与养生保健方面的内容，可分为两个专题进行介绍。前者将佛香理解为用于临床治疗及卫生防疫用途的芳香医药，后者将佛香理解为用于养生保健用途的辅助用品。

一、 芳香药

（一）芳香药物的药性特点

纵观中国医药学的发展史，可以看出，我国历代医家在长期的医疗实践过程中，以阴阳五行、藏象经络等学说为依据，以药物自身的各种性质及其所表现出来的治疗作用为基础，不断总结出一套用药规律——中药药性理论，其基本内容包括四气五味、升降浮沉、归经、配伍、有毒无毒以及用药禁忌等。但是，历代医家发现有些药物并不能完全用四气五味等理论来解释其药性和说明其作用原理。后来，由于外来香药的不断输入，特别是宋代以后，芳香药的应用范围日益扩大，人们对其药性特点及治疗机制的认识也不断加深，从而逐步确定芳香药性理论，并将其作为中药药性理论的重要组成部分。

下面，仅就芳香药物的药性特点及其治疗作用进行简要的分析。

1. 芳香辟秽，可以辟瘟防疫

芳香类药物具有辟除秽浊、扶助正气的作用，因而能够提高人体抗御邪气的能力，从而起到预防瘟疫的作用。古人常将芳香类药物制作成熏香、炷香、枕香、佩香等，以祛邪防病，辟秽养生。例如在我国民间，每年端午节之际，人们在家门前挂葛藤、插艾蒿、石菖蒲，还将香囊佩戴在小孩胸前，以期祛邪消灾，辟瘟防疫。今人燃香以防治流行性感冒，也是利用芳香药以辟瘟防疫的具体体现。

早在《素问·遗篇·刺法论》中就有关于利用小金丹辟瘟防疫的记载，该方由辰砂、雄黄、雌黄、紫金（金箔）四药组成。小金丹虽属道家养生之方，但其运用芳香类药物辟瘟防疫，疗效是确切的。

2. 芳香疏表，可以解表散邪

芳香类药物以其疏散挥发之性，能外走肌表，开宣毛窍，故具有芳香疏泄、解表散邪之功。如薄荷、香薷、白芷、胡荽等，都是疏散表邪、解除表证的代表药，现代药理研究表明，这类药物的挥发油都具有抑菌和抗病毒作用。中药成方制剂新加香薷饮、藿香正气散就是临床治疗暑湿或风寒夹湿而致的感冒的常用方剂。还有的人将防风、白芷、苏叶、薄荷、藿香、佩兰等芳香类药物做成枕芯或制成儿童领带，于感冒高发季节使用，能起到很好的预防作用。

3. 芳香入脾，可以悦脾开胃

中医学认为"香入脾""土爱暖而喜芳香"。芳香类药物最善入脾胃之经。"香"字，"芳也，从黍，从甘"（《说文解字》）。《春秋传》曰："黍稷馨香。"黍为古人主要食用之品，从甘，表甜美。因此，香指气味芬芳、甜美，芳香类药物可以顺应脾胃之所喜，以加强运化，增进食欲，如木香、檀香、丁香、沉香、香橼、佛手、甘松等，都是悦脾开胃，用于治疗脾胃气滞之不思饮食的良药。有些药虽然自身香气不浓，但经过炮制炒香后，同样可以发挥悦脾开胃、纳谷消食的功效，如炒谷芽、炒麦芽、炒神曲等。脾胃乃气血生化之源、后天之本，脾健胃开，水谷得运，气血充旺，后天强健，自然抗病力强，这正是芳香类药物在养生防病中的意义和价值。

4. 芳香化湿，可以宣通气机

芳香类药物具有宣化湿浊、疏通气机、扶脾健运、消胀除痞之功效。如苍术、厚朴、藿香、佩兰、草豆蔻等均为芳香化湿的常用药，主治湿浊中阻、脾失健运之痞满呕恶等病证。

《素问·奇病论》载："有病口甘者，……此五气之溢也，名曰脾瘅。……此肥美之所发也，此人必数食甘美而多肥也，肥者令人内热，甘者令人中满，故其气上溢，转为消渴。治之以兰，除陈气也。"这段经文描述的就是病人因久食、多食肥甘美味，致营养过剩，湿浊内聚，积热内生，火炎于上，使脾胃受损，运化失职，代谢失调，"陈气"蓄积，精气不能正常输转、吸收和利用，从而引发消渴病。现代医学认为，糖尿病病人血糖增高，游离脂肪酸和甘油三酯浓度增加，乙酰乙酸等大量积聚，这些都与饮食结构不合理，过食肥甘厚味，导致机体代谢功能失调、病理产物积聚有关。至于其治疗之法，《黄帝内经》提出"治之以兰，除陈气也"，即将具有芳香化湿、悦脾畅中、推陈致新作用的佩兰作为首选药。临证还可配以伏苓、苍术、厚朴、藿香、石菖蒲以及一些行气活血药物，以提高疗效。

5. 芳香透达，可以通经止痛

芳香类药物善于行散走窜，可透达经络，疏通气机，行气活血，上达可以利头目、通官窍，横至可以理肝胃、疏气机，临床上治疗鼻塞、鼻渊、头痛、齿痛、耳鸣、耳聋等，可选用辛夷、薄荷、白芷、细辛、石菖蒲、香附、川芎等以通窍止痛；治疗妇女肝郁气滞之胸胁胀满、月经不调、闭经、痛经等，可选用香附、乌药、乳香、没药、玫瑰花、代代花、绿萼梅等以调经止痛；治疗气滞血瘀所致的心腹诸痛、癥瘕积聚、痈肿疮毒、肢体痹痛等，可以选用木香、沉香、荜茇、高良姜、乳香、没药、白芷、桂枝、羌活、独活、麝香等以行气活血、消肿散结、通经止痛。大家熟悉的冠心芳合丸就是芳香宣通药物配合行气活血药物以治疗冠心病心绞痛的代表方药。

《灵枢·寿夭刚柔》中载有治疗寒痹的外治方法，即将蜀椒、干姜、桂心、棉絮、棉布等浸酒，并用桑炭火烘热，熨帖患处，以发挥行气活血、温经散寒、通络止痛的作用。

6. 芳香开窍，可以苏醒神志

芳香类药物不仅能芳香辟秽，化湿去浊，解表散邪，通络止痛，还具有开窍启闭、苏醒神志之功效。如麝香、苏合香、安息香、樟脑等，都是芳香开窍、醒神启闭的常用药；治疗温病常用的紫雪丹、至宝丹、安宫牛黄丸被称为"温病三宝"，其主要成分也离不开这些芳香类药物。

综上所述可知，芳香类药物的发现和芳香药性学说的提出是历代医家对中药四气五味学说的补充和发展，同时也是对芳香治疗理论与实践的一大贡献。

（二）佛医学对芳香药物的贡献

佛家以香治病的历史久远。由于绝大多数的香料，如沉香、檀香、丁香、木香、肉桂、石菖蒲、龙脑香（冰片）、麝香、降香、安息香、甘松香等本身就是药材，所以佛家很早就用香来治病。佛医关于香药的认识使中药材的种类得到了扩展。

佛家香药的配方种类十分丰富，用途也极其广泛，有的要熏烧，有的要口服，有的做成香水、香膏涂在身上，有的要在浸泡洗浴时用。如《大唐西域记》记载"身涂诸香，所谓栴檀、郁金也"。印度气候湿热，易生体垢、体味，所以佛家弟子很早就用檀香、郁金制成涂香抹于身上，这样既能净身去味，又能消炎杀菌，防治皮肤病。再如经书所记："取药劫布罗（龙脑香）和拙具罗（安息香），各等分，以井水一升和煎取一升"可治疗"蛊毒"；"取胡麻油，煎青木香，摩拭身上"，可治疗"偏风，耳鼻不通，手脚不随"；以"菖蒲、牛黄、麝香、雄黄、枸杞根、桂皮、香附子、豆蔻、藿香"等作"香浴"，可以辟秽化浊，开窍通经。

佛教认为香对人心有直接影响，好香不仅芳芳，使人心喜神怡，助人达到沉静、空静灵动的境界，于心旷神怡之中，证得自性升华，而且香的气息对人有潜移默化的熏陶，可增扶人的身心根性，使之向正与善良的方向发展，香如正气，若能亲自闻，大有裨益。所以佛家把香看作治疗心病的"心药"，也作为修行悟道的助缘和契机。

二、 医疗养生保健

4600 年前的黄帝时期，岐伯开始采撷芳香植物制作香药，并发明了利用芳香药物来治疗与预防疾病的原始芳香疗法：用艾叶熏蚊虫，雄黄禁蛇毒，佩戴苍术以辟瘟疫，苍术与白芷、甘松混合佩戴以防伤寒和保护肠胃。还有很多诸如此类的香疗配方。

芳香药物属于中药范畴。中药专著《神农本草经》中记载的药物365 种，其中252 种是香料植物或与香料有关的药物，明朝李时珍所著《本草纲目》有"芳香篇"专辑，系统地叙述各种香料的来源、加工和应用情况。中医学中已形成了芳香疗法的体系。

（一）芳香疗法

芳香疗法，是把各种芬芳植物的根、茎、叶、种子或花朵萃取出来，或经过现代提炼方法得到精油、浸膏等产品，依照不同的使用方式（如按摩、熏蒸、泡浴、吸入、蒸气吸入、喷雾等），按照使用剂量、使用部位，用不同的手法来调理身体，美容护肤，平衡精神、情绪以达到美容、养生保健的功效。在远古时代，我国先民就发现了香药草植物能够影响人体身心健康的奥秘。中国古籍《神农本草经》有"香者，气之正，正气盛则除邪辟秽也"的记载，说明芳香的气味属于正气，多吸收能令身体的正气旺盛，从而达到祛除疾病的效果。芳香的中药，除了可煎服外，还可以通过口鼻和皮肤进入身体，产生调节作用，令阴阳平衡及脏腑调和。此外，香气更能改善气血运行、畅通经络，有保健强身、防治疾病和美容养颜的作用。若能配合穴位使用，便会获得相应的疗效。由于通过香气摄取中药精华，一般都安全，又没有副作用，即使吸入后感到不适也可立刻停止，故芳香药对于不宜直接服用或无暇煎服中药的病人最适合。如迷迭香和薰衣草的香味能缓解哮喘，茉莉花香可以理气解郁，减轻感冒，丁香花对牙疼有止痛作用。我国古代名医华佗用麝香、丁香等制成小巧玲珑的香囊，悬挂于室内，用来治疗肺结核、吐泻等疾病，利用的就是香本身所具有的净化空气、对抗病毒、安抚神经的实用价值。中药的挥发油是植物在生长过程中分泌的芳香物质，它具有消毒、杀菌的生物效力，可称之为植物抗生素，现代研究表明，它不仅具有消毒、抗菌、抗病的功效，而且对人体的心、脑、血管及内分泌功能可起到调节作用。香味治病健身的奥秘，是因为挥发性的芳香气味多淡而不薄，散而不走，缓缓释放且持久留于空间，被人体嗅觉吸收后，通过肺的呼吸作用于全身，使人的生理与心理受到影响，进入心旷神怡、神清气爽的境地，以达到平衡气血、防治疾病的目的，有开窍、祛痰、定惊、提神、醒脑、辟秽、健胃、活血祛瘀之功效。

据说法国医生金·华尔奈特于1964年首次提出了"芳香疗法"这个现代词汇，但芳香疗法的应用在此前早已出现。例如，古代中国人应用香料植物驱疫辟秽；古巴比伦和亚述人用熏香治疗疾病；古埃及人在沐浴中使用香油或香膏以养护肌肤，将玫瑰水和玫瑰花的花瓣用作镇静剂和治疗头痛的药品，撒在卧室、敷在头上，甚至口服；古埃及人把石菖蒲、香茅、肉桂、薄荷、藏红花、杜松等碾研成粉，浸渍在葡萄酒中，再加进蜂蜜，最后再与没药等芳香树脂熬炼，从而制成有名的称为"基福"的一种炼香，用于诱眠（该香还具有解除烦恼、镇静安神的功效）；古希腊和罗马人使用新鲜或干燥的芳香植物用于镇定心神、止痛或者提振精神。这些事例足以说明芳香疗法历史悠久，数千年来盛行不衰，不是今人的"发明""创造"。

芳香疗法既是"复古"又是创新，其神奇的疗效正吸引着众多的科学家进入这个领域进行研究和探索。

1. 古代芳香疗法

古代的芳香疗法常常用于治疗一些非严重性的疾病、传染病、慢性病，但中世纪则是人们使用芳香植物和香料从瘟疫中拯救了人类的时代。当时人们把乳香、素馨、薰衣草、肉豆蔻、苦艾、没药、沉香、月桂、迷迭香、紫苏、鼠尾草、玫瑰花、接骨木等香料加到篝火中燃熏，有效地阻止了瘟疫的蔓延。

公元17世纪时，英国流行瘟疫黑死病——鼠疫，有一个小镇伯克勒斯伯是当时的薰衣草贸易中心，由于小镇的空气中总是弥漫着薰衣草的芳香，所以，该镇当时竟奇迹般地避免了黑死病的传染和流行。

中国很早就懂得焚烧艾叶、石菖蒲等来驱疫辟秽，每年端午节即熏燃各种香料植物杀灭越冬后的各种害虫以减少夏季的疾病，这个习俗一直流传至今。举行各种宗教仪式和重大的宫廷活动时也要焚香以清新空气、消毒环境。富贵人家在重大活动前要沐浴更衣、焚香，这些都有益于身心健康。

三国时期的名医华佗就用麝香、丁香等制成小巧玲珑的香囊，悬挂在病人的居处，以治疗肺痨（肺结核）、吐泻等病证。张子和在《儒门事亲》中记载："以兰除其陈气。"他还用桃花使病人"神日冒，气血日和"。我国古代人喜欢在寺庙中养病，这并不是迷信（菩萨的保佑），而是因为寺庙中花草甚多，这些花草散发的香气有治疗作用，如晋代永乐寺和永福寺"辟地植林四十亩"，命名"桃花庵"，就是利用香花为人治病。司马迁所撰的《史记·礼书》中有"稻粱五味所以养口也。椒兰芬茞所以养鼻也"的记载，说明汉代人们已讲究鼻子的享受。长沙马王堆一号汉墓出土文物中发现了一件竹制的熏笼——汉代人熏香养生的"道具"。

《汉武内传》描述朝廷"七月七日设座殿上，以紫罗荐地，燔百和之香"。当时熏香用具名目繁多，有香炉、熏炉、香匙、香盘、熏笼等。汉代还有一种奇妙的赏香形式，即把沉水香、檀香等浸泡在灯油里，点灯时就会有阵阵芳香飘散出来，称为"香灯"。

盛唐时期不单各种宗教仪式要焚香，在日常生活中人们也大量使用香料，并将调香（调配天然香料）、熏香、评香、斗香发展成为高雅的艺术，后来传入日本演变成"香道"并流传至今。

明代李时珍在《本草纲目》中详细记载了各种香料在治病方面的应用，如用藿香治"痰气"，用沉香治"噎膈"。该书在介绍各种香料药物时，也多举"芳香疗法"和"芳香养生"的应用，"假苏"的茎穗用于助消化、解酒醉。

值得注意的是，《本草纲目》中谈到的古代人们用熏香法止瘟疫同中世纪欧洲人的做法是一样的，说明古代东西方在芳香疗法和芳香养生方面是有联系、互相学习、共同提高的，例如宗教焚香、香料枕头、烹调用香、食物保存、香料治病、尸体防腐、香料驱虫、沐浴按摩等香的应用都有相似之处。古代中国对外联系有4条通道——北丝绸之路、南丝绸之路、海上丝绸之路和通过西藏的"麝香之路"——后三条现在都被学者称为"香料之路"。芳香疗法与芳香养生也随着这些香料之路而互相交流、相辅相成地发展起来。

18世纪末，天然香料及由天然香料制取的各种精油仍然被医界广之使用着，进入19世纪后，由于化学的发展，动植物及微生物提取物和合成化学品的药效作用强，药效快，芳香疗法在医学界逐渐风光不再，偶尔有人提起或使用芳香疗法也被人视为"落后""古怪"，上不了"大雅之堂"。芳香疗法就这样被冷落了100多年。

2. 现代芳香疗法

古代的芳香疗法，经过文艺复兴时期，渐渐被人遗忘。到了20世纪，由于大量使用合成的化学药品导致了不少副作用出现，加上"一切回归大自然"的呼声不断，人们开始重新评价天然物质的医疗作用，芳香疗法又进入了现代人的生活中。

进入秋季，人们很容易产生焦虑、烦躁不安的情绪，这样很容易诱发偏头痛，而偏头痛的痛苦体验又让病人更加焦虑。最近有研究证明，香味可以有效缓解偏头痛，其中苹果的香味效果最为明显，薄荷香味、茶香味等也具有类似的镇痛作用。人们很早以前就发现偏头痛和嗅觉的关系，两者是可以相互影响的，某些嗅觉刺激甚至可以诱发偏头痛。苹果的香味能够减轻病人头痛时的焦虑情绪，分散注意力，使颈部、头部肌肉由紧张收缩变得松弛，从而起到"镇痛"作用。因此，偏头痛的病人在不需要药物治疗的时候，可以选择香味治疗法试一试。

（二）芳香养生

所谓芳香养生，就是以多种灵活方式运用自然芳香药物，提高生活品质与情趣，达到养生防病、延年益寿的目的。它是芳香疗法的延伸，二者之间并无严格界限。不同之处在于，芳香疗法有特定的专业治疗配方、方法和程序，而芳香养生则形式灵活多样。

芳香养生比芳香治疗应用更广泛，可惜目前还未引起广泛的注意。事实上，我们的祖先早就留意并应用香气于养生了。战国时期屈原就将某些具有芳香气息的药草和白兰等天然香料装入香袋中，随身佩带，以此保健。嵇康的《养生论》有"合欢蠲忿，萱草忘忧"之说。令人愉悦的香气会给人们带来安宁、幸福的感觉，有益于人们的身心健康。

澳大利亚的研究人员发现，闻橘子或熏衣草的香味后，人会变得更平静、态度更积极，焦虑程度大大降低。在卧室里放一个橘子，清新的气味能够使神经系统兴奋，让人神清气爽，且能美化室内环境。从中医的角度来说，橘子所具有的芳香味可以化湿、醒脾、辟秽、开窍，当感觉乏力、胃肠饱胀、不想吃东西时，适当闻闻橘子的清香，可以缓解不适症状。橘子柔和的色彩，会给人温暖的感觉。因此，橘子是冬季室内的"巧摆设"，把橘子皮放在暖气片上，暖气的热量将有助于芳香味的散发。

英国诺桑比亚大学的科研人员发现，闻过迷迭香的大学生在记忆力测试时表现良好，头脑清醒度高。迷迭香原产于地中海，自古即被视为可增强记忆的药草，早在三国时期就被引进中国，西方香草茶是用其叶片泡茶，而中医是用其全草入药的。传说迷迭香是魏文帝曹丕从西域引种的，魏文帝非常喜欢迷迭香，曾邀请王粲、曹植、陈琳等人一起作《迷迭香赋》。迷迭香有令人头脑清醒、心情愉悦的香气。迷迭香性温，能催眠，也能用于更年期催经，还能发汗、止头痛。迷迭香可增强脑部的功能，缓解脑部疲劳；增强记忆力、改善记忆衰退；减轻头痛症状，对宿醉、头昏晕眩及紧张性头痛也有舒缓作用；还有改善脱发、减少头皮屑的作用。浓烈的芳香能刺激神经系统，促进注意力集中，并且有止痉挛、助消化、活化脑细胞的功效。精神与身体疲劳时饮用此茶可以让全身活力再现；迷迭香兼具有美容功效，可减少皱纹产生，去除色斑等；其香味能缓解头痛，具止痛之效。头痛时，可以在手绢上滴几滴，随时闻一下。

韩国科研人员发现，经期前的妇女每天做 15 分钟的香精油按摩，经期各种不适感将减少 50%。用抗痉挛的精油在腹部轻轻按摩，通常可以很快地缓解甚至消除痛经。抗痉挛效果最好的前三种精油依次是马郁兰油、薰衣草油和洋甘菊油。有几种抗痉挛的精油同时还具有调经的功效，也就是说，这些精油可以促使月经周期正常或增加经血量。经血量正常或偏大的妇女，要避免使用这类精油来治疗痛经，以免误使经血量增加。这类精油包括：快乐鼠尾草油、没药油和鼠尾草油，而其他像罗勒、杜松、茴香和迷迭香等精油可能也有类似功效。丝柏、天竺葵或玫瑰精油都具有调节经血流量的功能。各类月经问题都非常适合使用玫瑰精油来处理。同时，痛经有时会伴随便秘的发生，可以选用的精油有以下几种：洋甘菊、丝柏、天竺葵、薰衣草、鼠尾草、薄荷、马郁兰、玫瑰、迷迭香。

芳香养生中使用不同的芳香药物，或使用不同的施药方法，就能达到不同的治疗与养生效果。再举几个应用实例如下。

（1）大茴香油、春黄菊油、桉树油、云杉籽油等可用于治疗咳嗽、支气管炎等症。

（2）薰衣草香气具有镇静药类的镇静效果。

（3）芳樟叶油的香气抗抑郁效果良好。

（4）茉莉、康乃馨、桂花的香气能够净化空气，抑制结核菌。使用丁香和檀香也可辅助治疗结核病。

（5）薄荷和紫苏的香气可用于抑制感冒，缓解鼻塞、流鼻涕症状。

（6）欧薄荷油、蔷薇油、桉树油、薄荷醇可用于治疗口臭。

（7）棕榈油、酒花油、玫瑰油可用于按摩、淋浴或制成药枕等治疗神经系统疾病。

（8）康乃馨和杏仁的香味很容易使人回忆起令人愉快的、欣慰的往事，淡忘现实生活中的烦恼和忧虑，老年人和心事重的中年人特别适合使用这种香味。

（9）水仙花和紫罗兰的香味使人感到温馨、舒畅，女性最适宜使用。

（10）菊花和薄荷香气可激发儿童的智慧和灵感，使之萌动求知欲和好奇心。

（11）水仙花香可使人的大脑功能保持平衡，并能消除疲劳。长期从事脑力劳动的人在房间里使用水仙花香精，能减轻大脑疲劳，提高工作效率。

（12）柠檬香气会使人感到愉悦，适用于客厅。

芳香养生的方法简单而多样，如可以采用香袋、香精瓶、药枕、按摩油、浴剂、香蜡烛、芳香织物、香纸张、香塑料、香橡胶、香涂料、卫生香、空气清新剂甚至特制的香皂、芳香化妆品、加香人造花等，人们在不同的场合闻各种有益的香味，可达到养生的目的。广义地说，利用室内和阳台、庭院多种芳香植物，经常到郊外、公园特别是林木茂盛的地方呼吸大自然的气息，享受鸟语花香也是"香味养生"的重要内容。

俗语说：养生贵在养心，心平则气和，神清则气爽。常闻对人有益的、令人愉悦的香气，实是养心的最简便快捷又行之有效的方法。

（三）亚健康及常见慢性病防治

芳香疗法与芳香养生方法，对于治疗现代文明病——亚健康状态以及多种慢性疾病具有独特效果。

世界卫生组织根据近半个世纪的研究成果，将"健康"定义为——不但是身体没有疾病或虚弱，还要有完整的生理、心理状态和社会适应能力。据专家介绍，中国符合世界卫生组织这个关于健康定义的人只占总人口数的15%，与此同时，还有15%的人处在疾病状态中，剩下70%的人处在"亚健康"状态中。通俗地说，就是有70%的人通常没有器官、组织、功能上的病症和缺陷，但是自我感觉不适，疲劳乏力、反应迟钝、活力降低、适应力下降，经常处在焦虑、烦乱、无聊、无助的状态中，自觉活得很累。

下面针对几种常见的亚健康状态或所谓慢性病的防治问题，说明芳香疗法与芳香养生的作用。

1. 减肥和增肥与食欲控制

在正常情况下，胖瘦与遗传因素有关。如果大吃大喝又很少参加体力劳动和体育锻炼，营养过剩造成皮下脂肪过多，一部分人也会得肥胖症；反过来，长期营养不良又厌食纳少，也会病理性地过瘦。

瘦的人想要使自己胖一些，需要做到两点：第一，热爱生活，知足常乐，晚上睡好，心宽自然体胖；第二，三餐前多闻闻可以增加食欲的香味，不去想那些令人烦恼的事情，吃的食物营养搭配"科学"一些，不要偏食、挑食。只要做好这两点，身体可能就会慢慢增肥，达到正常的水平。实践证明，能够增进食欲的香料有香紫苏油、甘牛至油、百里香油、月桂油、刺柏子油、柠檬油、肉豆蔻油、姜油、洋葱油、大蒜油、香芹酮、榄香脑、草蒿脑等。

丹麦科学家发现鼠的大脑内有一种蛋白质可以影响食欲，使鼠产生饱的感觉，减少进食。这种蛋白质或许对人体也能起到类似的作用。科学家们说，这种名叫 CART 的蛋白质是由大脑产生的，它与脑中的激素相互作用，可以产生饱腹感。与此相反，大脑产生的另一种名叫神经肽 D 的物质会产生饥饿感。他们认为，这两种物质彼此抗衡，起着调节食欲、控制体重的作用。由于目前只在鼠身上进行动物实验，科学家对 CART 是否也能控制人类食欲仍持保留态度，但他们表示，由于基本原理相同，这种可能性很大。

慕尼黑工业大学的化学家迪特里希·瓦布纳教授认为，香味具有增肥或减肥作用是完全可能的。人们的嗅觉是反应最快的知觉，香味在一刹那间就能进入大脑，大脑可以在短时间内产生 CART 或神经肽 D。

美国芝加哥味觉与嗅觉治疗研究基金会的创始人艾伦·赫希博士说，闻起来很舒服的气味可以帮助抑制食欲。美国神经学家针对肥胖者开展了一项研究，让他们在嘴馋时闻香蕉和苹果，结果显示，闻这些气味的受试者能减掉更多的体重，原理就是这些气味有抑制食欲的作用。晚饭前闻一闻，可以吃得少一些，如果晚饭吃得太饱会加重消化负担，导致睡眠激素——褪黑激素分泌量减少，褪黑激素能降低体温和身体活动能力，并促进睡眠。

此外，另一项研究也显示，每两小时闻一次薄荷，可以让人每天少摄取 350 千卡热量，相当于 100 克米饭。

香味之所以具有减肥作用，是因为嗅觉与大脑中的饮食中心是直接联系在一起的，不吃食物，只闻到食物中的香味就会使人有"我已经饱了"的感觉。德国汉堡的营养心理学家韦斯滕赫费尔则对特种香味饮餐具有减肥效果做了另外的解释。他说：每次闻到香味就会联想到要减肥，因而有意识地少吃食物。所以这不是香味的作用，而是使用食物的香味来引起减肥的意识。

国外用于减肥的不愉快气味有：各种硫醇、甲酚、高浓度的喹啉和吡啶、各种胺类等。常嗅闻这些气味，人就会食欲减退，体重下降。

用于节制食欲的香料还有：艾蒿油、迷迭香油、桉树油、没药油、苯乙酸酯、愈创木酚、吲哚、苯硫酚、对二氯苯、樟脑、氨、硫化氢等。

2. 减缓记忆力衰退与防治老年性痴呆

实践证明，很多芳香物质如菊花、薄荷、迷迭香，能够减缓记忆力衰退，增强记忆能力。

人通过五官得到的信息重现时都会引起回忆，但由于从视觉和听觉得到的信息重现太过频繁，一般不受到大脑的重视，唯独闻到某种不常闻到的气味，能引起种种回忆、浮想联翩，这是人人都有过的经验。古人读书时有焚香帮助记忆的做法，也是这个道理。

加拿大医生赫伯特·温加特纳研制成一种能大大改进人的记忆和学习能力的肽类化合物，该类化合物由于口服时会在消化道中被分解，因此被制成喷雾剂。其喷鼻治疗抑郁症亦获得较好疗效。对于暂时性遗忘症病人，在特定情况下，此剂可增进记忆力 1 倍以上；对常人，此剂能使其记忆力提高 20% 左右。

不少香味化合物也有提高记忆力的作用，日本的冈本明大博士研制出一种可以防治老年性痴呆的香料组成物，让 160 名（男、女各 80 名）65 岁以上的老人随机分成两组，通过对照研究发现，应用这种香料组成物且老年性痴呆的症状减轻的男女人数合计占全体的 86%，其中完全复原者达到 15%，具有令人难以置信的防治老年性痴呆的效果。

3. 改善香烟品质与戒烟

实践中发现，烟瘾极大的"烟民"，在嗅闻了沉香之后，能够数小时甚至 1 天以上不犯烟瘾。

在香烟的生产与应用的实践中发现，芳香物质可以用于改善香烟品质与戒烟。

为了降低卷烟中的焦油和尼古丁含量，减少其对吸烟者身体的伤害，可以在卷烟中，用香料"骗过"吸烟者的嘴巴和鼻子，让他们慢慢地忘掉熟悉的气息而逐渐喜欢上对人体无害的香味化合物。

在卷烟的香料香精配方设计中，适当地外加糖可以掩盖卷烟杂气，改善和协调内在"吃味"，增加烟气的丰满度；而加糖又会导致卷烟产生的焦油含量增加，危害吸烟者的身体健康。所以，在香料香精的配方设计中使用一些天然植物萃取料来代替糖料，如加入一定比例的有机钾、钠类助燃剂，可以增加烟支的燃烧性能，减少燃吸口数，并使烟丝尽量完全燃烧，烟灰抱团发白，从而降低烟支焦油的产生，并使"吃味"醇和。根据风格需要，有针对地加入一些反应物质和增香效果明显的香料，已成为一种必需，但加入的植物（茎叶等）"吃味"要与烟草接近，这样"烟民"才会接受。芦荟保健烟就是这种思想指导下的新产品，中国和日本都有研制。

烟纸和过滤嘴上常常被加入香料，以满足不同顾客的口味偏好。

香料香精不但用于制烟，也用于戒烟。调香师们已经制成了一种特殊的香水，可战胜香烟对人们的诱惑。这种戒烟香水是用"戒烟草"、茉莉花、薄荷等多种植物提取、配制而成的。戒烟香水含有植物中提取的持久"抑烟素"和"绝烟素"，人吸闻戒烟香时，就会在鼻黏膜内破坏和分解对尼古丁需求的受体，同时将体内血液里的尼古丁分解掉。吸闻几次后，鼻黏膜内重新形成抑制烟瘾的新受体，受体形成后，无论再吸什么烟，都没有烟的香味，像吸水蒸气似的，并使人对烟产生反感。戒烟香水由于同时清除了人体内的尼古丁，从而在不知不觉中，使人把烟戒掉了，以后都不会复发。戒烟香水使用方法简单，效果显著，是目前最简单的戒烟方法。

香料香精还参与鼻烟的制作，为鼻烟增香。可以加入具有祛病养生作用的香料香精，使鼻烟成为祛病养生的产品。例如麝香等名贵香辛药材，或用花卉等提炼得到的浸膏、精油等，嗅之气味醇厚、辛辣，有明目、提神、辟疫、活血之疗效。

4. 治疗抑郁症

抑郁症是一种十分常见的精神疾病，其基本症状就是大家都曾体验过的情绪低落、沮丧等，但是有这些抑郁情绪并不代表就患抑郁症了。

典型的抑郁症表现为情绪特别低落、思维迟缓、动作或行为减少。调查发现，抑郁症病人中，女性是男性的两倍，女性在一生中要面对月经、怀孕、生育、绝经和避孕等一系列生理过程，体内激素的变化对情绪会造成很大影响。在心理方面，与男性相比，女性具有自己独特的性格特点，如爱比较、敏感、依赖性强、情绪不稳定等。在遇到挫折时她们更易患抑郁症。

对抑郁症病人及时进行治疗是很重要的，治疗方法以心理治疗为主，药物治疗为辅，对由于家庭和工作问题造成的抑郁症，应进行社会治疗，即以心理医生心理治疗为主，辅以病人亲友和单位的配合，开导病人，各方面关心病人，改变病人的工作环境，让病人的上司和同事等改变对病人的错误看法，帮助病人树立生活信心，这往往可以收到很好的疗效。

以色列科学家说，女性过量喷涂香水可能是患抑郁症的征兆，因为抑郁者嗅觉会受到一定损伤，易导致涂抹香水过量。以色列特拉维夫大学一个研究小组发现，某些疾病会导致病人嗅觉受损。该大学的教授耶胡达·舍恩费尔德说："我们研究发现，患抑郁症的女性嗅觉也受到损伤，导致她们过量涂抹香水。"

研究人员认为，抑郁症不仅是心理问题，也存在生理原因。先前研究证明，抑郁症病人病情好转时，嗅觉也随之增强。舍恩费尔德说，这项研究结果不仅适用于抑郁症，也适用于自身免疫性疾病。医生可以利用嗅觉检测帮助确诊这些疾病。

香味对人的心理和生理所产生的作用都是巨大的，不可忽视的。可以这样理解，不同的香气可刺激大脑立即做出反应，而大脑是人体的"最高司令部"，指挥着全身所有的组织和器官有秩序地工作和应付各种紧急状况，因此，少量的香料分子就能通过大脑这个"最高司令部"对全身各处"发号施令"，做到药物所不能做到的事。这就是"芳香疗法"同一般的药物疗法完全不同之处。通过芳香疗法治疗抑郁症是一条可行的治疗途径。

对抑郁症有疗效的芳香物质如茶花、扶桑花、凤凰木花、百合花、郁金香的香气可以排除烦躁情绪，是辅助治疗焦虑症和抑郁症的良方。当你感到烦躁不安、情绪低落时，不妨闻一闻这些花香。

5. 治疗失眠

失眠，是脑神经递质与神经肽双重失调而导致的症状。

缬草是一种药草，芳香疗法中常用其治疗失眠。日本发凯尔公司中央研究所的一项研究表明：自古以来民间流传的有镇静、加深睡眠作用的草本植物缬草，提取其成分加入食品食用后，对睡眠不佳者，如入睡困难、睡眠不深、醒后睡不着和整个睡眠质量差的状况有良好的改善作用。该研究采用受试者自己评价睡眠质量状态的统计学调查方法进行评估和分析，结果为：在摄食含有缬草食品的全体受试人员中都显示出其具有改善睡眠质量的作用。

也有研究表明，玫瑰花香可使人的心情变得沉静，缓解人紧张烦躁的情绪，起到安神镇静的作用。

（四）芳香美容

爱美是人的天性，美容问题值得特别关注，因此将"芳香美容"问题单独列出来讨论。

芳香美容涉及美发、美面、美肤、香体、香衣等多个方面。

1. 香衣与芳香纺织品

中国自秦汉时期就出现了用于熏衣用途的熏笼。它是一种罩在香炉之外的笼形器物，使用者将衣物、手巾等纺织品放在熏笼上，利用香炉的香气对其进行熏烤，既能起到烘干作用，又能将衣服等纺织品熏香。将熏香处理后的衣物穿着在身时，香气四溢，可数日甚至月余不散。

现代人不再使用熏笼来熏香衣物，而是利用现代化工技术生产芳香纺织品。

我国的调香师和科研人员在整理中国古代"宫廷熏衣匠"资料时得到启发，经过多年的研究、实验，首先在香精的留香、对织物的吸附性能方面取得了重大的进展，先后配制出一系列花香、木香、龙涎香、果香、草香等在闻香纸上可以留香达半年以上的纺织品专用香精，之后又在加香技术方面有了前所未有的突破，利用最新的科研成果，设计、制造出一种专用的"熏衣机"，不管是棉、麻、丝、绸还是各种人造纤维织物，采用这种专用的香精及专门的加香方法处理以后，香气分子可以进入到纤维分子里面并形成牢固的结合物，可耐数十次洗涤、暴晒、熨烫整理而仍旧飘香，走在整个纺织品加香行业的前列。

随着生活水平的逐步提高，人们对生活条件和环境有了更高层次的消费要求。在日用化学工业领域，香味纺织品的出现很受消费者欢迎。五颜六色、鲜艳夺目的纺织品，加上香味以后，犹如锦上添花。人们对香味纺织品的需求也日益增加。

2. 芳香化妆品

芳香化妆品，古代有胭脂、妆粉、面脂等。现代有口红、唇膏、眉笔、沐浴露、香皂、香水、面霜、护肤霜、洗发香波等。

化妆品是指以涂抹、喷洒或者其他类似方法，散布于人体表面的任何部位，如皮肤、毛发、指趾甲、唇齿等，以清洁、保养、美容、修饰和改变外观，或者修正人体气味，使人保持良好状态为目的的化学工业品或精细化工产品。

化妆品离不开香味，所以日本仍然把化妆品叫作"香妆品"。

日本有人在20世纪80年代提出"不加香精的化妆品"，声称他们生产的化妆品所用的原料非常纯净，不带异味，因此可以不用香精来掩盖原料的气息。这个口号很吸引人，但没有取得商业上的成功。很难设想没有香味的牙膏、香波会有人买。而且市场上的化妆品特别是清洁用品，香型不同甚至可以影响商品的价格。一瓶香波，仅仅凭着惹人喜爱的香气，可以以高得多的价格出售。

护肤品中的香精根据不同的香型大体可分为3大类：花香香型、瓜果香香型和幻想混合香型。花香型有：茉莉花香、玫瑰花香、桂花花香、栀子花香、铃兰花香、米兰花香、玉兰花香等；瓜果香香型有：哈密瓜香、香橙香、柠檬香、苹果香、菠萝香等；幻想混合香型有：国际香型、海岸香型、森林香型、海洋香型，有时也用木香、草香与花香的复合香型，如松针油、棕油、迷迭香油、熏衣草油、檀香玫瑰、古龙等香型。由于护肤品中"油蜡"类的原料占比较大，没有加香前，有较强的油腻味，闻起来令人极不舒服。使用香气强度较大的香精，能够较好掩盖这类护肤品中的"油腻"味，所以护肤品中所添加的香精首选应是香气强度较大的香精，其次才是其香气的优雅、清新，除茉莉花香外，其他如玫瑰花香、国际香型等一些香气强度较大的香精都适合用于护肤品。

我国从20世纪20年代开始生产的雪花膏起，到现在市场上五花八门的护肤品，其所添加的香精的香型从单一的花香型到现在混合花香型和幻想混合香型，都说明护肤品使用的香型是从单一的花香到混合花香、复合花香变化，一直朝着"香水"的香型发展。现在你走在大街上迎面袭来淡淡的"香水"香气，不一定是对面的人喷洒了什么香水，可能她（或他）只是刚洗完澡抹了一点什么膏霜，而这种膏霜里面添加的香精香型就类似于某一种品牌的香水香型。

护发品使用的香型更是多种多样，有玫瑰香型、铃兰香型、茉莉香型、瓜果香型、香水香型、芳草香型等，最常见的是玫瑰香型和薰衣草香型。这些香由单一的瓜果香型或花香型向复合花香、混合香型发展。

摩丝、喷发胶除对发型起固定作用外，还具有护发、乌发、抗静电、营养头发的作用。摩丝、喷发胶所添加的香精比例在0.4%~1.0%，由于其配方中的原料有异味的原因，开始生产厂家较多使用花香型来掩盖，如"玫瑰香型"，这种带有点甜香，又具香茅气味的香精能较好地抑制摩丝、喷发胶中的原料异味，起到掩盖作用，并散发出甜甜清香的效果。当然其他花香型也有类似的效果。

唇膏的香气以芳香甜美适口为主，可用玫瑰、茉莉、紫罗兰、橙花加点水果香作为头香，眉笔和胭脂所用的香型与唇膏差不多。

清洁卫生用品一般希望香气清爽使人产生清洁感，并且应该是男、女、老、幼都喜欢的香型，例如花香、果香、清香、草香等。日本人喜欢玫瑰、铃兰、茉莉、香水、芳草香型的洗发剂和漂清剂，西欧人较喜欢药草香、薰衣草、馥奇、檀香、青苹果和百花香型，而美国人喜欢的是芳草型、水果型、香水型和百花香型，我国人民则较喜欢花木香为主而头香带点水果气味的清香型，近年来馥奇香型也较流行。

3. 美发、美容

关于美发，我们往往首先想到的就是洗发露、摩丝之类的芳香产品。其实关于美发护发的芳香产品与配方很多。如玫瑰油饱和露有护发功能，喷于头发上有使头发顺滑柔润、防止紫外线伤害、防止头发沾染油烟等功效；依兰依兰油能使头发更具光泽；古人有用郁金香油润发香发的，还有人采摘都梁香的嫩茎，给头发增加香气；古代还有人将零陵香浸在油中，用来装饰头发。总之，古今的芳香美发护发例子很多。

关于美容，列举一个古代美容方：唐永和公主美容香方。

成分：鸡骨香90克，白芷、川芎、瓜蒌仁各150克，皂荚300克，大豆、赤小豆各250克。

用法：用此香粉洗脸，早晚各1次。

制作：将皂荚用火炮后去皮筋，与其他香料混合，共研细末，剔去豆壳备用。

功效：祛风活血、润肤泽面。

方解：方中鸡骨香为大戟科植物。鸡骨香的根，又名土沉香、木沉香等；其味芬芳、苦，性温，可理气除湿，祛风活络。与大豆、赤小豆同用，能洁净滋润肌肤。配入白芷、川芎，则有祛风活血，美白、润肤之功效。瓜蒌仁、皂荚可去除垢腻，清洁皮肤，有助于药物充分渗透肌肤，起到悦泽容颜的作用。

来源：《太平圣惠方》。

其实，古代芳香美容方非常多，这里不再一一列举。

关于现代芳香美肤产品，我们很容易就能联想到各类洗面奶、面霜、防晒霜等。这些都是在洗涤、护肤成分中添加了芳香物质而制成的产品。

现代芳香疗法有多种用于眼部肌肤护理的芳香复配精油。现将几种眼部肌肤护理复配精油介绍如下。

［配方1］

主要成分：接骨木、椰子胶原蛋白、灵芝、玻色因、小米草提纯液、氨基酸、山梨醇、水蛋白。

功能：有效促进微循环，消除眼周幼小皱纹及假性皱纹，淡化黑眼圈，收紧眼袋，还能舒缓眼部疲劳，增进视力。

［配方 2］

主要成分：菩提花、丁香花、德国洋甘菊、玫瑰。

特点：其吸收效果比市面上的眼部护理原液效果好，除了可以去除黑眼圈，淡化细纹，提升眼部肌肤弹性，对抗黑色素之外，还可以改善眼周疲惫痕迹，消除浮肿、细纹和改善眼袋，使肌肤重获弹力，眼周肤色均匀焕亮，并且气味非常好。

功能：改善眼袋，促进微循环，排除代谢物。加强细胞活力，高效滋润、保湿，可延缓老化，补充肌肤维生素及矿物质，可避免水分流失，使肌肤富有光泽和弹性。舒缓眼部疲劳及水肿现象。高效去皱、滋润、减少眼袋黑眼圈。

注意事项：精油的挥发性分子会刺激眼睛，所以调配时，精油浓度要低，保持在0.2%为宜。

保质期：12 个月。

上述精油配方，是用于面部局部（眼部）按摩的精油。

关于肌肤护理用途的芳香精油配方，也可列举以下几个例子。

［配方 1］（肌肤滋养）

主要成分：橘子精油、薰衣草精油、茴香精油、甜杏仁油。

适用肤质：各种肌肤。

主要功能：①含丰富维生素 E，帮助细胞更新、再生。②除皱、滋养肌肤，增进细胞活力，预防老化。③可增强皮肤弹性，淡化疤痕、黑斑。

其他功能：①促进新陈代谢，放松、舒缓肌肉疼痛，促进排汗、消毒、杀菌，赋予身体温暖感。②安抚、稳定情绪，可治疗偏头痛，可舒缓肌肉痉挛，平衡皮脂分泌，对烧伤、晒伤具愈合作用，可以改善青春痘、湿疹、干癣。③强化消化系统，滋养肝、肾并有去痰功能，可清洁及滋养皮肤，预防皱纹产生，化解肾结石，活化腺体。④有丰富的矿物质和蛋白质，可与皮肤的表层亲密结合成一层保护膜，可防止阳光、空气污染的伤害，且具有柔软肌肤、增强皮肤弹性的作用。

使用方法：①将脸洗净，滴 4～6 滴于手上，直接涂抹于患部，轻轻按摩。②加3～5滴于面膜中，加强保湿、净化、抗皱等功效。③于蒸脸时，加入 5～8 滴，增加安抚效果。④平常可用优质基础油稀释使用，10 ml 的基础油加入 15～25 滴，可净化保湿促进细胞生长，调整肤质，促进肌肤血液循环。

［配方 2］（皮肤缺水护理）

主要成分：玫瑰，橙花，甜杏仁油，小麦胚芽油。

适用肤质：各种肌肤，缺水、干燥、老化皮肤。

主要功能：①适用于任何类型肌肤，特别是对干燥敏感型肌肤提供良好的滋养功能，对于消炎及微血管破裂也有效。②可舒缓焦虑、忧郁及压力，减轻失眠症状，因具有细胞防御功能，可帮助细胞再生，增加皮肤弹性。③有丰富的矿物质和蛋白质，可与皮肤的表层亲密地结合成一层保护膜，且具有柔软肌肤、增强皮肤弹性，防止皱纹产生的作用。④滋养功能，防止肌肤脂质氧化，预防表皮组织变坏及肌肤老化。

使用方法：①将脸洗净，直接涂抹于脸部，轻轻按摩。②加 3 ~ 5 滴于面膜中，加强保湿、净化、抗皱。③于蒸脸时，加入 5 ~ 8 滴，增加安抚效果。④平常可以优良基础油稀释使用，10 毫升的基础油加入 15 ~ 25 滴，可净化、保湿，促进细胞生长。

［配方 3］（淋巴排毒）

主要成分：杜松子精油，天竺葵精油，丝柏精油，荷荷巴油。

适用肤质：各种肤质。

主要功能：净化、排毒、利尿、催汗、抗菌、促进结疤。强化循环系统，使循环更畅通，改善充血及一般排尿系统，可帮助肝、肾排毒，改善滞留及肿胀，使苍白皮肤较为红润有活力。净化心灵、促进循环、改善静脉曲张，可帮助血液循环维持正常，控制水分过度流失，促进血管收缩。高渗透性，是经由皮肤补充身体营养最好的基础油，可消除皱纹。

使用方法：全身放松，取适量淋巴排毒复方精油于按摩部位及全身，再以专业淋巴手法做全身指压、按摩，而将毒素排出体外。若能配合红外线按摩 5 ~ 10 分钟，则可达到更佳效果。

第四章　佛香的各类用途简述

本章简要介绍佛香的各类用途。有关佛香在医疗保健方面的相关内容已在第五章讲述，此处不再赘述；而佛香的宗教用途将放在中篇的章节中详述，本章中亦不再涉及。

一、制作香囊

制作香囊是香料使用的传统方法之一。中国古代很早就有直接将香料放入香囊里，以丝线缝绣，佩戴在身上的习俗。早期大多是女子佩戴，例如《尔雅》记载妇女所佩的"缡"，就是一种近似于端午节佩戴的香囊。到魏晋时期，佩戴芳香四溢的香囊不再是女性的专利，已经转变为文人雅士表现风雅的方法，所以文人雅士在日常生活也会经常佩戴香囊。

明清时期的达官贵族在出门时甚至会有奴仆手持烧香熏炉站在马车两侧，车上也会悬挂香囊，因而当马车经过之时，可见香烟如云、尘土皆香的景况。

二、涂敷

涂敷之用的香料种类繁多，一般是把香料捣成碎末之后，配成各种香方，再制作成香粉、香油或香脂使用。常见的是沐浴之后直接将香粉、香油敷在身上、脸上，甚至进一步加入胭脂调色后制作成敷面香粉或润泽芳香头发的香油，以及调和香粉的唇膏等。此类香品多为女子使用，常见于妇女的妆奁里。

佛教经典还记载着一种"涂香"，是指将香料粉末加水或是加入油脂做成香水或香油，涂抹在佛像或信仰者身上，作用是供养诸佛、菩萨或是祈愿祝福。

三、香疗与养生

许多香料是重要的传统中药，具有开窍醒神、悦情益智、启闭疗郁、清肺化痰、止咳平喘等具体功用。

在明代李时珍所著《本草纲目》的治病方中，提到了木香、藿香、郁金、茅香、兰草、蕙草、蜜香、檀香、安息香、乳香、丁香、苏合香、沉香等，这些香料都具有某些特定的疗效，不仅可以入药口服，还可以制成各种药膏，敷抹在患处，以治疗痤疮等皮肤疾病，或是治疗口部溃烂等疾病。其他香疗与养生的内容，已在"佛香与医疗养生保健"章节中讨论过。

四、用于建筑、雕刻

除了常见的熏燃、佩戴、服用等用途之外，有些香料可以持续散发防止虫蠹的香气，因此某些质地坚硬的香木被运用在建筑房屋与造像雕刻上。例如，汉代帝王有以香泥建筑"椒房"让宠爱的妃子居住的爱好，清代亦有使用天然香木建造成宫殿梁柱的记录。

五、驱虫防腐驱避

有人将芸香、麝香、樟脑等香料放置在书柜里，利用香料的特殊香气驱虫，避免藏书遭到虫蠹，因此古代藏书处所又有"芸台"之称。"书香门第"一词也与此芸香驱虫的历史习惯有关。

古埃及人懂得将香料用于尸体防腐，制作木乃伊。中国道教也擅用特殊香料（白芷）驱除尸虫。

人类在与各种自然灾害做斗争时，发现了天然的驱避剂——有些物质的气味对某些动物有驱避作用，这些物质就被称为驱避剂。驱避剂对保护人类安全健康有一定的作用。

在植物王国中，有一些被誉为"植物猫"的植物能发挥驱鼠的特殊作用——药用倒提壶是自古以来十分著名的驱鼠植物，它的植株晒开后，就能发生一种气味，使鼠类无法忍受，一闻到就马上抱头逃窜，更不用说靠近了。具有驱鼠作用的植物还有接骨木、毛蕊花、缬草等，它们都能散发出使鼠类难以忍受的气味。香料植物芫荽，各地都有栽培，亦有特殊的气味，将它的叶子和粮食混在一起，也可防鼠害。苦参、黄连、大蒜、辣椒等含有不同的辛辣成分，对鼠类也有较强的驱避作用。

民间也有利用老鼠怕死鼠味的特点，放个死鼠在鼠类出没的地方，这样老鼠就不敢来了。

荷兰的希波机场曾经老鼠成灾，而老鼠的存在则吸引了众多鸟类前来。这些鸟经常撞上即将起飞的飞机，有时甚至还可能导致非常严重的飞行事故。经专家研究后，希波机场决定在机场周围种植郁金香，这样做并不是为了美化机场周围的环境，而是要对付那里的大量鼠类。结果，郁金香的气味有效地阻止了机场周围的鼠类闯入机场。

人们早已发现许多天然香料有驱虫作用，如薰衣草或薰衣草油放在衣柜中可使衣物免受虫咬损坏，桑柑的驱虫效果也特别灵，香茅、肉桂和丁香也有出色的驱虫本领。将肉桂油和丁香油混合作为驱虫剂使用，在欧美民间已经有 100 多年的历史了。

六、 产品赋香

明代以前的文人喜欢在墨条中加入檀香、麝香、丁香等香料，消除墨汁产生的不好气味，使得书写之中带有阵阵香气。

现代人利用芳香物质制作各类加香产品，如香皂、香水、化妆品、牙膏、洗涤剂、蚊香、喷雾杀虫剂、空气清新剂、烟酒茶、加香食品、服饰、家居装修材料、燃料（包括煤气、石油气、汽油、柴油等）、润滑油、油漆、医药品、玩具、文具、蜡烛、人造花、干花、纸张、油画、各种家用电器、橡胶制品、建筑材料等——几乎所有生产民用商品的厂家，都可以考虑将自己的产品变成有香味的产品，以提高在市场上的竞争力。

产品加香需要使用各种香精。所谓"香精"，就是两种或两种以上的香料的混合物，国外称为"香料混合物"。

七、 美化环境

气味的"香臭"是环境保护与污染状况的一项重要指示。人群拥挤的地方尤其是夏天，其臭气不亚于动物园；鱼肆、垃圾场、厕所、禽畜养殖场、大量有"三废"排出的工厂和污水道则臭气冲天，令人难以容忍……地球表面大量的臭气有很多是"人造"的，是人污染了环境。

人类既能污染环境，也能治理污染、美化环境。最早商品化生产的环境用香当是抽水式马桶用的"绿泡泡"消臭赋香剂，使用了铜盐（吸收氨味）、活性炭（吸附硫化合物和低碳醛、酸等）、花香和果香香料（遮盖臭味），后来又进一步发展了室内芳香剂、汽车香水、"香精丸"等新产品。

各类加香的空气清新剂、清洁剂，都为香化、美化环境做出了不少贡献。

八、 在饮食方面的应用

香料在饮食方面的应用如下。

（一）饮食加香

1. 烹炒面食用香

烹炒面食用香历史悠久。香成为中国饮食文化的精华，主要体现在以下几个方面。第一，烹炒用香。古时人们就知道利用胡椒的香气调口味，利用桂皮、生姜、茴香作调料。随着食品与香料的配合，香在烹炒中成为必不可少的用料，大肉无大茴香和丁香则无味，羊肉无胡椒和生姜则膻腥，鸡肉无桂皮等香料则难合人口味。丰盛的宴席上的各种佳肴都是香料的艺术结晶。在炒时使用药用的山艾、大茴香、丁香、生姜、桂皮等都是厨师必掌握的用香技艺。第二，面食用香。蒸馍、烙馍掺和进香茹草、小茴香、花椒叶、姜黄等，既使蒸馍花卷香味扑鼻，又使颜色特别好看。第三，用香配制食品调料，如厨房常用的"五香粉""十三香"等成品调料。第四，香型食品添加剂的广泛使用，成为副食品的特色。

2. 饮料用香

饮料中的香茶是历史上最早的加香饮品。随着社会的进步，各种加香饮料已进入人们的生活。酒讲究香型，如酱香、浓香、清香等。桂花酒、玫瑰酒是以原植物香为基调的，苹果汁、柠檬汁、菠萝汁等同样如此。无论是在历史上还是在现代，是香气、香味丰富了人们的口味，使人们的饮品充满情趣。

（二）食品香精

食品、饮料、烟草生产中需要使用食品香精，工业中的食品香精是一种由香气和香味料物质制成的浓缩产品，加或不加溶剂或载体，它广泛应用于食品加工，为食品赋予特殊的香或味，增强或改进它的香或味。咸、甜、苦和酸的味感并不包括在此定义的范围。食品香精是不能被消费者直接消费的，如香蕉香精、梨子香精、咖啡香精、牛肉香精等。

食品香精有如下种类。

（1）天然食品香精。这些产品长期以来是每一个食品香精制造厂的支柱，不管在合成食品香精方面取得了多大的技术进步，但从心理和立法等方面因素考虑，天然食品香精仍是重要的，然而一些负面因素必须考虑。①质量的变化。质量变化发生在每年不同收获期的产品。②原料的损失。为了得到相应的天然食品香精，必须大量消耗原料，例如萃取 1000 千克草莓，仅得到 80~90 千克草莓浓缩物。柑橘果实是个例外，因为提供给食品香精工业的精油是取自果皮，而果肉和果汁能使用于其他用途。③有限的供应。耕作面积缩小形成库存减少，以及产量的波动或甚至失收（如旱灾）等可使原料供应波动，价格往往因此受到影响而高低浮动。④低浓度。除天然精油外，绝大多数天然食品香精香味相对淡薄，且往往一方面因存在技术性问题而无法使用于食品，而另一方面是食品香精常常成本高昂。

（2）天然等同食品香精。虽然这些产品也可能使用天然成分，但还是合成香味料物质。在某些情况下，使用合成香味料要服从法规上的限制。然而这类香精较之天然食品香精具有更多的好处。

（3）人造食品香精。除了天然和天然等同成分外，此类香精至少含有一份人造香味料物质。在大多数国家使用人造食品香精会受到严格的限制，若手边无替代品（一种天然或天然等同食品香精），人造食品香精仅作为推荐使用。

（4）美拉德反应产物。由非具有真正香味料性质的原料混合物（糖和氨基酸等）一起加热而制得，时间不超过 15 分钟，温度不超过 $150℃$。美拉德反应是广泛存在于食品工业的一种非酶褐变，是羰基化合物（还原糖类）和氨基化合物（氨基酸和蛋白质）间的反应，经过复杂的历程最终生成棕色甚至是黑色的大分子物质类黑精（或称拟黑素），所以又称羰氨反应。运用美拉德反应所形成的香精具天然肉类香精的逼真效果，具有调配技术无法比拟的作用。

（5）香烟香味料。由烟熏方法制备，用于烟熏食品的需要。

崇尚自然、回归自然已成为世界性的不可抗拒的潮流，食品香料与香精的发展也无法摆脱这一潮流。回归自然的潮流为天然产品的生产者创造了快速发展的机遇，也为他们创造了发财致富的机会，因为消费者为了"安全""健康""长寿"愿意付出高于合成产品的几倍甚至几十倍的价格购买天然产品。例如天然香兰素就比合成香兰素贵 100 倍！"天然的就是安全的"或"天然的至少比人造的更安全"的观念根深蒂固。但是，从香料化学家的角度看来，这并非绝对正确的观念。一种天然香料与一种化学结构和纯度完全相同的合成香料（香兰素就是一个实例）相比，在毒理学上、营养学上和感官作用上的差别可能并不明显。尽管如此，天然香料的地位和价值仍然不可动摇。

（三）饮食与色、香、味之间的关系

食物在被人进食前要经过眼、鼻、口 3 道关卡，只有经过这 3 道关卡且检验合格的食物才易于被人吃下去。视觉在其他方面的重要性远大于嗅觉，但在检验食物时则不如嗅觉了。苹果切丁后，虽然外观已看不出是什么水果，但人们只要用鼻子鉴别确认是苹果后照样会被送进嘴里；而用塑胶或石蜡仿制的苹果不管外观如何相似，成年人也是不会吃它的。

有些食品（例如咖啡）在食用前人们先要嗅闻一下它的香气，但是它的"滋味"仍靠嘴来品尝。如果鼻子不畅通，咖啡就好像失去了大部分气味，人就不好辨认。有的食品（例如饼干）则必须入口之后其香味才能充分被感受到，因为食物的香气在热加工时被封闭在饼干里面，咬碎后才能充分发挥出来。现在有许多食用香精被加工成"微胶囊"形态加入各种食品中，这些食品的香味也只有在被咀嚼时才会散发出来。

烹调也是调香，虽然色、香、味、形、质都要考虑，但香味仍然是最重要的。烹调师可以把来自植物和来自动物的食物配成美味佳肴，也可以用辛香料掩盖牛、羊肉的膻味和水产品的腥味。闽菜中有一道菜叫"佛跳墙"，寓意是菩萨（和尚）都挡不住其诱惑弃禅跳墙而来，充分说明调制好的香味对食物来说多么重要。

巴甫洛夫曾说过："食欲即消化液。"味美香佳的菜肴，会由于唾液和胃液的旺盛分泌所引起的促进作用，使整个新陈代谢系统的功能充分地发挥。若是我们的食品既无诱人的香，又无可口的味，不仅引不起食欲，而且即使食用后，其结果也只会是使唾液和胃液的分泌减少到低于消化食品的需要，从而使新陈代谢作用不能有效地进行。由此可见，香和味对人体生理功能具有何等的重要性！

九、 滋养性情及其他杂类用途

香品除以上几个用途外，还可滋养性情或用于其他杂类用途上，具体如下。例如，香料在民俗节庆与祭祀中的使用；辟邪、防疫；营造和谐欢乐气氛（如《红楼梦》中的各种场合用香）；文人用香来营造诗情画意及琴棋书画氛围；作为修身养性、人性的回归、心灵的净化与情感陶冶的手段。

此处着重介绍香品滋养性情的用途及香灶占卜的用途。

（一）滋养性情

在多层次、多角度的香品应用与香道文化研究中，最令人感兴趣的，就是它有助于改善人与自然的关系。当前这个喧嚣的世界上，本应当是自然之子的人类，却愈来愈远离了自己的母亲——大自然的怀抱。这在现代大都市里的居民中表现得尤为明显。人们被紧张的生活节奏、复杂的人际关系、污浊的空气、刺耳的噪声弄得心烦意乱、神不守舍，患上了千奇百怪的"现代都市文明病"。人的智慧和创造力在生计的逼迫下正在缩减；人的情绪和行为在名利的诱惑下正在被扭曲。我们大家都能感觉到，在我们身边的人群中，产生疲惫感、冷漠感、烦躁感、挫折感的人似乎越来越多了。改变这种现象的办法有两条：一是投身大自然的怀抱，在湖光山色、鸟语花香中去享受短暂而宁静的人生，去感受"久在樊笼里，复得返自然"（陶渊明《归园田居》诗句中）的欢愉，使自己失序、失衡、失望的心理与情绪得到缓解和调适；二是在自己的斗室里焚香静坐、读书或写作，既能使思绪集中，提高效率，还能使心灵得到净化。对此，古今的文化人皆有深切体会。比如，宋代文豪苏东坡被贬赴海南岛儋州的途中买了十多斤的檀香，并在儋州修建了"息轩"，每天都要焚香静坐一段时间，以调节自己的思绪和心境。他的《司命宫杨道士息轩》一诗中有句云："无事此静坐，一日似两日；若活七十年，便是百四十。"陆游在其《假中闭户终日偶得绝句》中写道："官身常欠读书债，禄米不供沽酒资。剩喜今朝寂无事，焚香闲看玉溪诗。"可见焚香静坐或读书，都属上佳之"心理按摩"疗法。画家齐白石作画时也经常焚香以激发灵感。他说："观画，在香雾飘动中可以达到入神的境界；作画，我也与香雾中做到似与不似之间，写意而能传神。"这种在香烟袅袅中或静坐，或读书，或作画的做法，的确可以使人的精神进入庄子所说的"天地与我并生，而万物与我为一"的高超境界。或者，恰如老子所言："归根曰静，静曰复命。"亦即使人性回归自然之大道，激发生命与创造的活力。当此时也，一切杂念顿消，精神气爽，能够大大增强人的记忆力、理解力和创造力，我们可以把这种现象称为"闻香悟道"或"焚香得道"。《中庸》第二十二章曰："唯天下至诚，为能尽其性；能尽其性，则能尽人之性；能尽人之性，则能尽物之性；能尽物之性，则可以赞天地之化育；可以赞天地之化育，则可以与天地参矣。"香味是许多植物发现自己生命潜能的具体表现，它不仅引导蜂蝶通过传播花粉来实现自己生命的延续——结出果实或种子，而且明白无误地告诉世界它这个物种的存在和潜能的巨大。人们取香、用香的实践活动恰恰说明，人类不但可以"尽物之性"，而且可以通过"赞天地之化育"来"与天地参"，从而更好地实现自己生命潜能的巨大发挥。由此可见，香道之义大矣哉！

（二）香炷占卜

香炷占卜，就是根据香炷燃烧时的长短情况，进行占卜。下文为北京周咸熙先生赠送万国道德学院的《斗姥九皇真经》中所附带的香谱，也可以将其理解为民俗文化内容。

（1）平安香：平安无事。

（2）禄香：左搭右增，右搭左减（左边的香灰搭在右边的香上就是增福，右边的香灰搭在左边的香上就是减福）。

（3）小天真：佛祖临坛，急焚香火。

（4）大天真：神使临坛，急焚香火。

（5）小莲花：三日之内必有人来，吉事相望。

（6）大莲花：七日之内来财喜。

（7）献瑞香：三日之内有吉祥之兆。

（8）口舌香：七日之内有凶人来争是非。

（9）寿香：左搭右增，右搭左减（左边的香灰搭在右边的香上就是增寿，右边的香灰搭在左边的香上就是减寿）。

（10）长生香：三日之内有人相邀请。

（11）天地香：天地采香，急焚香火。

（12）催供香：三日之内有祖师降临，急献供上香。

（13）孝服香：七日之内主家中穿孝服。

（14）增福香：十日之内有吉祥如意。

（15）催命香：月中有命终之人，或半年内伤小口。

（16）催丹香：道家生丹，身轻体壮，庶人长智，发福生财。

（17）功德香：功行全备，神灵默佑。

（18）极乐香：修仙自有金丹成，庶人终有喜庆成。

（19）增财香：十日之内，有进财之兆。

（20）贼盗香：早有土寇，晚有盗贼。

（21）疾病香：七日之内，有人患疾病。

（22）恶事香：七日之内，有人来撩事斗非。

（23）成林香：行功立德，自有护法，创作喜事，自有天相。

（24）消灾香：灾消难满，百福并生。

中篇　佛香文化

第五章　宗教与香

　　香料的起源和发展与宗教有着千丝万缕的联系。香料被应用于宗教领域的历史非常久远。为了净化、沟通和表达人们的虔敬心意，人们常在举行宗教仪式的过程中焚烧香料。在此过程中使用香料有两方面意义：一方面，人们相信从寺庙香炉里飘散而出的香烟可以驱邪魔，并将自己恭敬奉献的心意表达出来；另一方面，人们希望在借由香烟与神明沟通的同时，还可以得到神明的回应。

　　不同的宗教对于香料的使用皆有不同的意义，下面简要介绍不同宗教对于香的使用情况。

一、 犹太教用香情况

　　犹太人在被带往巴比伦之前，就已经开始供奉香料以献给上帝。犹太人对于香料的种类和配方有着极严格的规定，不允许将一般的香料供奉给上帝。《圣经·旧约》里记载了许多用来焚烧献祭给上帝的香料。对于犹太教来说，香料是相当重要并且具有特殊意义的物品。在中世纪时期的欧洲，犹太人开始与中东开展贸易活动，犹太人几乎垄断了东方香料在欧洲的零售市场。

　　犹太人家庭在每天早晨与晚上点灯时，都要在家中焚烧一些产于巴勒斯坦附近的香料，这些香料是特别要献给上帝，不可以用其他香料替代，因为这是犹太人必须遵守的一种祖训。

　　另外，在每次的安息日礼拜过后，犹太人也会燃烧香料，借由香料散发出来的香气重振精神，并且借此疏解忧愁。犹太人也将没药、肉桂等香料混合，制成一种独特配方的香油膏献给上帝。这种专供宗教使用的油膏的调和方法不同于一般香膏，它专属于神圣世界，人们不可以将它涂在身上，也不可以不按规定自己随便调配。

　　还有一种由没药或其他香料做成的香膏，这种香膏则被使用在女性净身，或是祭坛、烛台等宗教物品的涂油礼上。在《圣经·旧约》中记载，犹太人若犯了亵渎上帝的罪，当他发怒，如降瘟疫在人间时，犹太人会举行赎罪祭。在赎罪祭过程中，犹太人需要献上一头公牛作为祭物，将一个盛满火炭的香炉放在祭坛上，在上帝的面前，把按严格配方要求配制而成的香末放在炉中燃烧，使祭坛上的香烟弥漫四周，人们想借此得到上帝的宽恕。

二、 天主教用香情况

《圣经·新约》记载，基督徒为了与异教徒信奉神祇而焚烧香料的习惯相区分，所以初期教会并没有焚香的习惯。但在"马太福音"中还是提到当耶稣降生时，有人献上价比黄金的乳香、没药等香料作为祝福的献礼，显示香料在当时仍具有独特的宗教文化意义。《圣经》里出现许多香料名称，其中最常见的是没药与乳香，其他还有沉香、番红花、甘松香、苏合香等，有二十多种。

在公元四世纪左右的欧洲，信仰天主教的人们开始在各地的圣人崇拜活动与圣餐礼上焚烧香料，表达对圣徒功业的虔敬之意，并希望自己的祈愿可以上达天庭。时至今日，在重要的仪式中，天主教依然保留着通过燃香虔诚祝祷的习惯。天主教徒焚香只是用来表达对神的虔诚祈祷，他们认为香烟会与内心的祈祷一起升至神的面前。所以《圣经》记载："香就是众圣徒的祈祷。"

目前天主教徒在圣诞夜或某些重要节日举行弥撒祈祷前，会在香炉里添上烧红但没有火焰的木炭，再轻轻撒上一层乳香等香料，烟气从炉口飘出，散发出淡淡的芳香。除了焚烧香料之外，圣油礼也是天主教非常重要的用香形式。在基督徒的受洗、坚信，主教或教士的任命，国王继位或天主教徒死亡后举行的涂油礼等仪式中，都会使用一种添加了玫瑰、茉莉、安息香、麝香等香精或香料的橄榄油，将其涂抹在人身上，使人转凡入圣，得到上帝的祝福。

三、 伊斯兰教用香情况

伊斯兰教起源于阿拉伯地区，阿拉伯人有焚烧香料以驱除蛇虫、洁净空气，或是喷洒香水借此熏香的习惯，这种长久以来对香味的爱恋使虔信的伊斯兰教徒相信，在人最终要去的天堂里会处处弥漫着象征神圣和纯洁的香气。

四、 中国佛教用香情况

在唐代，我国佛教寺院的活动频繁，在高僧说法、供佛、浴佛等佛事中都会使用香料，加上国家也支持各种佛教活动，佛教徒烧香供养成为普遍的现象。

佛教将香作为供养佛、菩萨、诸天神明的贡品、修行的助缘、悟道的契机，用妙香来比喻佛教修行者的信念和德能，甚至发展出整套的供香仪轨、方法及手印与真言。佛经中有大量与香有关的内容，而《维摩诘所说经》中描述的香积佛所居住的众香国，则是佛香德能的至高体现。可以说，佛教对香的运用和重视程度，排在多种宗教当中的首位。这也是后面将要详细讲述的内容。

五、 道教用香情况

道教使用的香料主要是沉水香、降真香与香洁树木所开的鲜花等。《上清灵宝大法》一书详细列出道香、德香、无为香、清净自然香、妙洞真香、灵宝慧香、超三界香、三境真香八种天香。在道教仪式中，道教修行者进入修道的洁净场所——"室"之后，要在香炉前"三捻香"，此时香炉中所飘出的香烟就是一种修行开始的象征：在烟雾缭绕的香案前，仿佛可见众多神仙使者，如侍香金童、传言玉女等，衣裾飘飘地站立在香炉前护卫，使香烟不会萦散，让上天得以听闻启告内容。在念完启告仙真的文字之后，从香炉中发出的烟雾又象征着诸多神仙使者带着祈祷的内容从仪式场合出发，向上升至天庭，即具有将进行科仪之人所启告的内容一字不漏地传递至天庭的神祇耳中的意象。由此可知，在道教仪式中，香的作用是通感神人，传达祈求仙人赐福的启请与意念。

第六章　香与佛门修炼

关于香料的宗教用途已经在前面章节讲述过，此处专门讲解香的佛教用途。

一、供佛的特殊供养物

佛家把香看作供养佛、菩萨的特殊供养物。一般人在家里供香，可以长养身体，尤其长养慧根。当我们以香供养诸佛时，其实也是在进行精进不退的自我修行。除此之外，我们也应以烧种种妙香、涂香、末香等的方式供养经典。念诵经典前要先洗浴，之后再烧种种妙香，正心正念，受持读诵佛经，才能清净庄严，忏悔解罪。

除了用香来作为供养的殊胜供品外，我们更应该将至诚的心香直接供养佛。《戒德香经》认为，世间各种再芬芳的香料都比不上因持戒清净而散发的持戒之香，因为它不受顺风、逆风影响，能普熏十方。在《六祖坛经》中，则以香比喻修行境界的"五分法身香"。五分法身香可简称为"五分香"，也可略称为"五香"，指在佛经里以香来譬喻五分法身。"五分"是指戒、定、慧、解脱、解脱知见。戒香谓自心中无过失，无罪恶，无嫉贤妒能的心理，无悭贪、嗔忿的念头，无劫掠杀害的意图；定香谓看到一切善恶境相之时，自心不会散乱；慧香谓自心无障无碍，常以智慧观照自己的真如自性，不造作一切罪恶之事，虽修种种善事，但心中不执着所作善行，尊敬上辈，体念下人，怜悯孤苦，救济贫穷；解脱香谓自心在外境上无所攀缘，不想善，不想恶，安然自在，没有挂碍；解脱知见香谓自心既于善恶都无所攀缘，但也不可以沉落断空顽守枯寂，应当广泛参学、多多闻法，认识自己的本心，通达诸佛的道法，从初发心一直到圆满菩提时，真如自性毫不变易。香的意义是以智慧火烧那抽象无价真香，这是真实的庄严佛身，真实的供养如来。

佛教的供养大略可分为三种：一是无形的智慧、修行信戒行等供养，或是生起菩提心的法供养；二是我们常见的提供衣服卧具、饮品、汤药、香灯花果等日常必需品的有形资粮供养；三则是以修行者的一瓣心香来真诚供养。

佛教密乘的教法记载佛部、金刚部、莲华部等一切圣众需要供养不同的香。一些密教经典明确将香料列为对佛、菩萨的五种供养之一。现在一般供养诸佛、菩萨时要准备香、花、饮食、燃灯等供品。其中涂香表示清净一切染污及烦恼，而以香供佛则代表灭除一切烦恼生死，从而可以圆满智慧与清净自在。除了供养诸佛、菩萨之外，也可以准备各种供品来供养记载正法的佛经，供养品则有五供、六供、八供和十供。

（一）五供

一般在家的供养以五供（香、水、花、果、灯）最为常见，下列就五供的意义及供养方法予以简单介绍。

1. 香

内容：香品选用天然材料为佳。

数量：一支卧香或三支线香。

意义：供香主要表达修行者对佛法的虔敬之心，另外，因为香气可以解秽流芳，普熏十方，可以使闻到香气的人心生欢喜，所以借由供香可以祈愿一切众生可以接受佛法熏陶而自发生命的圆满智慧。

供养方法：①香品随时都可以供养，没有限定的时间，一般每日早晚在佛堂课诵时供养香品；②在佛前供桌中央安置一香炉，将香品安置于炉（线香炉要先以香灰、细沙或米填满，卧香炉则无须填满）中；③供养香品时，心中要虔敬皈依，发菩提心并回向众生，才能不生烦恼；④供香时最重要的是要心怀恭敬。

2. 水

内容：干净透明、不添加其他物质的煮沸清水。

数量：一杯、三杯或八杯。

意义：供水主要表达修行者要时时审视自己的清净本心，因为清水可以洗涤一切脏污，解除烦闷与渴燥，借由供水祈愿一切众生灵性清净、灭除业火烦恼。

供养方法：①供养前要先清洗水杯，然后擦干，再用少许供养的清水洗滤；②当准备两杯或两杯以上的水时，每个水杯的杯缘间隔约一厘米，并将水杯整齐排列成一条直线；③从右到左依次将清水加入水杯，供水时，最好使用有壶嘴的水壶来添加清水，在注水的同时，可以专心念诵"唵、阿、吽"三字真言；④注意水注得不要太满，大约离杯缘一厘米时即可停止注水，小心不要使水溢出或倒在桌上；⑤每日晚课后或睡前，要将供水倒在佛堂前的土地上，并观想为甘露滋润饿鬼与众生；⑥倒完水后将水杯擦干，然后将其倒置在供桌上。

3. 花

内容：新鲜、芳香的花卉。

数量：通常以一对为主。

意义：供花主要表达修行者对因缘智慧的理解，因为植物一般都是先开花后结果，修行者与其类似，只有先修行，将来才能证果，因此借由供花祈愿一切众生种下具足智慧之因缘，未来可以圆满成就。另外，供花可以庄严诸佛与佛堂空间，因此也可以借由供花展现祈愿一切众生未来可以具备如同佛一般的庄严与圆满相。

供养方法：①供桌上应准备一对花瓶，花瓶最好是用不容易破裂的材料所制成的，常用的材料有陶瓷、玉石等。花瓶的色彩以能搭配香炉与其他供具为佳；②供花以新鲜的花卉为佳，但现在常见有人为了方便，常采用各式精致的人造花与孔雀翎等作为日常供养，特定节日时再用另外准备的花瓶插鲜花供养，如此亦可；③供养诸佛、菩萨的鲜花以选择有蓓蕾、有香气者为佳，不可选择有刺的玫瑰等花卉，常用的鲜花有香水百合、菊花等；④新鲜的供花最好两三天更换一次清水，并要随时注意剪除枯萎的部分，人造花则可数月更换一次。

4. 果

内容：新鲜、完好的各种水果。

数量：两种以上。

意义：供果与供花互为因果。供果也可表达修行者对因缘智慧的理解，因为有修行的正因，未来才能证果，因此借由供果祈愿一切众生未来都可以证得离苦得乐的涅槃果报。

供养方法：①供养的水果应新鲜、外表完整，常用的水果有苹果、水梨、香蕉、柑橘等；②供果应该在变质、腐坏之前更换，放置的时间视供果种类而定，有些耐放的供果可以放置一周后再更换；③供过的水果最好马上食用，以免浪费。

5. 灯

内容：蜡烛或酥油灯。

数量：一对。

意义：供灯主要表达修行者菩提心的发起与展现。点灯可以照亮一切，如同诸佛、菩萨以智慧之光破除无明遮障，因此借由供灯祈愿一切众生无明清除，处处都能自在喜乐。

供养方法：①现在一般家庭佛堂的供灯多为常明不灭的佛灯，将灯安置在佛前的供桌左右；②在早晚课诵或佛事期间，可以另外再点燃小型蜡烛或酥油灯，并注意要选择品质较好、清净芳香、灯芯直实易燃的灯品；③若要供养蜡烛等需点燃之工具时，应该准备洁净的烛台，小心不要倾倒或让烛火熄灭；④点灯供养时应注意自身清净心的发起，口中默念"唵、阿、吽"三字真言供养，并祈愿众生可以净除黑暗、无明等恶业遮障，得清净智慧；⑤若是燃烧蜡烛或酥油灯，在供养完毕后，应立刻小心移除烛台或灯杯，将烛台或灯杯清洗干净并拭干后，再放置在供桌上。

（二）六供

六供内容见表1。

表1　六供内容

六供项目	内容说明	象征意义
阏迦（水）	净水	布施
涂香	香与水合：以水混合香品。 供养佛部：选用由香草、香木类的根及香花等合制成之香品； 供养莲华部：选用由香木的树皮或沉香类香品及香果等合制成之香品； 供养金刚部：选用香草类的根、花、果或叶等合制成之香品	持戒
花	新鲜香洁的香花	忍辱
焚香（烧香）	香与火合：以火焚烧各种香品	精进
饮食	鲜洁食品。 供养佛部：选用产于山野、田地的食品与果实； 供养莲华部：选用产于水中或田地的食品与果实； 供养金刚部：选用苦辣味较淡的食品与果实	禅定
灯明	蜡烛、酥油灯	智慧

（二）八供

密教仪轨中常用的八供内容见表2。

表2　八供内容

八供项目	别名	内容	供养功德
水	阏迦水	饮水	解六道众生口渴的痛苦，积聚功德； 使众生普被慈悲佛法，最后都能够身心清凉
水	灌足水	净水	洗去一切染污与障碍，引发自身的清凉智
花	香华	鲜花	供花表示种下未来成佛的因，也象征着庄严佛身、佛所、具足佛陀一切好相

八供项目	别名	内容	供养功德
香	烧香	可点燃的香	烧香表示遍熏法界，使人智慧圆满，一般是供养线香或香塔
灯	灯明	点灯	供灯表示照破无明与障碍，而能无时无刻、无处而不自在
涂	涂香	香水、香精油	净除各种贪、嗔、痴等不良恶习，而能智慧圆满；象征具足诸佛、菩萨的圆满功德
果	食子	食品	解六道众生饥饿的痛苦，积聚功德；用各种如幻法烹制食物供养，令众生可以自然体觉到清净圆满的佛法境界
乐	伎乐	音乐	赞颂佛陀清净之身、法、意，并礼赞三宝，引发广大功德

（四）十供

十供内容见表3。

表3 十供内容

供养对象	十供项目	十供内容
菩萨于如来所供养如来	设利罗供养	诸菩萨亲自供养佛陀色身
	制多供养	诸菩萨在为佛陀所造塔、鑫、台等之前所做的供养
	现前供养	诸菩萨亲自到佛陀面前或所在地所做的供养
	不现前供养	诸菩萨没有亲自到佛陀面前或所在地的供养
	自作供养	诸菩萨亲手准备各种供品，不假他人
	教他供养	诸菩萨将供品施予无法准备供品的穷人，然后再教他供养给佛陀
	财敬供养	诸菩萨用诸衣服、饮食、卧具、医药、香、灯、游乐、珊瑚、各种珍宝进行供养
	广大供养	诸菩萨以前述的七种供养及种种善行供养佛陀
菩萨于如来所供养如来	无染供养	诸菩萨供养时，注意心不轻慢，不会放逸懈惰或不敬；不轻弃掷，不散慢心，无杂染；不用假冒的珍贵物品，不用不净物等
	正行供养	若诸菩萨心怀慈悲喜舍，勤修智慧，并将一切供养诸佛，是所有供养中最为殊胜、圆满的
供养《法华经》（受持读诵、解说、书写《法华经》时）	花	生长在水中或陆地上的各种鲜花，如莲花等
	香	各种香品，如郁金香、麝香、苏合香等
	璎珞	由各种珠宝串成，如如意珠、摩尼宝珠
	抹香	粉末状的香品如檀香等
	涂香	将抹香或精油混合清水而做成
	烧香	将抹香燃烧熏香
	幡盖	用细致净洁的布叠制
	衣服	用净洁的布做成的衣物
	伎乐	各种发出悦耳声音的乐器，如箫、笛、琴、鼓等
	合掌	合掌表示恭敬之心

供养对象	十供项目	十供内容
供养诸佛、菩萨	花	无
	香	
	灯	
	涂	
	果	
	茶	
	食	
	宝	
	珠	
	衣	

在密教中，针对不同的供养对象要求供养不同的香品，具体内容见表4。

表4　供养对象及供养的香品

五部	方位	主尊	代表色	代表境界	象征	发愿	供养香品的种类
佛部	中	毗卢遮那佛	白	佛	诛灭烦恼，理智具足，圆满	无上菩提誓愿证	由沉香或沉香与白檀香混合制成的香品
金刚部	东	阿閦佛	青	金刚护法神	智坚固不动，息灾伏魔	众生无边誓愿度	丁香、白檀香、黑沉香或安息香
莲华部	西	阿弥陀佛	红	菩萨	慈悲	法门无边誓愿学	由白檀香、郁金或香树汁所制成的香品
宝部	南	宝生佛	黄	诸天	增益福德	福智无边誓愿集	龙脑香
羯摩部（业部）	北	不空成就佛	绿	诸鬼神	成就事业	如来无边誓愿事	熏陆香

二、 修道的助缘

佛教将沉香末、片用于静坐参禅或诵经法会中的熏坛、洒净、燃烧，或用其熬香汤浴佛，或雕刻成佛珠佩挂于身上。念经时拨动佛珠，沉香因受体温加热，能散发出香气以养性安神。

禅堂中修禅时，燃香、熏香可营造庄严的禅修气氛，并以香做牵引辅助静心，还可以用香计时，限定禅修时间。佛庙等宗教场所都需要用香来营造庄严道场。

佛香之所以能够作为修道的助缘，还因为它具有几种重要特质，如熏习力、飘散性、非固定性等。

1. 香的熏习力

用香熏衣物时，即使香已经燃烧完毕，香气却仍留在衣服上，此时的状态不能说是"有"烧香，因为作为根源的香料已经燃烧完毕，但也不能说"没有"烧香，因为香气依然存在于空气中。佛经以此做比喻，说明"业力种子"的作用：凡人因为六根的作用而流转于世间，难免会沾染一些习气，这些习气又会保留在人的意识之中，就像香气会残留在衣服上，即使经过死亡或轮回，这些习气还是可能一直潜藏在人的意识之中，不会自己消失，而会成为人们修行的障碍，让人无法从这世间自在解脱。

因此，修行人应该借由观察香气作用的方式，注意到六识在这方面可能产生的影响与障碍，如产生使人在世间不断轮回的业力等问题，进而帮助修行者透彻地了解世间事运作背后的因缘关系，避免产生不好的后果，达到未来解脱的可能性。

2. 香的飘散性

香料在燃烧时产生的香烟具有自在飘散的性质，就像天界的树王开花时的花香，不论是顺风还是逆风，都会自然地遍布在天上世界。因此香的飘散性被认为具有可以遍至法界的作用。

菩萨因为自身深厚的修行而散发"菩提香"，此香气亦可普熏一切世界，使三千世界的有情众生因此而开显智慧，看清楚世间原是苦的集合，唯有借着菩提心香，智慧才能开显，众生才能从此解脱，达成菩萨解救众生的誓愿。从这个层次来看，佛教的香文化不仅仅关怀个人生死的解脱，也追求众人一同解脱的可能性。

3. 香的非固定性

烧香使香料从固体物质转化为不固定、非实有形态物质，也就是使具有实相的香料变成不固定的香烟与香气。借此在修持过程中可以不拘泥于香料表象的好坏，见到烧香的香气或是闻到香气，就能看清楚表象背后的变化关系，进而开始修行，就好像我们看到佛的尊像就开始念佛一样。

另外，香阐释了佛教强调的"不内、不外"的不二法门，也就是龙树菩萨所强调的中道思想。世间的各种定论并非圆满的智慧，会使人产生执念与拘束，也就是被所谓的断见所遮蔽，因此不应该认为各种事物的善恶可以经由外显的特征来认定。

虽然佛典中载有因闻香而悟道的事迹，但也不能因此就断定烧香对修行者来说就必然是好的、是善的，因为香也和其他事物一样，没有固定不变的性质。香在佛教修行中的作用之所以较为突出，是因为香可以很容易地让人看到它的变化关系。在烧香之后，观察"香料→燃烧→烟与香气→消散在空气中"的燃烧过程，可以帮助修行者体悟佛陀所说之"无常"的道理，促使修行者闻香而悟道。这不是说烧香本身直接有益于修行，明了香的变化特性，加上修行的种种活动，才是可以闻香而悟道的真正原因。

4. 对智慧的启发性

烧香可以产生香气，可以驱除不好的气味，而不好的习性，如贪、嗔、痴等就像这些不好的气味一样会对人产生毒害，因此修行者要如同佛陀强调的用智慧断绝人的贪、嗔、痴一样，以香驱除不好气味，故烧香象征切断诸结毒害，开显智意。另外，因为香燃烧时没有声音，所以又有寂静之意。对修行者而言，烧香也可表达修行、禅定时环境安静的重要性。

虽然烧香对修行者的智慧启发有帮助，但最后还是要提醒修行者，正如上文提过的，香没有固定的特性。因为香需要火才能燃烧，烧香本身就有其他外力的介入，因此不能断言说烧香对修行者一定是好的。若是有产生这样的执念，就是违反了佛教对世间事物不执着、无定见的原则。

当我们在烧香时，香的性质如果能与佛教的义理及修行活动结合，用一种更简单、更容易明了的形式展现，相信对我们的修行生活会有更深刻、更有力的帮助。

三、 悟道的契机

《楞严经》中载有香严童子闻香悟道、孙陀罗难陀以鼻根入道的故事，足以说明佛香可以成为悟道的契机。

1.《楞严经》中的香严童子

《楞严经》中的香严童子因闻沉水香、观香气出入无常而悟人本心。

《楞严经》中谈到诸根圆通的法门，其中谈到香严童子以香尘来修持，曰："香严童子，即从座起，顶礼佛足，而白佛言，我闻如来教我谛观诸有为相，我时辞佛，宴晦清斋，见诸比丘烧沉水香，香气寂然来入鼻中。我观此气，非本非空，非烟非火，去无所著，来无所从，由是意销，发明无漏。如来印我得香严号。尘气倏灭，妙香密圆。我从香严，得阿罗汉。佛问圆通，如我所证，香严为上。"在《楞严经》的法会中有二十五位圣者，分别叙述自身开悟的法门。当时香严童子叙述自身得悟的因缘，就是以闻香入手："当时我听见如来教我谛观一切有为相。告别佛陀之后，我就于居处静堂养晦自修，看见比丘们烧沉水香，香气寂然，入于鼻中。我观察这个香气，并非本来有的，也不是本来空的；不是存在烟中，也不是存在火中，去时无所执着，来时无所从来。我由此心竟顿销，发明无漏，证得阿罗汉果位。佛陀问圆通法门，如我所证悟者，以香的庄严为最殊胜。"

香严童子由于闻沉香味而发明无漏，证得罗汉果位。

2. 以鼻根入道的孙陀罗难陀

另外一位是孙陀罗难陀，也是观鼻中气息出入而悟道。经中记载："孙陀罗难陀，即从座起，顶礼佛足，而白佛言，我初出家，从佛入道，虽具戒律，于三摩提心常散动，未获无漏。世尊教我及俱希罗观鼻端白，我初谛观经三七日，见鼻中气出入如烟，身心内明圆洞世界，遍成虚净犹如琉璃。烟相渐消，鼻息成白，心开漏尽，诸出入息化为光明照十方界，得阿罗汉，世尊记我当得菩提。佛问圆通，我以销息息久发明，明圆灭漏，斯为第一。"

经中孙陀罗难陀自述悟道因缘："当初我出家，随从佛陀入道时，虽然具足戒律，但是心却常散动，无法证入无漏解脱。于是世尊教我和俱希罗观鼻端一片白。当是我初开始定心谛观，经过二十一日，只见鼻中气息出入如烟一般，身心内在，遍成虚空清净如琉璃一般。后来这个烟相逐渐消失，鼻息成为白色，心中开明，烦恼尽除，出入的呼吸都化为光明，遍照十方世界。"

孙陀罗难陀以数息入道，证得阿罗汉之圣果，世尊授记其未来当得无上菩提。

3. "闻香悟道"概念正解

在袅袅香烟中或静坐，或进行文化艺术创作等活动的做法，可以使人的精神进入庄子所说的"天地与我并生，而万物与我为一"的"天人合一"的境界。或者如老子所言："归根曰静，静曰复命。"意即使人性回归自然之大道，激发生命与创造的活力。当此时也，人的一切杂念顿消，神清气爽，记忆力、理解力和创造力大大增强。我们把这种现象称为"闻香悟道"或"焚香得道"。

基于香的熏习力、飘散性、非固定性，修行者借烧香来观察佛法"诸行无常，诸法无我，涅槃寂静"之理，从而彻悟宇宙与生命之间关系的本质，这就是"闻香悟道"这个概念的正解。

四、表现佛教的修行德能和崇高追求

《华严经》中有供养如来的种种香云、花云，有被重重无数的香水海所围绕的华藏世界；有善辨诸香的鬻香长者；有人间没有的种种奇香神香，如因龙斗而产生的能拔苦予乐的象藏香，能退敌军的"无能胜"香，令人证得离垢三昧境界的"阿卢那"香等。《法华经》中讲述了能普闻十方、辨识诸香的鼻根神通。佛经中描述了与香有关的种种事物和圣贤人物，而《维摩诘所说经》中所说的香积佛居住的"众香国"不但以香构成食、衣、住、行的一切，也以香来说法，这算得上是佛香之德能的至高体现。

（一）《华严经》中的香水海及供养如来的种种香云、花云

《大方广佛华严经》卷十三中就有广大不可思议的香供养。"百万亿黑沉水香，普熏十方；百万亿不可思议众杂妙香，普熏十方一切佛刹；百万亿十方妙香，普熏世界；百万亿最殊胜香，普熏十方；百万亿香像，香彻十方；百万亿随所乐香，普熏十方……百万亿净光明香，普熏众生；百万亿种种色香，普熏佛刹……百万亿涂香，百万亿栴檀涂香，百万亿香熏香，百万亿莲华藏黑沉香云，充满十方；百万亿丸香烟云，充满十方；百万亿妙光明香，常熏不绝……

百万亿妙音声香，能转众心。百万亿明相香，普熏众味，百万亿能开悟香，远离嗔恚寂静诸根充满十方，百万亿香王香，普熏十方，雨百万亿天华云雨，百万亿天香云雨，百万亿天末香云雨。"

《大方广佛华严经》卷十五记载行者以善根回向，供养诸佛，以无量香盖、无量香幢、无量香幡、无量香宫殿、无量香网、无量香像、无量香光、无量香焰、无量香云、无量香座、无量香轮、无量香住处、无量香佛世界、无量香须弥山王、无量香海、无量香河、无量香树、无量香衣、无量香莲华，以如是等无量无数众香庄严，以为供养。

以不可思议涂香盖，乃至不可思议涂香庄严，以为供养，以不可称末香盖，乃至不可称末香庄严，以为供养。

在《大宝积经》卷十三中，也记载了天人以香供佛之事："兴起光照一切香华，善妙香、常熏香、乌虚延香，常有花乐、眼目乐，如是众花兴云致雨。雨众杂香，鼓天妙乐。"

在佛教的宇宙观中，整个世界以须弥山为中心，周围有八大山成列围绕，而山与山之间各有一海水，故总共为八海九山，其中除了第八海为咸水之外，其余均为八功德水，因为水有清香，所以又称为香水海。

此外，《大方广佛华严经》卷十也记载了各种香水海："次有香水海，名无间宝王轮，世界种名宝莲华茎密云。次有香水海，名妙香焰普庄严，世界种名毗卢遮那变化

行。次有香水海，名宝末阎浮幢，世界种名诸佛护念境界。次有香水海，名一切色炽然光，世界种名最胜光遍照。次有香水海，名一切庄严具境界，世界种名宝焰灯，如是等，不可说佛刹，微尘数香水海。"可见香也是净土中常见的殊胜庄严之一。

（二）善辨诸香的鬻香长者及种种妙香

在《华严经·入法界品》第三十九中记载了善财童子参访一位名为优钵罗花的鬻香长者，鬻香长者为他宣说调和种种熏香法门的经过。当时善财童子在遍行外道的指示下来到广大国，拜见优钵罗花鬻香长者。善财童子顶礼了长者的双足，围绕长者无量圈之后，合掌站立，对长者说："圣者啊！我已经发起无上正等正觉心。因此，我想求取诸佛的平等智慧，想满足诸佛的无量大愿，想清净诸佛的最上色身，想面见诸佛的清净法身，想知道诸佛的广大智身，想清净治理所有菩萨的种种德行，想照明所有菩萨的三昧，想安住所有菩萨的总持，想除灭所有的障碍，想游行十方世界。但却不知道菩萨应如何修学菩萨行、修习菩萨道，才能出生一切的智慧。"鬻香长者听了善财童子的祈请，就告诉他说："善哉！善哉！善男子啊，你能发起无上正等正觉心，真是太稀有了！善男子啊，我善于分别了知种种的香，也知道调配各种香的方法，就是所谓的一切熏香、一切烧香、一切涂香、一切末香。也知道一切香王出生的地方，又非常清楚天香、龙香、夜叉香、干闼婆、阿修罗、迦楼罗、紧那罗、摩睺罗伽、人非人等的各种香。我也清楚知道治病的香、断除诸恶的香、生欢喜的香、增加烦恼的香、灭除烦恼的香、会使人乐着有为法的香、会使人厌离有为法的香、能使人舍弃一切骄傲放逸的香、发心念佛香、证解法门香、圣者受用的香、一切菩萨的差别香、一切菩萨的地位香，如此等等香的形象、生起的地方，如何出现成就，怎样使人清净安稳，以及它们造成的方便境界、威德业用及根本等，我都完全通达了解。"

鬻香长者又告诉善财童子："人间有种名为'象藏'的香，这是因为龙族互相争斗而产生的。如果有人一焚烧这种象藏香丸，虚空就会生起大香云，弥漫覆盖整个王都，在七日中降下细香雨。如果有人一沾到这香雨，身体就会变成金色；如果衣服、宫殿、楼阁沾到，也会变成金色。如果微风将这香雨吹入宫中，凡是嗅到的众生，七日七夜都会欢喜不已，身心快乐。还能除去各种疾病，人人都不相侵害，并且远离各种忧苦，不惊慌、不恐怖、不散乱、不嗔恚。都慈心相向，志意清净，这时鬻香长者知道之后，就会为他们说法，使他们都能决定发起无上正等正觉之法。

又海中有种名为'无能胜'的香。如果有人能拿它涂抹大鼓及各种螺贝，那么这些东西一发出声音的时候，所有的敌军都自动退散。

而在阿那婆达多池边，出产一种名为'莲华藏'的沉水香，这种香丸如芝麻般大。如果有人熏烧这种香，香气就会普遍熏满整个阎浮提界，凡是闻到的众生，都会远离所有的罪恶，戒品清净。

雪山有种名为'阿卢那'的香。凡是嗅到这种香的众生，都能发起决定的心意，远离各种染着。然后我就能为他们说法，使他们都能证得到离垢三昧的境界。

罗刹界中有种名为'海藏'的香，这种香是转轮圣王专用的，他只要熏烧一个香丸，转轮圣王及他的四军就都会飞腾虚空。

善法天中有种名为'净庄严'的香，只要有人一烧这个香丸，诸天就都会一齐念佛。

须夜摩天有种名为'净藏'的香，只要有人一烧这个香丸，夜摩天众没有不云集天王面前，共同听闻佛法的。

兜率天中有种名为'先陀婆'的香，如果有人能在一生所系即将成佛的最后身菩萨宝座前，熏烧这个香丸，虚空就会兴起大香云，遍布覆盖法界，普遍雨下种种的供养器具，供养所有的诸佛、菩萨。

善变化天有种名为'夺意'的香，如果有人一烧这个香丸，七日内就会普遍雨下种种的庄严器具。"

最后，鬻香长者告诉善财童子："我只知道这种调和熏香的法门，如果是像诸大菩萨远离种种过恶的习气；不染着世间欲乐；永远断绝烦恼众魔的绢索；超越各种存有的生趣；能以智慧香庄严自身，不染着所有的世间；具足成就无所着的戒律；清净无着的智慧；普遍修行无着的境界；不执着任何地方，心念平等，既无执着也无所依的种种功德行，根本不是我能够了知、宣说的。更何况是示现菩萨所有的清净戒门，示现他无过失的作业，或分辨他永远断离染着的身、语、意行？"

于是他又介绍善财童子向南去，有一座楼阁城，参访一位名为婆施罗的法师，并请问他应如何修学菩萨行、修习菩萨道。

（三）普闻十方辨识诸香的鼻根神通

《菩萨从兜率天降神母胎说广普经》卷二载有释迦牟尼佛为最后身菩萨时，曾经自述其修持鼻根神通之事："我从无数阿僧祇劫修鼻神通，能遍嗅十方无量众生，悉能了知分别善香恶香、粗香细香、火香水香、俗香道香，乃至菩萨坐树王下香、戒香、定香、慧香、解脱香、解脱知见香。教授众生大慈无边香、悲愍众生香、喜悦和颜香、放舍周遍香、神足无畏香、觉力根本香、破慢贡高香、自然普熏香、庄严佛道香、趣三解脱门香、相相殊胜香、明行果报香、分别微尘香、光明远照香、集众和合香、五聚清净香、持入不起香、止灭众垢香、观灭众垢香、闻戒布施香、惭愧无慢香、仙人法胜香、说法无碍香、舍利流布香、封印佛藏香、七宝无尽香。"这些香，从世间的好坏之香，乃至出世间的解脱之香，菩萨都通遍闻。

接着菩萨就用以下偈颂来宣说菩萨种种特德之香无有退转，并赞叹佛身戒德之香：

"摩伽山所出产，花香及栴檀香，三界所有的香，不如戒香殊胜。

戒香灭除众垢，往来出入无间，菩萨住不退转，涅槃香为第一。

譬如善射之人，仰头射于虚空，箭势不尽虚空，不久复堕于地。

德香远播无际，终无有转远时，今宣说佛身香，戒、定、慧、解、度香。

于亿百千时劫，不能尽说佛香，若于千万劫时，佛赞叹佛功德。

大圣不能尽说，佛身戒德之香，诸佛威仪之法，及授前补处别。

佛口中五色香，上送至忉利天，还回来至佛所，回绕佛身七匝。

诸天散供花香，称叹未曾有此，定香远远流布，济度阿僧祇劫。"

当菩萨宣说此偈之后，法会中十二那由他众生心识开悟，都发愿愿乐欲生香积国土。这是菩萨摩诃萨成就鼻根神通的事迹。

《妙法莲华经》说虔诚念诵法华经者能普闻十方远近各类气味，见证神奇鼻根神通境界。

（四）普贤菩萨鼻根忏悔法门

在《观普贤菩萨行法经》中，普贤菩萨宣说六根忏悔的法门。在鼻根忏悔法门中，行者思惟自身累劫以来由于鼻根分别贪着好香，堕落生死，因而发露忏悔。

经中为行者说忏悔的法门："你在前世无量劫中，以贪香故，分别诸识，处处贪着，堕落生死。现今应当观大乘之因，所谓大乘之因，就是诸法实相。"

行者听闻如法是语，五体投地，复更忏悔。

忏悔之后，应当对菩萨说："南无释迦牟尼佛！南无多宝佛塔！南无十方释迦牟尼佛分身诸佛！"作是语后，再遍礼十方诸佛，南无东方善德佛及分身诸佛，如眼目所见，一一至心顶礼，以香华供养。供养完毕之后，胡跪合掌，以种种偈颂赞叹诸佛。

赞叹之后，又说十恶业，忏悔诸罪。忏悔之后，行者又自行忏悔："我于先世无量劫时，贪着香味触，造作众恶业，以如是因缘，无量世来，恒受地狱、饿鬼、畜生、边地、邪见等诸不善身，如此恶业今日发露，归向诸佛正法之王，说罪忏悔。"如是渐次忏悔六根清净，就如同器皿清净无有破损，能受持无上妙法。

（五）发鼻根愿

《慈悲道场忏法》卷十中载有"发鼻根愿"的法门。

经中说，行者于鼻根发愿时，应如是发愿："又愿今日道场同业大众，广及六道一切众生，从今日去乃至菩提，鼻常不闻杀生滋味饮食之气，不闻畋猎放火烧害众生之气，不闻蒸煮熬炙众生之气，不闻三十六物革囊臭处之气，不闻锦绮罗人蛊惑之气。又愿鼻不闻地狱剥裂焦烂之气，不闻饿鬼饥渴饮食粪秽脓血之气，不闻畜生腥臊不净之气，不闻病卧床席无人看视疮坏难近之气，不闻大小便惴臭秽之气，不闻死尸膖胀虫食烂坏之气。惟愿大众六道众生从今日去，鼻常得闻十方世界牛头栴檀无价之香，常闻优昙钵罗五色华香，常闻欢喜园中诸树华香，常闻兜率天宫说法时香，常闻妙法堂上游戏时香，常闻十方众生行五戒十善六念之香，常见一切七方便人十六行香，常闻十方辟支学无学人众德之香，常闻四果四向得无漏香，常闻无量菩萨欢喜、离垢、发光、焰慧、难胜、远行、现前、不动、善慧、法云之香，常闻从圣戒、定、慧、解脱、解脱知见五分法身之香，常闻诸佛菩提之香，常闻三十七品十二缘观六度之香，常闻大悲、三念、十力、四无所畏、十八不共法香，常闻八万四千诸波罗蜜香，常闻十方无量妙极法身常住之香。"

发鼻根愿竟，相与至心五体投地，皈依世间大慈悲父：南无弥勒佛、南无释迦牟尼佛、南无梨陀法佛、南无应供养佛、南无度忧佛、南无乐安佛、南无世意佛、南无爱身佛、南无妙足佛、南无优钵罗佛、南无华缨佛、南无无边辩光佛、南无信圣佛、南无德精进佛、南无妙德菩萨、南无金刚藏菩萨、南无无边身菩萨、南无观世音菩萨。又复皈依如是十方尽虚空界一切三宝，并向十方诸佛祈求说："愿以慈悲力同加摄受，令自身得如所愿，满菩提愿。"

由于鼻根和香与我们身心的关系密切，发展出各种香的修持法门，从了悟香的无实体性而悟道，乃至以鼻根广起广大胜愿，成就鼻根神通，开启了香的成佛之道！

（六）香积佛与众香国

香积佛是上方众香世界的佛陀，又称香台佛。香，系离秽之名，即宣散芬芳馥馨，指理中无上戒定慧之香；积，系聚集之义，即积聚诸功德。

《维摩诘所说经》卷下"香积佛品"记载，香积佛居住在上方四十二恒河沙佛土之外的众香国，国中无有声闻辟支佛名，唯有清净大菩萨众。

在十方世界的香气之中，众香国的香气是第一微妙殊胜的。彼土无声闻、辟支佛名，唯有清净大菩萨众，并以香作楼阁，经行香地，苑园皆香，所食香气周流十方无量世界。香积佛更是以众香来说法。国中的菩萨坐在香树下闻诸妙香，即具足一切功德。

（七）禁用香屑的戒律

《摩诃僧祇律》中载有佛陀制戒不许出家众用香屑的原委，内容如下。

往昔佛住世时，有一在家居士与外道的弟子辩论谁的老师比较少欲知足，后来双方就约定，以五百钱作赌注，用香屑来试探双方的老师，看看谁比较少欲知足，不会贪染爱着。这时，外道弟子就偷偷派人先去告诉外道师已与在家居士赌约的事，并告诉外道师待会儿若见弟子送香屑来，千万不要接受。后来外道弟子拿着香屑来到自己老师的住处，假意请求外道师说："请老师以哀悯我的缘故，接受这香屑的供养。"外道师也照弟子先前的嘱咐，拒绝收下香屑，说："我是出家人，又不是王子大臣，哪里用得到这香屑呢？"

之后在家居士拿着香屑前往祇洹精舍，同样说："请诸位老师以哀悯的缘故，接受这香屑的供养。"由于居士很老实，不曾像外道弟子先泄露赌约的事给自己的老师知道，所以毫不知情的比丘们就击打犍椎召集比丘众共来分香屑。有的比丘虽不亲来，也让弟子前来为其迎分。因此，"我为我的老师及自己来分迎香屑"等大声竞相求分香屑的话语一时此起彼落。

在家居士觉得十分惭愧，只好默默地来到佛陀前，礼敬佛陀后，向佛陀禀告事情经过，并解释他不是因为输了五百钱赌金而难过，而是因为外道之人竟然得胜而觉得惭愧。在佛陀为他开示教法后，在家居士欢喜离去。以此因缘，佛陀便前往众比丘所，以上事告诉众比丘，并制戒从此众比丘不可用香屑。

尔后，有一日，佛陀住在王舍城时，见比丘患了癣，需以香屑末洗浴才能康复，便开许比丘若有病需以香屑疗病时，即可以香屑末为药涂抹洗浴伤处，不算犯戒。

第七章　佛香的种类与形态

一、香料种类

常见的用来熏烧、供养的香料有沉香、檀香、熏陆香、安息香、郁金、麝香、苏合香、丁香、木香、零陵香、龙涎香、龙脑香、降真香、藿香、都梁香、香附子、茅香、合欢、甘松香、石盐、木槵子、芥子、阿提目多迦花、石蜜、迷迭香、豆蔻、茉莉、葳蕤等。

（一）沉香

1. 总体介绍

沉香的英文名为 aloe wood，在东方被称作"琼脂"，是因沉香植物（*Aguilaria agallocha*）（图31）发生病变而成，病变的结果是树脂瘤吸收沼泽中的水土精华而结成香块。

沉香木刚开始时还不能称为"沉"，必须埋藏在沼泽之中，经由浸蚀，木头开始腐朽，再经过一段很长的时间，木质部分因腐朽而去除，只剩下树脂瘤，才叫作"沉"。

这种使之"沉"的东西是近乎化石状的一种东西，是吸收了整个大地的精华而产生的。其实它并不属于原有树木部分，而是这种树种的病变部分所产生的新物质。由于这种物质的形成须经漫长岁月，再加上采集不易，因此这种物质十分珍贵。

目前在印度、缅甸、柬埔寨、菲律宾以及中国南部等地皆产沉香木。沉香木是一种绿乔木，树高六七十尺至一百尺，直径五至

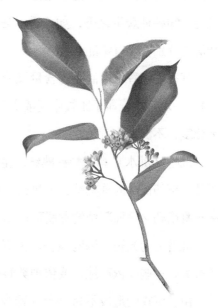

图31　沉香植物

八尺，叶片互生，呈长椭圆形，叶片表面呈革质，有光泽。

沉香木一般并没有香味，只有当树龄达到二十年或五六十年以上，枝干腐朽曲斜，在木心部分凝集了树脂的木材才有香味，就是通常所说的沉香。原来人们只是在从密林中捡拾沉香，后来逐渐发展为将树砍伤，让树腐朽而后收取残留下来饱含树脂的心材作为沉香用。

沉香，其气味香如蜜，故又称为蜜香。古印度药书中记载焚烧沉香，其熏烟可使身体染上香味，沉香还可用来作为外伤的镇痛剂。在古代中国、印度，都有人远赴荒凉偏僻的产地寻找沉香木的记载。

在《中阿含经》卷第十五"三十喻经"中，以国王及大臣身上所涂的木蜜、沉水等香来比喻比丘以戒德为香，该经云："舍利子！犹如王及大臣有涂身香、木蜜、沉水、栴檀、苏合、鸡舌、都梁。舍利子！如是，比丘、比丘尼以戒德为涂香。舍利子！若比丘、比丘尼成就戒德为涂香者，便能舍恶修习于善。"经中说国王和大臣以木蜜、沉水、栴檀等妙香涂身，比丘、比丘尼以清净戒德为涂香，如此就能舍离恶事，修学一切善法。

《法华经》中也说，如果诚心持诵此经，就能成就清净鼻根，能闻三千大千世界上下内外种种花香，如须曼那花香、阇提花香、末利华（茉莉花）香、栴檀香、沉水香，又能了知种种众生之香，如象香、马香、男香、女香，甚至草木之香，不管远近，都能清楚分别，无有错乱。

沉香依沉香木中油脂的含量又分为三种：沉水、笺和黄熟。沉水又名水沉（水沉香）、一块沉香，属于比较中间或实质的部分，其膏脂比较凝结，投水即沉；半浮半沉者称笺；不沉者称黄熟。

沉香（沉水）有四种：熟结、生结、脱落和虫漏。沉香里面的脂，如果是因自然凝结、腐朽而成的称熟结；如果是因树被刀斧砍伐受伤而凝结的称生结；如果是因木头自身腐朽之后而凝结的称脱落；如果是因蠹虫蛀食凝结而成的称虫漏。

沉香分为光香、海南栈香、番沉、笺沉、黄熟香、速暂香、白眼香、水盘香、叶子香等，这些或依产地，或依种类而有不同。生沉香有另外一个名称，叫蓬莱香。

由于沉香的形成不易，十分稀少，所以有很多古代记载的沉香，现在只留其名，已经找不到实物了。现代常用的有越南奇楠沉香，可以说这是目前最上等的沉香，但近年来也少有流通，其次是中国惠安及泰国、马来西亚（青州）的沉香，还有柬埔寨

（寮国）的沉香。

印度尼西亚的沉水，闻起来多有腥味，不适合于煮水饮用。马来西亚的青州沉香，点燃以后，在空气中的渗透性较差，所以对环境的改变比较小。在记载上，有很多沉香形成各种人物或其他形状，都很珍贵。如果用吹风机吹一下，沉油的味道就会散发出来，变得很光亮。

大块的沉香叫水盘头，虽不可入药，但也很珍贵，可雕刻成佛像。沉香木雕刻佛像的过程充满了很多未知的风险，因为沉香是经由腐朽而成的，如果在雕刻时某个部位腐朽烂掉了，那么整个雕像就完全没有价值了；而沉香本身的物理特性也很特殊，因为它凝结的地方很硬，腐朽的地方很脆，在用刀法时，非常困难，一不小心，整块沉木的价值就一落千丈了。因此，用沉香雕成的佛像，是很珍贵的。

沉香木本身除了可以雕刻佛像以外，也多用来做成念珠等佛教器物，至于所雕剩下的木片或木屑，碾成粉末后可以用来制香。沉香有很多不同的品级，因为药方的配料不同，价格亦有较大差异：如果沉加得多，价格就昂贵；如果沉加得少，价格就比较便宜。

沉香木除了制香之外，也可以泡茶饮用，沉水茶有通经脉与安神的效用，对身体有很大的好处。就中药药效上来讲，它是芳香健胃理气药，治气逆喘特别有效，对于闭尿症、神经性呕吐、腹痛以及精神抑郁所致的胸闷、胃绞痛等都有效用。总之，沉香不但有镇静、镇痛、收敛祛风的效果，而且对中枢神经的镇定也有帮助。

沉香树的内皮可以用来作为书写用纸，如古印度婆罗门阶级书写经文曾用香皮纸。另外，古代安南（越南）等地的山地居民曾将水沉香树苗的香皮代替纸张使用，这种习俗曾经传入中国的岭南道、广、管、罗、辩等州。中国也曾有捣栈香树皮做纸的记载。

2. 使用方法与功用

（1）礼佛。沉香既是礼佛的上等供品，也是浴佛的主要香料之一，被列为密宗五香。密宗五香指沉香、檀香、丁香、郁金香、龙脑香。佛教常将沉香末、片用于静坐参禅或诵经法会中的熏坛、洒净、燃烧，或用其熬香汤浴佛，或将其雕刻成佛珠佩挂于身上。念经时拨动佛珠，沉香因受体温加热，能散发出香气以养性安神。

（2）熏焚。沉香是熏焚香的上等用香之一。沉香燃烧时所发出的香味高雅、沉静、清甜，能使人心平气和，进入祥和平静的状态，起到调节人体气血运行、疏通人体气机的作用，是治疗与预防疾病的天然佳品。沉香燃烧时所散发的香气持久、沁人心脾，故沉香可作为品香的材料。各宗教则将沉香切碎成小块或研磨成粉末，作为供养的瓣香、涂香或香末。不论是单独熏烧，还是与檀香等香料混合燃烧，沉香都具有驱恶辟邪、消除业障、使人心神安乐的作用。

（3）祭祀。在商周时期，人们在祭天时有一个重要的仪式，即在灵台上堆架燔柴，焚椒升香，借缕缕清香之烟与上苍对话。第一位以沉香祭天者乃南朝时期的梁武帝，他用沉香建造明堂，取与上天纯阳正气相宜之意，在北郊则用土与香混合，以表示人与土地亲近之意。

（4）药用。沉香具有行气止痛、温中降逆、畅通气脉、纳气平喘的神奇功效，历来被视为重要的药材。沉香药用方法很多，可熏燃，也可研粉内服、外用，或是制成沉香片冲泡饮用。沉香的香气清雅，可以安神、通经脉。此外，沉香与其他药材搭配服用，或是将沉香加入茶水中饮用，又可以起到镇痛、镇静、活络气血、健胃等作用。

（5）雕刻。雕刻佛像的原木需有一定的体积，然而沉香木既有脆弱的部分，也有坚硬的部位，在雕刻时很容易产生碎裂痕迹，下刀非常困难，所以用沉香木雕刻的品质好的佛像是相当少见而珍贵的，大部分都是雕磨的各种尺寸的圆形念珠等佛教法器。

（二）檀香

1. 总体介绍

栴檀（梵名 candana），为檀香科常绿乔木，产于印度、中国、泰国。檀香是极为常见的香料，被用来焚香或作为火葬时的高级燃材。

檀香是印度东南部、马来西亚及帝汶岛（Timor）密生潮湿森林中的土产植物。它的根附着在其他树木的根部，但最后却可长至十二米高，是生长最慢的树种之一。檀香具有对生的卵形叶片，前端为尖形，而花朵则仅由长自花萼的四条雄蕊所组成（图32）。檀香的木材蒸馏后，可以得到极香的精油。斐济群岛的妇女将檀香油和椰子油混合后，擦在头发上。

檀香木的英文名是 sandal wood。檀香可分为：紫檀、黄檀与白檀。有一种区别檀的说法："皮在而色黄者，谓之黄檀；皮腐而色紫者，谓之紫檀。"如就此观点，白、黄、紫檀可能是以颜色来区分。本来只有印度和印度尼西亚出产檀，目前许多地方都有出产，像汤加王国以及新几内亚岛、斐济群岛等地都有。

此外，檀木又有老山檀木与新山檀木之分。传说很久以前的香料进口商都从印度进口檀木并销售，后来因为印度的檀木很难弄到手，就从其他的地方开发。后来消费者发现新售的檀木和以前的不太一样，进口商就说："以前是深山地区的，年代比较久，叫老山，现在砍伐完了；这一种是浅山的，是新的，叫新山。"现在所谓的"老山檀木"就指印度所生产的檀木，"新山檀木"就是新开发的其他地区所生产的檀木。

栴檀是梵语 candana 的音译，和印度教有密切的关联，其除了做香使用以外，也常被用来画在额头上，作为表示宗派或阶级的染料。

栴檀树的茎干通常高达二三十尺，木质致密有香味，常用来雕刻或制成佛具；根部如果被研磨成粉末则可以作香，称为栴檀香（或称檀香），也可将根制成香油，称为檀油。栴檀树的叶是一二寸枪锋状对生，花作房状。果实是球形核果，大如蚕豆，成熟之后则呈黑色，汁液丰富。果核非常坚硬，竖起来则有三凸棱。

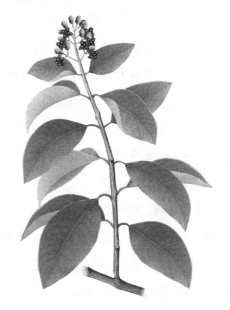

图 32　檀香植物

《慧琳音义》说："栴檀，此云与乐，谓白檀能治热病，赤檀能去风肿，皆是除疾身安之乐，故名与乐也。"栴檀是"予乐"的意思，因为白檀能治各种热病，赤檀能祛风消肿，都是能祛除疾病使身体安乐的药。

《玄应音义》卷二十三中说有牛头栴檀、蛇心檀两种栴檀。前者呈灰黄色，香气浓郁，自古以来就常被用来雕刻佛像，例如优填王就是用牛头栴檀雕刻的佛像。

在《法华经》卷十九"法师功德品"中，提及持诵《法华经》者可得证鼻根功德，善能嗅闻及分别种种天香、栴檀、沉水等种种妙香。

在佛经中，也常以栴檀妙香于众香中的殊胜，来表示大乘菩萨比小乘圣者殊胜之处。《顶生王因缘经》卷三说："譬如有人其身臭秽，虽以栴檀沉水香等种种涂身，犹不能香，如是不勤求声闻、辟支佛乘，不断恶业，乃至邪见，如果以摩诃衍大乘香涂，犹故不香。"这段话的意思是说，有人身体臭味污秽，虽然用栴檀、沉水等种种殊胜妙香加以涂身，还是无法感到芬芳，就如同求道之人不断恶业乃至邪见，身心充满臭秽，即使外表以摩诃衍大乘香来涂身，还是没有用。栴檀常代表香中殊胜者，与修行之戒香做比喻。

在《佛说戒香经》中，沉香、檀香也被认为是世间上等的香。经中说："世间所有诸花果，乃至沉檀龙麝香，如是等香非遍闻，唯闻戒香遍一切，栴檀郁金与苏合，优钵罗并摩隶花，如是诸妙花香中，唯有戒香而最上。所有世间沉檀等，其香微少非遍闻，若人持佛净戒香，诸天普闻皆爱敬，如是具足清净戒，乃至常行诸善法，是人能解世间缚，所有诸魔常远离。"这段经文的意思是说，世间的沉香、檀香等非常少，无法普遍熏闻，如果有清净持戒者，则此戒香不但能普遍熏闻，而且能得到诸天爱敬，具足清净戒行，乃至常行种种善法，一切诸魔悉皆远离。

佛经中也有以栴檀之树、根、华（花）俱香，来比喻菩萨的行持如同风吹草伏，见闻者无不受到感化，随顺同行者。

2. 使用方法与功用

（1）礼佛。檀香在宗教领域被称为"神圣之树"，素有"香料之王""绿色黄金"的美誉。最古老的梵语手稿指出，檀香是引导人与神交流的神秘物质，虔诚的佛教徒在敬佛拜神时，点燃小块檀香木或含有檀香成分的香烛向佛祖祈福，这会发挥不可思议的能量，推动人们实现美好愿望。用檀香所雕刻的神像、圣品能够集聚天地灵气，使人们在祥和的气氛中达到与神灵相通的境界。

（2）熏焚。檀香也是熏焚香的上等香料之一。檀香燃烧所发出的香味清甜而带异国情调，余香袅绕，其高雅、沉静之气，可使人祥和、平静。檀香可以使呼吸舒缓，可提高人体防病能力。可以将珍贵的上等檀香切成小碎块作为瓣香焚烧使用，也可以将其研磨成粉末，做成直接熏烧使用的香末，或者将其切碎，蒸馏出精油，再加水做成涂香。檀香具有镇静的作用，有助于冥想，在佛教仪轨中常用来供养诸佛、菩萨，进而消除灾厄，除一切烦恼。

（3）涂身。将檀香木枝干切碎后，经过蒸馏提炼出檀香油。檀香油可以涂在身上，也可作为香水使用。檀香油可淡化瘢痕，滋润肌肤，防止皱纹生成，也可能镇静安神，缓解紧张和焦虑情绪，使人放松。

（4）药用。檀香可以入药，主要具有止心腹痛、清凉去暑气、提神醒脑等作用。

（5）雕刻。大块的檀香可以被雕刻成各种佛像，而较小的檀香则可以用来制作香炉、佛珠等佛教法器。

（三）熏陆香

1. 总体介绍

熏陆香，梵名 Kunduru，又名乳香。其形状和香气类似松脂，颜色略带黄色。《翻译名义集》卷三称熏陆香为"杜噜"，云："杜噜，此云熏陆。"《南洲异物志》云："状如桃胶。"《西域记》云："南印度阿咤厘国，熏陆香树，叶似堂梨，亦出胡椒，树叶若蜀椒也。"《南方草物志》曰："出大秦国，树生沙中，盛夏树胶流沙上。"

熏陆香的树叶为羽状复叶，花落结小核果，果呈三角形，其树脂除供药用外，也可制香（图33）。熏陆香因为脂汁滴如乳头，所以也被称为乳头香、乳香。熏陆香整株植物都具芳香气。

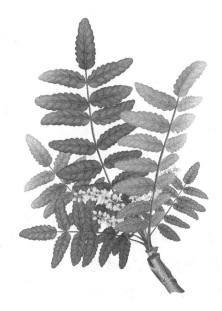

图33　熏陆香植物

《佛说一切如来乌瑟腻沙最胜总持经》卷一说，以白花散于四方曼荼罗之上，并燃酥灯四盏安于坛城四隅，焚烧沉香、乳香，求净水饮用，则能消除诸病，诞寿百年，能解一切冤结，得妙音声，获得无碍辩才，生生常得宿命神通。如果将前所加持净水洒于王宫及自舍宅，乃至牛马等所住之处，则能速得去除罗刹龙蛇等灾难，常得一切龙天卫护，远离一切怖畏。有病苦时可以水洒顶，永得消除一切重病。

《大方广菩萨藏文殊师利根本仪轨经》卷十六中说，以酥蜜酪和合粳米作护摩，可以降伏夜叉；如果要降伏干闼婆，则用乳香作护摩；如果要降伏饿鬼，则用吉祥香作护摩；如果要降伏紧那罗，则用娑哩惹啰娑香作护摩；如果要除各个种类的障碍灾难，则以所用物八百作护摩，满七日之后，障难即得除灭。

2. 使用方法与功用

（1）熏烧。佛家在举行仪式时，会将熏陆香与沉香等香料做成和合香，用来焚烧供养；熏陆香还可被用来在寺院或坛城的四个角落熏烧，以消除恶气，解一切宿世冤结。

（2）药用。将熏陆香与沉香等香料一起加水，念咒后洒在屋室周围或患者身上，可以消除一切灾难、病证（图34）。熏陆香也可以和其他药品一起服用，达到明目及治疗头痛、水肿等疾病的目的。

（四）安息香

1. 总体介绍

安息香是佛典中常提及的香料，梵名为 guggula，音译为求求罗、掘具罗、窭具攞、求罗、局崛罗，又称为干陀罗树香。因为此香当初是由安息国的商人传入中国，所以称为安息香。安息香是指安息香树所产生的脂汁块。

《本草纲目》中说，此香是"生长在南海波斯国的树中脂，树长二三丈，皮黄黑色"。安息香树高二三丈，叶密、轮生、椭圆形、全缘，叶里有绵毛，花梗亦为白色的密毛所覆，结小型球状的果实，并覆有密毛，树汁有香味，可以用来制造焚烧用的香料（图35）。

《酉阳杂俎·广动植木篇》中说："安息香树，出波斯国，波斯呼为辟邪树，长三丈，皮色黄黑，叶有四角，经冬不调，二月开花，黄色黄心微碧，不结实。刻其树皮，其胶始饴，名安息香。六七月坚树，如果用硬物刻其树皮，就会有脂状的物质流出，如果取此物烧香，则能神通明，辟除众恶。"

安息香树在长至第七年时，其树脂产量最高，而后的十二年间，每年约生产一点

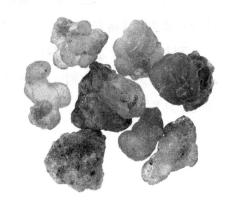

图34　熏陆香药材

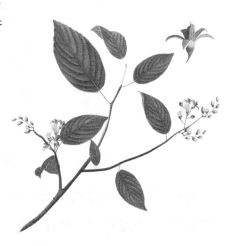

图35　安息香植物

五千克的红褐色树脂。因树脂中含有肉桂酸而具有枞树的香味，可溶于酒精或加于香水中，以维持其气味的长久。

有人说干陀罗树即是安息香树。干陀罗树，佛经里也称作犍陀树。《宝楼阁经》中说："如果以干陀罗树香和白芥子油，则能降伏一切龙。"注中说："干陀罗树香就是安息香也。"有的佛经把干陀罗写作犍陀、健陀。《大日经疏》卷九记载，健陀是一种香，干陀罗或作犍陀罗，其义为香遍、香洁、香风等。

《晋书·艺术传·佛图澄》记载了佛图澄焚安息香求水的故事，其故事梗概如下。从天竺来的高僧佛图澄少年学道，能妙通玄术。永嘉四年，佛图澄来到中国洛阳，自称有百余岁，常服气养生，能多日不食，善诵神咒，能役使鬼神。传说他腹旁有一小孔，常以棉絮塞之，每当夜晚读书时则拔出棉絮，孔中出现光明，照耀室中。有人曾看见他平日在流水侧，从腹旁的小孔中引出五脏六腑来清洗，洗完后再将五脏六腑还内腹中。佛图澄来到中国后投于石勒门下。一次国内水源枯竭，石勒问他何以致水？佛图澄说："现今当敕龙前往取水。"于是就带领弟子法首等数人来到旧的泉水源头上，坐于绳床上，烧安息香，咒愿数百次。如此过了三日，开始有水泫然微流，其中有一条小龙，身长约五六寸，随水而来。不久之后水大至，隍堑皆满溢。

2. 使用方法与功用

（1）熏烧。安息香一般不适合单独使用，通常用来做成和合香，因为这种香料具有引发各种香材独有气味的特点，而且可以让烟气呈现青白色、直线上升而不散。据记载，焚烧安息香可以直通神明，辟除众恶。

（2）药用。可以祛痰止咳、止腹痛，外用可以治疗皮肤粗糙、干裂。

（3）染色。指用安息香树之树汁染色，使被染物呈现茶褐色（又称健陀色，即黄中带黑的颜色），或呈多赤少黑的颜色（同于木兰色，乃袈裟之本色）。以安息香之树枝染色通常称为"香染"陀色之薄绢所做之袈裟称为"健陀穀子袈裟"。

（五）郁金

1. 总体介绍

此处所说的郁金并非现在常见的郁金香花，而是一种香草。

郁金高约三十厘米，很像美人蕉，叶脉细而显著；花有浅绿色的苞，多数重叠形成穗状花序，从各苞长出黄色条纹的黄色花三至四朵（图36）。郁金根茎约有手指大小，呈黄褐色，有环状的节。

郁金香，音译为恭矩磨。草名，属球根植物，可以作为熏香，也可制成染料。《翻译名义集》卷三中说："恭矩磨，此云郁金。周礼春官，郁人采取以酒。"《说文解字》云："郁金草之华，远方所贡芳物，郁人合而酿之，以降神也。宗庙用之。"《最胜王经》卷七也说："郁金，恭矩磨。"据考证，郁金香自晋代传入中国，当时主要用于除臭和食物加香。唐代陈藏器所撰的《本草拾遗》中记载郁金可除一切臭，也可治心腹间的恶气，还可入诸香药用。晋代还出现了用郁金所酿的香酒，李白《客中行》中有"兰陵美酒郁金香，玉碗盛来琥珀光"的诗句。

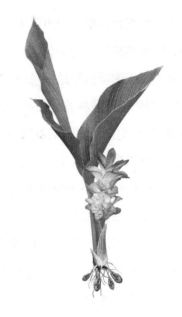

图36　郁金植物

《大唐西域记》卷二记载："身涂诸香，所谓栴檀、郁金也。"可知早在唐代，印度即常以郁金为涂香。由于郁金确实有杀菌作用，为了预防皮肤病，尤其为了预防春天流行的疱疮，印度人常将郁金与栴檀叶磨成泥状物后涂在孩子们的身上。

《陀罗尼集经》卷九中也记载，真言行者作坛时，涂坛所用的五种染料（白、黄、赤、青、黑五色的染料）中也有郁金。白色染料为粳米粉，黄色染料为郁金末或黄土末，赤色染料为沙末、赤土末等，青色染料为青黛末、干蓝靛等，黑色染料则为墨末或炭末等。

据《大日经疏》卷五记载，密教中修行者灌顶受三昧耶戒时，为表示不退菩提心的誓愿所饮用的金刚水（誓水）中也调和有郁金、龙脑等香。另外，《苏悉地羯罗经》卷上"分别烧香品"记载，胎藏界三部所烧之香不同，佛部燃烧沉水香，金刚部燃烧白檀香，莲华部燃烧郁金香，但也可以一种香通于三部。

在《大佛顶广聚陀罗尼经》卷五"秘坛八肘大坛法品"的烧香方中则载恭矩磨（郁金香）、沉香、安膳香等十二味是一切香王。

《金光明最胜王经》卷七以郁金为三十二味药之一，而浴佛节灌沐佛顶之五色水中即有郁金。通常取都梁香为青色水，取郁金香为赤色水，取丘际香为白色水，取附子香为黄色水，取安息香为黑色水，将它们组成五色水，于四月八日浴佛之日灌沐佛顶。

此外，在密教作坛时，与五宝、五谷等共埋于地中的五香，或护摩法中的供品五香，也皆含有郁金香。

2. 使用方法与功用

（1）饮用或食用。先秦时期巫者举行降神仪式时常在酒中加入郁金。现在，将郁金的根部干燥后研磨成粉末，加入咖喱粉中用作佐料。郁金嫩芽与花朵的部分，泰国人作为蔬菜食用。

（2）药用。将其根、茎磨成泥状，可以解眼镜蛇毒（图37）。研究认为，郁金具有促进血液循环、抑制凝血、促进脂肪代谢、降低胆固醇及消炎的功效。

（3）染色。将黄色或红蓝色的新鲜郁金花朵采下，磨成粉末溶在水中，可以作为衣物或食品的天然染色剂。

（4）涂香。将郁金和檀香一起加水磨成泥状，涂在皮肤上可以预防皮肤病。在密乘佛教仪式中，也会使用郁金作为涂坛的五色染料，或作为浴佛的清净五色水之一。

（5）熏烧。据佛经记载，不同境界的诸佛、菩萨要供养不同的香品，其中莲华部就要使用郁金来燃烧供养。

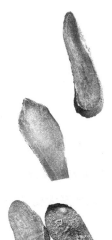
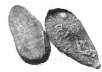

图37　郁金药材

（六）麝香

1. 总体介绍

麝香，梵名 kasturi，音译迦萨吐罗。它是公麝在发情时，于腹部香囊所分泌出的香素。麝香既是制造高级香料的主要原料，又是名贵的中药。麝的原动物见图38。

《金光明最胜王经》卷七"大辩才天女品"中记载，麝香为三十二味香药之一。

《慧琳音义》卷十九中也说："麝香，兽也，似獐而处深山险径中。雄者，口有牙，脐中有香；雌者，无牙亦无香。"文中记载麝类似獐而生长于深山险径之中，雄的口中有长牙，脐中有香，雌的则口中没有牙，也没有香。

佛陀以麝香黄人来比喻与善知识亲近了之后，随顺染上良善的习性，能成就广大的善名，世尊并以偈颂来比喻这种情况："若有手执沉水香及藿香、麝香等，须臾执持

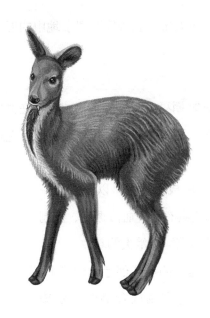

图38　动物麝

香自染，亲附善友亦复然。"

《一切如来大秘密王未曾有最上微妙大曼拏罗经》卷一记载，用来供养最上曼拏罗的和香中就含有麝香。

2. 使用方法与功用

（1）药用。麝香可以入药，用来治疗血气不通、中风、心腹痛、喉咙痛、跌仆损伤、蛇虫咬伤等。

（2）熏烧。麝香可作为烧香供养诸佛、菩萨的最佳和合香配方。《金光明最胜王经》卷七也将麝香列为三十二味香药之一，可见其重要性。

（七）苏合香

1. 总体介绍

苏合香，又称兜娄婆、都噜婆、妒路婆、突婆、窣堵鲁迦，意译为白茅香、茅香、香草、帝膏、苏合油、苏合香油、帝油流，为金缕梅科植物苏合香树所分泌的树脂，是最早传入中国的树脂类香药之一（图39）。

根据《大佛顶首楞严经》卷七记载，可以在坛前别安一小火炉，以兜娄婆煎取香水以沐浴。又《大日经疏》卷七记载，妒路婆是印度苜蓿香，与中国苜蓿香稍有不同。

《舞曲口传》记载，阿育王患病，求苏合之药草，经过七日而得，服后病即痊愈，他的大臣就以药草为甲胄而作舞，因此而有"苏合"之舞乐名。

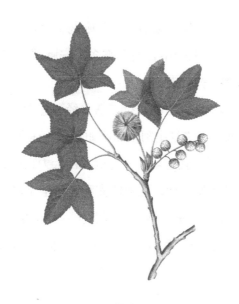

图39　苏合香植物

2. 使用方法与功用

（1）熏燃。苏合香可以和其他香料一起燃烧，主要是用来引发烟气，其香味辛香气烈，有开窍醒脑的效果。

（2）涂香。苏合香膏可以用来涂身，或是混合其他香料，有提香气之用。

（3）药用。苏合香可以煎水服用，以辟邪、止痛。另外，也可将苏合香丸（将苏合香与麝香、檀香、丁香、水牛角等药研末为丸）与酒煎煮，饮用此药酒可调理气血。

（八）丁香

1. 总体介绍

丁香，又称为鸡舌香，原产于南亚、东亚及马达加斯加岛。

丁香树具有光滑的灰色树皮，叶片呈对生矛状，约十五厘米长，覆有油脂腺，被压时会释出香气。花朵呈深紫红色，长于小枝顶端，成聚伞花序。但一般所见的是未开的花芽，干燥后即成药用丁香。其花季自八月持续至十二月，最初花芽为黄色，然后转成粉红色，最后变成红色。自第六年可开始采收丁香花。丁香植物见图40。

《苏悉地羯罗经》卷下"圆满成就品"中载

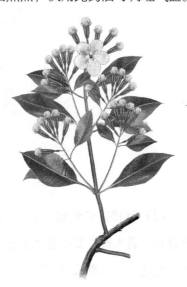

图40　丁香植物

有丁香及其合药法，以及佛、莲华、金刚三部的眼药真言。眼药是密教者为解除懈怠昏沉，于眼部所涂用之药物。眼药中含有苏噜多、安膳那、缩砂蜜、龙脑香、荜茇、婆罗门桂，即丁香皮、得伽罗香粉末。

在《大佛顶如来密因修证了义菩萨万行首楞严经》卷七中，也载有以鸡舌香等十种香和合磨为粉涂坛城的做法："经中阿难启问如何修行建立道场及结界的清净轨则。佛陀告诉阿难，若末世人发愿建立道场，应先取雪山大力白牛，因为此牛食其雪山肥腻香草，只食雪山清水，其粪便微细，可取此粪和合栴檀来涂其地。若不是雪山的牛粪，牛臭污秽不堪涂地。应该取平原地下五尺黄土，和上栴檀、沉水、苏合、熏陆、郁金、白胶、青木、零陵、甘松及鸡舌香。以此十种细罗为粉，合土成泥以涂场地，以及来清净道场。"

2. 使用方法与功用

（1）药用。丁香是很重要的中药材，可用于镇痛、杀菌，治疗胃脘痞闷、呕吐、龋齿、口臭等，据说也可以治疗烧烫伤。在《苏悉地羯罗经》中，将丁香与龙脑香等香料粉末混合，制成一种眼药，该香药主要能防止修行人懈怠、头脑昏沉。丁香也是天然的醒酒药，如果在喝酒前先服用丁香粉末，则不容易醉酒。丁香药材见图41。

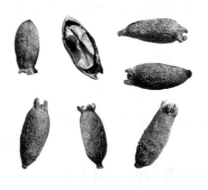

图41 丁香药材

（2）涂香。佛陀曾经告诉阿难，发愿要建立坛城时，要用檀香、沉香、熏陆香、苏合香、青木香、甘松香及丁香等香品，将香末加水和土搅拌成为泥水，涂在坛城内外的土地上，用来清净此坛城。

（九）木香

1. 总体介绍

木香，别名云木香、广木香、青木香，为草本香料，其香味与花蜜相似。其原植物见图42。

在历史上，我国的木香多为东南亚国家的贡品，或自南亚、东南亚进口而来。二十世纪中期，我国才从国外引进栽种木香。

木香的树干、枝、根皆有浓郁的香味，常用于制作熏焚的香料或萃取芳香油。

2. 使用方法与功用

（1）熏烧。将木香的根部磨成粉末后焚烧，能够沟通神人。

（2）涂香。将木香末和其他香末加在水中，可做成浴佛的清净五色水。

（3）药用。木香有行气止痛、健脾消食的作用，可以消除腹痛等（图43）。

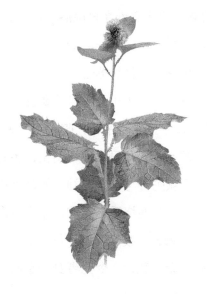

图42　木香植物

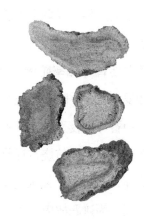

图43　木香药材

（十）零陵香

1. 总体介绍

零陵香是指由生长于零陵山谷的熏草所制成的香。《法苑珠林》说："零陵香，《南越志》曰零陵香，土人谓为燕草、芸香；《大戴礼·夏小正》曰，采芸为庙菜；《礼记·月令》曰，仲冬之月芸始生，郑玄曰，芸香草也；《说文》曰，芸草似苜蓿；《淮南》说，芸可以死而复生。"

一般多认为，零陵香即多揭罗香。多揭罗树常用来制作熏香，以此树所制成的香名多揭罗香。《金光明最胜王经》卷六"四天王护国品"中说："应取诸香。所谓安息、栴檀、龙脑、苏合、多揭罗、熏陆，皆须等份和合一处。手执香炉，烧香供养。"该书卷七将多揭罗香列为三十二味香药的第十五味。

多揭罗树茎高 2 ~ 2.3 米，树枝呈分歧状，叶长 10 ~ 16.7 厘米，椭圆形，顶部尖锐，叶面有光泽，颜色浓绿，每叶开 4 ~ 6 朵纯白色的花朵，非常芳香，每一个果实中藏有 3 ~ 6 颗种子。

《叶迦陀野仪轨》卷一记载："常烧妙香诸名香，所谓安息、栴檀、龙脑、苏合、多揭罗、熏陆、松香等也，皆等分和合，一所香炉等可烧，即又以真言等，白线又五色线加持之可身系。"

《大吉义神咒经》卷四中说，应该用不同的香供养不同的天龙八部等护世圣众，其中以零陵香供伽罗龙王。经中说："若有读诵此经者，当常食乳净自洗浴，着鲜洁衣，于一切人不生嫌心，于诸众生当生慈心，于佛像前作诸天龙王像及余鬼神，皆图形像，以牛粪涂地作七重界，界场中央着诸华鬘。烧百一种香，为佛烧苏合香，萨阇赖阇香与摩酰首罗天，咄迦香与梵天，遮迦香与魔王，多迦罗香与化乐天，阿具娄香与他化自在天，婆罗娑香与兜率陀天，修富娄香与焰摩天，牛王香与帝释，胶香与四天王，零陵香与伽罗龙王，熏陆香与毘摩质多阿修罗王，那赖娑香与毘浮沙罗刹王，多利娑香与地神，甲香与地夜叉神，毘罗贰香与放逸天，那赖陀香与十方鬼神。如是等烧百一种香，各各于彼天像前烧，诵此咒者右膝着地，一百八遍烧香于天前，各涂地作七处咒场。此外，在此场上发大誓愿：舍自己身与三世佛，有夜叉罗刹不信于佛，欲害咒者灭结界经，为遮恶故应当舍身与佛，愿诸如来忆念于我，当令咒者身如金刚，一切世间无能坏者。"

《大威怒乌刍涩么仪轨经》卷一记载，以零陵香、天竺苏合香末和芥子油，投进火中一千零八遍而修法，可得众人爱敬。

2. 使用方法与功用

（1）熏香。佛教徒常将零陵香、安息香、栴檀、龙脑香、苏合香等香末混合，放在香炉中燃烧，供养龙王等护世圣众。古时也有巫者烧熏草以降神的记录。另外，也有以零陵香、苏合香等香末与芥子油混合，将其投进火中并修法念咒一千零八遍，以得到众人敬爱的记载。

（2）食用。零陵香是一种可以直接煮来食用的香草植物。在古代，零陵香常被人们采来做成祭祀的菜肴。若将之加入食物或酒里，可增添些许麝香气味。

（3）药用。零陵香可以用来治疗胸闷、腹痛、牙痛、鼻塞、高血压等，但多服易引起气喘及流产，应加以注意。

（十一）龙涎香

1. 总体介绍

龙涎香是抹香鲸的分泌物，遇热时就会散发出异香，是调制合香的极佳香料。

龙涎香大约于初唐时期传入中国。唐代诗人白居易在描述悟真寺的景色时有诗云："泓澄最深处，浮出蛟龙涎。"其中"蛟龙涎"就是指龙涎香。

龙涎香在宋代常被用作珍贵的贡品。在宋末元初，陈敬在《香谱》中引叶庭珪《香录》（1151）云："龙涎出大食国，其龙多蜷伏于洋中之大石，卧而吐涎，涎浮水面，土人见林鸟翔集，众鱼游泳，争喈之，则没取焉，然龙涎本无香，其气近于臊，白如百药煎而腻理，黑者亚之，如灵脂而光泽，能发众香，故多用之以和众香。"

元代的《岛夷光略》记载："屿方而平延袤荒海上，如云坞之盘绝，无田产之利，每值天清气和，风作浪涌，群龙游戏出没海滨，时吐涎沫其屿之上，故以得名。涎之色或黑于乌香，或类于浮石，闻之微有腥气，然用之合诸香，则味尤清远，虽茄蓝木、梅花脑、檀麝、栀子花、沉速木、蔷薇水、众香必待之而发之。此地前代无人居之，间有他番人，用完木凿舟，驾使以拾之，转鬻于他国，货以金银之属博之。"这段话的意思是说，在一个名为"龙涎屿"的小岛上，经常会有鲸鱼出没，鲸鱼在小岛的礁石上留下分泌物，这些分泌物就是龙涎香，当地的土人捡拾这些龙涎香并将其转卖到其他地方。

关于龙涎香的等级，《游宦纪闻》中曾记载："龙出没于海上，吐出涎沫，有三品：一曰泛水，二曰渗沙，三曰鱼食。泛水，轻浮水面，善水者伺龙出没，随而取之。渗沙，乃被涛浪、漂泊洲屿，凝聚多年风雨浸瑶，气味尽渗于沙土中。鱼食，乃因龙吐涎，鱼竞食之，复化作粪散于沙碛，其气腥臊。惟泛水者可入香用。"

这段话的意思是说，龙涎香可以分为泛水、渗沙、鱼食等三种等级，其中泛水也就是漂浮于海面上的龙涎香，为上品。

早在宋代，龙涎香就是海外朝贡品之一。由于龙涎香的价格极为昂贵，所以也常有赝品。宋代，人们时就有辨别龙涎香真伪的方法。当时的商人说："龙涎香如果浮于水而鱼会集中，如果用来熏衣则香不竭。"

在科技昌明的今日，我们不再采信龙涎香是"龙的涎液"的神秘之论。现代研究表明，龙涎香是抹香鲸胃中的分泌物。抹香鲸在大洋中游走的范围相当广泛，四大洋几乎都有它的身影，但它主要生活在印度洋和太平洋，所以龙涎香多产于印度洋和太平洋。抹香鲸喜吞食鱼类，而且喜吞食巨大的章鱼、墨鱼，吞食这些鱼类后，它的胃中便分泌出一种液体，这种液体既能克化鱼骨又能保护胃部，但它在胃中与食物渣滓发生作用之后，不能存留就被吐出或被排泄出。这些液体被排到水里之后就形成了龙涎香的基本物质。它的比重很轻，常浮于水上，在水上漂泊几年、几十年或更长时间才被发现。

2. 使用方法与功用

（1）熏香。龙涎香为佛教供养仪式中经常被用到的熏香供养品。龙涎香在未燃烧时没有特殊的香气，但燃烧后香气四溢，类似麝香味，但更为幽雅清香，香气历久不散。

（2）药用。龙涎香有活血利气、利痰的作用，在中医里常被用来治疗咳喘气逆等。

（十二）龙脑香

1. 总体介绍

龙脑香（梵名 karpura），音译为羯布罗、劫布罗，又称作片脑，属五种香之一。

龙脑香是从龙脑树（图44）的树干中搜集到的天然白色结晶粒。龙脑树在古代只生长于自赤道至北纬5°的地区，如婆罗洲北部、马来半岛、苏门答腊岛。

龙脑树生长于近海岸线且排水良好的斜坡上，树高50～60米，树干直径为3米，树呈圆锥状，叶椭圆状，花白色，其叶、花及果都有香气。

在汉代，龙脑香已被传入中国。《货殖列传》记载，在西汉时期，龙脑香已出现在广州。南朝梁代的文献记载："生西海律国，是彼律树中脂也，如白胶状。"唐末《酉阳杂俎》卷十八云龙脑香又名"固布婆律"，"其树有肥有瘠，瘠者出龙脑香，肥者出婆律膏。香在木心中。波斯断其树，剪取之，其膏于树端流出，斫树作坎而承之。入药用有别法。"这段话的意思是说，固布婆律树有茂盛的，也有不茂盛的，茂盛者产为婆律膏，不茂盛者产则为龙脑香。在波斯，人们常通过剪断树枝的方法来取树端的婆律膏。

《新修本草》卷十三记载了龙脑香的性状，云："龙脑香及膏香，味辛、苦，微寒；

一云温，平，无毒。主心腹邪气，风湿积聚，耳聋明目，去目赤肤翳。出婆律国。形似白松脂，作杉木气，明净者善。久经风日，或如雀屎者不可。云合糯米炭（一作粳米炭）、相思子储之，则不耗。膏主耳聋。树形似杉木。言婆律膏者是树根中清脂，龙脑是树根中干脂。子似豆蔻，皮有错甲，香似龙脑。味辛，尤下恶气、消食、散胀满，香人口。旧云出婆律国，药以国为名，即杉脂也。江南有杉木，未经试，或方土无脂，犹甘蔗无实。"这段话的意思是说，龙脑香的味道辛、苦，性微寒，形状似白松脂，有杉木气味，以明净者为佳，如果与糯米炭、相思子共同储存，则不会损耗。

《酉阳杂俎》中载有入贡龙脑香的情形，曰："天宝末，交趾贡龙脑，如蝉蚕形。波斯言：老龙脑树节方有，禁中呼为瑞龙脑。"

宋代有关龙脑香的记载非常多，如《宋会要辑稿·职官四四·市舶司》提出将龙脑分为熟脑、梅花脑、米脑、白苍脑、油脑、赤苍脑、脑泥、粗速脑、木札脑等不同品级。《本草图经》记载："今海南龙脑，多用火逼成片。"根据日本《东亚香料史研究》中的记载，这种"火逼成片"的方法是将取剩的龙脑木碎片、锯屑放入陶罐中，用盖子密封，然后埋入热灰中，在盖内凝结一层脑分刮取即得。以这种方式萃取的龙脑香不及天然形成的龙脑香颜色洁白、香味优雅，且其颜色焦褐并有焦臭味。

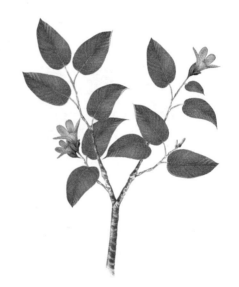

图44　龙脑树植物

2. 使用方法与功用

（1）熏烧。龙脑香的形状如同白松脂，气味如杉木。龙脑香属于树脂类的香料，遇热熏蒸可以产生清冽的香味，可以与其他香料一起做成合香，或将其单独放置在隔片上熏蒸。天然龙脑香质地纯净，熏燃时香气浓郁，而且烟气不多，自古以来就是一种上等香品。

（2）涂身。人们可以在沐浴后将混合有龙脑香、沉香、麝香等香料的粉末涂满全身涂在佛像上。

（3）浴佛。龙脑香是供佛的上品香料，因此在制作浴佛法水时也会使用龙脑香。

（4）食用。在明清时期，福建的龙凤团茶饼是著名的贡茶，人们在制作此茶时常加入龙脑香，用来增添茶水的香气。

（5）药用。龙脑香内服可以清热明目、除臭开窍；外敷在伤口、口疮处，则有清热止痛、止痒等功效。

（十三）降真香

1. 总体介绍

降真香产地在马来半岛、婆罗洲北部及苏门答腊岛、中南半岛以及中国广东西部等地。降真香是熏香、药用及染料的佳品。降真香植物见图45。

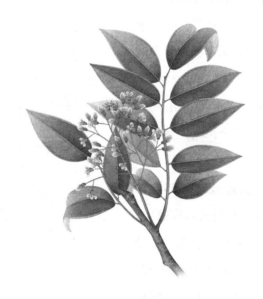

图45　降真香植物

宋代的《香录》将降真香分为番降、土降及广降三种。《证类本草》卷十二记载："降真香，出黔南。伴和诸杂香，烧烟直上天，召鹤得盘旋于上。"宋代洪刍所著《香谱》记载："其香如苏方木，然（燃）之初不甚香，得诸香和之则特美。"元代《真腊风土记》记载："降真，生丛林中，番人颇费砍斫之劳。盖此乃树之心耳。其外白，木可厚八九寸，小者亦不可四五寸。"

《本草纲目》中也记载了降真香的形态，但该书将降真香称为紫藤，曰："紫藤叶细长，茎如竹根，极坚实。重重有皮、花白子黑，置酒中，历二三十年亦不腐败，其茎截置烟焰中，经时成紫香，可以降神。"这段话的意思是说，紫藤的叶细长，茎如竹根一般，非常坚实，外覆皮一重重，花为白色，子为黑色，如果放在酒中，经过二三十年也不会腐败。

2. 使用方法与功用

（1）熏燃。降真香不适合单独使用，通常与其他香料一起做成和合香后使用。这是因为，单独使用降真香时不会有浓烈的香气，但如果将降真香与其他香料一起使用，则香气绝美，据说其香烟可以直上云霄，招来仙鹤、神真等，因此才被称为降真香。

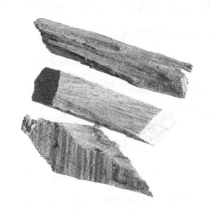

图 46　降真香药材

（2）药用。降真香可药用，具有止血、消肿止痛等功效（图46）。

（3）染色。降真香可用作衣物的染料。

（十四）藿香

藿香，即多摩罗跋香树（梵名 tamalapatra），其花色微黄，树皮含有肉桂的香味，是发汗、健胃的良药。藿香植物见图47。

《南方草木状》云："藿香出产于交趾、九真、武平、兴古诸国，民自种之，榛生，五六月采集，晒干即成芳香。"

《龙树五明论》卷二记载了服香的方法，云："凡修行诵咒及以工巧声刻漏聪耳彻以服香药为咒，咒曰：

菩陁瓷婆多罗·乌摩种陀利·勒那勒那耿捍利·阿婆阿婆鸣嘶利·莎婆呵

[buddha rvadhara / uma cundhara / lena lena cunhra / ava ava minsara / svāhā]

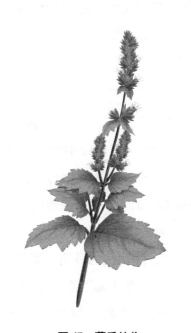

图 47　藿香植物

论中并教行才以：白真髻香一斤、沉水香一斤、熏陆香一斤、青木香一斤、鸡舌香一斤、藿香一斤、零陵香一斤、甘松香一斤、芎䓖香一斤、香附子一斤、百花香一斤、诃梨勒一斤，于一净室，净臼中。各别捣下筛和以蜜，封在器中勿令接触空气及太阳，断五辛杂味，沐浴后端坐持咒，即得众人敬爱，鬼神营助，若需要时于静处烧香，众神自然来临。如果有恶人被妖邪附着，以此香如弹丸并持咒百次，可使鬼邪散去。如果虚亭野室多有恶鬼出没害人者，应以此香和蜜如弹丸，以火烧之。室中所有诸邪恶皆悉消灭。"

《大佛顶广聚陀罗尼经》中也载有烧香方，该书云："钵多罗香（藿香）、熏陆香、栴檀香（白檀）、咄瑟迦香（苏合香）、沉香（恶揭鲁）、窭具罗（安息香）、安膳香、萨若罗婆香（婆律膏）、甲香、龙脑香、麝香、恭矩磨（郁金香），此十二味是一切香王。"

（十五）都梁香

都梁香又名佩兰、水香、大泽兰、燕尾香等。都梁香是植物的一部分，是双子叶植物唇形科植物地瓜儿苗的茎叶。都梁香多用于佛教祭祀，亦可作药用。

都梁香为浴佛之五色香水之一。《诸经要集》卷八记载："四月八日浴佛时，当取三种香：一都梁香，二藿香，三艾香，合三种草香按而渍之，此则青色水。若香水者，可以绀黛秦皮权代之。又用郁金香，手按而渍之于水中，按之以作赤水，以水清净用灌像讫，以白练白绵拭之。断后自占更灌，名曰清净，其福第一也。"由此可知，将都梁香作为浴佛香水，且将浴佛之后的水拿来灌沐自己的头顶，能获无量福德。

（十六）香附子

香附子，为莎草科植物莎草的干燥根茎。秋季采挖，燎去毛须，置沸水中略煮或蒸透后晒干，或燎后直接晒干。其原植物和药材见图48~图50。

在《金光明最胜王经》卷七中载有三十二味香药洗浴方，其中就有香附子。

《如来方便善巧咒经》卷一云："如果要受持一切咒，降伏诸怨敌者，则取怀香、草香、末香、尸利沙华多伽罗香、石上华恭居摩香、香附子、帝释手草香。从树枝出白汁者，取等分作末，和之持咒一千八遍。涂在身上即得如意。"

《根本说一切有部毘奈耶药事》卷一记载香附子为五种香叶之一，云："云何根药？谓香附子、石菖蒲、黄姜、生姜、白附子。"该经也记载了合香之法，云："沉香一两，藿香一两，熏陆香一两，甘松香一两，零陵香一两，甲香一两

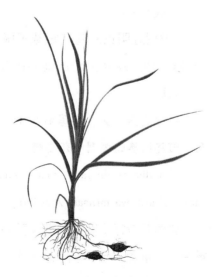

图48　香附植物

（十文已下），丁香一两，白胶香真（五文），鸡舌香（十二文），青木香一两，香附子（十文），白檀香一两，捣罗取末，以蜜和之。"

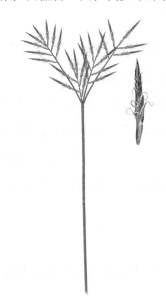

图49　香附花果

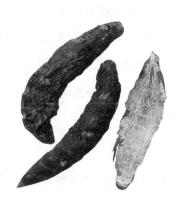

图50　香附子药材

（十七）茅香

茅香，又称茅香根、茅根香，也称作饮第篨、香菜。梵名译名为优尸罗，又译为忧尸罗、嗢尸罗、乌施罗、乌施蓝。

茅香属于禾本科植物，高60～150厘米，生于喜马拉雅山麓，以及缅甸、印度、斯里兰卡等地的河岸或湖沼地等湿热的地方。

古印度医书《斯休鲁塔本集》记载，茅香是重要的治热病之药。印度诗人卡里达萨的著名戏曲"夏君塔拉公主"的剧情中就有以下的对白："普里扬维达，为谁运来有乌希拉草（即优尸罗草）的香油和纤维的莲？……因为夏君塔拉公主中暑，患重病，（这）是为了冷却公主的身体。"

在印度，每到炎热的夏季，家家户户常将茅香的根编成席状吊在房子的门口或窗口，浇上水，借蒸发产生冷却的效果，或是以其粉末涂身，有可祛除暑热的功效。南印度所产的茅香味道最好，为佳品。

《苏悉地羯罗经》卷二"祈请品"记载："又取乌施罗药捣和作真言形象，以弭乌里迦蚁土和作其器，满盛牛乳，置像乳中，或用苏乳蜜和置像。于中诵一百八遍，三时供养。如是供养，本尊欢喜，速得相现。"

《阿毗达摩顺正理论》卷三十二记载："谓于热际，烈日逼身，虽用栴檀、乌施罗末及冰雪等而为对治，便有增上身安乐生。"《金光明最胜王经》卷七"大辩才天女品"中列举了三十二味香药，茅香即为其中第二十四味。

《正法念处经》卷二十三记载："见比丘僧以扇布施，令得清凉如忧尸罗。"这是说在夏日布施比丘扇子，使其获得清凉，就如同在身上涂了茅香一般。

在古代茅香常被用作室内的熏香，以驱灭蚊虫，消除秽气。古人所说的熏草主要指茅香。陶弘景在《名医别录》中描写了茅香的形态，云："状如茅而香者为熏草，人家颇种之。"长沙马王堆一号墓出土的木楬上书"蒽（蕙）一笥"，就指出土物中的茅香一笥。同墓出土的一件陶熏炉里装满了茅香，另一件陶熏炉中则盛有将高良姜、辛夷和茅香混合在一起的香。

（十八）合欢

合欢是产于印度的一种香木，又称为尸利沙树（梵名 sirisa），树胶可用来制作香药。

《金光明最胜王经》卷七将合欢列为三十二味香药之一，并将其称为"尸利洒"。《合部金光明经》中则指出尸利沙就是合欢。

合欢属豆科落叶乔木（图51），夏季开淡红色花，树皮可用来提炼胶汁，干燥后可入药，其性平、味甘，具有安神、解郁、活血的功效，主治气郁胸闷、失眠、跌仆损伤、胸痛等。

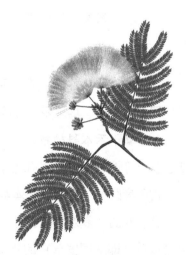

图51　合欢香植物

（十九）甘松香

《本草纲目》记载，甘松香产于川西松州，由于其味甘，所以被称为甘松香。甘松香植物的根及茎经干燥之后，可以药用或用作香料。甘松香植物根部所含芳香成分较多。甘松香植物和药材见图52、图53。

《蕤呬耶经》卷中"请供养品"记载，于一般供养法中，应该将甘松香、白檀香、沉水香、龙脑香、苏合香、熏陆香、尸利稗瑟多迦树汁香、萨阇罗沙香、安息香、婆罗枳香、乌尸罗香、摩勒迦香、香附子香、阏伽跢哩香、柏木香、天木香、地夜香等与砂糖混合，随意取用，以此来供养诸尊。

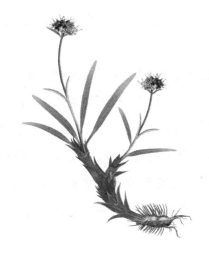

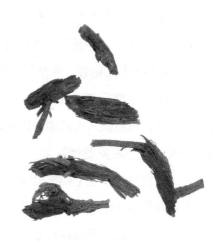

图52 甘松香植物　　　　　　　图53 甘松香药材

《不空绢索神变真言经》卷二十记载以不空王神通解脱心陀罗尼真言，随心承事供养曼拏罗三昧耶，以甘松香泥、白栴檀香泥抹涂坛地，四面当心以纯白栴檀香泥画开莲花，当心莲花叶上以郁金香泥、白栴檀香泥相和，画金刚杵印。

《佛说金毗罗童子威德经》卷一记载如果行者要入龙宫求宝，可取白蜜、甘松香和药烧，龙就会觉悟行者需要宝珠，自动奉上。

（二十）石盐

石盐（梵名 saindhava），又作仙陀婆、先陀婆、先陀。《翻译名义集》卷三记载："先陀婆，此云石盐，其香似之，因以为名。《华严经》云：兜率天中有香，名先陀婆，于一生所系菩萨座前，烧其一圆，兴大香云，遍覆法界。"

南本《大般涅槃经》卷九记载，如来密语深妙而难解，譬如诸臣之服侍大王，大王洗浴时若索取先陀婆，智臣便奉上水；用食时索取先陀婆，智臣便奉上盐；饮食时索取先陀婆，智臣便奉上器皿；游玩时索求先陀婆，智臣便奉上马。如此聪智之臣，堪称善解大王四种密语之意。由此可知，先陀婆其实具有盐、器、水、马四种意义。此处用"一名四实"来譬喻如来密语的微妙难解。

《四分律》卷五十九记载："复有五种盐：土盐、灰盐、赤盐、石盐、海盐"。

《大唐西域记》卷十一记载，信度国国都周围唯有一座山，此山多出赤盐（色如赤石）、白盐、黑盐及白石盐等，这些盐常被出口到异域远方。

（二十一）木槵子

木槵子，又作木患子、无患子，梵名作阿唎瑟迦紫，产于中国及日本。

《本草纲目》中列有"无患子条",共举出木槵子的七种别名,即桓、林患子、噤娄、肥珠子、油珠子、菩提子、鬼见愁。

《酉阳杂俎续集》记载,木槵子在焚烧时散发的气味极香,可辟除恶气。《千手合药经》记载,如果修行者要降伏大力凶猛的鬼神,只要砍取一根阿梨迦柴树,以真言加持二十一遍,然后供入火坛中,即可降伏鬼神而平安无事。《千手千眼观自在菩萨广大圆满无碍大悲心陀罗尼经》卷一也云,如果要降伏大力鬼神者,可取阿唎瑟迦紫,即木槵子,以咒语加持七七四十九遍,投入火中烧,还必须涂上酥酪蜜,并于大悲心千手千眼观音像前作法。崔豹《古今注》记载,从前有一个神巫叫宝眊,能以画符念咒召集百鬼,再用无槵子树棒打杀。

人们认为木槵子树为众鬼所惧,所以称之为无患子。木槵子树高七八米,夏季开黄色小花,开花之后结果实,果实外形圆润,果皮坚硬果实里面有种子,种子颜色黑且坚硬,可用来做念珠。《木槵子经》云:"若欲灭烦恼障、报障者,当贯木槵子一百八,以常自随。"经中说如果要灭除烦恼,消灭烦恼障、报障的人,应当以木槵子穿成一百零八颗念珠,随身携带。

(二十二)芥子

芥子,产于非洲、亚洲,可以用来制作芥子油,也可用来做香料。其原植物见图54。

《增广本草纲目》卷二十六记载:"白芥子粗大,白色如白粱米,甚辛美,烧烟及服辟邪魅,入镇宅方用。辛能入肺温能发散,故有利气豁痰、温中开胃、散痛消肿、辟恶之功。"

芥子的颜色有白、黄、赤、青、黑之分,其体积微小,故经常被用来比喻极小的东西,例如,"芥子容须弥,毛孔收刹海"就是佛典中经常用来消融大小对立概念的譬喻,而"芥子投针锋"则是比喻极难得之事。芥子与针锋都是非常微小之物,如北本《大般涅槃经》卷二中说,佛陀出世的难得,犹如芥子投针锋。

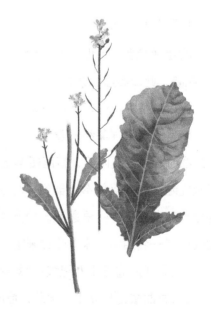

图54 芥子植物

《金光明最胜王经》卷七将芥子与石菖蒲、沉香等共同列为三十二味香药。《大日经义释》卷七记载，由于芥子辛辣异常，所以多用于降伏障难之修法。

芥子也是密法修持中常用的供品。《苏悉地羯罗经·备物品》记载，要成就一切真言，应当先备办白芥子、黑芥子等杂物。

密教认为，将白芥子放在火中燃烧，可以驱除恶魔、烦恼，以及加持祈祷。但是因为白芥子不容易获得，所以常用罂子粟、蔓菁子或普通芥子代替白芥子。

（二十三）阿提目多迦花

阿提目多迦花（梵名 atimuktaka）的气味芳香，其种子可用来提炼香油。《翻译名义集》记载，阿提目多迦草形如大麻，有红色的花和蓝色的叶，种子能制油，也可以做香。

阿提目多迦花也经常被用来串成花鬘，作为装饰之用；或是用来制作香油，用以涂面。

《摩诃僧祇律》卷三十三记载，一位难陀优波难陀比丘，常常在听到集合大众用餐的犍稚响了之后，不但没有立刻集合，反而以香油涂面、修饰仪容，以至于迟到，而被施主所讥嫌。这样的消息传到佛陀耳中，佛陀查证之后就制定戒律，规定今后比丘不得以爱美的缘故，以胡麻油、大麻油、阿提目多迦花油、瞻婆花油等诸如此类的香油涂面。但像洗澡时必须用油的情况，例如以澡豆屑末涂足油、着手拭脸等则无过。

（二十四）石蜜

石蜜是甘蔗汁被煎煮后而形成的糖块，由于其坚硬如石块，所以被称为石蜜。石蜜在《苏悉地羯罗经》卷上"分别烧香品"中被列为五香之一，在《五分律》卷五中被列为五种药之一。《善见律》卷十七记载："广州土境，有黑石蜜者，是甘蔗糖，坚强如石，是名石蜜。伽尼者，此是蜜也。"

《正法念处经》卷三记载："如甘蔗汁，器中火煎，彼初离垢，多颇尼多。次第二煎，则渐微重，名曰巨吕。更第三煎，其色则白，名曰石蜜。"

《本草纲目》记载，石蜜又称乳糖、白雪糖，即白糖，出产于益州（四川）及西戎，是用水、牛乳汁、米粉和砂糖煎炼成的饼块，黄白色而坚重，具有滋润肺气、助五脏的功效，主治心腹热胀。

《四分比丘尼戒本》《五分比丘尼戒本》《摩诃僧祇比丘尼戒本》等经典记载，比丘尼之八戒就是指无病的比丘尼不得乞求如下八种食物：酥、油、蜜、黑石蜜、乳、酪、肉等。石蜜也是非时浆之一。非时浆是指比丘为了疗病，而于非食之时可以食用之浆类，如山豆、谷、麦等所煮成之汁，或苏油、蜜、石蜜、果浆等。

律藏大品记载，在佛陀成道之初，有两位商人尝于商旅归途中，在佛陀成道圣地菩提伽耶布施石蜜，供养释尊。这两位商人是释尊最早的在家弟子。

《四分律》卷四十二记载，佛陀听许有病的比丘服用五种药，即苏、油、生苏、蜜、石蜜等。

《增壹阿含经》卷二十七记载，有长者以石蜜香汤供养释尊。释尊以此香汤沐浴身体，病实时痊愈。五天之后长者便命终，获得投生四天王天的果报。

在《百喻经》卷一中有一个煮黑石蜜浆的比喻。往昔有愚人煮黑石蜜，有一天，一个富人来到愚人家，当时愚人心想："我应当取黑石蜜浆给此富人，即着少水用置火中，然后在火上以扇扇之，希望能使其冷却。"旁人见状对愚人说："你不把火熄掉，只是一直扇，（浆水）怎么会冷呢？"佛陀以此来比喻外道不灭烦恼炽然之火，只是做种种苦行，以烦恼五热炙身，而希望获得清凉寂静之道，终究无是处，是为智者之所怪笑。

（二十五）迷迭香

迷迭香生长在荒野的干燥砂质土壤中，通常在看得见大海的地方。其名称源自拉丁文 rosmarinus，即海之露（dew of the sea）的意思。迷迭香苓枝呈线形并无柄，下表皮为灰白色，淡蓝色的花朵腋生为总状花序，花朵几乎全年开放。由于迷迭香的精油被储存在叶片表面的丕状细胞中，因此，当用手触碰迷迭香的茎干或叶片时，迷迭香会释放出芳香性的树脂气味。

在《法苑珠林》卷三十六记载："迷迭香，《魏略》曰：大秦出迷迭。《广志》曰：迷迭出西海中。"迷迭香的香气很清。由于迷迭香的茎干被砍下后仍能长久保持翠绿，所以迷迭香常被用在葬礼中，表示送葬者对已故之人的怀念。另外，迷迭香也用来作新娘的头饰。

（二十六）豆蔻

豆蔻，又称肉豆蔻，为豆蔻树果实内部坚硬的内果皮，原产于南亚、东亚，引种于热带及温带地区。

豆蔻树具有光滑的灰色树皮，树皮内含一种黄色汁液，汁液与空气接触后即变为红色。豆蔻树的树冠呈圆锥形，叶片椭圆形，长约十厘米，前端满尖锐，暗绿色，具芳香气味道，花小，呈黄色，被茸毛，果实为外表光滑的圆形核果，里面部分的坚硬内果皮即为豆蔻，肉质的外层即为假种皮。豆蔻植物和药材见图55、图56。

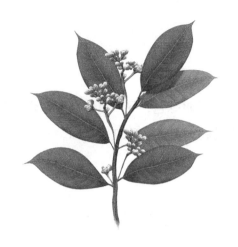

图55　豆蔻植物

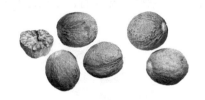

图56　豆蔻药材

豆蔻干燥后会具有怡人的香气，其中肉豆蔻素是香气的主要活性成分。将豆蔻与檀香及欧薄荷混合，可以做沐浴香皂；将豆蔻核仁磨粉后与鸢尾等混合，可以放在香囊中作香料。

《金刚顶瑜伽中略出念诵经》卷一记载，修法前口含白豆蔻或嚼龙脑香，能令口气清香。《苏悉地羯罗经》卷一记载，用来供养女使者天及献明王的涂香中都含有豆蔻。

《观世音菩萨如意摩尼陀罗尼经》卷一记载："尔时复说见者伏法无上成就：若才用者，一切随顺肉豆蔻、白豆蔻、牛黄、白檀香、郁金香、龙脑香、麝香、丁香、红莲花、青莲花、金赤土等份。用石蜜和之，此为转轮香，诵咒一千八遍而和合，烧之以熏衣，涂于额上眼睑，及身上，所至之处如大日威光众人所乐见。"

经中所谓的"见者伏法无上成就"的修法，就是以肉豆蔻、白豆蔻、牛黄等，用石蜜和合诵咒一千零八遍，焚烧之后熏衣或涂在额头、眼睑及身上，如此所到之处就如同大日威光一般，众人尊见。

（二十七）茉莉

茉莉，又称末莉、耶塞漫花。

茉莉是原产于伊朗及印度北部的植物，生长力极为旺盛，可长出大量的小枝，其花朵为白色，具有芳香气味，在枝顶优雅地散生，花期为7～10月。

茉莉花除了可以被做成芬芳洁白的花鬘之外，也常被用来制作香油或香水。在印度，从妇人的发饰，到日常敬献天神、佛陀的供花，以及在结婚典礼等喜事中，茉莉花都是不可缺少的物品，因此，在印度的市场、街角花店及寺院，经常可见用线串成的茉莉花花鬘出售。

（二十八）葳蕤

葳蕤，又称威香、萎蕤、地节。其根茎可食，又可药用。

葳蕤具有圆形而分歧的茎，互生的椭圆形叶片呈暗绿色，绿白色的钟形花朵长自叶腋，2~3朵往下悬垂着，于初夏时开放。葳蕤植物和药材见图57、图58。

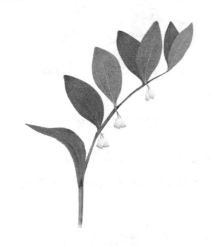

图57　葳蕤植物

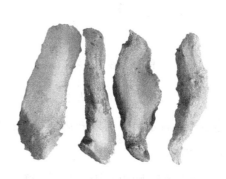

图58　葳蕤药材

《法苑珠林》卷三十六记载："蕤香，《孙氏瑞应图》曰：葳蕤者，王礼备至，则生本一日，王者爱人命则生。一名葳香。"

由于葳蕤根部的圆形图案很像海豹皮，故人们认为葳蕤代表所罗门王的海豹。

附1：佛经中常见的香料

佛经中常见的八十七种香料见表5。

表5　佛经中常见的八十七种香料

香料名	别名	说明	是否有药性
大黄	梵语音译为钵纳么者哩，又名黄良、将军、火参、肤如	香草类	有药性
天名精	天蔓菁、天门精、地菘、玉门精等	香草类	有药性

香料名	别名	说明	是否有药性
木槵子	梵语音译为阿梨瑟迦紫、阿梨瑟叱、阿梨叱，又称为无患子	香木类。落叶乔木，树皮灰白，干燥的枝干可以焚烧，极香，用来辟恶气，或将果实晒干并剥皮后，用来洗衣服、头发、身体或餐具等，是一种天然的清洁剂。古时也常用来做成可以辟邪的器具。佛教徒也常选择此种香木来做念珠，所做念珠称为菩提子	有药性
水苏	不详	香草类。生长在水边，香气浓厚，可作为涂香之用	有药性
牛膝根	梵语音译为阿波末喇迦，又名山苋菜、牛茎、对节菜	香草类。即牛膝草的根部	有药性
牛黄	梵语音译为瞿卢折娜、瞿嘘者那	从牛胆囊中取出的蛋黄样物质	三十二味香药之一
仙茅	梵语音译为河轮勒陀，又名婆罗门参、独茅、茅瓜子	香草类。叶子形状似茅草叶	有药性
叱脂	萨洛计	不详	三十二味香药之一
甘草	蜜甘、蜜草、美草等	高 60~90 厘米，豆科植物，叶片呈现羽毛状，根部黄色，有甘味，多药用	不详
甲香	不详	海中螺贝加工制成的香品	有药性
白及	连及草、甘根、百笠等	香草类。生长在中国北方的山谷中	三十二味香药之一
白豆蔻	梵语音译为脑句蓝惹底	香草类。可加入肉类食物中炖煮	有药性
白芥子	梵语音译为罗尔迦	香草类。燃烧或服用都可以辟除邪魅。也是密教护摩法时的和合香之一	有药性
白茅香	梵语音译为兜娄（楼）婆	香草类。道教常将其作为沐浴之品	有药性
茅香	梵语音译为突婆、塩尸罗，又名香麻	香草类。茎叶黑褐色，开白色或黄色的小花，可以用来作为沐浴的香水汤，以辟邪气	有药性
耕香	茅香、排草香、瓶香、耕香	香草类	有药性
白芷	白茝、苻蓠、川白芷、兰槐、芳香、泽芬	香草类。夏天开花，根部可以入药	有药性
白莲华香	梵语音译为分荼利迦	将盛开的白色睡莲干燥后做成的香料	有药性
石南叶香	风药	香草类。可作为涂香	有药性
石蜜	白砂糖	佛教的五香之一，是在高山岩石间自然风干形成的青色结晶物。有人认为其实是用甘蔗汁煎干而成的砂糖	有药性
石盐	先陀婆	一种像盐或水晶的结晶矿物，具有甜味且有气	有药性
合欢树	梵语音译为尸利洒，又名合昏树	香木类。所开之花极香	三十二味香药之一

香料名	别名	说明	是否有药性
柏木	不详	香木类	有药性
藏红花	西红花	香草类。一种鸢尾科的多年生花卉，是一种常见但相当贵重的香料。可以作为天然染色剂，也是可以活络血气、化瘀止痛的中药材	有药性
竹黄	竹膏	是一种在竹子内部所生，像黄土一般的物质	三十二味香药之一
豆蔻	不详	香木类。常绿乔木，原产于热带地区，种子可作为食用香料	有药性
肉苁蓉	肉松蓉、黑司令	香草类	有药性
没药	末药	香木类。树脂可以加工制成香水和香精	有药性
艾草	不详	香草类。在端午时可以悬挂在门前辟邪，也可加水浸泡后用来洗澡或熏蒸	有药性
那荛难	不详	苏悉地经中涂香药之一，其余不详	不详
金颜香	不详	香木类。树脂可以作为香料。此种香料可以聚合香气，古人常将其与沉香、檀香一起做成合香，其香气清婉	有药性
辛头波罗香	新头香	不详	不详
芎藭	梵语音译为阇莫迦，又称为胡䓖、川芎、香果	香草类。多年生草本植物	三十二味香药之一
松木香	孥剑婆罗蓝	香木类。可作为涂香	不详
松脂	梵语音译为室利薜瑟得迦。又名松膏、松胶	香木类。松树的树脂	三十二味香药之一
波罗蜜华香	不详	香木类。所开花为紫色，具有香气	不详
芸香	芸蒿	香草类。叶子像是蒿，新鲜者可以做菜食用	有药性
枸杞根	苦弸	香木类。枸杞树的根部	三十二味香药之一
青莲华香	优钵罗华、沥钵罗华	用青色莲花制成的香	不详
流黄香	不详	佛经中说是一种出于南海国家的供养香品，其余则不详	不详
禹车香	不详	佛经中的供养之一，不确定是何种香	不详
茉莉	末莉、抹利、摩利、摩利迦	香木类。原产于今西亚一带，移植到中国各地的一种常绿灌木，畏寒，夏、秋开花，花的香气浓郁，可以作为供养香品	有药性
苜蓿	塞毕利迦、毕力迦、必栗迦	香草类。出于西域，可以作为菜食用，也可以作为马的粮草食物，或用来酿酒	三十二味香药之一
桂皮	肉桂	香木类。桂树的皮做成，将其加入食物中可增加食物香味，或将其磨成香末作涂香	三十二味香药之一
桂枝	不详	香木类。是桂树较细的枝条，味道、属性、用途都与桂皮相同，但香味比较淡	有药性
草豆蔻	漏蔻、草果	一种豆蔻，果仁具有香气，但香气较淡	有药性

香料名	别名	说明	是否有药性
茴香	沙陀佛瑟婆，又作回香、茴香子、小茴香、草茴香	香草类。多年生的草本植物，叶子细长，成对而生。可以加入食物中，使味道甘香	有药性
荃芜香	不详	香草类	有药性
迷迭香	不详	香木类。形状像草，来自西域，为常绿小灌木。叶子具有浓烈香气，可加入食物中添增气味，焚烧的香气可以辟邪，枝叶可以入药使用，也可使满室散发芳香	有药性
马芹	梵语音译为叶婆尔	香草类。生长在山边有水的湿润之处，所开的花香气最浓	三十二味香药之一
鬼臼	九臼、天臼、鬼药、解毒、羞天花、独脚莲	香草类	有药性
兜末香	不详	传说中的一种香料。据说在汉武帝时，在请西王母降神时就是烧此种香。将此香涂抹在门上则可以香闻百里。烧此香可以使人起死回生，去恶气与疾病	不详
曼殊沙华香	赤团花、蓝花	曼殊沙的花，常见于佛经中，但究竟为何种香料不详。一说此香即常见的石蒜花、彼岸花	不详
兜纳香	不详	香草类。可以用来治病	有药性
曼陀罗花香	风茄儿、山茄子	香草类。夏天开白色的花，因为其叶子的形状像茄子的叶子，所以又称为山茄子。当折断枝叶时会流出白色汁液，汁液具有毒性，可使人皮肤发痒	不详
栀子	山栀子	香木类。将其加入食物中可增加食物香味，也可作染料	有药性
都梁香	泽兰香草的异名	香草类。生长在山中的湿地	有药性
笃耨香	瓢香	香木类。树脂可以作为香料。树的形状像松树，芳香物质存于树皮、树脂中。夏天时香气清远	有药性
藕车香	不详	香草类	有药性
必栗香	化木香	香木类	有药性
紫杉香	紫镀、赤胶、紫梗	香木上因为虫蛀而在树脂边缘形成的一种红色硬胶	有药性
艾纳香	不详	有人说是一种产在西域国家，叶子像艾一样细长的香草，但也有人认为是一种生长在松树上的菖藓	不详
白胶香	不详	香木类。树脂可以作为香料	有药性
橄榄香	不详	香木类。树脂可以作为香料	不详
紫苏	不详	香草类。可以加入食物中炒煮	有药性
雄黄	梵语音译为末捺胗罗、摩那屎罗，又称为黄金石、石黄、薰黄	矿物。天然的硫化物	三十二味香药之一
须曼那华香	须摩那、修摩那、苏摩那	香木所开的花	不详

香料名	别名	说明	是否有药性
石菖蒲	梵语音译为跋者，又名昌阳、尧韭、水剑草	香草类。多年生草本植物	三十二味香药之一
枫香	梵语音译为萨折罗婆、须萨折罗婆，即白胶香	香木之树胶，是枫香树（有药性）所产的汁胶	不详
当归	不详	香草类。可以加入肉类食物中炖煮	有药性
苇香	梵语音译为捺刺柁，又称为芦香	生长在水边的香草植物	有药性
詹糖香	詹唐	香木类。用枝叶煎煮成的黑糖般的香膏	有药性
葳蕤	不详	香草类	有药性
槐香	不详	香木类。一种落叶乔木	不详
摩勒迦香	摩鲁迦、摩迦	香草类	不详
樟木香	香樟	香木类。用樟木制成的香品	有药性
频婆罗香	相思子、红豆	豆科的蔓生植物，花白色，花凋谢后所结果荚内有红色豆子，可以作为佛教供养之物	有药性
龙华须	那伽鸡萨罗。石龙刍的异名，又称为龙珠、悬莞、草续断等	香草类。一种生长在水边的多年生香草，叶细长，其尖端圆形，较下面的叶片上可有鳞状的细叶	三十二味香药之一
龙涎香	不详	采集自海中的抹香鲸，是非常稀有的香品，新鲜时颜色呈浅黑色，存放较久后呈略带其他颜色的白色。不适合单独使用，主要作为合香的配方，燃烧时烟气会呈现美丽的青白色且久久不易散去	有药性
薄荷	不详	香草类。可以加入食物、饮料中	有药性
姜黄	不详	香草类。可以加入食物中，是天然色素，常用于制作咖喱等	有药性
瞻卜华香	檐葡、瞻波、瞻婆、瞻博、占婆、栴波迦、瞻博迦、瞰婆、眺婆。译作金色花树、黄花树	香木类。树形高大，所开的花香气浓郁，可远传	有药性
蘼草	香草、蕙草	香草类。多年生草本植物	有药性
兰香	水香、罗勒的异名，又称为香菜、医子草	香草类。类似紫苏，可以作为菜食用，叶大且香气浓郁	有药性
钵孕瞿	不详	《苏悉地经》中涂香药之一，其余不详	不详
钵持莽剑	不详	《苏悉地经》中涂香药之一，即柏木	不详
阇提华香	阇帝、阇底、惹底	豆蔻之花	不详

附2： 佛经中常见的和合香

佛经中常见的和合香有二十三种，见表6。

表6　佛经中常见的和合香

和合香名	说明	是否有药性
山水香	古代道士在道教仪式中使用的香品，其配方是将沉香或粉末燃烧后淋上苏合香油	不详
甲煎	用多种药品、花果和油脂等煮成的香品	有药性
除障香	纯手工制造而成，含有一百多种珍贵的芳香植物，如牛黄、丁香、肉豆蔻、番红花、红檀木、白檀木等，可以辟邪，清净身语意，远离净讼是非，圆满一切善愿	有药性
桑束熏香	将檀香、甘松、乳香等香料研磨成粉末而成，可以用来供养诸佛、菩萨、龙天护法和六道众生，能净治烦恼，累积福慧资粮	有药性
除障烟供粉	将柏木、白檀香、安息香、沉香、丁香、藏木香、乳香、藏红花等数十种珍贵香料，以及米、小麦、芝麻等谷物和金、银、珍珠、珊瑚、玛瑙、绿松石等矿物研磨成粉末且依一定比例调制而成。可以借由熏烟的香气，供养诸佛、菩萨、护法及布施于六道众生，能清净众生垢秽，净息烦恼障碍，使人健康长寿，增加好运，累积福德资粮	有药性
七胶栴檀熏香	由多种香料依配方制成，主要用来供养诸佛	有药性
十九味藏药香	主要由木香、红景天、冰片、甘松香等十九种藏药及香草配成，可用于供养诸佛或众生。具有消灾除病、清净家宅等功效	有药性
十二味香王	由熏陆香、栴檀香、沉香、甲香、麝香等十二种香料制成。主要用于供佛，不可下施	有药性
三和遍通熏香	主要由苏合香、沉香、郁金、熏陆香等香料制成，可以供各种佛事使用，其香气可以遍熏一切	有药性
准提聚财香	主要由西藏药草、丁香、竹黄、川红花、豆蔻等香料与五宝、五谷、五药、五甘露等依配方制成，并经过修法加持，用来供养十方诸佛、菩萨与六道众生，也可以在自我修行时使用，作用是恭请财神，增益财富	有药性
观世音法药香	主要由西藏药草、丁香等香料与五宝、五谷、五药、五甘露等依配方制成，并经过修法加持，用来供养十方诸佛、菩萨与六道众生，也可以在自我修行时使用，作用是消除病痛，消灾镇宅	有药性
弥陀彩莲香	主要由西藏药草、丁香等香料与五宝、五谷、五药、五甘露等依配方制成，并经过修法加持，用来供养十方诸佛、菩萨与六道众生，也可以在自我修行时使用，作用是供养诸佛，广结善缘	有药性
地藏满愿香	主要由西藏药草、丁香等香料与五宝、五谷、五药、五甘露等依配方制成，并经过修法加持，用来供养十方诸佛、菩萨与六道众生，也可以在自我修行时使用，作用是消除罪障与仇敌、邪魔	有药性
息增怀诛香	主要由西藏药草、丁香等香料与五宝、五谷、五药、五甘露等依配方制成，并经过修法加持，用来供养十方诸佛、菩萨与六道众生，也可以在自我修行时使用，作用是息灾，增福寿财富，消除罪障与仇敌、邪魔	有药性
真言成就熏香	由沉香、白檀香、紫檀香、天木香等香料制成，是修行者修持诸佛、菩萨真言的必备香品，可清除业障宿怨，对健康有益	有药性

和合香名	说明	是否有药性
转运香	依配方不同分为人缘、消灾、聚财、镇宅等不同转运香，可以分别使供养香品之人增加人缘，消除病痛、灾厄，维护身体健康，增加智慧，促进事业成功进而财富广进，使福慧具足、家庭平安等	有药性
智慧转运香	主要由多种药草及五香、五宝、五谷、五药、五甘露等依配方制成，并经过修法加持，可以焚烧祈求增长智慧、全家平安	有药性
甘露香	将麝香、安息香等二十一种香料磨成粉末，依配方制成，可以燃烧烟熏或口服、外敷，具有活络气血、预防疾病、振奋精神等功效	有药性
护法香	主要由二十多种香料与五宝、五壳、五药、五甘露等依配方制成，并经过修法加持，可以焚烧祈召护法，得到护佑，消除逆缘障碍、邪病等	有药性
财神香	由多种药草及檀香、降真香、木香、丁香等香料依配方制成，经过修法加持，可以供养诸佛、财神，进而净化驱邪、安定身心、消灾平安与聚财招宝等	有药性
文殊香	主要由藏红花、檀香、沉香等香料依配方制成，可以求智慧开显、通达仕途、学业顺利	有药性
度母香	主要由檀香木、丁香、藏红花、肉豆蔻等一百多种珍贵的芳香植物依配方制成。香气可以使闻到的人浑身皆香、心神安定，对禅修有极大的帮助	有药性
药师香	由多种药草及紫檀、沉香、柏木等数十种天然藏药与香品依配方制成，并经过修法加持，可以祛病洁身，使身体健康。主要用来供奉三宝	有药性

二、 香品种类

（一）依照原料的天然属性划分

人们使用香品的历史悠久。最初使用由单一檀香、沉香等香料制成的单品香，后来使用由两种以上香料调和而成的和合香。

1. 单品香

单品香指以单一香料制成之香品，不掺杂其他香料成分，常见的有檀香、沉香等木块或粉末，使用时以发挥其特有香气与功效为主。有些种类的单品香容易产生燥气，香味虽纯却不一定能够达到静心、疗愈的效果，因此在使用方面的限制较多。现在最常用的单品香是沉香。沉香的气味舒缓沁心，没有太多烟气与燥气，属于上好的单品香，通常作品香之用。

2. 和合香

和合香又称为"合香"，是指由数种香料调和而成之香品。在佛教寺院里经常可见的宗教供养与祭祀香品，多半是以檀香、沉香为主，再混合其他香料制成的和合香品。

和合香一般都是由人们采用多种植物香料，依固定的配方配制而成，绝大多数情况下不会掺入由动物的分泌物或肉体制成的香料，也不会掺杂会发出臭味或是没有香气的物质。每种和合香都有独特的名称特定的功效。常见的和合香香品有除障香、文殊香、药师香等，单纯从名称来看，无法判断这些香的原料和香气的特征。

密乘在举行仪式时，常依据比例，混合使用檀香、沉香、丁香、郁金与龙脑香五种香料（称为"五香"），此是佛教常见的合香。根据佛教《苏悉地羯罗经》等密乘经典的记载，密乘对于供佛之用的各种香品的配制如同中医配制处方一般严谨。

和种种香末为一丸者，称为和合丸，常用以比喻一法中具有无量之佛法。据《首楞严三昧经》卷上记载，佛在王舍城耆阇山中对坚意菩萨说法，谓菩萨住于首楞严三昧，世世自得六波罗蜜，念念常有六波罗蜜，而身皆是法、行皆是法，并以和合丸为譬喻：如将百千种香料捣为粉末，若有人欲索取其中一种，而不欲其余香末共相熏杂，则为不可能之事，犹如菩萨以一切波罗蜜熏习身心，能于念念中常生六波罗蜜。

另密法中的丸香，则要在修护摩法时被投入诸炉中，烧以供养。丸香是由丁香、白檀香、沉香、熏陆香等拌和而成，表示总集之烦恼，将其投入火中，表示以智火烧尽嗔烦恼。有时一日三时，一时三十六丸，合为百八丸，表示百八烦恼，配以六度时，与散香合表精进之义。

（二）依照香品散发香气的方式划分

依据人们使用香品所散发香气的方式可以将香品分为以下四种。

1. 烧香

焚烧香料有两种方式。一种方式是将制成香丸、线香、环香或香末的香品直接点燃熏烧而使其散发香气，这种方式又称为"上香""焚香""拈香""行香"，此时的香料是佛教的供养品之一；另一种方式则是借助炭火熏烤龙脑香之类的香品，而使其散发杳气，这种方式也称为"熏杳"。

2. 涂香

涂香是指在身体、手掌、手腕等处涂上香水或香油膏，具有清净自身的含义，能清净垢秽、息除烦恼，故可用来供养诸佛、菩萨。在印度，自古就有将香料粉末与水调和，或从香木中提取香油或香膏涂抹在身上或衣服上，以去除身上污臭的习俗。佛教戒律则规定，在一般的日常生活中，比丘、比丘尼及沙弥等不可以涂香或戴香花鬘，而应通过守戒及禅定力净除染污，与一般人涂香去污的方式有所区别。

在密乘经典中，则常见以涂香、花鬘、烧香、饭食、灯明等作为供养本尊的五种供具，并依佛部、莲华部、金刚部之不同，供上不同的涂香。密乘的仪轨中规定，供养涂香的时候，手上要结涂香手印，口中要念诵真言，象征清除心中的妄念与染垢，恢复清净菩提心，灭除生死烦恼。

3. 香汤

香汤，又称为"香水"，是一种将多种香料加水研磨后而成的汤水，或者是将香料浸泡、煎煮后，制成的散发香气的净水。香汤既指在日常生活中用来洗净躯干与四肢的香水，也指在佛教仪轨中用来灌沐身体及佛像的清净汤水。

制作香汤时所使用的香料常依照修法的不同而有所差异。在密乘中修法也常诵咒加持香水洒净道场，因为香有周遍法界的含义，可以用来表示佛法无所不在。而水有清净洗涤的作用，代表通达无碍的智慧，香与水和合，在密法中就代表广布通达的智慧。

在佛教传入中国之后，在每年的四月八日，即佛陀诞生日，佛教徒要用由各种香料制成的香汤浇灌佛像。这种浴佛的香汤虽然其配方不同，但目的和功用是一样的。在古代，人们多用五色水浴佛。密乘则使用由檀香、沉香等三十二种香药煮成的香汤浴佛，或将檀香、沉香、熏陆香、郁金、龙脑香、零陵香、藿香等多种香料放置在干净处，先将香料磨成香泥，再加水做成香汤，将香汤用干净的器皿盛装，等到浴佛仪式要开始时，才将佛像放置在坛城中的浴床上，以此香汤灌沐佛像。在灌沐佛像之后，再将佛像擦拭干净，这样的仪轨据说功德力相当广大。

4. 佩香

佩香是指可以直接佩戴在身上的香品。有些香气浓郁的香料会自然散发出香气，只需要将香料或香品装入花熏、香囊之内，或是用小小的丝质袋装填香料，并用丝线缠系挂于颈项，或是佩戴在腰间等。香囊（香包）内的香料可散发出阵阵香气，令人心旷神怡。

（三）依照香料被加工后的形态划分

依照香料被加工后的形态可将香品分为五种。

1. 香块

原始香材经过清洗、干燥等简单切割加工后，就可以当作香品使用。这类香品的形态大多保留着香材固有的外观特征，可以直接用肉眼辨识。

2. 香粉

将香木的树根、树干、树枝与树皮等加工成粉末状，使其散发更多的香气，且有助于燃烧。常见的香粉有檀香粉、沉香粉等。

3. 香脂

有些香料取自动物分泌物，如麝香、龙涎香；有些香料取自香木枝干切口所产生的树脂，如沉香、龙脑香、乳香等。这些香料如油脂凝固，故称为香脂。

4. 香草碎片

在使用香草植物如藿香、茅香、泽兰等时，则多是直接将其叶、茎等切碎后使用，这些被切碎的香草称为香草碎片。

5. 香油与香水

某些香料植物经过蒸馏、浸泡、压榨等不同加工方法，将芳香物质从天然原料中分离出来，依据芳香物质的含量高低又可以分为：纯粹的植物香精；加入水、油脂等其他配方，制作成精油、香油、香水与香膏；含量很低的古龙水与刮胡水、体香剂等清淡香水。常见的精油、香水或香油，其来源于玫瑰、薰衣草、檀香木等，一般可以直接涂抹在人们身上或物品上。

（四）依照香品被加工后的形状划分

为了使各种香品持续燃烧的时间不同，人们将原始的香木、香草等做成瓣香、末香、线香、卧香、香塔、香丸、印香和环香等不同形状的香品。

1. 瓣香

瓣香，又称为"束柴""大香"。瓣是片的意思，指将香木劈成了一片一片的小瓣与碎块。在使用片状香品时，一般多将其放置于香炉里燃烧，也可以直接放在案头或香囊中，使其香气自然散发。另外，常用"心香一瓣"来比喻供香的敬仰心意如同焚香供养的仪式一般，是一种将外显的仪式动作内化为修行的比喻。

2. 末香

末香，又称为"抹香"，是指将香木研磨成粉末状后使用，常见的末香有檀香末、沉香末等。佛教在进行供养仪轨时，常常直接将香末撒布于道场或塔庙内。除此之外，末香也可以用来点燃熏烧，或是掺和在油、水之中做成涂香，将其涂抹在人的身体上。

在使用香炉燃烧末香时，应先在香炉底部铺上一层香灰，然后直接撒上末香，将末香堆成小尖塔、细长形或环状再点燃。但采用这种方式燃香时，香较容易熄灭，因此后来人们常使用香篆模来帮助填粉、压实，待取起香篆模后再燃香。后一种方法较方便，且末香密实、厚薄一致，香燃烧的时间也较长，并散发出有较醇厚的天然香料的香味。

3. 线香

线香早在宋明时期就已经出现。线香燃烧的时间比较长，故又被称为"仙香""长寿香"。

线香可以分为有木芯的线香和没有木芯的线香两种。制作线香时要先将沉香、檀香、白芷、丁香与藿香等香末依不同香品所需的配方混合，并在削成细直条状的竹枝上涂裹榆树等树皮糊做成的黏着剂，再将香粉均匀裹在香枝上压实。在制作没有使用竹枝作芯的线香时，直接将混合的香末压实制成长条状的香品。使用竹木作芯的线香，也被称为"篾香"。

根据燃烧方式的不同，线香又可以分为直立于香炉里竖直燃烧的"立香"，以及与桌面平行、横放着燃烧的"卧香"。前一种为一般人平时供佛所常用。

使用线香时只要将其直接点燃，然后诵念烧香偈语与供养，再将其放置在香炉中，直至烧尽即可。就品质而言，因在制作过程需添加黏着剂等，并不是单纯由香末做成，故较容易产生烟气及杂乱的气味。

线香有粗细之分。细线香燃烧的时间短，产生的烟气也较少，通常为一般人居家供香使用；而粗线香的燃烧时间长，则多为寺院庙宇供香使用。

4. 卧香

严格来说，卧香属于线香的一种，但有不同的燃烧方式。一般而言，卧香和线香制作过程相似，但大多不含竹木芯。整支卧香都由香末制成，香味较醇厚。使用卧香时，要先在卧炉底部铺上香灰，然后轻轻地将卧香放在香灰上燃烧，避免太用力反而让卧香陷入香灰中而熄灭；或是置于卧香炉的香插上，让卧香悬空燃烧。

与线香使用的香炉相比较，卧香炉的设计通常是比卧香本身较长的长筒状或是长盘状，比起线香炉更为小巧精致，灰烬不会散落在香炉四周，使用方便又洁净，而且基本没有倾倒、失火的危险。

5. 香塔

香塔，又称为"塔香"，是指将沉香、檀香、丁香、熏陆香等各种末香拌水做成圆锥形小塔。

有时为了使用方便，我们会使用香匙等工具将末香直接堆压成上尖下圆的圆锥状堆放在香炉中央，只要点燃小塔的尖端，末香就会循序往下燃烧。

在密乘佛教的供具中，有一种特殊的香塔，即将不含木芯的线香裁成不同长短，将一支最长的香作为中心，将短约一寸的香支绕着中心围成圆圈，再将更短的香支围成外围的一圈，依序一圈接一圈地往外围起来，并用丝线缠绕固定，使香塔呈现出高低不同的层次。这种香塔即为大香塔，通常作为佛前供具之一，也可以用来燃烧。

在使用香塔时，一般会将其直接放置在平坦的香盘上，也可以将其放在铺上香灰的香炉中，香塔燃烧后，其香灰多半呈现塔状，且不会四处散落，使用起来相当方便。一般来说，香塔燃烧的时间比线香燃烧的时间短。

6. 丸香

丸香，指由丁香、白檀香、沉香、熏陆香等各种香粉经压制而成的豆粒大小的丸状香品。在佛教中丸香上有一法中具有无量之佛法的特殊意涵。如《首楞严三昧经》记载，佛陀以由百千种香料粉末做成的和合香丸作譬喻：有人想要从香丸中仅挑选出一种香末，而不混杂其他香末的香气，是不可能的，就像是当菩萨安住于禅定之中，以佛法智慧熏习身心，念念皆在智慧之光的关照下，在其中不可能会出现一个没有智能的念头。

在修护摩法时，人们会将由多种香料拌和而成的表示烦恼集合的丸香投入香炉中燃烧供养，表示以智慧之火烧尽各种烦恼。

7. 印香

印香，又称为"香篆""百刻香"，是指由各种香粉经模具压制而成的连续不断、有特定的图案或文字的香品。制作印香的模具称为"香篆模"，多由铜、木头制成，故古人说："镂木之为范，香为篆文。"

印香的特殊之处在于它的形状可以用来协助修行者观想。例如，在佛教密法中，人们会观想香炉为法界，将香印的图形当作代表慈悲、智能的字形，当香印焚烧时，会逐渐显现智慧之象，而当印香烧尽之时，就能呈现万法真空的意境。

另外，因为印香的形状具有一定的规格，燃烧时通常也有固定的时间，因此古代寺院经常会将各种香粉压制成篆文、图案后燃烧，再根据不同大小、形状，测知时间的长度。

8. 环香

环香，又称为"盘香"。在制作环香时，通常先将末香做成长线香，然后再小心地将长线香弯成环状，将其放置一段时间，待其定型之后再晾，待完全风干后使用。环香燃烧的时间较长。

一般而言，环香有大小之分。使用大环香时可以将其垂直挂起，或用香架支托在香炉内熏烧，常于寺院、道观或祠堂使用；使用小环香时可直接使用香插或将环香平放在香炉里的香灰上，多于个人修行或供养时使用。

第八章　佛教中的香修法门

总的来说，佛门与香有关的修行方法都属于香修法门的范畴，包括香严童子闻香悟道、普贤菩萨鼻根忏悔、鼻根发愿、五供、六供、八供、十供、供香方法与仪轨、供香的真言与手印等。

烧香礼佛，重要的是表现诚心及自我体性的参悟，虽然不是着重在香料本身，但是品质好的天然香料确实使人六根敏锐、气脉通畅，有助于增加定力、滋养诸根。因此当我们供香时，首先要注意香料的品质，千万不要使用化学香料，最好采用品质佳而且燃烧时间长的线香、卧香或环香，以表达最恭敬的心意。

因为香具有熏习力、飘散性、变化性及对智慧的启发性等特性，佛教发展出与香有关的修持法门，配合身心的自我修持，进行供香的修法活动。

在修法前，需要先皈依三宝（佛、法、僧）及三根本（上师、本尊、护法），在他们的护持下，发心度化众生，并誓愿成佛。此时的皈依与发愿，可以将混乱的世俗之心调整为专一的修持心念，让心安住于此，接下来再进行种种供香的修法。

一、闻香悟道

在天界的香积佛国或其他境界的众生，如香严童子等，可以闻香气便能入道，因为他们会利用此机会观察，从中去体会一些道理，不局限在语言文字等世俗的善恶区别，证悟佛法遍及所有地方，最后获得圆满智慧。对我们一般人而言，香料是尘世之物，没有可以帮助修行或损害修行的性质，又是人的眼、耳、鼻、舌、身、意六根中的鼻根所能感受到的物质，取用天然香料可以启发人的嗅觉，进而体现佛教所说的因缘和合、变化流动的概念。

二、烧香供佛

烧香供佛很重要的意义是在表达对诸佛、菩萨的尊敬、感激与怀念。供养佛、菩萨的方法很多，在家里就算是仅仅恭敬地供上一杯清水也可以，但是如果经济、环境等条件许可，最好还是每天准备香、灯、花、果、水五供，恭敬供养一切诸佛为佳。上香时应当心地清净，无私奉献，发愿利益众生，去染成净，如此才能福慧具足，功德无量。因此，烧香供佛的修持意义主要在于：以烧香表示恭敬、虔诚供养，庄严一切；在虚空法界传递信息，十方法界皆普香；象征开始燃烧修行者的戒、定、慧香，熄灭贪、嗔、痴，启发佛法智慧。

三、 烧香诵经

佛经是记载佛陀话语的经书，也是记录珍贵佛法的载体，是珍贵而不可亵渎的。诵念佛经可以使我们理解佛法、忆念诸佛教法，具有传承圆满智慧的殊胜功德。而在诵经时烧香，可以使我们注意力更集中，在香品的熏习与功德力下，也供养护持经典的诸龙天护法，共同为传承佛法慧命与自我修持积累福报。

四、 烧香禅修

佛法修持以持戒、修定、得慧为修行次第，其中禅修为修定的重要法门。在禅修时，可在面前点燃一炉馨香，激发出修行者的心香，然后用这份供养的功德，清净自我心念，不忘修持本心，观想诸佛、菩萨护持修行，且郁郁香烟周遍一切法界，清净一切法界、心念，进而消除烦恼尘垢，获得佛法智慧。

五、 涂香供佛

将香料粉末与水调和，或从香木中提取香精油或香膏，将其涂抹在佛像或佛塔上供养，象征清除心中的妄念与染垢，恢复清净菩提心，灭除生死烦恼，开显智慧。

佛经记载，一位比丘因为曾用栴檀香涂治破落佛塔，借由这样的功德，而世世都身口散发香气，并值佛出家证果。

六、 香水浴佛

香在佛法里有周遍法界的含义，而水有清净洗涤的作用，香与水二者的和合，象征了一种圆融周遍的智慧，因此修行者以香水浴佛，就可以产生洗涤烦恼秽垢的功德利益。

七、 佛门用香戒律

由于许多香能令人感官愉悦，甚至陶醉，产生贪染执着，因此用香最早是为佛所排拒，并且被僧团所禁止、拒绝的。例如那些特别浓郁芳馥的香，或者是被认为有奢侈、享受意义的涂香、膏香、女性的胭脂香等，都是僧人要远离的东西。佛教戒律，如沙弥十戒和居士受的八关斋戒、五戒等菩萨戒明确说明禁止僧人身上带香花及用香油涂身。佛陀住世时，弟子们曾经以香料供养佛陀，但身上不许带花、涂香，仅可将香料作为除臭、驱虫与防治疾病的工具，或是作供养、庄严诸佛、菩萨之用。因此，一般来说，香品并不是为修行者个人所准备，而是为了供养诸佛、菩萨，庄严诸佛、菩萨准备。

（一） 比丘戒

在佛教团体中，关于用香的戒律，主要集中在仪礼进行中负责用香的僧人所需遵守之规范。如《大比丘三千威仪》中提到，在斋会时，维持会场清净的僧人有七件事要注意，其中之一就是要注意佛前烧香的香炉。负责该事务之僧人在斋会开始前，要先清理香炉的香灰，并将还有余烬的香灰拨在一边，加入末香，并将香灰和末香集中在一起，然后将香炉擦干净，再点火，最后还要将原有香灰拨回到香炉中央。点火时也要注意火不要太大，但也不能太小，以免香很快烧尽或熄灭。当香炉里面的香烟开始飘散后，要确认可以让所有参与斋会的人都能闻到香味。这些都是专门负责看顾香灯工作的比丘或比丘尼应该注意的事项。

（二） 沙弥尼戒

《沙弥尼离戒文》规定，在烧香供佛时，要注意个人的仪态，不可因此而与一般男性信众独处，也不可以在烧香时背对佛像，要对佛像保持恭敬之心，等等。这些戒律的作用主要在于使沙弥尼自觉与世间一般人做出区隔，使其展现出在佛教方面的涵养。

八、 佛门供香仪轨

供香可以作为诵经、礼佛时的修持仪轨，借由每日三时供香，使心安住十方法界，自性彰显明光，大悲心周遍法界，将供香的香烟化现为无量庄严宝盖，在一念之间供养诸佛、菩萨及六道一切众生，祈求圆满智慧的开显与殊胜的功德利益。

（一）香品的使用规范

由于人们常在各种宗教仪式中使用香料，为了使仪式更加庄重，佛家制定了用香规范。下面简单列举常见的用香规范。

（1）所用香品以天然的香料为主，尽量不要使用化学香料，以免损害自己的健康或无法表达虔敬的心情。

（2）烧香的场合并不局限于供养诸佛的场合，举凡读经、斋戒、礼诵、讲经说法、祈请等场合，都可以先供香，然后再开始后面的活动。

（3）香品要储放于固定、干燥且清净的处所，最好用可以密封的香盒将不同的香品分别放置，以免香品散乱或香气互相影响。

（4）拿取香品的时候要小心谨慎，不要让香盒掉到地上。

（5）与香有所接触的香盒、香炉、香匙等物件都应该时时洗拭干净，不然就可能因为上面的污秽而污染了所要使用的香。烧香剩下的灰炭不能随意丢弃。

（6）在供香活动进行时，供香者要注意自己仪态是否端正庄严，站立的地点距离香炉太远或太近都不好。

（7）香炉里香火的大小也要引起重视，火一定要适中，不能太过旺盛或熄灭。

（8）在供香之前，应该先将供花、净水等供养品放置好；若要持诵经典，也要先将经典摆放在香案上。

（9）不论使用线香、环香，还是使用末香，都应该先准备好要使用的香器与香品，然后再开始点香。

（10）点香时要心平气和，切勿焦躁忙乱。

（11）供香时，先恭敬点燃香品，此时若有火焰，请用手扇熄，或是上下摇熄，不可用嘴吹熄。

（12）若是到寺院上香，在进入大殿时，应该从面对正殿右手边的门进入，并以左脚先进门为宜，注意不要踩上门槛，也不要有左顾右盼、梳理头发等动作。

（13）供养的香枝数量要依寺院的规定而定，一般都是以每座香炉一支或三支为宜。不需一次点上一大把供香，太浓厚的烟气反而容易造成空气污染。

（14）点香后，以左手在外、右手在内的姿势，将手举高齐眉后，虔敬上供。

（15）对佛像作揖后，以左手将香插在香炉，开始对供养的诸佛、菩萨礼拜。

（16）供香时，除在心中暗祷或轻声祈祷外，不要跟左右旁人说话、聊天。

（17）在香品点燃期间，不可以鼻凑近闻香。

（18）在供香完毕之后，香炉四周如果有香灰掉落，应该用干净的布擦拭干净，不可以用口去吹香炉旁的灰烬。

（19）如果是供有竹木香脚的线香或卧香，应隔一段时间将烧剩下的香脚收集成一束，并用干净的容器烧化，不要任意丢弃。

（20）在品香时则要注意每次品香的时间不要超过三个小时，而且要时常更换香品，以免嗅觉疲劳。

（二）供香仪轨

为使大众了解供香仪式，下面介绍常见的供香流程及几种不同场合的供香方式，包括：①供香动作简述；②早晚课诵时供香；③寺院上香；④诵经上香；⑤禅修上香；⑥法会供香。

1. 供香动作简述

供香的动作可以区分为三段，分别是前行、正行及回向。所谓"前行"，是指在供香之前要先准备的动作，包括清净身心、清洁环境，然后再安静数分钟，让自己心情舒缓而平静。"正行"包括对诸佛、菩萨献上香品的所有动作，以及对他们的礼拜两部分。最后则是"回向"，即发心将一切功德回向给法界众生。以下是法师示范的供末香礼仪、供瓣香礼仪、供立香礼仪、问讯，以及礼佛三拜的流程。

（1）供末香（香水）礼仪。所供养者包括佛、法、僧三者，因此每个动作需重复三次。供瓣香、立香同此。

①躬身礼敬，双手交握在身前。②垂眼肃静，双手在胸前合掌（双手平举在胸前，五指并拢，掌心不可相贴紧；手指自然向上，但指尖角度略朝向自己，以可见到双手无名指指尖的角度为准）。③用右手拇指与食指从香盒中捻取适量的香粉，拿香粉的手需举到高于心脏的部位。④注视佛、菩萨的圣像，恭敬地双手捻香，敛心凝视圣像，脑海中忆念佛、菩萨的种种功德，历历如在眼前，一心虔敬供养。⑤用双手大拇指与食指捏着香粉，其余三指向前自然张开，举高齐眉，礼敬供养。⑥将香粉轻轻地放到香炉中。⑦双手合掌，观想诸佛、菩萨随着香烟现前，此时也可念诵偈语或真言。⑧手结弥陀印（两手手心朝上，拇指与其余四指自然分开，四指合拢，右上左下相叠，拇指尖相对并相连接），端正身心，收摄心绪。

（2）供瓣香礼仪。所供养者为佛、法、僧三者，因此每个动作需重复三次。

①双手合掌在胸前，躬身礼佛。②双手大拇指与食指持瓣香两端，其余三指向前自然张开，举高齐眉，礼敬供养。③供养后，以右手的拇指与食指持瓣香一端，右手其余三指自然张开。④将手中的瓣香轻轻放置在香炉中央。⑤供香完毕，双手合掌，观想诸佛、菩萨随着香烟现前。⑥结毗卢遮那手印（即以双手的中指、无名指、小指环抱，右手在内，左手环护在外，大拇指与食指竖直并相对，高举齐眉，向前微微一拱），意念诸佛现前，恭敬朝礼。⑦结手印，礼敬诸佛。⑧双手合掌，平举在胸前，忆念诸佛功德，礼敬诸佛。⑨手结弥陀印，端正身心，收摄心绪。⑩收摄身心。

（3）供立香（线香）礼仪。

①香品点燃后，以双手持香。②以双手的食指和中指夹住香，拇指顶住香的尾部。③将香贴近心脏部位，象征"心香一瓣"。④将香平举至眉际，礼敬诸佛、菩萨，观想其宝相就在眼前接受供养。⑤以右手将香插在香炉的中央。

（4）问讯礼仪。供香完毕，应当执行下述"问讯"礼仪。

①双手合十，端正身心。②双脚微微张开，双手结弥陀印，平举胸前。③弯腰向下，全身呈约90°，双手顺势向下，约在肚脐的位置，维持双手所结的弥陀印，恭敬朝礼。④起身时，结毗卢遮那手印，高举齐眉，向前微微一拱。⑤双手合掌，恭敬朝礼。

（5）礼佛三拜。供香、问讯之后，最后礼佛三拜，结束整个供香步骤。

①双手直立合掌，平举胸前，双脚微微张开（一般而言，脚尖相距约二十厘米，脚跟相距约十厘米），双手结弥陀印，并弯腰礼敬。②起身时，结毗卢遮那手印，高举齐眉，向前微微一拱。③合掌并弯腰礼敬，顺势屈膝向下。右手朝下，左手维持原状。④双腿同时屈膝，直跪靠在拜垫边，身体弯成弓形，右手手心先靠拜垫，再将左手手心放在拜垫上，位置较右手稍前。⑤再将右手移前一手掌的距离，并将左手移前对齐右手。⑥头靠在拜垫上。⑦双手翻转，手心向上，顶礼完毕。⑧起身时，双手握拳后翻转，手心向下靠拜垫，同时抬头。⑨左手先朝向自己身体收回半手掌距离，右手再收回一手掌距离。⑩将右手提起，双手回复合掌，身体立直。

2. 早晚课诵时供香

一般家庭每天至少要进行两次佛堂礼拜，大多选在清晨（可在三四点，也可在上班前）及晚上（可在晚餐后，也可在睡前）进行。礼拜时进行诵念经咒、礼敬三宝与赞暝等法事，目的在于借由每天例行的早晚课诵，提醒自己精进修行与反省自己一天的作为，进而加深佛法体悟与修行，累积福报资粮，并且提醒自己时时培养菩提心，回向众生成佛，故课诵又称为"功课"。以下简述早晚课诵供香的仪轨与注意事项。

（1）第一步：清净身心。在课诵之前，要先清净身、口、意，洗手、漱口、整理衣物，准备清净的场所，并将要使用的香炉与香品（线香、卧香、环香、香塔、香末等皆可）安置在香几上。利用几分钟的时间来端正身心，使心绪沉淀安定。

（2）第二步：礼敬供养。在佛、菩萨的圣像之前恭敬合掌，敛心凝视圣像，脑海中忆念佛、菩萨的一切种种功德，一心虔敬供养。此时也可默念"一切恭敬，一心敬礼，十方常住三宝"。

1）供香。供香重在虔敬心，若是供线香，一炉一炷香即可，最多三炷，表达对佛法僧三宝的礼敬。供香时，先恭敬点燃香品，此时若还有火焰，只可用手扇熄，或是上下挥动摇熄，不可以用口吹熄。

2）观想与持诵开经偈。在供香（线香或香末）时，可以观想所供之香是清净无染的上供，散布在无边的法界虚空，供养诸佛、菩萨与龙天护法，同时或跪，或端身默念、持诵炉香赞、香偈或真言，祈愿供香得以化为香云宝盖，欢喜供养一切诸佛，普熏十方法界一切有情，共证无上圆满智慧。

一般在家修行时，除非有法师或上师传授，否则我们尽量不自学真言咒语，也可以不念诵供香赞和供养偈；一般来说，在家中早晚课念诵经文前，我们直接念诵如下开经偈即可：

无上甚深微妙法，百千万劫难遭遇，

我今见闻得受持，愿解如来真实义。

常见的供香赞：

炉香乍爇，法界蒙熏。

诸佛海会悉遥闻，随处结祥云。

诚意方殷，诸佛现全身。

南无香云盖菩萨摩诃萨（三称）。

具体解释如下：

"炉香乍爇，法界蒙熏。"即：在这里把香炉里的香品点燃，无尽的十方世界就会熏染馥郁的香气。

"诸佛海会悉遥闻。"即：无法计算的十方诸佛、菩萨不受空间限制，也都闻到香气了。

"随处结祥云。"即：带着至诚恭敬供养与庄严道场心念的香烟，飘散在十方无量无边的世界里，凝结成吉祥的香烟云，遍布一切。

"诚意方殷。"即：我带着一颗真心与专一的意念进行供养，能感动十方诸佛、菩萨。

"诸佛现全身。"即：我完全是一片真心，不起妄想心，故十方诸佛的宝相会和我相感应，显现在我眼前。

"南无香云盖菩萨摩诃萨（三称）。"即：皈依香云盖菩萨。

常见的《宝鼎赞》：

宝鼎热名香，普遍十方，虔诚奉献法中王。

端为世界祝和平，地久天长。

端为世界祝和平，地久天长。

南无香云盖菩萨摩诃萨（三称）。

常见的《戒定真香赞》：

戒定真香，焚起冲天上，

弟子虔诚，热在金炉上，

顷刻氤氲，即遍满十方，

众生祈求免难消灾障。

南无香云盖菩萨摩诃萨（三称）。

供香应心地清净，一心供养，并观想在无穷无尽的世界中，诸佛、菩萨现前欢喜受供，由自己清净心中生出种种奇妙供养，如摩尼宝幢、宝盖伞、天妙衣等，光明遍照法界，普熏一切众生，而可以安住寂乐，共证无上圆满智慧。

常见的供养偈如下：

愿此香花云，遍满十方界，

供养一切佛，尊法诸贤圣，

无边佛土中，受用作佛事，

普熏诸众生，皆共证菩提。

另一常见的供养偈：

愿此香花云，遍满十方界，

一一诸佛土，无量香庄严，

具足菩萨道，成就如来香。

（3）第三步：礼佛、忏悔或诵经。将香安置于香炉之后，观想诸佛、菩萨临在眼前，念完供养偈之后，要恭敬地退到拜垫前向佛像三礼拜或问讯，每一动作都要精确、恭敬，不可匆忙、草率。顶礼时口中默念礼敬诸佛、菩萨，皈依佛法。常见礼佛文如下：

能礼所礼性空寂，感应道交难思议。

我此道场如帝珠，一切诸佛影现中。

我今影现如来前，头面接足皈命礼。

或者，也有人会在此时对诸佛、菩萨忏悔罪业，真诚悔悟归佛，此时常见的忏悔文是：

往昔所造诸恶业，皆由无始贪嗔痴，

从身语意之所生，今对佛前求忏悔。

另外，如果有人要在早晚课期间诵念佛经，也可以选在礼佛、忏悔之后进行。

（4）第四步：发愿、回向。在诵经完毕后，应该双手合十，一心回向众生普熏一切功德福报。如果想要许愿，应该要发愿利益社会、利益众生，不可只是为了一己之私而祈愿请求，这样才是真正的"礼佛一拜，灭罪河沙。念佛一声，福增无量"。

佛教的回向有两层意义。一是"归向"的意思，也就是借此把所有的功德归总到一个目的：往生佛国净土！二是"回转"的意思，就是要借由这样的修行仪轨，将所有念佛、念经、供养等所得到的福德、智慧返还到他人身上，让他人可以一起归于佛道，同生佛国世界。回向文表达了大乘佛法期望救度无边无量众生的菩萨愿行。常见的回向文内容如下：

愿以此功德，庄严佛净土。

上报四重恩，下济三途苦。

尽此一报身，同生极乐国。

另外，也常见供香后诵念回向文，其内容如下：

愿以此功德，普及于一切，我等与众生，皆共成佛道；

愿以此功德，庄严佛净土，上报四重恩，下济三途苦。

若有见闻者，悉发菩提心，尽此一报身，同生极乐国；

愿以此功德，回向弟子历代先祖、冤亲债主，离苦得乐。

（5）第五步：仪轨完毕。待念完供香真言及偈语后，将双手收回到胸前，再用左手将香插入香炉。将香插好以后，退半步对佛像问讯。在礼佛三拜及发愿、回向后，念诵"供养完毕，一切恭敬"等文字一遍，完成早晚课的仪轨。

其他见于文献的供香方式有以下几种。

方式一

①清净身心；②供佛；③持诵烧香真言；④皈依诸佛；⑤诵念供香偈；⑥恭敬礼佛；⑦回向、祈愿。

方式二

早课：①点香后，观想；②持诵供水、供香偈咒；③四小咒；④礼三宝文；⑤礼诸佛、菩萨文；⑥礼佛、忏悔偈咒；⑦炉香赞；⑧楞严咒或大悲咒等；⑨回向偈；⑩赞佛偈、三皈依等。

晚课：①点香后，持诵莲池赞；②佛说阿弥陀经；③蒙山施食仪；④般若波罗蜜多心经；⑤往生咒；⑥赞佛偈；⑦发愿文；⑧回向偈等。

方式三

①点香后，双手将香平举在额前，默念"愿此香花云，遍满十方界，供养一切佛，尊法诸贤圣，无边佛土中，受用作佛事，普熏诸众生，皆共证菩提"，同时观想诸佛现前接受供养；②观想完毕，持诵供香偈"嗡，阿弥利得哞帕都"三遍；③将香安插在香炉中央。

方式四

①点香后，持诵香赞或宝鼎赞；②持诵楞严咒、大悲咒、十小咒；③持诵《心经》、发愿文与回向偈；④持诵赞佛偈或念佛号；⑤诵念普贤菩萨发愿文；⑥三皈依。

3. 寺院上香

到寺院上香一般是期望借此点燃自己的心香，庄严道场，也期望得到诸佛、菩萨的加持与庇佑，进而开启智慧。因为受时空和空间的限制，一般寺院的供香仪轨比较简单。

（1）寺院上香注意事项。

1）并非所有佛寺都有供香，有些佛寺没供香品，此时只要礼佛三拜，或问讯即可。若能表达出礼敬诸佛之意，不一定要上香。

2）通常只需点一炷香，也可点三炷香，最后将香插在大殿外的大香炉里。

3）到寺院上香时可以自己带香品，也可以请购寺院提供的香品，并随喜经济条件许可的金额到功德箱。

4）自己要供养的香品应该自己去请购。

5）在殿堂中，要遵循由右到左的行进方向礼拜诸佛。

6）在进入寺院大殿时，应从两边偏门进入（男左女右），不可走中间，也不要踩在门槛上。

7）在寺院殿堂中不可以随意喧哗，或说不敬佛、法、僧的话，也不要用不恭敬的态度随意用手指佛像。

8）在殿堂行走时要小心，不要随意横跨供人跪拜的蒲团。

9）如要礼拜佛、菩萨，不要在其他站立着上香的人后面跪拜。

10）当供香的人很多时，要将香直竖向上，以免烫伤其他人。

（2）寺院上香的步骤。

1）第一步：清净身心与意念。供香前要先整理衣物、洗手，并且要沉静心灵，不要妄念纷飞。

2）第二步：点香。点一炷或三炷香，点燃后不可用口吹熄火焰，最好上下摇熄。

3）第三步：供香、诵念供香真言与拜佛。点燃香品后，以双手的中指和食指夹住香，拇指顶住香的尾部，将香平举至眉际，对大殿上的佛像礼敬，同时观想诸佛、菩萨的宝相就在眼前接受供养，闭眼许愿，念完供香真言、偈语并躬身三拜之后，双手收回到胸前，再用左手将香插入香炉。将香插好以后，退半步再对佛像问讯，或者恭敬地礼佛三拜。

若寺院没有供香的习惯，可以直接心存恭敬地向大殿诸佛礼拜，并观想四周环绕所供养的心香，庄严道场，这具有与实际烧香相同的功德。

要注意的是，在供香、礼拜时，前方若有法师或供香者，不要直直地朝着他们拜，应该避开；而在走动、绕佛时，也要避免走到正在供香者的正前方。

依不同的经典、仪轨，尚有其他上香方式，此处不一一列举。

4. 诵经上香

诵念佛经具有传承佛法、开显智慧、培养信心与愿力、不忘失菩提本心等多重意义，是佛教常见的修行方式。而在诵念经典前，可以先进行香、花、果等的供养，供香可以使人心安静下来，也可以供养护持经典的诸护法，更可以借着香气的飘散形成一个清净的宗教空间，因此很多修行者在诵读经典前先点燃一炉香。诵经上香的仪式大体上可以分为：①诵念炉香赞、开经偈等前行；②持诵经文；③回向；④向护法神祝祷等部分。这些仪式需要依序进行，不可随便打乱。

（1）第一步：前行。清净身心后，供香、礼敬佛像并诵念开经偈。在诵念佛经之前，要先清净身、口、意和衣物，准备清净的场所，并用一些时间来端正身心，使心绪沉静安定。

供香时，先恭敬点燃香品。一般来说，诵经时选用的香品最好是香气淡雅恬静、可以沉静心灵的天然香品，如檀香、沉香等，尽量不要选择气味浓厚的花香或藏香等香品。点燃香品后，礼敬、观想诸佛、菩萨的宝相在眼前接受供养，口中诵念开经偈。

（2）第二步：持诵经典。在礼佛或忏悔完毕后，可以依据自己所修的法门，念诵《观世音菩萨普门品》《药师经》《华严经》或净土各经一部或多部。

读经时首重与心相应，虽不需要拘泥于字句文意，但也不可以心不在焉，随便应付地念过就算。读佛经时要将经书端正安置于桌上，不可以使经书一半在桌上、一半悬空在桌外；若是站立念诵佛经，也需小心拿取经书，经书的位置不可低于心脏，最忌不慎将经书掉在地上。

念诵经文时，要随时注意自己的仪态，务求端正、恭敬，不可靠背或交足，或边诵经边吃东西。

（3）第三步：回向。将供香、诵经的无量功德回向给一切众生，愿众生能共成正觉。

（4）第四步：祝祷护法神。祝祷伽蓝、韦陀等龙天护法，以感谢护持之恩。

依不同的经典、仪轨，尚有其他上香方式，此处不一一列举。

以下是在法会等场合，手持经书及对佛礼拜的动作流程如下。

①双手拿取经书的方法：将经书轻轻夹在双手的食指与中指之间，以拇指和食指轻压经书表面。②端正身心，手持经书，经书的正面朝上，经书的位置不可低于心脏。③左手将经书高举过眉，右手维持礼拜姿势。④左手维持经书高度，并以一般礼佛方式拜下。⑤右手翻掌。⑥右手合掌。⑦准备起身。⑧起身后，以双手将经书放置到胸前。⑨展开经书，开始念诵。⑩念诵经文期间，若需起身礼拜诸佛，先以右手食指夹在念诵之处，再合上经书，方便之后继续念诵。

5. 禅修上香

禅修是佛教重要的摄心、正念的修行法门。在禅修之前，有些人先点燃一炉香，此时供香与诵经前供香的作用相似，具有沉静心灵、供养护法和清净场域等作用。禅修上香的仪式如下。

（1）第一步：清净身心。在开始禅修之前，要先清净身、口、意，整理衣物、场所，并利用一些时间来端正身心，使心绪稳定。

（2）第二步：供香、礼敬佛像。恭敬点燃香品后，礼敬、观想诸佛、菩萨现前接受供养。若是在佛像前禅修，应该先对佛像三礼拜。

（3）第三步：回向。将供香的无量功德回向给一切众生，愿众生能共成正觉。

（4）第四步：开始正式禅修。

依不同的经典、仪轨，尚有其他上香方式，此处不一一列举。

6. 法会供香

法会，有人认为就是诸法相会之处，说明一场法会之中，能够同时展现众多诵经、忏悔、禅修等修行法门；再加上一场法会能会集许多人的布施、供养与心力，因此法会的功德力相当广大，不仅仅可以灭罪解业，也可以祈福消灾、启发智慧。佛教的法会绝大多数都从点香、诵念香赞开始，供香在法会中也有法会前行仪式与仪式正式开始的意义。

（1）第一步：清净身心。在进入法会现场之前，要先清净身、口、意，整理衣物，并端正身心，使心绪沉静安定。

（2）第二步：供香、礼敬佛像与诵念供养偈。恭敬点燃香品，双手持香支，恭敬站立在佛像的左侧。在法师开始诵念《炉香赞》时，供香者将香支平举在胸前，经问讯后，礼敬、观想诸佛、菩萨在眼前接受供养，并在心中默念供养偈。

（3）第三步：回向。将供香的无量功德回向给一切众生，愿众生都能共成正觉。

（4）第四步：开始正式的法会仪轨。

依不同的经典、仪轨，其他法会尚有其他上香方式，此处不一一列举。

下面介绍一个法会捻香范例。（备注：站立在前方首位者表示主法之法师，后方二位法师代表一同参与法会的信众）

①在会场里面需肃立，断绝心中杂念。②三问讯：双手结弥陀印，弯腰礼敬。③三问讯：起身时，结毗卢遮那手印，高举齐眉。④三问讯：合掌弯腰礼敬。⑤问讯

完毕，开始唱诵《炉香赞》，此时主法法师领先左转，直线缓步走向法坛边缘，再转向面对佛像，缓步行走，不可散乱。⑥其余信众跟随在法师之后，依循主法法师步行轨迹前行，依序排列。⑦行进中不可谈话，应一心观想诸佛、菩萨。⑧主法法师到佛前再一次问讯。⑨问讯完毕，跪在坛前，主法法师以左手捻香。⑩高举齐眉，观想诸佛现在眼前。⑪将香放置在佛前香炉中央。⑫主法法师连续捻香三次后，再次问讯，然后转身向右，缓步离开。⑬法师后的信众依照法师步伐，缓步走到佛像前。⑭恭敬问讯后，捻香动作如法师所示范。一般信众捻香一次即可。⑮捻完香后，所有人一一遵循主法法师行走的路线，依序再回到原来的位置，双手合掌肃立。⑯待所有人回到原来的位置后，一同礼佛三拜。⑰三拜后起身，并开始法会仪轨。

（三）拿取及安置香品时的注意事项

1. 安置香品时的注意事项

（1）小心安置，不要使香品中途熄灭。

（2）如果是供线香，注意要插直、插正，不要使香歪斜；如果是供香塔，注意要将香塔放置在香盘或香炉的中央；如果是供环香，要将香塔摆置成顺时针的方向；如果是供卧香，将点燃的部分放在右边。

（3）在上一炷香时，尽量将香插在香炉中央，口中默念"供养佛、供养法、供养僧、供养一切众生"。

（4）在上三炷香时，一般是将三炷香分别插入香炉。先在香炉中间插第一炷香，口中默念"供养佛，觉而不迷"（有人认为应该左手拿香，右手插香）；在右边插第二炷香，口中默念"供养法，正而不邪"（有人认为应该右手拿香，左手插香）；在左边插第三炷香，口中默念"供养僧，净而不染"（有人认为应该左手拿香，右手插香）；最后双手合十，口中默念"供养一切众生"。

2. 各种形态的香品在供养时的拿取方法

（1）线香。点燃线香后，可用双手的中指和食指夹住香，拇指顶住香的尾部并将香平举至眉际，礼敬、观想诸佛、菩萨的宝相就在眼前接受供养。另一种常见的拿线香的方法是：用大拇指、食指将香夹住，其余三指合拢。

（2）瓣香。如果是供养长度较短的檀香等，则用双手大拇指与食指捏住香支两端，其余三指向前自然张开，举高齐眉，礼敬供养，并在念完真言后，将瓣香放置在香炉中。

（3）香塔。若是有人供养香塔，应该先在香塔顶端点火，等香塔顶端被点燃后，摇晃香塔使其火焰熄灭，然后将香塔放置在香盘中央。左手的大拇指、食指、小指以三角形方式托住香盘，中指、无名指向掌心弯曲，右手的食指和中指并拢并轻轻靠在香盘边缘，大拇指按住无名指与小指，再举盘齐眉，礼敬供养。

（4）环香。先点燃环香，再以双手的大拇指、食指轻轻捻住环香左右两侧，将点燃的一端朝外并转到中央，再举环香齐眉，礼敬供养。

第九章　佛香中的真言与手印

佛教的咒语与真言常常隐含着诸佛、菩萨或诸天明王所发出的度济众生誓愿，因此一般被认为具有破除众生的无明遮障、去惑复明的功用。在密乘佛教中，咒语和真言也代表了诸佛、菩萨等所诵念的真实语言，借由念诵真言或咒语，可以达到与之相应的神秘境界。咒语与真言中的字与发音都是由诸佛、菩萨密传给修行者的，故不可随意变更或念诵。

真言其实就是一种佛教的梵音音译的咒语，又称为"陀罗尼"。在佛教仪轨中，许多使用香品的场合都需要念诵真言，有时在烧香时加持香品，有时在沐浴前加持洗浴水，有时则是加持涂香等。念诵真言的用意在于借着诸佛、菩萨的功德力，使凡俗的香品、水等物质转俗为圣，具有不可思议之力量。

在现存之《大藏经》密乘部及其他部的经典中，记载了在对佛像礼敬、忏悔时要念诵的一些真言，这些真言多半是由梵文直接音译成中文，无法直接从字面去了解其内容及功用，而与烧香仪轨有关的真言，在内容方面主要强调香具有可以遍及大千世界、帮助佛陀教化的功能，以及驱除诸恶鬼神等不可思议之功用。如《不空绢索神变真言经》《大佛顶广聚陀罗尼经》《慈氏菩萨略修瑜伽念诵法》《观自在大悲成就瑜伽莲华部念诵法门》《金刚顶瑜伽文殊师利菩萨法》等经典中的烧香真言及《法界圣凡水陆胜会修斋仪轨》等经典中宣诵的烧香与含香真言，而在《不空绢索陀罗尼仪轨经》等经典中还有以丁香、甘松香、白檀香等香药在澡浴时念诵真言加持香汤，灌浴洗身，以使皮肤润泽芬芳，洗涤秽垢，消除灾厄的澡浴真言等。

虽然经典中记载了一些真言，但这些过于专业的真言均由梵语音译而来，不会也不适宜翻译，而它的念法与语调，都需由上师亲授教导，不可以自行摸索，因此本书不进行详述，有心修持者，应寻访上师皈依，面对面地听取上师的传授。本书只介绍一些较为常用的典型供香真言与手印。一般而言，几乎所有的真言只要能专心念诵，就能够使心念专一而达到入定，乃至与佛相应的效果，进而引发智意，修行圆满。因此，对修行者而言，真言与手印是相当重要的修法工具，并非仅在密法修行中使用。

一、常用供香真言

常用的供香真言如下。

1. 释迦牟尼佛本尊心咒

嗡牟尼牟尼嘛哈牟尼耶梭哈

2. 六字大明咒

嗡嘛尼呗咪吽

3. 浴佛咒语

我今灌浴诸如来，敬智庄严功德，五浊众生令离垢，如来净法身。

4. 礼佛咒语

天上天下无如佛，十方世界亦无比。世间所有我尽见，一切无有如佛者。

5. 礼佛真言

唵缚日罗吽（三遍）

6. 供养真言

唵阿弥利得吽怕都

7. 大悲咒

观世音菩萨所持诵之咒语，相传具有灭罪消灾之功用。

南无喝啰怛那哆啰夜耶

［Na – Mo – He – Le – Da – Na – Duo – La – Ye – Ye］

南无阿唎耶

［Na – Mo – A – Lı – Ye］

婆卢羯帝烁钵啰耶

［Po – Luo – Jie – Di – Shuo – Bo – La – Ye］

菩提萨埵婆耶

［Pu – Ti – Sa – Duo – Po – Ye］

摩诃萨埵婆耶

［Mo – He – Sa – Duo – Po – Ye］

摩诃迦卢尼迦耶

［Mo – He – Jia – Lu – Ni – Jia – Ye］

唵萨皤啰罚曳

［Ong – Sa – Bo – La – Fa – Yi］

数怛那怛写

［Su – Da – Na – Da – Xia］

南无悉吉栗埵伊蒙阿唎耶

［Na – Mo – Xi – Ji – Lie – Duo – Yi – Mong – A – Li – Ye］

婆卢吉帝室佛啰愣驮婆

［Po – Lu – Jie – Di – Shi – Fu – La – Leng – Tuo – Po］

南无那啰谨墀

［Na – Mo – No – La – Jin – Chi］

醯利摩诃皤哆沙咩

［Shi – Li – Mo – He – Ba – Duo – Suo – Mi］

萨婆阿他豆输朋阿逝孕

［Sa – Po – Ou – Ta – Dou – Shu – Peng – A – Shi – Yun］

萨婆萨哆那摩婆萨哆

［Sa – Po – Sa – Duo – Na – Mo – Po – Sa – Duo］

那摩婆伽摩罚特豆

［Na – Mo – Po – Qie – Mo – Fa – Te – Dou］

怛侄他

［Da – Zhi – Ta］

唵阿婆卢醯卢迦帝

［Ong – A – Po – Lu – Xi – Lu – Jia – Di］

迦罗帝夷醯唎

［Jia – Lu – Di – Yi – Xi – Li］

摩诃菩提萨埵

［Mo – He – Pu – Ti – Sa – Duo］

萨婆萨婆

［Sa – Po – Sa – Po］

摩啰摩啰

[Mo – La – Mo – La]

摩醯摩醯唎驮孕

[Mo – Xi – Mo – Xi – Lie – Tuo – Yun]

俱卢俱卢羯蒙

[Ju – Lu – Ju – Lu – Jie – Mong]

度卢度卢罚阇耶帝

[Du – Lu – Du – Lu – Fa – She – Ye – Di]

摩诃罚阇耶帝

[Mo – He – Fa – She – Ye – Di]

陀啰陀啰

[Tuo – La – Tuo – La]

地唎尼

[Di – Li – Ni]

室佛啰耶

[Shi – Fu – La – Ye]

遮啰遮啰

[Zhe – La – Zhe – La]

摩么罚摩啰

[Mo – Mo – Fa – Mo – La]

穆帝隶

[Mo – Die – Lie]

伊醯伊醯

[Yi – Xi – Yi – Xi]

室那室那

[Shi – Na – Shi – Na]

阿啰参佛啰舍利

[A – La – Sen – Fu – La – She – Li]

罚沙罚参

[Fa – Suo – Fa – Scng]

佛啰舍耶

[Fu – La – She – Ye]

呼嚧呼嚧摩啰

[Hu – Lu – Hu – Lu – Mo – La]

呼嚧呼嚧醯利

[Hu – Lu – Hu – Lu – Xi – Li]

娑啰娑啰

[Suo – La – Suo – La]

悉唎悉唎

[Xi – Li – Xi – Li]

苏嚧苏嚧

[Su – Lu – Su – Lu]

菩提夜菩提夜

[Pu – Ti – Ye – Pu – Ti – Ye]

菩驮夜菩驮夜

[Pu – Tuo – Ye – Pu – Tuo – Ye]

弥帝唎夜

[Mi – Di – Li – Ye]

那啰谨墀

[Nuo – La – Jin – Chi]

地利瑟尼那

[Di – Li – Se – Ni – Na]

波夜摩那

[Po – Ye – Mo – Na]

娑婆诃

[Suo – Po – He]

悉陀夜

[Xi – Tuo – Ye]

娑婆诃

[Suo – Po – He]

摩诃悉陀夜

[Mo – He – Xi – Tuo – Ye]

娑婆诃

[Suo – Po – He]

悉陀喻艺

[Xi – Tuo – Yu – Yi]

室皤啰耶

[Shi – Bo – La – Ya]

娑婆诃

[Suo – Po – He]

那啰谨墀

[Nuo – La – Jin – Chi]

娑婆诃

[Suo – Po – He]

摩啰那啰

[Mo – Na – Nuo – La]

娑婆诃

[Suo – Po – He]

悉啰僧阿穆佉耶

[Xi – La – Sen – Ou – Mu – Qie – Ye]

娑婆诃

[Suo – Po – He]

娑婆摩诃阿悉陀夜

[Suo – Po – Mo – He – A – Xi – Tuo – Ye]

娑婆诃

[Suo – Po – He]

者吉啰阿悉陀夜

[Zhe – Ji – La – Ou – Xi – Tuo – Ye]

娑婆诃

[Suo – Po – He]

波陀摩羯悉陀夜

[Bo – Tuo – Mo – Ji – Xi – Tuo – Ye]

娑婆诃

[Suo – Po – He]

那啰谨墀皤伽啰耶

[Nuo – La – Jin – Chi – Bu – Qie – La – Ye]

娑婆诃

[Suo – Po – He]

摩婆利胜羯啰夜

[Mo – Po – Lie – Sen – Ji – La – Ye]

娑婆诃

[Suo – Po – He]

南无喝啰怛那哆啰夜耶

[Na – Mo – He – La – Da – Na – Duo – La – Ye – Ye]

南无阿唎耶

[Na – Mo – A – Li – Ye]

婆嚧吉帝

[Po – Lu – Jie – Di]

烁皤啰夜

[Suo – Bo – La – Ye]

娑婆诃

[Suo – Po – He]

唵悉殿都

[Ong – Xi – Dian – Du]

漫多啰

[Man – Duo – La]

跋陀耶

[Ba – Tuo – Ye]

娑婆诃

[Suo – Po – He]

二、 常用供香手印

我们经常看到法师或修行者以双手的十指做出各种手印。手印其实是密乘中身密的一种表现，代表了佛修行功德在法界的表现。手印又被称为"印契"或"印相"，有许可、决定、不变的意义，也就是说，诸佛的手印象征了他的功德，可以引导众生进入诸佛体悟的智慧密境，更有约定不会违背他意愿的含义。在佛法密境中，人的双手十指就如同法界，每根手指都有其象征意义及佛理。因此，随手一摆可能就是一种手印，而依照诸佛、菩萨（可参照家中佛像之手势）所结之手印，配合意念观想与真言咒语，紧密结合身、心、灵的力量，可以使结印者的身密与佛、菩萨身密相一致。因此，我们在结手印之前，最好还是经由传法的上师亲授，这样才会具有开悟的功德力。当然，我们也要了解其意义，千万不要自己随意模仿或胡乱比画。

密乘的经文中记载了许多与香有关的真言偈语，以及与之配合对应的手印。在结手印、诵真言的同时，修行者也要运心观想，从手印与真言的不思议愿力加持法中，流出无量无边烧香云海，普熏一切佛及菩萨诸圣众，进而使修持者获得断除一切恶见诸结的般若波罗蜜，疾证无上正等菩提。

一般而言，观想、念诵真言与结手印通常是三者并行。再次强调：佛教手印一般都是师徒之间密传的法门，需得上师传授方可学习运用，不能随意自行学习，如欲深入学习，应请教个人所皈依之上师。本书以问讯礼佛时使用的手印为例展开介绍。

1. 弥陀印

两手手心朝上，拇指与其余四指自然分开，四指合拢，右上左下相叠，拇指尖相对并相连接。

2. 毗卢遮那手印

以双手的中指、无名指、小指环抱，右手在内，左手环护在外，大拇指与食指竖直，两两相对。

三、 专用的供香真言及手印

由于香是主要的供养之一，所以佛门经典也记载了各种专用的供香真言及手印。

《大毗卢遮那经供养次第法疏》卷二记载，涂香等六种真言都是入曼荼罗供养时所必需的。

如是，戒香其性本然寂静，无去无来，而恒常遍满法界，所以名为清净涂香。一切众生虽然本来具足，但是因为尚未发心的缘故，所以，此香未发，先以此戒香涂身，能以清净戒香普熏一切。

由于香烟无定相，修行者亦应了知法界定相不可得，如是法界深广无边无际，不可度量，而修行者殊胜精进不休息，所以身、语、意业也遍透法界。

在密教的经轨中，记载着许多与香有关的真言，而烧香、涂香，以香汤沐浴净身，口中含香洁净口气也是修法中常见的仪轨。

《佛说圣宝藏神仪轨经》卷一载有烧香仪轨。经中说要将无虫的白檀、牛头栴檀、沉香、乳香等于炉内焚烧。焚烧时应作如是言："我今献香。"同时以两手大拇指捻中指等三指指甲，令二头指屈第三节，作烧香印，再诵烧香真言七遍。真言如下。

啰怛囊（二合）婆捺啰（二合）曩帝睹噜睹噜摩贺（引）度波必哩（二合）夜野娑嚩（二合）贺（引）

[ratnabhadranati duru duru / mahādhupapriyaya svāhā]

《金刚顶经瑜伽文殊师利菩萨法》卷一载有金刚烧香真言，内容如下。

唵钵啰（二合）攞（二合）俪（引）宁（上）

[om bjra ninī]

此时并结金刚散花印，结月向上如散花状。由于此散花印加持的缘故，行者能速证般若波罗蜜。

（一）《不空绢索陀罗尼仪轨经》中香的真言

不空绢索，是指不空绢索观世音菩萨，又称"不空绢索菩萨"。

不空绢索一名中的"不空"（amogha）是心愿不空之意；"绢索"（pasa）原指古代印度人在战争或狩猎时捕捉人、马的绳索。以"不空绢索"为名，象征观世音菩萨以慈悲的绳索救度化导众生，其心愿不会落空。

《不空绢索神变真言经》说，在过去第九十一劫的最后劫，观世音菩萨曾经接受世间自在王如来的传授，而学得不空绢索心王母陀罗尼，并于初得此陀罗尼时，即证得十百千不空无惑智庄严首三摩地门，由此真言之力，现见十方无量无数种种刹土诸佛如来所有会众，而皆供养听闻深法，辗转教化无量有情，皆得发趣无上菩提。此后，观世音菩萨即常以该真言教法化导无量百千众生。因此，当观世音菩萨示现化身，以此法救度众生时，便被称为"不空绢索观音"。

《不空绢索陀罗尼仪轨经》卷下也载有各种香的真言，其内容如下。

1. 含香真言

唵（一）婀姥伽（二）健驮嚩底（三）素噜素噜（四）钵啰（二合）噎普噜（五）（左宁右立）（左名右也）健悌（六）钵（左口右特）摩啰（二合）鞞（七）莎嚩（二合）诃

［om amoghandhapasti／suru suru／prabhuru／dibyagandhe padmaprabi svāhā］

经中说，如是真言三昧耶，应当"以上好白檀香、那罗那香、赤莲华、毕里迦香、郁金香、躬矩么香、莲华鬘等七物，数各十二分，又加上龙脑、香附子，二数量等各四分，捣治石蜜而和合之，每念诵时加持含于口中，便使口气香洁，犹如郁钵啰华之香，常得诸佛及观世音菩萨，欢喜佑护而赞叹"。若有痰饮吐逆病，便得销铄而去除。

三十三天听闻含此香者赞诵陀罗尼之声，无不欢喜敬护，一切有情得闻此人之声，皆得除去烦恼而相敬爱。恒常如法含香者，大辩才天则示现秘密神通，隐入其舌端，使其辩才无碍，先前所忘失者，也会令其忆知。长含此香读诵者经咒，一切善相自然显现，无量垢染重罪悉皆消灭，无有非人横加干扰。

2. 澡浴药真言

唵（一）弭么攞弭誐帝（二）钵（左口右特）么弭嚩（左口右隶）（三）嚩啰者（左口右隶）（四）湿嚩哩（左合右牛）（五）婀姥伽悉悌（六）输陀野（左合右牛）

［om bimalabigate／padma bibare／sancara bacare hūm／amogha siddhi／Sodhaya hūm］

经中说，如是真言三昧耶，应当以龙华、丁香皮、乌施罗香、甘松香、白栴檀香、莲华鬘、零陵、翳罗、白豆蔻、哆誐啰香、郁金香、钵罗莽拏唎迦药、射莫迦药、丁香花、邬迦啰干地迦药，如是数种各皆等分，精洁合治，以雨水和合，于澡浴时加持用，和汤如法，清洁沐浴，使肤体润泽、芬芳，能蠲除种种灾厄。

如此清净如法而诵念，行住坐卧无有悚怖，一切诸恶天龙神等，如毗那夜迦扰乱之辈自然消失，欢喜无有障碍。如果经常以此香药和汤沐浴，则此人速成效验，诸佛、菩萨、诸天神无不喜悦瞻护，圆满其愿。

3. 香炉真言

唵（一）焥姥伽（引）（左口右赖）怛那（二）弭磨擦娜（三）迦咤（四）入嚩地瑟耻（二合）多（五）（左宁右立）健度入嚩啰（引六）噻叵啰挈（七）三曼底娜（八）入嚩啰（九）莎嚩（二合）诃（引）

［om amogha radnabimana / ka ṭ adaca adhistibi / dabyaghando / jvalaspharana / samantena / jvala jvala svāhā］

此咒加持香炉执置坛内，烧香供养。

4. 洗浴真言

唵（一）（左宁右立）瓢娜迦（二）三步哆（引）阿姥伽（三）璠噜挈嚩（左口右隶）（四）阿鼻诜者（五）（左合右牛）

［om dibbyotaka / svam bhuta amogha / bharunaciri / bhiśincya hūm］

此咒加持香汤，灌洗浴身。

5. 涂坛真言

唵（一）（左宁右立）么啰（二）迦耶（引）输驮祢（三）（左宁右立）弭野（二合）健驮跛啰布啰扼布啰野布啰野（左合右牛）

［om nirmala / kūyasodhani / dibbyagandha / brapūrayane / pūraya pūraya hūm］

此咒加持香泥香水，摩坛供养。

（二）护摩法中香的手印与真言

护摩（homa），又作护魔、户摩、呼魔、呼么等，是指将供物投入火中供养，即烧食供养。

护摩法源于婆罗门教供养火神，为驱魔求福之作法。事火婆罗门在火神的祭祀中，将供物投入祭坛之炉中。火焰表示入于诸神之口，诸神依此得力以降伏诸魔而赐福于人们。

佛陀随顺世俗，将护摩的内涵加以转化升华，依法性意义融摄之，使之成为密教的重要修法。《大日经疏》卷二十云："护摩是以智慧之火焚烧烦恼的薪柴，使其穷尽无余。"而《尊胜佛顶真言修瑜伽轨仪》卷下则云，护摩者就如同火天一般，火能烧草木森林，使其无有剩余，所以智火也是如此，智火能烧除一切无明。

在护摩法中也有供香的手印与真言。

行者手先结烧香印，将右手的食指、中指放在香炉下，拿起香炉，将香炉移置左手阏伽半印上，以右手小三肱印做加持，以阏伽印做供养。

并诵真言：

南么三曼多勃驮喃达摩驮睹弩蘖帝莎诃

［namahsamanta ／ buddhanam dharma ／ dhatv ／ anugatesvaha］

手先做涂香印：左手做金刚拳置腰上，以右手大拇指、中指取涂香器，在烧香上方旋转三遍熏香。左手做阏伽半印，将器移置，以右手做小三肱印，行三次加持，念真言"喃"字，双手做阏伽印，其上置涂香器，捧起念真言"嗡"字。

此时诵真言：

南么三曼多勃驮喃微输驮健杜纳嚩莎诃

［namahsamanta ／ buddhanamvisuddha ／ gandhodbhavayasvaha］

烧香真言：

首先双手先结烧香印，双手手掌向上并齐，中指以下三指背对背立起，二食指侧相接，伸直二拇指。此时诵真言：

南么三曼多勃驮喃达摩驮睹弩蘖帝莎诃

［namahsamanta ／ buddhanam dharma ／ dhatv ／ anugate ／ svaha］

双手先结涂香印：右手五指并立，拇指横放掌中，立臂向外，以左手握右腕，如在本尊身上涂香，轻轻下垂。

此时并诵真言：

南么三曼多勃驮喃微输驮健杜纳嚩莎诃

［namahsamanta ／ buddhanamvisuddha ／ gandhodbhavayasvaha］

（三）金刚界法中的手印与真言

金刚界法是供养金刚界曼荼罗诸本尊的修法。

金刚界（梵名 vayra – dhatu）略称金界，是根据《金刚顶经》《大教王经》所脱。此金刚界由佛部（中）、金刚部（东）、宝部（南）、莲华部（西）、羯摩部（北）五部组成，代表大日如来的智慧法身，其体坚固犹如金刚，能摧破一切烦恼，所以称为金刚界。

在金刚界法中，也有与香有关的手印和真言。

1. 金刚涂

首先结手印：两手外缚，解开摩胸，如涂香状。

再诵真言：

嚩日啰巘提

［vajra ∕ gandhe］

2. 金刚香

双手结手印：并拳向下散开。

再诵真言：

嚩日罗度闭

［vajra ∕ dhupe］

3. 涂香

双手结手印：双手做金刚拳仰上，开掌涂胸。

同时诵真言：

唵萨婆怛他揭多健陀布穰暝伽三慕达啰窣发罗挐三末曳（左合右牛）

［om sarva ∕ tathagata ∕ gandha ∕ puja ∕ megha ∕ samudra ∕ spharana ∕ samaye hum］

4. 金刚涂香菩萨

首先双手结印：双手外缚，而后解开外缚，右在上，左在下，向左右拉开，表示将香涂在身上。

同时诵真言：

苏巘唐儗

［su ∕ gandhangi］

5. 金刚香菩萨

双手结手印：两手金刚拳相并，向下散开，如香云遍布。

同时诵真言：

嚩日啰度闭

［vajra ∕ dhupe］

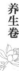

第十章　佛香的辨识

以香礼佛重在表达诚心、体悟自性，因此，最好采用卧香或质量较佳的环香作佛香。用好香不但有益于身体健康，使心思宁静，更有益于对佛表达最恭敬的心意。

市面上许多便宜的香均用木屑染色，加上是用化学香精做成的，因此容易造成空气污染。媒体曾经呼吁民众，在初一、十五时尽量避免到庙里，因为初一、十五去拜佛的人很多，而拜佛时用的多是化学香，这些香燃烧后会造成极为严重的空气污染，使人产生头晕、过敏等现象。

质量好的香不只是净化环境、身心的最佳品，更是可以向佛、菩萨表达最高敬意的媒介。

佛香的质量可从四个方面进行鉴别：①原料、配方、工艺；②香气特征；③香品的外观；④品牌。

一、原料、配方、工艺

天然香料（包括天然香料的萃取物）的养生价值远高于合成香料，因此，香品以天然香料为佳。天然香料由各种天然香木或香草等制成，不仅有香气，还因含有多种成分而可以达到养生养性的目的。简单来说，不添加化学香精的香料都是上选好香。除非有特殊需求，一般有好配方的和合香较单一香料为佳。所用天然原料纯度愈高的香料，愈有益于使用者的身心健康，也愈适于供养佛、菩萨。

合成香料系化学制品，其原料取自煤化工原料、石油化工原料等含有碳、氢、氧等元素的化学材料，虽然气味芳香，但对健康存在不同程度的危害，熏烧类的香品尤其明显。

好香就像良药，既要有好的材料，还要有好的配方。单一香料的药性常有偏颇，因此若原料品级相同，其功效常不及多种香料配成的和合香。和合香中的各种成分相辅相成，以君、臣、佐、辅之理发挥最大的功效。因此，除了直接使用香木切片或粉末品香之外，人们多使用和合香。和合香品质的优劣则取决于香方的水准。

二、 香气特征

不同的香品风格各异，没有统一的鉴别方法，但对于品质较好的香品，其香气一般都具有以下特点。

（1）香气清新，久用也不会使人有头晕的感觉。

（2）醒脑提神，使人有愉悦之感，但并不使人心浮气躁。

（3）香味醇和，浓淡适中，即使深呼吸也不觉得刺鼻。

（4）香味浓郁，但不会让人感觉腻；或香味恬淡，但清晰可辨。

（5）香气即使较为明显，也能体会到一种自然品质。

（6）使人身心放松、心绪沉静。

（7）有滋养身心的作用，使人愿意亲近。

（8）气息醇厚，耐品味，多用也使人无厌倦之感。

（9）留香较为持久。

（10）由天然香料制作的香，常在芳香之中透出轻微的涩味和药材味。

在烟气方面，好的香品被点燃后呈现青白色，且烟气浅淡、细致，持续时间长，呈现缭绕上升之形状。若香品被点燃后立刻产生大量烟气，并在空气中留下大量烟尘，易对供香者的健康产生不良影响。

三、 香品的外观

一般而言，无法单从香品的外观判断香的品质，因为不同香品的原料有着不同的制作过程。而在制作香品的过程中，其原料都要经过细致的粉碎、搅拌处理，因此在成品中丝毫看不出材质的特点。

市面上有些香品会经过不必要的加工，如利用劣质的染色剂调出漂亮的颜色（而由天然香料制作的香，其颜色大多偏灰）；利用特殊的化学添加剂使香品表面变得光滑洁净；利用低档的化学香精使香品在燃烧时所散发的气味更浓郁；过度包装，使香品貌似优质香。因此，香品外观所能提供的信息非常有限，质优香可能外观平平，质劣香可能外观华美，故应注意不要被香品的外观所误导。

以下几条为依据香品的外观判断香品质量的方法，仅供参考。

（1）香木之碎块以大小适中、木纹清晰、未经任何加工者为佳。

（2）香粉以颗粒均匀、不染色、自然散发清香气味、不添加其他化学香精者为佳。

（3）香环则以形状浑圆、香粉颗粒均匀、不染色、压制紧实、不易掉粉、不易沾手者为佳。

（4）线香外观以颗粒均匀、厚薄一致、不染色、不易掉粉、不沾手者为佳。有竹木芯的线香则以竹制、细直、不扎手者为佳。

（5）线香或环香也可以通过重量来判断质量。不同大小、粗细的香品有其各自的标准重量，虽不是越重就越好，但很轻的线香或环香通常含有草木灰等添加物，故质量较轻。

四、 品牌

一般来说，知名品牌的香品一般有较高的品质。最近香道逐渐流行，开始出现一些制香、调香的香师，其中有些香师拥有家传或古传香方，调制出的香品也具有较高的品质。

五、 鉴别案例

（一）鉴别沉香

每一种香料、香品都有其个性化的鉴别与挑选的方法，只有具备对不同香料、香品的专业知识和应用经验，才能做到慧眼识真。下面介绍"香中阁老"——沉香的鉴别方法。

1. 三个步骤

鉴别沉香时有三个重要步骤，即看、闻、剖，要点如下。

（1）看颜色：假沉香颜色怪异。泡油的仿制沉香自中间剖开后，其颜色表里不一或为全黑色；真品沉香则因油脂分布不均而有色差，如黑色、白色均有。泡油者燃烧时会膨胀并冒黑烟。

（2）闻味道：假沉香香味刺鼻。行家告诉我们，了解沉香的自然形态和气味是买到真货的关键因素。就沉香的形态特征而言，真沉香的表面有天然形成的不规则油脂线，假沉香的油脂线模糊不清，颜色比较统一。就香气方面而言，真沉香多为淡淡清香，香味持久但不刺鼻，并非像仿制沉香般有很大的扩散面积，而是有"方向感"的，最关键的是香气具有忽强忽弱的特性。假沉香多是用精油泡制的，味道刺鼻，几米开外便能闻到，且香气扩散各处香气均匀，味道持久。有些卖香的商家为了证明自家卖的是真香，即使不用火烧，也会将针烧红之后让你"闻香证身"。

（3）含油量：假沉香含油量低。沉香的油脂含量是决定沉香制品价格的重要因素，因沉香是受伤后才能结香，故结香不均匀，未结香的部分日久腐烂，由此剩余结香部分得以长期保存和利用。沉香以规格较大者为贵，但这也要结合油脂含量来综合判断。即使是一整棵沉香树，若没有结香或结香很少，其价值也无法与一条油脂含量较高的手珠相提并论。在以相同产地、相同大小的沉香制品为前提的情况下，含油量的多少影响着其价格的高低。

沉香旧品由于表面已有污渍，或涂抹了其他香料，不易通过闻或看的方式辨其真假，最好以燃烧或针尖测试的方式来分辨。

2. 三不原则

选购沉香手珠时有"三不原则"。

（1）不买新货。沉香手珠的价格是由产地、重量等因素决定的。产地决定了味道，而重量决定了品质。那么是不是相同产地的手珠越重越好呢？答案是否定的，因为沉香会"缩水"。沉香多产自东南亚地区，加工沉香的工厂一般集中在南方，那里的空气湿度大。在气候比较干燥的地区，无论怎么细心保养，沉香的重量都会减少2%～3%，保养不好的情况下重量甚至会减少5%～20%。因此购买沉香时不要追新品，特别是在北方干燥地区，要尽量选择已经放置了一段时间的沉香手珠。

（2）不买沉水较慢或半沉水的沉香。沉香是否沉水对其价格影响很大。随着木材中含水率的变化，一旦沉水的沉香因为"缩水"而变成半沉的，或是由半沉的变成不沉的，其价值也会跟着大幅缩水。

（3）不要去湿度大的地方购买沉香。有的朋友在外地出差或者旅游的时候喜欢购买一些纪念品。在保真且按克数估价的情况下，建议不要在湿度大于你所生活之处的地方选购沉香，否则随着水分的流失，沉香的价值也会降低。

3. 两个环节

有人将沉香的鉴别问题总结为质与气两个环节，略述于下。

（1）质。质是指沉香的香体。沉香可以分为"肉"和"皮"两层结构。沉香形成后，有生香和熟香之分。一般认为在沉香埋于土中时间长久的情况下，其出土即为熟香，而在树体上取出则为"生香"。这个说法本来不错，但树上所成香体表面暴露，久经风吹雨打、灰土掩盖，也无异于埋在土中的情况。这个外层结构体就是"皮"的结构层。从表面向下，到达香脂浸润的深层结构体，虽然含有木质，但其成分均以"化香"为主，这就是"肉"的结构部分。有人认为"皮"应属"熟香"，而"肉"属"生香"或称为"半熟香"。唯有人工打洞或"开香门"所产之几年、几十年香为"生香"，而自然形成的沉香经过几百年以上的"沉香化"，皮层成为"熟香"，而且质量超过土中的熟香；"肉"也经过了几百年以上的"沉香化"，只是没有暴露于空气中，没有掩埋于土下，但已近乎"熟"，所以名为"半熟香"。如果是老树几百年结香，而犹未倒于地下，则这种沉香，无论是皮还是肉，都属于上乘！而且，皮经清洗后可供熏香，肉如遇大块还可供雕刻艺术品。

（2）气。气是指沉香的香气。不管沉香的生熟情况与产地如何，只要能使人品味到宜人的香气，使人嗅到甘甜、清凉的气味，产生精神振奋、怡情悦志的感觉就是好香。所谓的熟无土气、生无青气，是说熟香埋于地下者陈化条件很好，湿润而无霉染，这当然是熟香最理想的产生条件。但如果遇上土质不好又有霉湿的情况，久之虽成为熟香，但其味中已深深地混杂进了泥土的味道，即使放置很久也难以脱除，这种熟香不能列入上品行列。生结之香虽然未埋于土下，但是如能自然"陈化"，其香味既有熟香的甘甜，又有生香的清凉，自然也属于上品。但如果结香不久或本木不良，"陈化"不足，那么其气味就会如同生香，带有过重的辛味，这类生香也不能归入上品行列。

（二）如何区分沉香与檀香

1. 形成原因不同

沉香与檀香都是带有明显香气的天然木材，虽同为世界四大名香之一，却在形成和香型上有很大的区别。沉香是沉香树种受伤变异而成，且其不仅只是一种木材；而檀香是一种木材，在正常生长的情况下就有香气。

2. 触摸手感不同

沉香木材质疏松，在结香后才会散发香气并具备防腐性，在木材导管中含有黑色的油脂线。檀香木质地坚硬、细腻、光滑、手感好，纹理通直或微呈波形，生长轮明显或不甚明显。

3. 色泽不同

檀香木一般呈黄褐色或深褐色，日久颜色稍深，光泽好，香气醇厚，虽久则不甚明显，但用刀片刮削，仍香气浓郁，其与沉香相比，略显清淡、自然。有些人用人工香精浸泡或喷洒木材以冒充檀香木，但其香味一般带有明显的药水味且不持久。檀香木是檀香科常绿乔木，原产地为印度、澳大利亚和非洲，我国台湾、广东也有引进种植。

4. 气味不同

从气味上来讲，沉香木的香气是悠扬的，而檀香木的香气则更庄重一些，有静心凝神的功效，所以多用于宗教场合。目前，市面上也有檀香的精油，香气浓郁。

（三）鉴别紫檀木

紫檀木是檀香的极品，其鉴别方法如下。

（1）一般木材的密度都小于水，但紫檀木密度比水大，置于水中会下沉。

（2）如果用小刀刮开紫檀木，会看到红褐色的里料，里料与表皮的紫褐色对比较为明显。放置一段时间后，割开的部分会由于氧化作用而变为和表皮一样的紫褐色。

（3）用浓酒精擦拭紫檀表面，酒精会变成褐红色，且越擦酒精颜色越深。这是因为用酒精擦拭紫檀表面后，酒精会被氧化成紫褐色。

（4）用紫檀木雕刻出来的工艺品的颜色为紫檀木被氧化的天然颜色，无须上漆，只需用牛皮抛光、打蜡即可。上漆的紫檀物品多数为假货。

（5）大叶紫檀表面颜色偏黑，香味弱，甚至无香；小叶紫檀偏褐色，有香味。

下篇　佛香学术

第十一章　佛香人物

一、 佛经中的佛香人物

由于香象征着美好，所以佛教不但以香为重要的供养，也用香来代表诸佛清净法身，或是以香来修持、说法。下面介绍佛经中与香有关的人物。

（一） 狮子香菩萨

《悲华经》记载，狮子香菩萨往昔在宝藏如来住世时，曾为无诤念转轮圣王的第七王子，名善臂。当时善臂王子与父王及其余王兄王弟受到大臣宝海梵志的劝发，因此在宝藏如来前发愿，愿成就无上正等正觉。

当时善臂王子即在佛前发愿，如果其所有菩提胜愿都能圆满，愿令十方如微尘般无量无数的诸佛世界都雨下忧陀婆罗香、栴檀香、牛头栴檀香、种种末香，如果有众生在处处闻到这香，都能发起无上正等正觉的心，而自身也能得证金刚愿三昧，以三昧力的缘故，都能遥见一切世界所雨下的种种香。

宝藏如来为善臂王子更名为狮子香，又授记狮子香菩萨，于青香光明无垢世界圆满成佛，号光明无垢坚香丰王如来。而依善臂王子当时所发之愿，在此世界所有微妙的香，悉遍传于十方如微尘般多的无量无数等诸佛世界。

（二） 香手菩萨

《悲华经》卷五记载了香手菩萨往昔发心的因缘。

香手菩萨过去在删提岚世界时曾为转轮圣王无诤念王的第十王子，名为软心。当时有宝藏如来住世。软心王子在大臣宝海梵志的劝发下，与父亲及其他诸位王子共同发心，在宝藏如来前各发菩提胜愿，宝藏如来也为他们授记。

当时软心王子即在宝藏如来前发愿，其发心除与第九王子阿閦菩萨无异外，还特别在佛前祈愿，如果所发愿成就，得己利者，愿使一切众生悉得思维诸佛境界，手中自然生出栴檀香、忧陀婆罗香，且以此手中自然散发的种种香来供养诸佛。

缘于软心王子所发的胜愿（愿众生手中自然发出香气），宝藏如来因此替王子取名为"香手"，并授记香手菩萨在未来世过一恒河沙等阿僧祇劫，在进入第二恒河沙等阿僧祇劫，阿閦如来般涅槃，正法灭尽过去七日后，香手菩萨将成就无上正等正觉，佛世界名"妙乐"，佛名"金华如来"。

香手菩萨听了宝藏如来的授记，又禀白如来："世尊，如果我的誓愿能够圆满成就，当我礼敬佛陀时，此阎浮园周围，当雨下种种詹卜花。"说完，香手菩萨即五体投地敬宝藏如来，立时园中果真雨下詹卜花。

（三）金刚香菩萨

金刚香，梵名 vajra - dhupá，又称金刚烧香菩萨、金刚焚香菩萨，密号无碍金刚、速疾金刚、端严金刚，为密教金刚界二十七尊中外四供养之一。位居金刚界曼荼罗外院方坛东南隅。

此尊为毗卢遮那佛于内心证得金刚焚香云海三摩地的智慧，由于自受用的缘故，从金刚焚香云海三摩地的智慧中流出金刚焚香，光明遍照十方世界，供养一切如来，破除一切众生臭秽烦恼，使众生获得适悦无碍智慧之香，还来收为一体。为了使一切菩萨受用三摩地的智慧，此尊化成金刚烧香侍女菩萨形，安住东南角金刚宝楼阁。

此尊由于金刚烧香菩萨加持的缘故，能证得如来悦意无碍智香。其种子、形象等，于金刚界曼荼罗各会中皆不同，于成身会，种子为奥（ah），系远离烦恼之义。

其三昧耶形为宝香炉，形象为黑色天女形，两手持香炉，真言为"唵－跋折罗杜鞞－婀"。于三昧耶会，三昧耶形为莲上之烧香器，真言为"啰诃逻"；于微细会，形象为跪坐之姿势，两手持莲形之有柄香炉；于供养会，两手持莲，莲上有香炉，真言为"唵 萨 怛他 多 度波 布惹 咩伽 三母捺 萨发啰拏三摩曳 吽"。

（四）香象菩萨

香象菩萨，梵名 gandha - hastin，音译作干陀诃提菩萨、干陀诃画菩萨、健陀诃娑底菩萨，又作香惠菩萨、赤色菩萨、不可息菩萨，是位于密教金刚界曼荼罗之外院方坛、南方四尊中之第一位菩萨。"香"为遍满无碍之义，"象"为行足大力之义，"香象"即诸行果地圆满之义。

香象菩萨身呈白肉色，坐莲花上，右拳在心前，手上持莲，莲上有香器，左拳置于腰上。此菩萨被记载在大乘经典，如小品《般若波罗蜜经》卷九、《无量寿经》卷上、《阿弥陀经》等经中。

（五）香音神王

《菩萨处胎经·香音神品》中记载了以香气为食的香音神王及其眷属发心的因缘：
"往昔我在人间作香音神王时，有一阎浮提、二阎浮提乃至无数恒河沙阎浮提的男女眷属，皆以香气为食，衣服、被饰也都用香熏染。或是投生在北方郁单曰土，或是拘耶尼、弗于逮等土，不论投生在何处，都是作香音王，寿命或长达一劫，或二劫或三劫，甚至无数阿僧祇劫。然而在这样久长的寿命里，虽然知道世间有佛、有法、有比丘僧，却心常远离而不亲近。为什么呢？那是因为我心常贪着于五欲之乐，并以善香为乐，在善香中听不见其他的音声，日日夜夜只听闻五欲中的歌咏戏乐，不知厌离知足。"

有一天，有往昔修习善根的善知识从地中踊出，现半人身来问香音王："此处有何乐？为何贪着于此？这并非真清净的行处，离除这些香熏，才可得到究竟安稳之处。这香幻化不实，徒为灾障。现今佛正住于世间，你应前去听受佛陀的教导，（这样）才能得到真实遍满十方的清净之香。"

香音王听了善知识的教诲，心中生起极大的欢喜。踊出地神又以偈教示香音神王，在南方界阎浮提有佛住世，当前去随学皈依。香音神王听了心开意解，即向地神忏悔前过。这时地神即从地踊出，示现佛陀具足三十二相的金色身，放大光明，并在与会大众没有察觉的状况下，以神足力接香音神王至胎中。

佛陀告诉会中大众："我从无数阿僧祇劫以来，能示现大身或现小身，出入微细之处也无障碍；或在天上教化，或在人中代众生受苦，或在畜生、饿鬼、地狱等三恶道教化济度，分身教化，无处不在。"当时香音神王及七十二亿眷属听闻佛陀的教化，立即发起无上正等正觉的心，安住在不退转的境地。

（六）鬻香长者

在《华严经·入法界品》之八中记载了善财童子参访一位名为优钵罗花的鬻香长者，鬻香长者为其宣说调和种种熏香法门的经过。

鬻香长者自述善辨诸香，并且介绍了种种神异的香品，如治病的香、断除诸恶的香、生欢喜的香、增加烦恼的香、灭除烦恼的香、会使人乐着有为法的香、会使人厌离有为法的香、能使人舍弃一切骄傲放逸的香、发心念佛香、证解法门香、圣者受用的香、一切菩萨的差别香、一切菩萨的地位香、因龙族互相争斗而产生的能拔苦予乐并名为"象藏"的香、能退敌军的"无能胜"香、能令众生远离所有的罪恶戒品而名为"莲华藏"的沉水香、能令众生证得离垢三昧境界而名为"阿卢那"的香、罗刹界中能令转轮圣王及他的四军飞腾虚空而名为"海藏"的香、善法天中能令诸天一齐念佛而名为"净庄严"的香、须夜摩天中能令夜摩天众云集于天王面前听闻佛法而名为"净藏"的香、兜率天中能令虚空生起香云雨宝供养佛和菩萨而名为"先陀婆"的香、善变化天中能令虚空雨宝供佛而名为"夺意"的香。

（七）口出异香的法师

《大庄严论经》卷十记载，有法师因赞叹佛陀的功德而口中常出妙香。

远在迦叶佛住世的时代，有一位法师为大众说法，并于大众中赞叹迦叶佛，以此因缘命终后得生天上，在人天中常受快乐果报，并在释迦牟尼佛般涅槃后百年的阿育王时代做大法师、证阿罗汉果，具三足明六通八解脱，常有微妙的香气从口中散发出来。

一日，此大法师在距离阿育王不远的地方为大众说法，阿育王闻到法师口中所散发的香气，不禁想：那位比丘口中到底含着什么上妙的香，以至于能散发这么微妙的香气。于是阿育王就请比丘把口张开，比丘依言将口张开，但见比丘口中并没有含藏任何东西，阿育王又请比丘漱口，比丘也依言漱了口，但香气依然存在。

不明所以的比丘终于忍不住问阿育王为何一会儿要求他张口，一会儿又要求他漱口。阿育王这才将心中的疑惑对比丘明说，请比丘为他解说为什么口中能散发香气。

比丘听了阿育王的请求，微笑地告诉阿育王："此香既不是沉水香，也不是任何花、叶、茎或栴檀木等所散发出来的香气，而是由于往昔赞叹迦叶如来的功德而获得的香气，自那时候起直至现今，香味都与初发散时无异，且昼夜恒常都有香气散发，不曾断绝过。"

（八）香积佛

《维摩诘经》中记载了香积佛国（又称为"众香国"）的故事，香积佛国中的一切楼阁、建筑乃至饮食等，都是众香所成。香积佛就是香积佛国的主佛，香积佛以香气说法。

二、中国古代香学人物

下面介绍两名中国古代杰出的香学人物，即《天香传》的作者丁谓和《和香方》的作者范晔。

（一）《天香传》的作者丁谓

丁谓（966—1037），字谓之，后更字公言，江苏长洲县（今苏州）人，宋真宗时期任宰相。宋仁宗时丁谓被罢相，贬为崖州（今海南）司户参军，景佑四年（1037）卒于光州。丁谓著有香品专著《天香传》。

丁谓，生于宋太祖乾德四年（966）。淳化三年（992），登进士甲科，为大理评事、通判饶州；第二年他任职转运使，除三司户部判官；天禧四年（1020），丁谓为首相；乾兴元年（1022）二月甲辰制封为晋国公。其仕途发展甚为顺遂，主要政治活动皆在真宗一朝。

丁谓对香的认知始于早年任福建转运使时制作贡茶。福建北苑贡茶的最大特色是茶中入香，如蔡襄所云："茶有真香，而入贡者微以龙脑合膏，欲助其香。"丁谓因制作贡茶而熟知相关的香料知识。在他的茶诗中也透露出对茶中添香的认知，例如，《煎茶》诗云："开缄试雨前，须汲远山泉。自绕风炉立，谁听石碾眠。轻微缘入麝，猛沸却如蝉。罗细烹还好，铛新味更全。花随僧箸破，云逐客瓯圆。痛惜藏书箧，坚留待雪天。睡醒思满啜，吟困忆重煎。只此消尘虑，何须作酒仙。"丁谓对于茶与香之间的配比十分了解，如言"轻微缘入麝"，贡茶中入香的分量不能过多。丁谓在福建任内制作贡茶的经验开启了他对香的认识，为晚年撰写《天香传》奠定了基础。

景德元年（1004），丁谓自夔州路转运使被召还朝，权三司盐铁副使。丁谓任三司使期间展露出掌理财政之才能，其掌管之下的财政制度颇为完善。因掌理财政有方，丁谓深得真宗信赖，不久被提拔为"知制诰，判吏部流内铨"，丁谓从此开始了长达十多年的禁中生活。在此期间，丁谓参与国家重要仪礼，受皇帝重用且被赏赐香料，使他知晓宫中祭祀之礼、道教科仪与宫廷生活的用香制度、风俗。

但宦海沉浮，不幸的事发生了。乾兴元年二月，真宗崩逝，十三岁的仁宗继承帝位，由刘太后听政。丁谓与朝中其他同僚政见不和，故遭到排挤与打击。同年七月，丁谓就因"雷允恭山陵事件"而以"昵彼妖巫，馆于私舍，潜通诡计，假托神灵，与孽寺以连谋"之罪状，被罢相贬官为崖州司户参军，家财被没收。崖州即朱崖郡（今海南三亚），是宋代最南端的国土，是名副其实的"天涯海角"。他居住在水南村达五年之久，其间教民众读书作文，所著诗文有数万言，还给当地百姓传授中原建筑技术，帮助民众修建房屋，深得黎民赞扬。

岭南是盛产香料的地方，尤其以盛产沉香出名，丁谓每日就生活在芬芳馥郁的环境中。他的《山居》词将岭南的芳香花草描绘得淋漓尽致："雷化以南，山多零陵藿香，芬芳袭人，动或数里。洞口清香彻海滨，四时芳馥四时春，山多绿桂怜同气，谷有幽兰让后尘，草解忘忧忧底事，花能含笑笑何人（岭南有含笑花），争如彼美钦天壤，长荐芳香奉百神。"在被贬失意之时，丁谓整日把玩香料，寄情于芳香花草，对香料的配制、利用与性质都有自己的认识。丁谓晚年流放崖州的生活因"香"而有意义，正如《天香传》中所述："忧患之中，一无尘虑，越惟永昼晴天，长霄垂象，炉香之趣，益增其勤。"

宋真宗乾兴元年（1022）至宋仁宗天圣三年（1025），丁谓在海南岛写下长达二千余字的《天香传》。特殊的人生经历与政治背景使丁谓撰写的《天香传》对香之论述与评价皆有独特的见解。在忧患失意之中，海南沉香伴随他度过了余生。从乾兴元年至宋仁宗景祐四年（1037），丁谓流落岭南十五载，最终卒于光州，享年七十二岁。最后皇帝还赐给他"钱十万，绢百匹"，以示哀悼。

史称丁谓临终之前半月已不食，只是焚香端坐，默诵佛书，不断小口喝一点沉香煎汤，启手足之际嘱咐后事，神识不乱，正衣冠而悄然逝去，能荣辱两忘而大变不惊，非寻常之人。

《天香传》从儒家之礼、道家经典、释家典籍等方面谈用香历史、产沉香之地区、香材之优劣，是中国对沉香品质进行评价与鉴定的第一部文献。丁谓亲历产香之地，基于个人品香经验，提出沉香气味"清远深长"，是历史上对沉香有详细见解的第一人，深深影响着后人对沉香气味的鉴定，确立了海南岛黎母山所产沉香为第一的地位，其后历朝论香者皆以海南沉香为正宗。例如，自称有"香癖"的诗人黄庭坚唯独喜爱海南沉香，所创的香方只使用海南沉香。岭南沉香文化开始于丁谓，承载于《天香传》，发展并成熟于后世。

《天香传》首次全面记载了中国古代的香文化。可以说，《天香传》在中国香文化史上具有举足轻重的地位。关于《天香传》的原文及其白话译文内容，详见本书附录一。

（二）《和香方》的作者范晔

范晔（398—445），字蔚宗，南朝宋顺阳（今河南淅川东）人，出生在一个著名的士族家庭。范晔先后担任过尚书外兵郎、荆州别驾从事史、秘书监、新蔡太守、司徒从事中郎、尚书吏部郎多种职务。范晔学识渊博，善于为文，精通音乐，长于书法。

范晔不谄媚皇帝，对同僚以诚相待，然而同僚却想尽办法排挤、打击甚至陷害他。担任朝廷要职的官吏庾炳之、何尚之、徐湛之、沈演之等人都嫉妒范晔的才能，不想让他得到皇帝的宠信。不久，范晔识破了同僚的险恶嘴脸，并撰写了《和香方》一书，对他们进行讽刺。根据同僚的特点，范晔把他们比作多忌的麝香、昏蒙的枣膏、燥虚的零藿、黏湿的詹唐、浅俗的甲煎，而以"沉实易和"自喻。《和香方》一书问世之后，范晔更为同僚所不容。在充满陷阱的官场上，范晔不懂得保护自己，最终引来了杀身之祸。

《和香方》成书于四三〇年前后，是我国第一部香类学专著。由于原书已佚，其所载方药内容已无从查考。但从严可均《全上古三代秦汉三国六朝文》之《和香方·自序》中，仍可看到其内容梗概。自序云："麝本多忌，过分必害；沉实易和，盈斤无伤；零藿虚燥，詹唐粘湿。甘松、苏合、安息、郁金、捺多和罗之属，并被珍于国外，无取于中土。又枣膏昏蒙，甲煎浅俗，非唯无助于馨烈，乃当弥增于尤疾也。"序文首先介绍了部分香药的性味功用，列举了麝香、藿香、沉香等五种国产香药，又指出甘松、苏合香和安息香等是外来香药。范晔不仅总结了南朝以前有关香药的知识，而且介绍了香药的临床应用方法和常用剂量，强调用香药不宜过量，超量应用往往对人有害。《和香方》对当时和后世本草书籍的编撰及临床用药具有指导作用。

《和香方·自序》的原文及其白话译文列于本书的附录二。

（三）爱香文人

中国文人大多爱香，不知是时刻不可离的香使中国文人创造了迥异于西方的文化模式和文艺作品，还是因为文人爱香而促进了香文化的发展，总之，香在中国文化中的地位和作用十分独特。它既是文人生活中不可缺少的一部分，又作为创作的题材而融入了文人的大量作品之中。中国的哲学思想与文化艺术有一种使人参之不尽、悟之更深的内涵，这或许也有香的一部分作用。可以说，中国文人与香有着不解之缘，中国文化与香之间也有着千丝万缕的联系。

大约魏晋以后，文人的生活中开始有了香这样一位"雅士"相伴，而文人与香的密切关系在唐宋之际更是达到了无以复加的地步。读书以香为友，独处以香为伴；衣需香熏，被需香暖；公堂之上以香烘托其庄严，松阁之下以香装点其儒雅。调弦抚琴，清香一炷可佐其心而导其韵；幽窗破寂，绣阁组欢，香云一炉可畅其神而助其兴；品茗论道，书画会友，无香何以为聚？……确乎是书香难分了。难怪明代的周嘉胄慨叹：

"香之为用大矣！"

既然案头能燃香，自然笔下也要写香。古代文人所写的关于香的诗词歌赋不计其数，其中许多作品都极为精彩，如苏轼的《和黄鲁直烧香》。

四句烧香偈子，随风遍满东南。

不是闻思所及，且令鼻观先参。

万卷明窗小字，眼花只有斓斑。

一炷烟消火冷，半生身老心闲。

李清照在很多诗词中都写到香，其中就有千古名作《醉花阴》（词中的"瑞脑"即指龙脑香，"金兽"即指兽形铜香炉）。

薄雾浓云愁永昼，瑞脑销金兽。

佳节又重阳，玉枕纱厨，半夜凉初透。

东篱把酒黄昏后，有暗香盈袖。

莫道不消魂，帘卷西风，人比黄花瘦。

明代屠隆说："香之为用，其利最薄。物外高隐，坐语道德，焚之可以清心悦神。四更残月，兴味萧骚，焚之可以畅怀舒啸。晴窗揭帖，挥尘闲吟，篝灯夜读，焚以远辟睡魔，谓古伴月可也。红袖在侧，秘语谈私，执手拥炉，焚以熏心热意。谓古助情可也。坐雨闭窗，午睡初足，就案学书，啜茗味淡，一炉初热，香霭馥馥撩人。更宜醉筵醒客，皓月清宵，冰弦戛指，长啸空楼，苍山极目，未残炉热，香雾隐隐绕帘。又可祛邪辟秽，随其所适，无施不可。"这段话概括总结了香对文人的意义。

（四）爱香女人

唐宋时期是中国物质与文化发展的鼎盛期。这一时期涌现了像李清照、魏夫人这样的优秀女性，她们身份各不相同，既有后宫佳丽、豪门贵妇、名门淑媛，又有市井怨妇、酒楼歌妓，她们有的生活寂寥、有的心情苦闷，为了取悦那些让她们赖以为生的人，她们能做的除了读书识字使自己知书达理之外，主要是借助脂粉香囊使自己的形象美丽迷人，时刻等待着自己意中人的到来。

然而等待是一种折磨，其过程总是与孤独、惶恐、紧张、忧郁相伴，是一种与时光对抗并被时光剥夺了快乐的生存状态。白居易《上阳白发人》中的女子们就是例子，她们"玄宗末岁初选入，入时十六今六十……唯向深宫望明月，东西四五百回圆……小头鞋履窄衣裳，青黛点眉眉细长。外人不见见应笑，天宝末年时世妆"。这就是皇宫中女性等待的写实。唐玄宗于七一二年即位，在位四十四年，天宝末年已是七五六年。这些被关在上阳宫中的女人，尽管出宫无望，但是每天仍不忘描眉化妆等待奇迹的出现，不过她们的妆已是几十年前天宝年间流行的"时世妆"。因为这些被关在上阳宫中的女人与世隔绝已有几十年，不知外面世界的模样，只能化着被关入上阳宫前流行的"时世妆"。最关键的是，传自西域的"时世妆"不同于汉风，该妆面不施白粉也不抹胭脂，嘴唇抹的是黑色的唇膏，眉毛画成八字形，满脸涂成深红色。如此妆束，不论几十年后是否还流行，但上阳宫的女人们已尽失汉家女儿态，外人见了怎能不笑话？就像在如今的社会中，忽然有人梳长辫，穿一身清代的长袍马褂出现在他人面前，怎能不让人好奇进而发笑呢？

宫廷中的女性"等"海无边。五代时花蕊夫人的《宫词》中就有这样一段熏香等待天子临幸的描写："安排诸院接行廊，水槛周回十里强。青锦地衣红绣毯，尽铺龙脑郁金香。"美丽而富有才华的花蕊夫人描写了西蜀宫苑中，风流天子宠幸后妃前惊人的奢侈：皇宫中十多里的长廊，都铺着青锦地垫和红绣地毯，上面遍撒名贵的龙脑香和郁金香，等待天子临幸。她还有许多关于后宫熏香的描述，例如，"御炉香气扑龙床""扫地焚香日午时""翠华香重玉炉添""博山夜宿沉香火""蕙炷香销烛影残，御衣熏尽辄更阑"。立在香炉前的女性，不论是《宫词》中的失意妃嫔，还是《花间集》中的艺伎，从来不用为生计操心，只需讨她们所依靠人的欢心，"红袖添香"就是她们日常生活的一部分。

第十二章　佛香配方

一、古典香方

下面列出一些古典香方，仅供参考。

【玉华香方】

用香：沉香四两、速香黑色者四两、檀香四两、乳香二两、木香一两、丁香一两、郎台六钱、奄叭香三两、麝香三钱、冰片三钱、广排草三两（以交趾出产的为妙）、苏合油五两、大黄五钱、官桂五钱、黄烟（即金颜香）二两、广陵香（用叶）一两。

制法：将上述香料研为粉末，加进合油调和均匀，再加入炼好的蜜拌和成湿泥状，然后将调和成湿泥状的香料装进瓷瓶，用锡盖加蜡密封瓶口，烧用时一次取二分。

【黄香饼方】

用香：沉香、速香各六两，檀香三两，丁香一两，木香一两，黄烟二两，乳香一两，郎台一两，奄叭香三两，苏合油二两，麝香三钱，冰片一钱，白及面八两，蜜四两。

制法：将以上成分拌和成药剂，用印模制成饼状。

【聚仙香】

用香（第一组）：黄檀香一斤，排草十二两，沉香、速香各六两，丁香四两，乳香四两。另外研末郎台三两，黄烟六两。

用香（第二组）：另外研末合油八两、麝香二两、橄榄一斤、白及面十二两、蜜一斤。

用香（第三组）：檀香二斤，排草八两，沉香、速香各半斤。

制法：将以上第一、二组成分研成细末作香骨，先和上竹心子，作为香的第一层，趁料湿时滚一层药。

将以上三组香料研为末，滚成第二层，制成香后，用纱筛后将湿香晾干。

【沉速香方】

用香：沉香、速香各五斤，檀香一斤，黄烟四两，乳香二两，奄叭香三两，麝香五钱，合油六两，白及面八两，蜜一斤八两。

制法：和成滚棍即成。

【印香方】

用香：黄熟香五斤，速香一斤，香附子、黑香、藿香、零陵香、檀香、白芷各一两，柏香二斤，芸香一两，甘松八两，乳香一两，沉香二两，丁香一两，馥香四两，生香四两，焰硝五分。

制法：将以上成分研为末后放到香印模中，模印成形后即可焚烧。

【春香方】

用香：沉香四两，檀香六两，结香、藿香、零陵香、甘松、茅香各四两，丁香一两，甲香五钱，麝香、冰片各一钱。

制法：将以上各料用炼蜜拌为湿膏，将其装进瓷瓶密封即可。

【撒兰香方】

用香：沉香三两五钱、冰片二钱四分、檀香一钱、龙涎香五分、排草须二钱、奄叭香五分、撒乐兰一钱、麝香五分、苏合油一钱、甘麻油二分、榆面六钱、蔷薇露四两。

制法：将以上成分用印模制成饼焚烧。

【芙蓉香方】

用香：沉香一两五钱、檀香一两二钱、片速五钱、排草二两、奄叭香二分、零陵香二分、乳香一分、山奈一分、撒乐兰一分、橄榄油一分、榆面八钱、硝一钱。

制法：拌和后用印模制成饼或者散焚烧。

【龙楼香方】

用香：沉香一两二钱、檀香一两二钱、片速五钱、排草二两、奄叭香二分、片脑二钱五分、金银香二分、丁香一钱、山奈二钱四分、官桂三分、郎台三分、芸香三分、甘麻油五分、橄榄油五分、甘松五分、藿香五分、撒乐兰五分、零陵香一钱、樟脑一钱、降香二分、白豆蔻二分、大黄一钱、乳香三分、硝一钱、榆面一两二钱。

制法：用印模制成饼焚烧。如果需要散烧，则去掉榆面，改用蜜拌和。

【黑香饼方】

用香与制法：用四十两料加炭末一斤、蜜四斤、苏合油六两、麝香一两、白及半斤、橄榄油四斤、其琛奄叭四两。先把蜜炼熟，加橄榄油把炼蜜化开，再加其琛奄叭，然后加入一半料；将白及打成糊状，加入炭末，再加入一半料，之后加入苏合油、麝香，揉匀后用印模制成饼。

【炒香】

用香与制法：有人用苏合油拌沉、速二香，将其用火稍稍炙一下，然后收起来，趁热撒上冰末，放进瓶中收集，人们称之为规范制法。这种香的香气比一般的香稍微浓一点，但反而失掉了沉、速二香的天然雅味，恐怕熟悉香的内行不会选用此种制香法。

【韩魏公浓梅香】

用香：黑角沉半两，丁香一钱，腊茶末一钱，郁金五分（小者，麦麸炒赤色），麝香一字，定粉一米粒，白蜜一钱。

制法：上各为末，先将麝研细，取腊茶之末汤点澄清调麝，依次加入沉香、丁香、郁金、余茶定粉，共研细，乃入蜜令稀稠得所，收砂瓶器中，窨月余取烧，久则益佳。

用法：烧时以云母石或银叶衬之。

【汉建宁宫中香】

用香：黄熟香四斤，白附子、茅香各二斤，丁香皮五两，藿香叶、零陵香、檀香、白芷、生结香各四两，茴香二两，甘松半斤，乳香一两（另研），枣半斤（焙干）。

制法：上为细末，炼蜜和匀，窨月余，做丸或饼。

用法：蒸之。

【江南李主帐中香】

用香：沉香一两（锉如炷大）、苏合香油（以不津瓷器藏）。

制法：上以香投油，封浸百日。

用法：蒸之。入蔷薇水更佳。

【唐开元宫中香】

用香：沉香二两（细锉，以绢袋盛悬于铫子当中，勿令着底，蜜水浸，慢火煮一日），檀香二两（清茶浸一宿，炒令无檀香气味），龙脑香二两（另研），麝香二两，甲香一钱，马牙硝一钱。

制法：上为细末，炼蜜和匀，窖月余取出，旋入脑、麝丸之。

用法：烧时以云母石或银叶衬之。

【花蕊夫人衙香】

用香：沉香、栈香各三两，檀香、乳香各一两，龙脑香半钱（另研，香成旋入），甲香一两（法制），麝香一钱（另研，香成旋入）。

制法：上除龙脑外同捣末，入炭皮末、朴硝各一钱，生蜜拌匀，入瓷盒重汤煮十数沸，取出窖七日。

用法：做饼蒸之。

【宣和贵妃王氏金香】

用香：真腊沉香八两，檀香二两，牙硝、甲香（制）、金额香、丁香各半两，麝香一两，片白脑子四两。

制法：上为细末，炼蜜先和前香，后入脑、麝为丸，大小任意，以金箔为衣。

用法：蒸如常法。

【寿阳公主梅花香】

用香：沉香七两二钱，栈香五两，鸡舌香四两，檀香、麝香各二两，藿香六钱，零陵香四钱，甲香二钱（法制），龙脑香少许。

制法：上捣罗细末，炼蜜和匀，丸如豆大。

用法：蒸之。

【宣和御制香】

用香与准备：沉香七钱，切碎成麻豆大小；檀香三钱，切碎成麻豆大小，炒至黄色；金颜香二钱，单独研磨；背阴草（选用不靠近土壤的，如果没有，就用浮萍）和朱砂各二钱，飞细；龙脑香一钱，单独研磨；麝香（单独研磨）、丁香各半钱；已制好的甲香一钱。

制法：将以上原料用皂荚煮的水浸软，盛入一只定碗中，用慢火熬制，使之变得极软，调制香品时，在其中依次放入金颜香、龙脑香、麝香，研磨成粉，调和均匀，用香脱印制，外面用朱砂包裹，放置在避风、避光之处窖藏，使之阴干。

用法：焚烧之法如常。

【杨贵妃宫中衙香】

用香：沉香七两二钱、栈香五两、鸡舌香四两、檀香二两、麝香八钱（单独研磨）、藿香六钱、零陵香四钱、甲香二钱（依法制过）、龙脑香少许。

制法：将以上原料捣碎，筛成细末，用炼蜜调和均匀，搓制成豆大的香丸。

用法：焚烧。

【延安郡公蕊香】

用香与准备：玄参半斤，洗净，放入银器中，用水煮熟，控干，切段，放入铫子里，用慢火炒至有少许烟即可；甘松四两，切细，除去杂草、尘土再称重；白檀香二两，切碎；磨香二钱，待将其他原料研成末之后，加入麝香；滴乳香二钱，研成细末，与麝香一同加入料剂中。

制法：将诸药捣碎，筛制成粉末，放入臼中再捣数百下，用炼蜜调和均匀，搓制成鸡头米大的丸子。每一两香末加入熟蜜一两。将香丸用油纸封贮在瓷器中。

用法：随时从封贮的瓷器中取出焚烧使用，带有花香。

【婴香】

用香与准备：沉水香三两，丁香四钱，制过的甲香一钱，分别研成粉末；龙脑香七钱，研成粉末；麝香三钱，去除皮毛，研成粉末；栴檀香半两（有种配方中没有这一味）。

制法：将以上六种原料调和均匀，加入炼白蜜六两，去掉白沫；加入马牙硝末半两，用绵滤过，全部放凉，再与各种原料调和，使之稍硬，搓制成茨子大的丸子，压扁，放入瓷中密封，窖藏半月后再使用。

说明：《香谱补遗》云，昔日有个沈推官，因为从岭南押运香药纲，在江上翻了船，官运香药几乎失落大半，于是沈推官用剩下的香料调制成这种香品，并在京中出售，结果豪富贵族人家争相购买，故而能向朝廷补偿原来的香价。因此，此香又名"偿值香"。这种说法原出自《汉武帝内传》。

【道香】

用香与准备：香附子四两，摘去茎须；藿香一两。

制法：在以上两味原料中加入一升酒，一同煮制，以酒熬干到一半为度，取出香料阴干，制成细末，将渣子绞汁，搅拌调和均匀，制成膏状，或制成薄饼。

用法：焚烧使用。

【神仙合香】

用香：玄参十两；甘松十两，去除杂土；白蜜适量。

制法：将以上原料研成细末，用白蜜调和均匀，放入瓷器中密封，用汤锅煮一昼夜，取出放凉，捣数百下，如果太干，加入蜂蜜调和均匀，放入地窖中储藏。取出后随即加入麝香少许。

用法：焚熏使用。

【供佛湿香】

用香：檀香二两、栈香一两、藿香一两、白芷一两、丁香皮一两、甜参一两、零陵香一两、甘松半两、乳香半两、硝石一分。

制法：将以上原料依照寻常制法调制，切碎，烘干，捣成细末。另用白茅香八两，切碎去泥，烘干，火快烧尽时，迅速把盆盖在上面，将手巾围在盆口四周，不要让空气出入。放凉之后，取烧好的茅香灰捣成粉末，与前面所列香料混到一起，随后加入上好的炼蜜调和，将调和好的香料重新放入臼中，捣至软硬适中的程度，将其储藏在不吸水的容器中。

用法：焚烧使用。

【日用供神湿香】

用香与准备：乳香一两，研成粉末；蜜一斤，炼制；干杉木，烧成木炭，细细筛过。

制法：将以上原料一同调和，窖藏半个多月，取出来，切成小块。

用法：焚烧使用。日常使用这种香所费不多，其香气清芬，胜过市场上出售的香。

【新清真香】

用香与准备：麝香檀一两；乳香一两；干竹炭四两，烧制。

制法：将以上原料研成细末，加入炼蜜并将原料揉和成厚片，再切成小片，然后用瓷盒封贮入土中，十日后方可使用。

用法：慢火焚烧。

【亚里木吃兰脾龙涎香】

用香与准备：蜡沉二两，用蔷薇水浸渍一夜，研成细末；龙脑香二钱，单独研磨；龙涎香半钱。

制法：将以上原料研成粉末，加沉香泥，捏制成香饼，窖藏阴干。

用法：焚烧使用。

【智月龙涎香】

用香与准备：沉香一两；麝香一钱，研成粉末；米脑一钱半；金颜香半钱；丁香一钱；木香半钱；苏合油一钱；白及末一钱半。

制法：将以上原料研成细末，用皂荚胶调和，加入臼中，捣千余下，用花模印制，放入地窖中阴干，用新刷子刷出光。

用法：慢火焚烧，用玉片衬隔。

【宣和内府降真香】

用香：蕃降真香三十两。

制法：将以上原料切成小片，取腊茶半两，研成末，制成沸腾的茶汤，与香料一同浸泡一日，以汤高出香料一指为限。次日取出，风干，再将好酒半碗、蜜四两、青州枣五十个放入瓷器内一同煮制，以汁干为限，取出，放置在不吸水的瓷盒内，收好密封，慢慢取出，烧熏出的香气最为清远。

用法：烧熏。

【胜笃耨香】

用香：栈香半两、黄连香三钱、檀香一钱、降真香五分、龙脑香一字半、麝香一钱。

制法：将以上原料用蜂蜜和匀，制成粗末。

用法：焚烧使用。

二、 保健香方

中国医学自两千年前就有以焚香结合祝由治病之法，至一千年前已有单独用熏香、焚香治病之法。历来香方大都有保健作用，其中制香的香品又有很多是中药材，如沉香即为名贵中药。以下几款保健香方可在客厅、卧室及书房中使用。

注意：下列医疗保健香方除明确注明的用途，不可轻易使用。

【丁沉煎圆】

用香：丁香二两，沉香四钱，木香一钱，白豆蔻、檀香二两，甘草四两。

制法：将以上各香研磨成细末，以甘草熬青，搅和均匀，做成鸡头大的圆子。

用法：每次服用一丸，口中含化。

功效：常服能调顺三焦、和养营卫之气，治心胸郁结懑闷。

【木香饼子】

用香：木香、檀香、丁香、甘草、肉桂、甘松、缩砂、丁皮、莪术。

制法：上述各香等份，用醋煮莪术，再用盐水浸出醋，浆米浸三日，磨为细末，用蜜调和，同甘草膏做成香饼。

用法：每次可服三五枚。

功效：可香口香身，增强免疫力。

【豆蔻香身丸】

用香：丁香、青木香、藿香、甘松各一两；白芷、香附子、当归、桂心、槟榔、豆蔻各十两；麝香少许。

制法：将以上原料研成细末，用炼蜜调成药剂，加入少许酥油，制成梧桐子大小的药丸。

用法：每次服用二十丸，在口中含化，吞咽津沫。

功效：久服此丸，可使人身体带香。

【透体麝脐丹】

用香：川芎、松子仁、柏子仁、菊花、当归、白茯苓、藿香叶各一两。

制法：将以上原料研成细末，用炼蜜调和，制成梧桐子大小的药丸。

用法：每次服用五至七丸，用温酒、茶汤服下。

功效：能祛除各种风疾，使眼目明亮、身体轻盈，又可辟除邪恶，减少噩梦，增添神采，令人身体发香。

【独醒香】

用香：干葛、乌梅、甘草、硇砂各二两，枸杞子四两，檀香半两，百药煎半斤。

制法：将以上原料研成极细的粉末，滴入水中，制成鸡头米大小的药丸。

用法：酒后取二三丸细细嚼服。

功效：可醒酒。

【理气化滞焚香丸】

用香：沉香、麝香、龙脑香、丁香、白及、砂仁、紫苏。

制法：先将沉香洗净，打成细粉，洒上麝香溶液，以全部均匀沾湿为准，不宜过多淋洒，然后晾干；将丁香、砂仁、紫苏与适量龙脑香共同研磨成细粉，备用；将白及磨取黏汁，分两次掺入两种香粉，为两丸。上置沉香粉丸，下置丁香、砂仁、紫苏、龙脑香之香丸，共压制成一香饼。

用法：于午后焚用。

功效：理气化滞。不可服用。

【醒脑清心香饼】

用香：沉香、龙脑香、西红花、白芍、桂皮、细辛、蜀椒、白及。

制法：将沉香洗净，研成粗粉备用；将龙脑香、西红花、白芍、桂皮、细辛、蜀椒全部研成细粉并搅拌，使其混合均匀，或者混合研磨成粉均可；将适量白及研磨成汁，与上述细粉合成香饼，趁湿在香饼的两面压入沉香粗粉，阴干，再焙干。

用法：适宜在清晨使用茶点时焚用。

功效：能通肺心，醒脑清心。不宜服用。

【补肾壮阳香】

用香：茱萸、苏合香、琥珀、桂皮、干姜、黑豆、沉香、蜂蜜。

制法：先将茱萸、苏合香、琥珀、桂皮、干姜焙干后研成粉末并搅拌，使之混合均匀，再以黑豆用文火取汤，用此汤淋洒前述粉末致其湿透，先晾干，然后适当烘干。沉香洗净打粉。以两种香粉混合，加入适量蜂蜜，调匀后制成小香饼，先晾干，然后适当烘干。

用法：可以焚烧，也可用煎烤的方法使用。煎烤后剩余的炭还可以服用，服用方法为：将香尽所成的炭研磨成粉，以淡盐水冲服。

功效：可补肾壮阳，治心肾不交诸证。

【安神助眠香】

用香：沉香、安息香、乳香、白芷、小茴香、蜂蜜。

制法：将沉香、安息香、乳香、白芷、小茴香混在一起并研成极细粉末，以模制成篆香（印香），睡前焚用。或以此香粉合入适量蜂蜜制成绿豆大小的香丸。

用法：以煎烤香品的方法使用时，待香气出尽后将所剩余的灰丸以水冲服，在睡前服用。

功效：助消化，安神，助睡眠。

【香口除臭饼】

用香：公丁香、薄荷、茉莉花、龙脑香、沉香、蜂蜜。

制法：将公丁香、薄荷、茉莉花、龙脑香、沉香研成极细粉末，加入适量蜂蜜调和均匀并压制成饼，晾干后再适度焙干。

用法：一般为煎烤使用，待大部分香气出后，可取用为口含之物。可与糖果一起含在口中。

功效：除口臭并使口气生香。

【清神湿香】

用香：芎须半两、藁本半两、羌活半两、独活半两、甘菊半两、麝香少许。

制法：将以上原料研成粉末，加入炼蜜调成混合香剂，制成香饼。

用法：焚烧。

功效：可治疗头风。

【身体香美如意方】

用香：甜瓜籽、松树根及皮、大枣、甘草等份。

制法：将上面四味药共同研成细末并贮存。

用法：每次服几勺（六至九克），每日服三次。

功效：服用二十天后即有效果，五十天后则身体发香，一百天后衣服、床帏均有香气。

【血杏散】

用香：沉香、檀香、木香、零陵香各九克，麝香一克。

制法：共碾细末。

用法：每次一克，用津调，擦两腋下，三日一次，或以绢袋盛贮药末，佩挂腋下。

说明：本方出自《外科正宗》。方中沉香、檀香等药物含挥发油，气味芳香，有香身、辟秽、行气血、通经络的作用，现代药理研究证实其对多种真菌有不同程度的抑制作用；麝香可"通诸窍，开经络，除面黚斑疹"（《本草正》）。

功效：香身宜人，可治疗体臭。

【慈禧太后沐浴方】

用香：茵陈、决明子、桑枝、白菊花、谷精草各四十五克，木瓜、桑叶、青皮各六十克。

制法：将上药共煎，去滓取汁。

用法：用药水洗浴。

说明：本方出自《慈禧光绪医方选议》，专为洗澡之剂。方中决明子"调末涂，消肿毒"（《日华子本草》）。谷精草、白菊花、桑叶具有疏风散热、清利头目之功，其中谷精草可疏风散热，疗癣疥疮；菊花可解毒，消痈肿，治疗多种皮肤病；茵陈可清热祛湿，"消周身疮疥"（《医学入门》）；木瓜祛湿热，舒筋活络；桑枝祛风活络，通利关节；青皮芳香，能行气滞。

功效：可治疗皮肤瘙痒、风湿关节疼痛等，并有润肤、美白之效，令人皮肤光泽、洁白。

第十三章　佛香经籍

一、《高僧传》

　　佛教的僧人传记始于南朝梁慧皎的《高僧传》，书中记载了两百五十七位僧人的重要事迹，并将这些僧人分为译经、义解、神异、习禅、明律、遗身、诵经、兴福、经师与唱导等十类，记载的时间从汉明帝永平十年（67）开始，一直到梁天监十八年（519）结束。在这四百多年中，与行香（即"上香"）仪礼相关的记载共有二十例，而其他僧人传记还有十二例；到《大宋僧史略》，就已经将"行香唱导"类的僧人别立一类，可见到明清时期，行香然后唱导经文已经成为佛教僧人重要的宗教活动之一，是该时期僧人的重要特征与表现。

　　僧人传记中，梁朝《高僧传》所记载的康僧会在孙权时期到江东吴地传教，为了求得佛舍利而以"铜瓶加凡烧香礼请"的方法，使佛舍利凭空出现，然后依此神奇事迹，使孙权相信佛法，进而建立佛教塔寺，该行香行为被视为佛教经典记载中中国最早的行香行为。文中虽未详载所烧之香的种类为何，亦未说明其行香方式，却是佛教僧人在中国行香的首次记录。

　　释道安制定了佛教僧人在讲经说法时必定要焚香的戒律，其活跃在晋朝时期。鉴于当时格义佛教在某些方面与中国传统神仙信仰的区别较为模糊，释道安开始确立专属于佛教僧人的戒律及行为规范，其中相当重要的就是"行香定座上讲经"之法。从释道安之后，中国僧尼在斋会的讲经场合一定会焚香，也开始在僧团中分派固定的僧人负责讲经会中烧香之事，不遵照道安戒律的僧人，会受到处罚等，显示道安制定的戒律，可能为当时一般僧人奉为圭臬；另外在个人的修行、读经等活动中，也开始出现烧香的行为。

　　到南朝末期行香已经频繁地出现在礼佛、行道祈请，乃至斋会、忏仪等宗教活动中。梁朝时已经有王者在佛教仪典进行时烧香礼拜的记录，至唐高宗时在国家祭典中已设有行香的仪礼动作。通过这些公开举行的宗教仪礼活动可知，行香逐渐成为中国宗教仪礼中不可或缺的一环，为一般人所了解与接受，成为到寺院礼敬佛像时必不可少的宗教仪礼，也让佛教经典中对香的认识与运用逐渐为一般人所了解与接受。

六朝时期来华传教的僧人以佛图澄及求那跋陀罗的神异性格最为突出。石勒时期在北方传教的佛图澄，可以"取应器盛水烧香咒之，须臾生青莲花"，也可以在他的弟子遇难时，以"烧香咒愿"来化解其杀身之祸。虽然文中未记载在佛图澄所建立的教团中是否规定了在种种仪礼中进行焚香的行为，但从佛图澄与释道安之间惺惺相惜的情谊来看，或许佛图澄及其弟子也对行香有一定的认知与规范。

不过，在《高僧传》中，佛图澄都是为了对他人表现自己的宗教能力，所以他采取了烧香及咒语两者兼用的方式，进而展现其个人的神异能力，书中对教团情况几乎未曾提及，因此终究不能确定其建立的教团之中是否已有实际的行香活动。然而，佛图澄也常常派遣弟子到西域买香，可推知当时中国北方的香料多来自西域，是经由丝绸之路的贸易传来，而非由南方运至北方，南方与北方宗教人士所使用的香料来源可能不尽相同。从佛图澄的例子无法很详细地说明北方佛教徒用香的方式，但仍可推知此时期北方佛教徒已经开始焚香。

与此同时，南方的求那跋陀罗则以"烧香咒愿"的方式，驱除占据西起寺的鬼神，也以"烧香祈请"的方式使天下雨。从求那跋陀罗的例子可以看出，佛教僧人与中国其他宗教人士的宗教仪礼活动——如道士的斋醮、巫者杀牲祭神等需要准备相当多供品——大不相同，不仅表现出佛教强调"慈悲"的特性，也表现出僧人只要具备良好的修行，就可仅凭借自身力量，达到相同的目的。

除此之外，释灌顶、嘉祥吉藏等唐代的僧人可以念诵《法华经》，焚烧栴檀香而为人治疗疾病，释智曦可以烧香咒愿使山神现身等，这些神异事迹皆表现出行香与佛教僧人神通力的展现及行香与祈请作用之间的密切关系。

在这些僧人传记中也记载有烧香与写经之间的关系，如隋代一位书生与昙韵禅师一同抄写《法华经》时，要口含檀香，同时在一旁烧香，这说明从隋朝开始，除了进行宗教仪礼需要烧香之外，僧人在抄写经书时也会烧香，而且据说这样所抄出之经典具有经年不坏等神奇的特征。可能在当时已经有在抄读经书时要烧香的习惯。

唐代白居易等诗人的诗歌中也描述了许多关于到寺庙中烧香礼佛、祈福，或是在家中烧香修持的情景，这些都是中国佛教行香活动的重要表现。

二、《长阿含经》

经文提要：

《长阿含经》卷第四节录。

《长阿含经》中提到的末罗童子对佛舍利的供养是：擎持幡盖，散花烧香，作众伎乐。在供养舍利的七日之内，城里家家户户都要打扫环境、烧香以示礼敬之意。在古代印度，就有以烧香来礼敬舍利的习俗，虽然烧香并非唯一的供养方式，却是一种常见的表达宗教情感的方式。

佛经原文：

（前略）

时，诸末罗各相谓言："宜各还归。办诸香花及众伎乐，速诣双树，供养舍利。竟一日已，以佛舍利置于床上。使末罗童子举床四角，擎持幡盖，烧香散花，伎乐供养。入东城门，遍诸里巷，使国人民皆得供养。然后出西城门，诣高显处而阇维之。"时，诸末罗作此论已，各自还家。供办香华及众伎乐，诣双树间，供养舍利。竟一日已，以佛舍利置于床上。诸末罗等众来举床，皆不能胜。

时，阿那律语诸末罗："汝等且止，勿空疲劳，今者诸天欲来举床。"

诸末罗曰："天以何意，欲举此床？"

阿那律曰："汝等欲以香花伎乐供养舍利。竟一日已，以佛舍利置于床上，使末罗童子举床四角，擎持幡盖，烧香散花，伎乐供养。入东城门，遍诸里巷，使国人民皆得供养。然后出西城门，诣高显处而阇维之。而诸天意欲留舍利七日之中，香花伎乐，礼敬供养。然后以佛舍利置于床上，使末罗童子举床四角，擎持幡盖，散花烧香，作众伎乐，供养舍利。入东城门，遍诸里巷，使国人民皆得供养。然后出城北门，渡熙连禅河，到天冠寺而阇维之。是上天意，使床不动。"

末罗曰："诺！快哉斯言，随诸天意！"

时，诸末罗自相谓言："我等宜先入城。街里街里，平治道路，扫洒烧香。还来至此，于七日中供养舍利。"时，诸末罗即共入城。街里街里，平治道路，扫洒烧香，讫已出城。于双树间，以香花伎乐供养舍利。讫七日已，时日向暮，举佛舍利置于床上。末罗童子奉举四角，擎持幡盖，烧香散花，作众伎乐。前后导从，安详而行。

时，忉利诸天以文陀罗花、优钵罗花、波头摩花、拘物头花、分陀利花、天末栴檀散舍利上，充满街路。诸天作乐，鬼神歌咏。时，诸末罗自相谓言："且置人乐，请设天乐供养舍利。"

（后略）

三、《中阿含经》

经文提要：

《中阿含经》卷第三十五节录。

《中阿含经》中除了有与《长阿含经》相近似的供养观念之外，也以香为喻，强调佛教的沙门为世上第一等人，表达了一个宗教对自我的信心与期许。自然界不同来源的香品本身即有高下之分，对佛教僧人与其他宗教之信徒亦具有不同的意义。

佛经原文：

（前略）

"瞿昙，犹诸根香，沉香为第一。所以者何？瞿昙，彼沉香者，于诸根香为最上故。瞿昙，犹诸娑罗树香，赤栴檀为第一。所以者何？瞿昙，赤栴檀者于诸娑罗树香为最上故。瞿昙，犹诸水华，青莲华为第一。所以者何？瞿昙，青莲华者于诸水华为最上故。瞿昙，犹诸陆华，修摩那华为第一。所以者何？瞿昙，修摩那华者于诸陆华为最上故。瞿昙，犹如世中诸有论士，沙门瞿昙为最第一。所以者何？沙门瞿昙论士能伏一切外道异学故。世尊，我今自归于佛、法及比丘众，惟愿世尊受我为优婆塞！从今日始，终身自归，乃至命尽。"

佛说如是，算数目捷连及诸比丘闻佛所说，欢喜奉行。

四、《杂阿含经》

经文提要：

《杂阿含经》卷第三十八节录。

《杂阿含经》从多方面对香进行分类。首先依据一般原则进行分类，将世间之香分为根香、茎香、华香三种，这是以所采植物的部位作为分类的标准，而这些香只能随风飘扬，熏染人体或其他对象等，属于不可逆风之香。另外，还有可逆风之香，即佛教修行者本身在进行了种种宗教修行活动后所独有的戒德香。这种香显然不是因为燃烧香料熏染而来，而是因为依循佛陀教诲，进行宗教修行之后所产生的一种无形之香，只有虔诚的佛教徒才具有戒德香。可以说这是一种宗教境界的象征，也是宗教修行成果的展现。

佛经原文：

如是我闻。

一时，佛住舍卫国祇树给孤独园。

尔时，尊者阿难独一静处。作是思惟："有三种香，顺风而熏，不能逆风。何等为三？谓根香、茎香、华香。或复有香，顺风熏，亦逆风熏，亦顺风逆风熏耶？"作是念已，晡时从禅觉，往诣佛所，稽首佛足，退住一面。白佛言："世尊！我独一静处，作是思惟：'有三种香，顺风而熏，不能逆风。何等为三？谓根香、茎香、华香。或复有香，顺风熏，逆风熏，亦顺风逆风熏耶？'"

佛告阿难："如是，如是。有三种香，顺风熏，不能逆风。谓根香、茎香、华香。阿难！亦有香，顺风熏，逆风熏，顺风逆风熏。阿难！顺风熏，逆风熏，顺风逆风熏者。阿难！有善男子、善女人，在所城邑、聚落，成就真实法，尽形寿不杀生、不偷盗、不邪淫、不妄语、不饮酒。如是善男子、善女人，八方上下，崇善士夫，无不称叹言：'某方某聚落善男子、善女人，持戒清净，成真实法。尽形寿不杀，乃至不饮酒。'阿难！是名有香顺风熏、逆风熏、顺风逆风熏。"尔时。世尊即说偈言：

> 非根茎华香，能逆风而熏。
>
> 唯有善士女，持戒清净香。
>
> 逆顺满诸方，无不普闻知。
>
> 多迦罗栴檀，优钵罗末利。
>
> 如是比诸香，戒香最为上。
>
> 栴檀等诸香，所熏少分限。
>
> 唯有戒德香，流熏上升天。
>
> 斯等净戒香，不放逸正受。
>
> 正智等解脱，魔道莫能入。
>
> 是名安隐道，是道则清净。

正向妙禅定，断诸魔结缚。

佛说此经已。尊者阿难闻佛所说，欢喜随喜，作礼而去。

五、《增壹阿含经》

经文提要：

《增壹阿含经》卷第二十二节录。

《增壹阿含经》中提到一个相当重要的观念，就是以烧香作为媒介，以"香为佛使"传递行香者的意念到佛所在之处，让佛陀不但能知晓是谁在祈请，还能知道祈请内容。如经文中记载须摩提女在高处所烧之香，可因为其对佛陀的信心，使佛在自己所在处就见到香云，知晓其正在祈请佛法，进而使佛陀及诸位具有神通之弟子可以立即到达该女之处，展现佛陀的神通力而使人信佛。在此虽未说明所烧之香为何，却清楚地说明了香在佛教中作为传递信息的媒介的重要作用。

另外，佛陀也曾教人以香祈请诸阿罗汉到讲堂之中，以彰显这些阿罗汉的神通力，初步展现了香在仪礼中传递信息及祈请之功能，而这样的功能在后世的经典中仍是相当重要的特征，到密乘仪轨中更为明显。

佛经原文：

（前略）

是时，长者女沐浴身体，手执香炉，上高楼上，叉手向如来，而作是说："惟愿世尊当善观察无能见顶者！然世尊无事不知，无事不察，女今在此困厄，惟愿世尊当善观察！"

又以此偈而叹曰：

"观世靡不周，佛眼之所察，

降鬼诸神王，及降鬼子母。

如彼啖人鬼，取人指作鬘，

后复欲害母，然佛取降之。

又在罗阅城，暴象欲来害，

且如自归命，诸天叹善哉！

复至马提国，复值恶龙王，

见密迹力士，而龙自归命。

诸变不可计，皆使立正道，

我今复值厄，惟愿尊屈神！

尔时香如云，悬在虚空中，

遍满祇洹舍，住在如来前。

诸释虚空中，欢喜而作礼，

又见香在前，须摩提所请。

雨诸种种华，而不可计量，

悉满祇洹林，如来笑放光。”

尔时，阿难见祇洹中有此妙香；见已，至世尊所；到已，头面礼足，在一面立。尔时，阿难白世尊言："惟愿，世尊，此是何等香？遍满祇洹精舍中。"

世尊告曰："此香是佛使，满富城中须摩提女所请。汝今呼诸比丘，尽集一处而行筹，作是告教：'诸比丘有漏尽阿罗汉，得神足者，便取舍罗，明日当诣满富城中，受须摩提请。'"

阿难白佛："如是，世尊。"

（后略）

六、《大方广佛华严经》

《华严经》中强调要想成为菩萨摩诃萨就必须要恭敬供养一切佛。经中详细列举出供养如来舍利的种种物件，如鲜花、花楼、香等。这些物件不仅可以供养舍利，也能庄严舍利及所住场所，表现出一个受持正法的菩萨摩诃萨所应为之事。其实不仅世间之人会进行供养活动，就连居住在不同天的天王们也会以烧香作为供养佛陀的方法。这些供养除了表现出存在于不同世界的居民对佛陀相同的礼敬之心外，还能借由香气的发散，让十方世界的人同样感受到这些人礼敬佛陀的宗教情感，甚至可以进一步使其皈依佛教，实现救护一切众生、严净一切佛刹的愿望。

在此部经典中，同时也提到要以无形之香作为象征，展现佛教修行的境界。也就是说，虽然没有实际进行烧香的行为，却可以因为其本身的宗教修为产生像烧香一样的效果，如第五地菩萨是"净戒以为香……禅定为涂香……以空无我吼，破诸烦恼贼"。

除此之外，在进行佛教的修行时，应能对世间一切有形、无形之香进行分辨了知，而令无量众生得阿耨多罗三藐三菩提而不退转。这样的境界在佛教修行的层次上已相当之高。然而，此种修行方式与其他佛经中以烧香之后借由观想香不具实体的修行方式略有不同，主要是以烧诸奇妙香，区别世间、非世间的一切气味为方法，使修行者借由身体的认知与区别作用，进而更深入地体会灭除诸烦恼的佛教义理。

《华严经》中记载的多种香不一定都是世间可得之香，有些天香的功效是使人远离一切恶、生清静心、使诸天得念佛三昧、召集诸天、庄严佛陀或是天界等，相对于世间之香而言，天香不仅具有神奇的立即效用，也具有凡人无法臆想的功效。世间之人所能把握的香，如梅檀、修行者所具有的菩提心香等香气也可以熏染所处的世界，甚至可以普熏一切法界。修行者对有形与无形之香可以渗透、普遍飘散等性质的认识与使用功德是一切声闻缘觉的功德所不能及的，香也就成为供养及庄严十方世界的重要物品。

《华严经》注疏本进一步说明烧香时先要了解不同香品之间的差异及所能引发的作用，之后再谈在仪礼中如何烧香，最后才以香的普熏性建立由熏香遍及一切法界的作用，供养一切佛、菩萨。依香熏习的修行方法对人的修行有帮助，也同样是依佛陀教会中要观察事物的生灭无常关系的态度而修行，而且这样的修行方式会用具体且完整的修行来展现，由此也可以看出香在《华严经》中的重要性。

（一）《华严经》卷十三

经文提要：

《华严经》卷十三节录。

本文主要描写毗卢遮那如来在兜率天宫一切宝庄严殿上，天王以无量清净庄严器具而庄严之，其中有百万亿黑沉水香，百万亿不可思议众妙杂香，普熏十方一切佛刹。

佛经原文：

尔时，佛威神力故，十方一切世界，诸四天下，一一阎浮提，皆有如来坐菩提树，无不显现。彼诸菩萨，承佛神力，说种种法，皆悉自谓在于佛所。

尔时，如来以自在神力，不离菩提树座及须弥顶妙胜殿上夜摩天宫宝庄严殿，趣兜率天宫一切宝庄严殿。

时，彼天王遥见佛来，即于殿上敷如意宝藏狮子之座，以种种天宝而庄严之，过去修习善根所得，一切如来威神护持，不可数那由他阿僧祇善根所生，一切诸佛净法所起，一切众生所共庄严，无量功德之所成就，离一切恶，清净业报，一切乐观无有厌足，出离世间诸法所起，清净无污，一切世间因缘所起，一切众生见不能尽，以无量庄严具而庄严之。

所谓：百万亿栏楯、百万亿宝网罗覆其上；百万亿华帐，以张其上；百万亿华鬘，以垂四边；百万亿香帐，普熏十方；百万亿宝帐，以张其上；百万亿华盖，诸天执持；百万亿华鬘盖、百万亿宝盖，以盖其上；百万亿宝衣，以敷其上。

百万亿妙宝楼阁，百万亿如意宝王网罗覆其上；百万亿胜妙杂网、百万亿众宝璎珞，间错垂下；百万亿众妙杂宝，百万亿网盖，以覆其上；百万亿杂宝网衣，百万亿妙宝莲花，开敷光曜；百万亿无厌香网，普熏十方；百万亿大宝帐网，以覆其上；百万亿宝铃，微动出和雅音；百万亿栴檀宝帐，普熏十方。

百万亿杂宝妙花，以散其上；百万亿杂色宝衣，以覆其上；百万亿菩萨大帐、百万亿杂宝盖帐、百万亿清净金帐、百万亿净琉璃帐、百万亿杂宝藏帐、百万亿一切宝帐，以覆其上。

百万亿杂宝妙花，周匝围绕；百万亿宝形象帐、百万亿众妙宝鬘、百万亿香鬘，普熏十方；百万亿天曼陀罗栴檀，色香具足，普熏十方；百万亿天庄严具、百万亿妙宝华鬘、百万亿胜妙宝藏、百万亿胜宝藏鬘、百万亿清净宝鬘、百万亿海宝藏鬘、百万亿因陀罗金刚妙宝、百万亿妙宝缯彩，以为垂带；百万亿无量自在妙宝、百万亿真金宝藏，清净微妙。百万亿毗楼那宝，以为照耀；百万亿因尼罗宝，杂宝校饰；百万亿首罗幢宝，光曜明净；百万亿火珠宝，出大光明，普照十方。百万亿天坚固宝，以为窗牖；百万亿净功德宝，无量妙色；百万亿杂宝偏阁，清净妙藏。百万亿大海月宝、百万亿离垢藏宝、百万亿心王宝，无量欢喜。百万亿狮子面宝、百万亿阎浮檀宝、百万亿一切世间清净藏宝、百万亿一切世间因陀罗幢宝、百万亿罗阇藏宝、百万亿须弥山王殊胜幢宝、百万亿解脱妙宝、百万亿琉璃鬘网，周匝垂下。

百万亿赤色宝鬘、百万亿乐摩尼宝、百万亿清净乐宝、百万亿众杂宝藏、百万亿赤色解脱乐见妙宝、百万亿无量色宝鬘、百万亿无比宝鬘、百万亿净光明宝，普照殊胜；百万亿摩尼宝像、百万亿因陀罗宝、百万亿黑沉水香，普熏十方；百万亿不可思议众杂妙香，普熏十方一切佛刹；百万亿十方妙香，普熏世界；百万亿最殊胜香，普熏十方；百万亿香像，香彻十方；百万亿随所乐香，普熏十方；百万亿净光明香，普熏众生；百万亿种种色香，普熏佛刹，不退转香。百万亿涂香、百万亿栴檀涂香、百万亿香熏香、百万亿莲花藏黑沉香云，充满十方；百万亿丸香烟云，充满十方；百万亿妙光明香，常熏不绝。

百万亿妙音声香，能转众心；百万亿明相香，普熏众味；百万亿能开悟香，远离嗔恚寂静诸根，充满十方；百万亿香王香，普熏十方。雨，百万亿天华云雨、百万亿天香云雨、百万亿天末香云雨、百万亿天妙莲花云雨、百万亿天种种宝华云雨、百万亿天青莲花不断云雨、百万亿天宝花云雨、百万亿天分陀利花云雨、百万亿天曼陀罗花云雨、百万亿天一切杂花云雨、百万亿天种种衣云雨、百万亿天杂宝普照十方云雨、百万亿天种种盖云雨、百万亿天无量色幡云雨、百万亿天冠云雨、百万亿天种种庄严天冠云雨、百万亿天庄严具云雨、百万亿杂色天鬘云雨、百万亿种种大庄严天鬘云雨、百万亿种种色天栴檀云雨、百万亿天沉水香云雨。

百万亿天宝幢、百万亿天杂幡、百万亿天带垂下；百万亿天和香，普熏十方。

译文：

彼时，因为佛的威神法力，一切十方世界，诸四天下，一切人间世界，皆有如来坐菩提树，无不显现。诸位菩萨承接佛的神力，演说各种佛法，都以为身在佛的居所。

彼时，如来以自在神力，身不离菩提树下的法座，而来到须弥山顶，到达妙胜殿，又升夜摩天宫宝庄严殿，趋向兜率宫（梵语，犹言天宫）一切宝庄严殿。

当时天王远远望见如来佛到来，就在殿上安设如意宝藏狮子座，用各种天宝来装饰它，过去修习善根所得，一切如来威神护持，无数无量善所生，一切诸佛净法所起，一切众生所共庄严，无量功德所成就，离开一切恶行，清净业报，一切乐观无有厌足，出离世间诸法所起，清净无污，一切世间因缘所起，一切众生所见不能尽，无量庄严具备，使之庄严。

百万亿栏杆、百万亿宝网覆盖在上；百万亿顶华丽的幔帐张盖在上；百万亿华鬘垂在四边；百万亿顶香帐普熏十方；百万亿顶宝帐张盖在上；百万亿华盖由诸天执持；百万亿华鬘盖、百万亿宝盖张盖在上；百万亿宝衣覆盖在上。

百万亿美妙宝物装饰的楼阁、百万亿如意宝网覆盖在上；百万亿美好的杂网、百万亿各种珍宝璎珞间错垂下；百万亿各种美妙的珍宝、百万亿网盖覆盖在上；百万亿各样珍宝网衣、百万亿妙宝莲花盛开光耀；百万亿无厌香网普熏十方；百万亿大宝帐网覆盖在上；百万亿宝铃微微颤动，奏出优雅的音乐；百万亿顶栴檀宝帐普熏十方世界。

百万亿各样珍宝、美妙花朵散落在上；百万亿各色宝衣覆盖在上；百万亿顶菩萨大帐、百万亿各样珍宝制成的盖帐、百万亿清新洁净的金帐、百万亿顶洁净的琉璃帐、百万亿顶各样珍宝制成的藏帐、百万亿顶宝帐覆盖在上。

百万亿各样珍贵美妙的花朵围绕四周；百万亿顶宝形象帐、百万亿众美妙的宝鬘、百万亿香鬘普熏十方；百万亿天曼陀罗栴檀色香俱美，普熏十方；百万亿天庄严器具、百万亿妙宝华鬘、百万亿胜妙宝藏、百万亿胜宝藏鬘、百万亿清净宝鬘、百万亿海宝藏鬘、百万亿因陀罗金刚妙宝、百万亿美妙珍宝绘彩作为垂带；百万亿无量自在妙宝、百万亿真金宝藏清新洁净微妙。百万亿毗楼那宝作为照耀；百万亿因尼罗宝杂宝装饰；百万亿首罗幢宝光耀明净；百万亿火珠宝发出大光明，普照十方。百万亿天坚固宝制成窗户；百万亿洁净功德宝含着无数美妙色泽；百万亿杂宝偏阁清净妙藏。百万亿大海月宝、百万亿离垢藏宝、百万亿心王宝无量欢喜。百万亿狮子面宝、百万亿阎浮檀宝、百万亿一切世间清净藏宝、百万亿一切世间因陀罗幢宝、百万亿罗阇藏宝、百万亿须弥山王殊胜幢宝、百万亿解脱妙宝、百万亿琉璃鬘网从四周垂下。

百万亿种各色宝鬘、百万亿乐摩尼宝、百万亿清净乐宝、百万亿众杂宝藏、百万亿赤色解脱乐见妙宝、百万亿无量色宝鬘、百万亿无比宝鬘、百万亿净光明宝普照殊胜；百万亿摩尼宝像、百万亿因陀罗宝、百万亿黑沉水香普熏十方；百万亿不可思议各种美妙香品普熏十方一切佛寺；百万亿十方妙香普熏世界；百万亿最殊胜香普熏十方；百万亿香像香彻十方；百万亿随所乐香普熏十方；百万亿净光明香普熏众生；百万亿种种色香普熏佛寺，不退转香。百万亿涂香、百万亿栴檀涂香、百万亿香熏香、百万亿莲花藏黑沉香云充满十方；百万亿丸香烟云充满十方；百万亿妙光明香永久熏燃不绝。

百万亿妙音声香能转动众心；百万亿明相香普熏各种香味；百万亿能开悟香远离嗔恚，寂静诸根，香气充满十方；百万亿香王香普熏十方。百万亿天华云雨、百万亿天香云雨、百万亿天末香云雨、百万亿天妙莲花云雨、百万亿天种种宝华云雨、百万亿天青莲花不断云雨、百万亿天宝花云雨、百万亿天分陀利花云雨、百万亿天曼陀罗花云雨、百万亿天一切杂花云雨、百万亿天种种衣云雨、百万亿天杂宝普照十方云雨、百万亿天种种盖云雨、百万亿天无量色幡云雨、百万亿天冠云雨、百万亿天种种庄严天冠云雨、百万亿天庄严具云雨、百万亿杂色天鬘云雨、百万亿种种大庄严天鬘云雨、百万亿种种色天栴檀云雨、百万亿天沉水香云雨。

百万亿天宝幢、百万亿天杂幡、百万亿天带垂下；百万亿天和香普熏十方。

（二）《华严经》卷六十七

经文提要：

《华严经》卷六十七节录。

本文介绍了善财五十三参中所参访的鬻香长者。此长者善于分别了知一切香及一切调和香的方法，也了知一切香王所出产之处。如善了知一切天香、龙香、夜叉香等，以及一切治诸病香、断诸恶香、发心念佛香、证解法门香、人间奇香、天上的奇香。此鬻香长者善了知一切香之妙法，能使一切有情依香而入于解脱。

佛经原文：

（前略）

"善男子！于此南方，有一个国土，名为广大；有鬻香长者，名为优钵罗华。汝诣彼问：菩萨云何学菩萨行、修菩萨道？"

时，善财童子顶礼其足，绕无量匝，殷勤瞻仰，辞退而去。

尔时，善财童子因善知识教，不顾身命，不着财宝，不乐人众，不耽五欲，不恋眷属，不重王位；惟愿化度一切众生，惟愿严净诸佛国土，惟愿供养一切诸佛，惟愿证知诸法实性，惟愿修集一切菩萨大功德海，惟愿修行一切功德终无退转，惟愿恒于一切劫中以大愿力修菩萨行，惟愿普入一切诸佛众会道场，惟愿入一三昧门普现一切三昧门自在神力，惟愿于佛一毛孔中见一切佛心无厌足，惟愿得一切法智慧光明能持一切诸佛法藏，专求此等一切诸佛、菩萨功德。

渐次游行，至广大国，诣长者所，顶礼其足，绕无量匝，合掌而立，自言："圣者！我已先发阿耨多罗三藐三菩提心，欲求一切佛平等智慧，欲满一切佛无量大愿，欲净一切佛最上色身，欲见一切佛清净法身，欲知一切佛广大智身，欲净治一切菩萨诸行，欲照明一切菩萨三昧，欲安住一切菩萨总持，欲除灭一切所有障碍，欲游行一切十方世界，而未知菩萨云何学菩萨行、云何修菩萨道，而能出生一切智。

长者告言："善哉！善哉！善男子！汝乃能发阿耨多罗三藐三菩提心。

善男子！我善别知一切诸香，亦知调和一切香法，所谓：一切香、一切烧香、一切涂香、一切末香，亦知如是一切香王所出之处。又善了知天香、龙香、夜叉香、乾闼婆、阿修罗、迦楼罗、紧那罗、摩睺罗伽、人、非人等所有诸香。又善别知治诸病香、断诸恶香、生欢喜香、增烦恼香、灭烦恼香、令于有为生乐着香、令于有为生厌离香、舍诸骄逸香、发心念佛香、证解法门香、圣所受用香、一切菩萨差别香、一切菩萨地位香，如是等香形象生起、出现成就、清净安稳、方便境界、威德业用及以根本，如是一切我皆了达。

善男子！人间有香，名曰'象藏'，因龙斗生。若烧一丸，即起大香云弥覆王都，于七日中雨细香雨。若着身者，身则金色；若着衣服、宫殿、楼阁，亦皆金色。若因风吹入宫殿中，众生嗅者，七日七夜欢喜充满，身心快乐，无有诸病，不相侵害，离诸忧苦，不惊不怖，不乱不恚，慈心相向，志意清净。我知是已而为说法，令其决定发阿耨多罗三藐三菩提心。

善男子！摩罗耶山出栴檀香，名曰'牛头'，若以涂身，设入火坑，火不能烧。善男子！海中有香，名'无能胜'，若以涂鼓及诸螺贝，其声发时，一切敌军皆自退散。善男子！阿那婆达多池边出沉水香，名'莲花藏'，其香一丸如麻子大，若以烧之，香气普熏阎浮提界，众生闻者，离一切罪，戒品清净。善男子！雪山有香，名'阿卢那'，若有众生嗅此香者，其心决定离诸染着，我为说法莫不皆得离垢三昧。善男子！罗刹界中有香，名'海藏'，其香但为转轮王用，若烧一丸而以熏之，王及四军皆腾虚空。善男子！善法天中有香，名'净庄严'，若烧一丸而以熏之，普使诸天心念于佛。善男子！须夜摩天有香，名'净藏'，若烧一丸而以熏之，夜摩天众莫不云集彼天王所而共听法。善男子！兜率天中有香，名'先陀婆'，于一生所系菩萨座前烧其一丸，与大香云遍覆法界，普雨一切诸供养具，供养一切诸佛、菩萨。善男子！善变化天有香，名曰'夺意'，若烧一丸，于七日中，普雨一切诸庄严具。

善男子！我唯知此调和香法。如诸菩萨摩诃萨，远离一切诸恶习气，不染世欲，永断烦恼众魔绢索，超诸有趣，以智慧香而自庄严，于诸世间皆无染着，具足成就无所着戒，净无着智，行无着境，于一切处悉无有着，其心平等，无着无依。而我何能知其妙行，说其功德，显其所有清净戒门，示其所作无过失业，辨其离染身、语、意行？

善男子！于此南方，有一大城，名曰'楼阁'，中有船师，名'婆施罗'。汝诣彼问：'菩萨云何学菩萨行、修菩萨道？'"

时，善财童子顶礼其足，绕无量匝，殷勤瞻仰，辞退而去。

译文：

（前略）

"信奉佛法的人啊！由此处往南有一国土，名为广大。该国有一位鬻香长者，名为优钵罗华。你可以前往他那里，去问他：'菩萨，怎么才能学习菩萨的功德，修习菩萨的功德呢？'"

那时，善财童子顶礼膜拜佛足，环绕无数圈后，殷勤瞻仰，告辞而去。

那时，善财童子因受善知识的教引，不顾个人身家性命，不执着于金银财宝，不喜欢众人，不沉溺于五欲，不恋家眷戚属，不看重王位，只愿驯化度脱一切众生，只愿使诸佛国土庄严洁净，只愿供养一切佛，只愿证知种种法门实性，只愿修习一切菩萨大功德，只愿修行一切功德无所退转，只愿在一切劫中以大愿之力修菩萨行，只愿身入一切佛会众讲说佛法的道场，只愿进入一切三昧法门，普现一切三昧法门的自在神力，只愿从佛的一个毛孔中窥见一切佛的心态厌足，只愿得一切佛法的智慧光明，能通持一切佛法藏，专门寻求一切菩萨的功德。

善财童子渐渐游历前行，来到广大国，拜诣鬻香长者的住所，顶礼佛足，环绕无数圈后，合掌站立，对长者说："圣人啊，我已经发心去求证一切真理之总持智慧，求证一切佛的等觉智慧，想圆满具备一切佛的无量广大愿行，想成就像一切佛那样无上美好的肉质之身，想去现示一切佛无比清净纯粹的法身，想了解一切佛的广大智慧之身，想去净心治行一切菩萨的功德，想去体验证明一切菩萨所施行的法门，想去主持一切菩萨的最高智慧法门，想除火一切的障碍，想游行一切十方世界，可是我不知道菩萨怎样学习菩萨的功德，修习菩萨的功德，从而能生出一切佛智慧？"

长者告诉善财童子说："好啊，好啊！信奉佛法的人啊！你已经能发心去求证一切真理的无上智慧。信奉佛法的人啊！我善于区别一切香，也知道调和一切香料的方法。所谓一切香，指一切烧熏之香、一切涂抹之香、一切呈末状的香，我也知道这些香所出产的地方。我还知道一切知天香、龙香、夜叉香、乾闼婆神香、阿修罗香、迦楼罗香、紧那罗香、摩睺罗伽香，以及人之香、非人之香等各种各样的香。我还善于区别治疗各种疾病的香，譬如断灭各种恶行的香、令人生出欢喜心的香、增长烦恼的香、灭除烦恼的香、让人对有为欲行而生欢乐的香、让人对有为欲行生厌离的香、让人舍弃各种骄慢放逸之心的香、让人发心念佛的香、让人证解法门的香、圣佛所享用的香、一切菩萨享用的香，以及一切菩萨修习地位所用的香。以上种种香，其种种不同的形象质地、功德成就、清净安隐的作用，随机缘而生的善巧方便的作用，其力量、意志的作用及其本质，我都了然于心。信奉佛法的人啊，世上有一种香，名叫'象藏'，由龙缠斗所生。如果将这种香焚烧一丸，就能兴起广大的香云，香云覆盖王都，在七日之中，天上会降下细柔的香雨，这香雨若是淋在身上，身体会变成美好的金色，若是沾在衣服、宫殿、楼阁之上，这些地方也都会染上金色，如果香气随风吹入宫殿里，那么嗅闻到香味的众生，在七日七夜之内，内心充满欢喜，身心快乐，百病不生，不会相互侵害，远离忧苦，不生惊恐，不生迷乱，不生嗔恚，能以慈悲之心相互来往，心意自在清净。我了解这些，于是为人们演说佛法，使其决定发起心念去求证一切真理之总持智慧。

信奉佛法的人啊！摩罗耶山出产栴檀香，名为'牛头香'。如果用这种香来涂抹身体，那么即使身体被投入火坑，也不会被火烧坏。信奉佛法的人啊！海中有一种香，名为'无能胜香'。如果用这种香来涂抹战鼓及各种螺贝，当鼓声、螺号声发出时，一切敌军都会自行溃散。信奉佛法的人啊！在阿那婆达多池边出产一种沉水香，名为'莲华藏香'。这种香一丸才如芝麻大小，但如果焚烧此香，则其香气普熏人间世界。众生闻到此香，能远离一切罪恶的行为，持戒清净。信奉佛法的人啊！雪山上出产一种香，名为'阿卢那香'。如果有人能闻嗅此香，他就会脱离各种邪见的熏染。我为他们演说佛法，都能证得离垢法门。信奉佛法的人啊！罗刹世界有一种香，名为'海藏香'。这种香只有护持佛法的国王才可以享用。如果熏烧一丸这种香，国王及其军队顿时证入虚空境界。信奉佛法的人啊！善法天有一种香，名为'净庄严香'。如果烧熏一丸此香，一切天神便会发心学佛。信奉佛法的人啊！须夜摩天有一种香，名为'净藏香'。如果熏烧一丸此香，一切夜摩天神都会云集到天王住所，聆听佛法。信奉佛法的人啊！兜率天有种香，名为'先陀婆香'。在一切菩萨座前熏烧一丸此香，能兴起广大的香云，香云覆盖整个法界，且使香雨普降在一切庄严美好的器具之上，供养一切佛、菩萨。信奉佛法的人啊！善变化天有一种香，名为'夺意香'。如果熏烧一丸此香，七日之内，香雨会普降在一切庄严美好的器具之上。信奉佛法的人啊！我只知道菩萨调和香品的方法。如果像各位大菩萨一样，远离一切恶习气，不被世俗欲望所染，则会永远断绝烦恼与众魔的羁绊，超诸有趣，以广人智慧之香来修洁身心，对于世间一切皆无所沾染，具足成就，无所着戒，净无着智，行无着境，于一切处皆无执着，心怀平等。我又是怎么能知道这一切功德的修习，演说其功德，显示其所有清净戒门，显示其所作无过失业，辨别其离染身、语、意、行呢？

信奉佛法的人啊！由此处向南，有一座大城，名为'楼阁'，城中有一位船师，名叫'婆施罗'。你可以前往他那里，去问他：'菩萨，怎么才能学习菩萨的功德，修习菩萨的功德呢？'"

那时，善财童子顶礼膜拜佛足，环绕无数圈后，殷勤瞻仰，告辞而去。

七、《妙法莲华经》

《妙法莲华经》以烧香为对经典本身，或是受持、读诵、解说、书写经典时的供养方式之一。供养时修行者要供养华香、璎珞、末香、涂香、烧香、缯、盖、幢、幡、衣服、伎乐，乃至合掌恭敬。烧香其实只是对佛、菩萨表达敬意的方式之一。

《妙法莲华经》中的香有须曼那华、瞻卜华、赤莲花、青莲花、白莲花等种种花香、木香等，也有波利质多罗拘鞞陀罗树香、曼陀罗花香、摩诃曼陀罗花香、曼殊沙花香、摩诃曼殊沙花香、栴檀沉水香等种种末香所制成的和香，还有象香、牛马香、男香、女香、童子香、童女香等众生之香，诸天身香及诸天所烧之香，以及声闻香、辟支佛香、菩萨香、诸佛身香等。诚心诵读《妙法莲华经》的修行者，因为其鼻根清净，鼻子的感官作用可被发挥到极限，故可以闻到三千大千世界之香。这种让修行者闻见种种香气的神通力可以帮助他们在修行过程中达到智慧圆满的境界。

经文提要：

《妙法莲华经·法师功德品》节录。

本文说明如果有人受持《妙法莲华经》，则可以成就八百种鼻根功德，以此清净鼻根，闻到三千大千世界的种种花香及众生香，不论远近，都能清楚地分辨而不错乱。此外，即使是持诵者住在人间，对天上种种妙香，乃至声闻香、辟支佛香、菩萨香、诸佛身香，都能遥闻，知其所在。虽然能闻到种种香味，但是鼻根却不会损坏、错乱，能为人分别宣说，无有错谬。

佛经原文:

复次,常精进!若善男子、善女人受持是经,若读、若诵、若解脱、若书写,成就八百鼻功德。以是清净鼻根,闻于三千大千世界上下内外种种诸香:须曼那花香、阇提花香、末利花香、瞻卜花香、波罗罗花香、赤莲花香、青莲花香、白莲花香、花树香、果树香、栴檀香、沉水香、多摩罗跋香、多伽罗香及千万种合香,若末、若丸、若涂香。持是经者于此间住,悉能分别。又复别知众生之香、象香、马香、牛羊等香,男香、女香、童子香、童女香及草木丛林香,若近、若远所有诸香,悉皆得闻分别不错。

持是经者,虽住于此,亦闻天上诸天之香:波利质多罗、拘鞞陀罗树香及曼陀罗花香、摩诃曼陀罗花香、曼殊沙花香、摩诃曼殊沙花香、栴檀、沉水、种种末香、诸杂花香,如是等天香和合所出之香,无不闻知。又闻诸天身香:释提桓因在胜殿上,五欲娱乐嬉戏时香;若在妙法堂上,为忉利诸天说法时香;若于诸园游戏时香及余天等男女身香,皆悉遥闻。如是辗转乃至梵世,上至有顶诸天身香,亦皆闻之。并闻诸天所烧之香,及声闻香、辟支佛香、菩萨香、诸佛身香,亦皆遥闻,知其所在。虽闻此香,然于鼻根不坏、不错,若欲分别为他人说,忆念不谬。

尔时世尊欲重宣此义而说偈言:

是人鼻清净,于此世界中,

若香若臭物,种种悉闻知。

须曼那阇提,多摩罗栴檀,

沉水及桂香,种种花果香。

及知众生香,男子女人香,

说法者远住,闻香知所在。

大势转轮王,小转轮及子,

群臣诸宫人,闻香知所在。

身所着珍宝,及地中宝藏,

转轮王宝女,闻香知所在。

诸人严身具,衣服及璎珞,

种种所涂香,闻香知其身。

诸天若行坐,游戏及神变,

持是法华者，闻香悉能知。

诸树花果实，及酥油香气，

持经者住此，悉知其所在。

诸山深险处，栴檀树花敷，

众生在中者，闻香皆能知。

铁围山大海，地中诸众生，

持经者闻香，悉知其所在。

阿修罗男女，及其诸眷属，

斗诤游戏时，闻香皆能知。

旷野险隘处，狮子象虎狼，

野牛水牛等，闻香知所在。

若有怀妊者，未辨其男女，

无根及非人，闻香悉能知。

以闻香力故，知其初怀妊，

成就不成就，安乐产福子。

以闻香力故，知男女所念，

染欲痴恚心，亦知修善者。

地中众伏藏，金银诸珍宝，

铜器之所盛，闻香悉能知。

种种诸璎珞，无能识其价，

闻香知贵贱，出处及所在。

天上诸花等，曼陀曼殊沙，

波利质多树，闻香悉能知。

天上诸宫殿，上中下差别，

众宝花庄严，闻香悉能知。

天园林胜殿，诸观妙法堂，

在中而娱乐，闻香悉能知。

诸天若听法，或受五欲时，

来往行坐卧，闻香悉能知。

天女所着衣，好花香庄严，

周旋游戏时，闻香悉能知。

如是辗转上，乃至于梵世，

入禅出禅者，闻香悉能知。

光音遍净天，乃至于有顶，

初生及退没，闻香悉能知。

诸比丘众等，于法常精进，

若坐若经行，及读诵经典。

或在林树下，专精而坐禅，

持经者闻香，悉知其所在。

菩萨志坚固，坐禅若读诵，

或为人说法，闻香悉能知。

在在方世尊，一切所恭敬，

悯众而说法，闻香悉能知。

众生在佛前，闻经皆欢喜，

如法而修行，闻香悉能知。

虽未得菩萨，无漏法生鼻，

而是持经者，先得此鼻相。

译文：

佛又唤了一声常精进菩萨！若有信奉佛法的男人、女人，他们受持《妙法莲华经》，不论是读还是诵，是解说还是书写，皆能成就八百种鼻根功德。用这种清净的鼻根可以嗅到三千大千世界内外乃至上下各方的一切香气：须曼那花香、阇提花香、末利花香、瞻卜花香、波罗罗花香、赤莲花香、青莲花香、白莲花香、花树香、果树香、栴檀香、沉水香、多摩罗跋香、多伽罗香，以及千万种合香；或者为末香，或者为丸香，或者为涂香。受持《妙法莲华经》者在此间居住，完全能区分出是什么香，还能分别知道一切众生的香气，比如象的香气、马的香气、牛的香气、羊的香气、男人的香气、女人的香气、童男的香气、童女的香气，以及草的香气、木的香气、丛林的香气。不论是近还是远，所有香气都能完全闻嗅、区分，而没有差错。

受持《妙法莲华经》者虽然居住在人间，但能闻到天上诸天的香气：波利质多罗、拘鞞陀罗树香及曼陀罗花香、摩诃曼陀罗花香、曼殊沙花香、摩诃曼殊沙花香、栴檀、沉水、各种末香、各种杂花香，以及由以上种种天香调和而生出的香气。上述这些没有他不能闻嗅、区分的。他还能闻嗅到诸天身上的香气：释提桓因在胜殿享受五欲之娱乐嬉戏时的香气，或是在妙法堂为忉利诸天说法时的香气，或是在各处园林游戏时的香气，或是其余诸天一切男女身上的香气。修持《妙法莲华经》者能远远闻嗅、区分诸天身上的香气。如此辗转，乃至色界大梵天，上至有顶天、诸天身上的香气也能闻嗅到，不但能闻嗅到，且能区分得很清楚。他也能闻到诸天所烧之香的香气，就连声闻香、辟支佛香、菩萨香、诸佛身香等遥远的香气，他也能知其来处。嗅闻这种香气，不会对鼻根有所损害，亦不会判断错误。如果将所见境界分别对他人讲说，他也能记得清楚，而不会有错谬。

这时，释迦牟尼佛想将前边所宣讲的义理再行宣说，以下就用偈颂来说明。

是人鼻清净，于此世界中，

若香若臭物，种种悉闻知。

须曼那阇提，多摩罗栴檀，

沉水及桂香，种种花果香。

及知众生香，男子女人香，

说法者远住，闻香知所在。

大势转轮王，小转轮及子，

群臣诸宫人，闻香知所在。

身所着珍宝，及地中宝藏，

转轮王宝女，闻香知所在。

诸人严身具，衣服及璎珞，

种种所涂香，闻香知其身。

诸天若行坐，游戏及神变，

持是法华者，闻香悉能知。

诸树花果实，及酥油香气，

持经者住此，悉知其所在。

诸山深险处，栴檀树花敷，

众生在中者，闻香皆能知。

铁围山大海，地中诸众生，

持经者闻香，悉知其所在。

阿修罗男女，及其诸眷属，

斗诤游戏时，闻香皆能知。

旷野险隘处，狮子象虎狼，

野牛水牛等，闻香知所在。

若有怀妊者，未辨其男女，

无根及非人，闻香悉能知。

以闻香力故，知其初怀妊，

成就不成就，安乐产福子。

以闻香力故，知男女所念，

染欲痴恚心，亦知修善者。

地中众伏藏，金银诸珍宝，

铜器之所盛，闻香悉能知。

种种诸璎珞，无能识其价，

闻香知贵贱，出处及所在。

天上诸花等，曼陀曼殊沙，

波利质多树，闻香悉能知。

天上诸宫殿，上中下差别，

众宝花庄严，闻香悉能知。

大园林胜殿，诸观妙法堂，

在中而娱乐，闻香悉能知。

诸天若听法，或受五欲时，

来往行坐卧，闻香悉能知。

天女所着衣，好花香庄严，

周旋游戏时，闻香悉能知。

如是辗转上，乃至于梵世，

入禅出禅者，闻香悉能知。

光音遍净天，乃至于有顶，

初生及退没，闻香悉能知。

诸比丘众等，于法常精进，

若坐若经行，及读诵经典。

或在林树下，专精而坐禅，

持经者闻香，悉知其所在。

菩萨志坚固，坐禅若读诵，

或为人说法，闻香悉能知。

在在方世尊，一切所恭敬，

悯众而说法，闻香悉能知。

众生在佛前，闻经皆欢喜，

如法而修行，闻香悉能知。

虽未得菩萨，无漏法生鼻，

而是持经者，先得此鼻相。

八、《佛说戒德香经》

《佛说戒德香经》简称《戒德香经》，共一卷，东晋天竺三藏竺昙无兰译。

《佛说戒德香经》中提到根香、花香、子香三种世间香，另外也提到可以不限于山川天地、地水火风而通达四方、可以逆风、遍闻十方世界、最清净的戒香。这样的香不是具体的香，而是一种修行者因为能守五戒、修十善、敬事三宝而从心灵所散发出的芳香气味，不是世间各种香品所能比的。

借由个人的修行、守戒，其身所散发出的戒香可以渗透一切遮障，引导人向善、向佛，走进佛教的世界，不畏任何障碍，普熏一切，从而使所闻者都能为佛教思想所吸引，使大乘佛教宣扬的普济思想能够被实现。

经文提要：

本经主要讲述阿难尊者思考世间的香是否有不受风力的影响而能自在者，并以此请问世尊，世尊就开示修持十善之人，其德行名声远扬，如同妙香使人赞叹，但却不受顺风、逆风的影响。此是以香来比喻戒德。

佛经原文：

一时，佛游舍卫国祇树给孤独园。时，贤者阿难闲居独思："世有三香，一曰根香，二曰枝香，三曰花香。是三品香，惟随风香，不能逆风。宁有雅香随风逆风者乎？"

贤者阿难独处思维，于义所归，不知所趣，即从座起，往诣佛所，稽首佛足下，长跪叉手而白佛言："我独处思维，世有三香，一曰根香，二曰枝香，三曰花香。此三品香，惟能随风，不能逆风。宁有雅香随风逆风者乎？"

佛告阿难："善哉！善哉！诚如汝问。有香真正随风逆风。"

阿难白佛："愿闻其香。"

佛言："若于郡国县邑村落，有善男子、善女人，修行十善，身不杀、盗、淫，口不妄言、两舌、恶口、绮语，意不嫉妒、恚疑，孝顺父母，奉事三尊，仁慈道德，威仪礼节，东方无数沙门梵志歌颂其德，南、西、北方四维上下沙门梵志咸歌其德：'某郡国土县邑村落，有善男子、善女人，奉行十善，敬事三宝，孝顺、仁慈、道德、恩义，不失礼节。'是香名曰随风逆风靡不周照，十方宣德，一切蒙赖。"

佛时颂曰：

> 虽有美香花，不能逆风熏，
>
> 不息名栴檀，众雨一切香。
>
> 志性能和雅，尔乃逆风香。
>
> 正士名丈夫，普熏于十方，
>
> 木蜜及栴檀，青莲诸雨香，
>
> 一切此众香，戒香最无上。
>
> 是等清净者，所行无放逸，
>
> 不知魔径路，不见所归趣，
>
> 此道至永安，此道最无上。
>
> 所获断秽源，降伏绝魔网，
>
> 用上佛道堂，升无穷之慧，
>
> 以此宣经义，除去一切弊。

佛告阿难："是香所布，不碍须弥山川天地，不碍四种地水火风，通达八极，上下亦然。无穷之界，咸歌其德。一身不杀生，世世长寿，其命无横。不盗窃者，世世富饶又不妄遗财宝，常存施为道根。不淫色者，人不犯妻，所在化生莲花之中。不妄言者，口气香好，言辄信之。不两舌者，家常和合，无有别离。不恶口者，其舌常好，言辞辩通。不绮语者，人闻其言，莫不咨受，宣用为珍。不嫉妒者，世世所生，众人所敬。不嗔恚者，世世端正，人见欢喜。除愚痴者，所生智慧，靡不咨请，舍于邪见，常住正道。从行所得，各自然生。故当弃邪，从其真妙。"

佛说如是。

时，诸比丘闻之，欢喜作礼而去。

译文：

一次，释迦牟尼佛游历到舍卫国的祇树给孤独园。当时，贤者阿难悠闲地生活着，独自思索道："世间有三种香，一是根香，二是枝香，三是花香。这三种香只能随着风势播洒香气，不能逆风传播香气。难道世上没有一种高雅的香，既能随风传播香气，也能逆风播洒香气吗？"

贤者阿难独处思索，对于其中的道理不能明了，于是就从座上起立，来到释迦牟尼佛那里。阿难稽首行礼，拜倒在佛祖脚下，长跪叉手，对释迦牟尼佛说："我独自一人思索，世间有三种香，一是根香，二是枝香，三是花香。这三种香都只能顺着风势播洒香气，而不能逆风传播香气。难道世上没有一种高雅的香，无论顺风还是逆风，都能传播香气吗？"

释迦牟尼佛告诉阿难说："好啊，好啊！正如你所问的，有一种香确实能顺风或逆风传播。"

阿难对释迦牟尼佛说："希望听您讲授这种香的奥秘！"

释迦牟尼佛说："如果在某郡国某县邑某村落，有信奉佛法的男人、女人修行十善，即身不行杀生、偷盗、邪淫之事，口不说言，不挑拨是非，不说粗俗之语，不说浮华无益的言辞，心无嫉妒、恨怒之意，能孝顺父母，奉事三尊，道德仁慈，礼节威仪，则东方无数沙门、梵志就会歌颂他的功德，南方、西方和北方，四维上下的沙门、梵志也都歌颂他的功德道：'某郡国某县邑某村落，有信奉佛法的男人、女人奉行十善，敬事三宝，孝顺仁慈，道德恩义，不失礼节。'如此这种香就会无论顺风、逆风都播洒香气，遍照十方宣德，一切蒙其恩惠。"当时，释迦牟尼佛称颂道：

虽有美香花，不能逆风熏，

中国佛医学研究·养生卷

不息名栴檀，众雨一切香。

志性能和雅，尔乃逆风香。

正士名丈夫，普熏于十方，

木蜜及栴檀，青莲诸雨香，

一切此众香，戒香最无上。

是等清净者，所行无放逸，

不知魔径路，不见所归趣，

此道至永安，此道最无上。

所获断秽源，降伏绝魔网，

用上佛道堂，升无穷之慧，

以此宣经义，除去一切弊。

释迦牟尼佛对阿难说："这种香所成就的布施不会被须弥山川、天地阻碍，不会被地、水、火、风这四种物质阻碍，能够通达八极，也能通达上下。无穷世界都在歌颂它的功德。身不行杀生的，世世长寿，在他的生命中就不会遭遇横祸；不盗窃的，世世富饶，又不会丢失财宝，常有布施，修为道根；不淫色的，别人也不侵犯他的妻子，如同化生于莲花之中，不染尘垢；不妄言的，口中气息芳香美好，说出的话都能使人信服；不挑拨是非的，家庭和睦，没有别离之苦；不说粗俗之语的，口才好，富于辩才而又学问渊博；不说浮华无益言辞的，人们凡是听了他说的话没有不接受的，并把他说的话视为珍宝；不嫉妒的，生生世世都被众人所敬重；不生恨怒的，生生世世相貌端正，人人见了他都十分欢喜。除去天生愚痴者，世上生灵，凡有智能者，无不前往咨询请教，舍弃邪见，常存正道。遵从此法施行，收获自然而生。所以，应当舍弃邪见，顺从真理。"以上就是释迦牟尼佛的宣说。

当时，诸比丘听到此言十分欢喜，行礼离去。

九、《俱舍论记》

本经主要介绍香的分类，将香分为长养诸根的好香、减损诸根的恶香、无增长也无减损的平等香。

经文提要：

《俱舍论记》卷一节录。

本文主要说明好香、恶香、平等香的区别。一般而言，能使诸根长养的称为好香，能使诸根减损的称为恶香，无增长也无减损的称为平等香。

佛经原文：

（前略）

此别解香。听嗅名香，《婆沙》十三亦说四香，与此论同。于四香中，好、恶二类摄香总尽，于二类中有等、不等正理解。等、不等香有两解。第一解云：增益损减依身别故（解云："等"谓平等，香力均平，增益依身；"不等"谓太强成损，太弱无益，损减依身；于好、恶香中有增、损者，名"等不等"；余者即是"无益无损"）。第二解云：有说微弱、增盛异故（解云："微劣"是等，"增盛"名不等）。正理解本论。

二香亦有两解。第一解云：若能长养诸根大种名好香，与此相违名恶香，无前二用名平等香，入阿毗达摩亦同此解（解云：纵是恶香，但能长养诸根大种亦名好香；纵是好香，若能损减诸根大种亦名恶香。此师意说，但能长养名"好香"，但能损减名"恶香"，无长养损减者名平等者）。第二解云：或诸福业增上所生名为好香，若诸罪业增上所生名为恶香，惟四大种势力所生名平等香。此师约胜、劣、处中以解。

又《五事论》云：诸悦意者，说名"好香"；不悦意者，说名"恶香"；顺舍受处者名"平等香"（解云：约情说故名好、恶等香，论体无记，此与正理，第二解养亦无违）。

问：四香、三香各有两解，如何相摄？

解云：正理四香中，第一解与三香中第一解相摄，增益义当长养，损减义当非长养，无益无损义当平等。三香中，好香摄四香中等香。三香中，恶香摄四香中不等香。三香中，平等香摄四番中好、恶二香，以于好、恶二香中，增益者名等香，损减者名不等香，余不能增益、损减者名好香、恶香。此即义当平等香。

又解：三香中，好香，摄四香中等香全，好、恶香各少分。三香中，恶香摄四香中不等香全，好、恶香各少分。三香中，平等香，摄四香中好、恶二香少分，以四香中好、恶二香摄香总尽。于中离出等、不等香故。三香中，等香，摄四香中好、恶各少分。正理四香中第二解，与三香中第二解相摄。增盛义当罪福业生，体既增盛，故知业感，微劣义当，惟大种生，体既微劣故，知非亲业感，惟大种生，以此微劣、增盛二香，摄好、恶尽，故说三香摄四香尽。

又解：三香中，若福业增上所生名好香，即摄四香中好香全、不等香中少分。三香中，若罪业增上所生名恶香，即摄四香中恶香全、不等香中少分。三香中，若四大势力所生香名平等香，即摄四香中等香。以当微劣故，所以四香中别说不等香者。于好、恶香中，有增盛者别立。如沉、麝等。

译文：

（前略）

此处单另解说香的种类。所嗅名香，《大毗婆娑论》卷十三也说香分四种，与此论相同。四香之中，好、恶两种囊括了全部香品。在此两种之中，又有等与不等两种理解。对于等香、不等香又有两种解释。第一种解释：指增益、损减肉体的差别。第二种解释：指香气微劣与增盛的差别。正好可用于理解本论。

香分三种，也有两种解释。第一种解释为：能使诸根长养的称为好香；能使诸根减损的称为恶香；既不能使诸根长养，也不能使之减损的，称为平等香。《入阿毗达摩论》认同这种解释。第二种解释为：为增长福业所生的称为好香；为增长各种罪业所生的称为恶香；由地、水、风、火四大种势力所生的称为平等香。这位上师是从胜、劣、处中之别的角度予以解说的。

《五事毗婆娑论》说：各种悦意之香称为好香；不悦意之香称为恶香；顺舍受处者称为平等香。

问：四种香、三种香之说，各有两种解释，如何囊括？

解释为：正理四香中的第一种解释与三种香中的第一种解释相似，增益与长养同义，损减与非长养同义，无益无损与平等同义。三种香中的好香相当于四种香中的等香，三种香中的恶香相当于四种香中的不等香，三种香中的平等香相当于四种香中的好香与恶香。而在好香与恶香之中，增益肉体的名为等香，损减肉体的名为不等香，其余不能增益、损减肉体的，名为好香、恶香。此义与平等香相同。

又解释为：三种香中的好香囊括了四种香中的全部等香及部分好香、恶香，三种香中的恶香囊括了四种香中的全部不等香及部分好香、恶香，三种香中的平等香囊括了四种香中的部分好香、恶香。四种香中的好香、恶香囊括了全部香品，从中分出了等香、不等香。三种香中的等香囊括了四种香中的部分好香、恶香。正理四种香的第二种解释与三种香的第二种解释基本一致。增益与因罪、福业同义，肉体既然增益，故知业感，微劣与四大种势力所生意义相近。肉体既然微劣，故知其非亲业感，只能是四大种势力所生。以此微劣、增盛两种香囊括了好香、恶香，因此说三种香的分类方法完全囊括了四种香的分类方法。

又解释为：在三种香中，如果是因增长福业所生的，即为好香，此处的好香囊括了四种香中的全部好香、部分不等香；在三种香中，如果是因增长罪业所生的，即为恶香，此处的恶香囊括了四种香中的全部恶香、部分不等香；在三种香中，如果是四大种势力所生的香，即为平等香，平等香囊括了四种香中的等香，与微劣意义相近。因此，在四种香中另解说不等香。在好香、恶香之中，另列出有增益鼻根效果的香，如沉香、麝香等。

十、《瑜伽师地论》

本经主要按一种香、两种香、三种香……十种香说明香的分类。例如，一种香即所有鼻子可以闻到的气味；两种香即人体内或外散发的气味；三种香即可以感受到、不可以感受到与处于两者之间的香；四种香即沉香、龙脑香、麝香与窣堵鲁迦香；五种香即根香、茎香、叶香、花香、果香；六种香即食、饮、衣、庄严具、车乘、宫室六香；七种香即皮、叶、栴檀、三辛、熏、末、素泣谜罗七香；八种香即俱生、非俱生、恒续、非恒续、杂、纯、猛、非猛八香。

本经中对香的分类有两层，一层是鼻子所可以闻到的气味，是四大所造、没有自性的香；另一层则是依性质将香分为好、恶、平等、非好非恶、俱生、和合、变异七种。

经文提要：

《瑜伽师地论》卷三节录。

本文主要介绍香的分类方法，将香分为一种香、两种香、三种香、四种香、六种香、八种香等。

佛经原文：

（前略）

或立一种香，谓由鼻所行义故。或立二种，谓内及外。或立三种，谓可意、不可意及处中香。或立四种，谓四大香：一、沉香，二、窣堵鲁迦香，三、龙脑香、四、麝香。或立五种，谓根香、茎香、叶香、花香、果香。或立六种，谓食香、饮香、衣香、庄严具香、乘香、宫室香。或立七种，谓皮香、叶香、素泣谜罗香、栴檀香、三辛香、熏香、末香。或立八种，谓俱生香、非俱生香、恒续香、非恒续香、杂香、纯香、猛香、非猛香。或立九种，谓过去、未来、现在等如前说。或立十种，谓女香、男香，一指香、二指香，唾香、液香，脂髓脓血香、肉香，杂糅香、淤泥香。

译文：

（前略）

有的人认为香只有一种，因为它们都是借鼻根施行法义。有人将香分为两种，意思是说香气由内及外。有人将香分为三种，即可意香、不可意香及处中香。有人将香分为四种，称为四大香：一是沉香，二是窣堵鲁迦香，三是龙脑香，四是麝香。有人将香分为五种，即根香、茎香、叶香、花香、果香。有人将香分为六种，即食香、饮香、衣香、庄严具香、车乘香、宫室处香。有人将香分为七种，即皮香、叶香、素泣谜罗香、栴檀香、三辛香、熏香、末香。有人将香分为八种，即俱生香、非俱生香、恒续香、非恒续香、杂香、纯香、猛香、非猛香。有人将香分为九种，即过去、未来、现在诸香等，皆如前文所述。有人将香分为十种，即女香、男香、一指香、二指香、唾香、涕香、脂髓脓血香、肉香、杂糅香、淤泥香。

十一、《六祖大师法宝坛经》

在本经中，六祖慧能大师以香来比喻戒德及戒、定、慧、解脱及解脱知见等五分法身，并详尽说明其内涵。

经文提要：

《六祖大师法宝坛经·忏悔第六》节录。

六祖慧能大师以香来比喻戒、定、慧、解脱及解脱知见等五分法身，并说明戒香是心中无非、无恶、无害；定香是见到各种善恶境界心不乱；慧香是常以智慧观照自性，不造诸恶，奉行众善，自在不执着；解脱香是自心无所攀缘，不落入善恶对立两边，自在无碍；解脱知见香是广学多闻，识自本心，能帮助众生解脱。

佛经原文：

时，大师见广韶洎四方士庶骈集山中听法，于是升座，告众曰："来！诸善知识！此事须从自性中起，于一切时，念念自净其心，自修自行，见自己法身，见自心佛，自度自戒，始得不假到此。即从远来，一会于此，皆共有缘。今可各个胡跪，先为传自性五分法身香，次受无相忏悔。"众胡跪。

师曰："一、戒香，即自心中无非、无恶、无嫉妒、无贪嗔、无劫害，名戒香；二、定香，即睹诸善恶境相自心不乱，名定香；三、慧香，自心无碍，常以智慧观照自性，不造诸恶，虽修众善，心不执着，敬上念下，矜恤孤贫，名慧香；四、解脱香，即自心无所攀缘，不思善思恶，自在无碍，名解脱香；五、解脱知见香，即自心无所攀缘善恶，不可沉空守寂，即须广学多闻，识自本心，达诸佛理，和光接物，无我无人，直至菩提真性不易，名解脱知见香。善知识！此香各自内熏，莫向外觅。今与汝等授无相忏悔，灭三世罪，令得三业清净。

善知识！各随我语一时道：'弟子等，从前念，今念及后念，念念不被愚迷染，从前所有恶业、愚迷等罪，皆悉忏悔，愿一时消灭，永不复起。弟子等，从前念、今念及后念，念念不被骄诳染，从前所有恶业、骄诳等罪，悉皆忏悔，愿一时消灭，永不复起。弟子等，从前念、今念及后念，念念不被嫉妒染，从前所有恶业、嫉妒等罪，皆悉忏悔，愿一时消灭永不复起。'善知识！以上是为无相忏悔。"

译文：

这时，六祖大师在南华寺见广州和韶关（即曲江），以及全国四面八方的知识人士和老百姓，纷纷云集到山中请法。于是升上法座，登台说法："各方来的诸善知识，修坐禅的心地法门，要从自性中修起。无论何时，都要自净其心。此中法门要自己修、自己行，要见自己的法身，要见自己内心的真佛，要自己度脱自己，自己守持戒律。这样，才不辜负各位来到了此山。即使大家是从不同的地方远道而来，在此地有这样一场聚会，也都是因为彼此有缘，而无所憾。现在，请各位行胡跪。我先传给你们自性五分法身香，然后再授予无相忏悔。"于是，众人纷纷胡跪。

大师说："第一，戒香，就是自己心里无是非，无善恶，无嫉妒心，无贪心、嗔心，无劫害。第二，定香，就是眼观一切善恶境相，心不动摇。第三，慧香，就是不要给自己的内心设置障碍，自己跟自己过不去，常用智慧观照自性，不作诸恶。虽然广修众善，内心却不执着于功德，既尊敬父母师长等上辈，又体念地位比你低下的人，悯恤周济孤贫之人。第四，解脱香，就是心中无所攀缘，不思善，也不思恶，内心自在，无所挂碍。第五，解脱知见香，就是自我的内心既不攀缘善，也不攀缘恶，但也不可执着于沉空守寂，要广泛学习，多听多闻，识自本心，通达一切佛理，和光同尘，接引万物，明白真义，直至菩提，真性也不改变。各位善知识，这五分法身香是在个人自性里熏，而不要向外寻求。现在，我向你们传授无相忏悔，灭现在世、过去世、未来世这三世之罪，使身、口、意三业都清净的法门。

各位善知识，请跟着我说：'弟子等，以前的念、现在的念及今后的念，念念不被愚痴所迷染。以前所造的恶业、愚迷等罪，全都忏悔，祈愿它们在一刹那间消灭无余，从今以后，再不复起。弟子等，以前的念、现在的念及今后的念，念念不被嫉妒所染。从前所有恶业、嫉妒等罪，全都忏悔，祈愿它们在一刹那间消灭无余，从今以后，再不复起。'诸位善知识，以上就是无相忏悔。以上我所说的，就是无相忏悔的法门。"

十二、《维摩诘所说经》

本经对香积佛、香积天子、香积如来及以香构成的香积国土进行了相当生动的介绍。香积国以香作楼阁苑园，国中树木所开之花与食用之物的香气可以周流十方无量世界。

经文提要：

《维摩诘所说经·香积佛品》第十节录。

本文主要讲述了香积佛国的故事。香积国有香积如来，香积如来以香气说法。香积国中一切楼阁、建筑乃至饮食等，都是众香所成。维摩诘菩萨遣化菩萨到香积佛国取满钵香饭来与大众食用。吃了此香饭之后，大众都感到全身舒畅，被香饭熏得连毛孔都安然舒适，就如同众香国土的大众，香彻十方。

佛经原文：

（前略）

于是贤者舍利弗心念："日时欲过，是诸大人当于何食？"

维摩诘知其意而应曰："唯然！贤者！若如来说八解之行，岂杂欲食而闻法乎？要闻法者，当为先食。"

是时，维摩诘即如其像正受三昧，上方界分去此刹度如四十二江河沙佛土，有佛名香积如来、至真、等正觉，世界曰众香，一切弟子及诸菩萨皆见其国，香气普熏十方佛国诸天人民，比诸佛土，其香最胜。而彼世界无有弟子缘一觉名，彼如来不为菩萨说法，其界一切皆以香作楼阁，经行香地，苑园皆香，菩萨饮食则皆众香，其香周流无量世界。时，彼佛诸菩萨方坐食，有天子学大乘，字香净，住而侍焉，一切大众皆见香积如来与诸菩萨坐食。

维摩诘问众菩萨言："诸族姓子，谁能致彼佛饭？"皆曰不能。即复问文殊师利："卿！此众中未悉了乎？"答曰："如佛所言，未知当学。"

于是，维摩诘不起于座，居众会前化作菩萨，光像分明，而告之曰："汝行从此佛土度如四十二江河沙世界，到众香刹香积佛所。往必见食，则礼佛足，如我辞曰：'维摩诘言：愿得世尊所食之余，欲于忍界施作佛事，令此懈废之人，得弘大意，亦使如来名声普闻。'"

即化菩萨居众会前，上升上方，忽然不现，举众皆见其去。而化菩萨到众香界，礼彼佛足言："维摩诘菩萨稽首世尊足下，敬问无量，兴居轻利，游步康强，少承福庆，愿得世尊所食之余，欲于忍界施作佛事，令此懈废之人得弘大意，亦使如来名声普闻。"

彼诸菩萨皆愕然曰："此人奚来？何等世界有懈废人？"即以问佛。香积报曰："下方去此度如四十二江河沙刹，得忍世界，有佛名释迦文如来、至真、等正觉，于五浊刹，以法解说懈废之人。彼有菩萨名维摩诘，说上法语，今遣化来，称扬我名。"

彼菩萨曰："其人何如，乃作是化，德力无畏，神足若斯？"佛言："甚大！一切世界皆遣化往，化作佛事，以立众人。"于是，香积如来以满钵香饭，一切香具，与化菩萨。时彼九万菩萨俱发声言："我等欲诣忍土见释迦文。"

彼佛报言："往！族姓子！齐尔忍香人彼世界，无以人故，有放逸意，自持汝所乐行，勿念彼国菩萨不如，无得于彼生废退意而有劳想。所以者何？佛土虚空，诸佛世尊欲度人故，为现其刹耳。"

化菩萨既受饭，与诸大人，俱承佛圣旨，及维摩诘化，须臾从彼已来，在维摩诘舍。维摩诘即化为九万狮子床，严好如前，诸菩萨皆坐讫。化菩萨奉佛具足之饭与维摩诘，饭香一切熏维耶离，及三千大千世界皆有美香。时，维耶离诸梵志、居士、尊者、月盖等，闻是香气，皆得未曾有自然之法，身意快然，具足八万四千人入维摩诘舍，观其室中，菩萨其多，睹狮子座，高大严好，见皆大喜，悉礼菩萨、诸大弟子，却住一面。诸香地天人，色行天人，皆来诣舍。

维摩诘谓耆年舍利弗诸大弟子言："贤者！可食如来之饭，惟大悲味无有限，行以缚意也。"

有异弟子念此饭少，而此大众人人当食。化菩萨曰："四海有竭，此饭无尽，使众人食抟若须弥，犹不能尽，是不可尽。所以者何？无有尽戒，至于定慧，解度知见，如来之饭，终不可尽。"

于是钵饭悉饱，众会饭故不尽，诸菩萨、大弟子、天与人食此饭已，气走安身，譬如一切安养国中诸菩萨也。其香所熏，毛孔皆安，亦如众香之国，香彻八维。

于是维摩诘问众香菩萨言："诸族姓子！香积如来云何说法？"彼菩萨曰："我土如来无文字说，但以其香，而诸菩萨自入律行，菩萨各个坐香树下，其香皆熏，一切同等，悉得一切香德之定，堪任得定，菩萨一切行无所著。"

彼诸菩萨问维摩诘："今世尊释迦文，云何现法？"维摩诘曰："此土人民刚强难化，故佛为说刚强之语。是趣地狱，是趣畜生、鬼神之道，是为由身、由言、由意恶行之报，至于不善恶行滋多，故为之说若干法要，以化其粗犷之意。譬如象马怘悷不调，着之羁绊，加诸杖痛，然后调良。如是难化诤张之人，为以一切苦谏之言，乃得入律。"

彼菩萨曰："未曾有，如世尊释迦文，乃忍以圣大之意，解贫贪之人，及其菩萨亦能劳谦，止斯佛土，甚可奇也！"

维摩诘曰："如卿等言，此土菩萨于五罚世，以大悲利人民，多于彼国百千劫行。所以者何？诸族姓子！此忍世界有十德之法为清净，彼土无有。何等十？以布施摄贫穷，以敬戒摄无礼，以忍辱摄强暴，以精进摄懈怠，以一心摄乱意，以智慧摄恶智，以悔过度八难，以大乘乐遍行，以种德本济无德者，以合聚度人民，是为十德，而以发意取彼。"

彼菩萨曰："为以几法，行无疮痛，从此忍界，到他佛土？"

维摩诘曰："有八法行，菩萨为无疮痛，从此忍界到他佛土。何等八？为众设耻，避乱羞望；为一切人，任苦忍诤；为诸善本，以救众生；为不距众，人而爱敬；菩萨所未闻经，恣听不乱；不嫉彼供，不谋自利；常省己过，不讼彼短；自检第一以学众经，是为八。"

当此维摩诘与众会及文殊师利说法时，满百千人发无上正真道意，十千菩萨逮得法忍。

译文：

（前略）

于是，舍利弗心中忖念道："中午快到了，这些菩萨该在何处就食呢？"

这时，维摩诘知道了他的心意，便对他说："佛祖宣讲的八种解脱法门，仁者您应该奉行，怎能一边心中想着吃饭的事，一边听讲佛法的奥妙呢？若是诸位想用饭了，请稍待一会儿，会让诸位看到从未吃过的食品。"

当时，维摩诘便进入三昧禅定的状态，用自己的神通力，将上方世界显现于大众面前。在四十二恒河沙数的佛土之外，有一个在香积国居住的佛，称为香积佛。香积佛此刻正在那里主持教化。该国馨香浓郁，此香气与十方世界一切佛国中人世天界的任何香气比起来，都是第一。该国没有声闻小乘，没有辟支佛独觉的说法，只有许多清净的大菩萨众，香积佛即为他们演说佛法。该国的亭台楼阁全是用香制成的，经行脚踩之处皆为香地，庭苑林园都有香气，食用之物也是芳香的。这香味传遍十方无量世界。维摩诘以法力为众人显现香积国时，香积佛正与诸位菩萨同坐进食，此外还有好多天人，名字都叫香严。他们全都发心要求无上菩提道，供养香积佛与诸位菩萨。这一幕被维摩诘身边的众人亲眼看见。

当时，维摩诘问众位菩萨道："诸位仁者，有哪一位可以吃到香积佛的饮食呢？"众人皆说不能。维摩诘又问文殊师利，说："在座的诸位仁者，无人应声，这不是有点儿耻辱吗？"文殊师利说："如佛祖所言，不要轻视未成就佛法的后学。"

于是，维摩诘没有从座位上起身，就在诸位会众面前显化菩萨相，法相光明，威严德相，遮蔽了在座会众的光彩。维摩诘对所显化菩萨说："你到上方世界，渡过四十二恒河沙数佛国，会看到一个被称作香积的国家，主持该国的佛，法号香积。香积佛正在与众菩萨一同用饭，你到那里去，按我教你的言辞，对他说：'希望世尊您能将吃剩下的食物施舍给娑婆世界，用来举办斋供佛事，让那些仅乐于修持小乘之法的人，得以弘扬大道，也使我佛如来的名声遍传娑婆世界。'"

当时，维摩诘所化菩萨在众多会众面前升起，会众都看到他离去而前往香积国，顶礼香积佛的足面，还听到菩萨说："维摩诘向世尊恭敬致礼，表达无限的敬意，问候您起居安泰，愿您没有病痛烦恼，气力舒匀。希望世尊您能将吃剩下的食物施舍给娑婆世界，用来举办斋供佛事。让那些仅乐于修持小乘之法的人，得以弘扬大道，也使我佛如来的名声遍传娑婆世界。"

香积国诸位会众看见维摩诘所化菩萨，感叹道："真是前所未有，如今所见的菩萨从何处来？娑婆世界又在哪里？为什么说是乐于修习小乘之法呢？"会众将这些问题提出来，香积佛回答说："在下方，渡过四十二恒河沙数那么多的佛土，有一个被称作娑婆的世界，主持那里的佛是释迦牟尼佛，此时其正在主持教化。他为五浊恶世中乐于修习小乘教法的众生讲说菩萨大道的教法。娑婆世界中有一位居士菩萨，名叫维摩诘。这位居士已然安居于不可思议解脱的境界之中，因为要向众位菩萨讲说佛法，故而派遣他的化身前来称扬我的名号，赞美我的佛土，使娑婆世界中的诸位菩萨增加功德。"

香积佛座前诸位菩萨又问："这位维摩诘居士是什么样子呢？竟能作如此化身，威德之力无边，神通如此？"香积佛说："维摩诘法力非常大，一切十方佛国，他都能派遣化身前往，并在那里施行佛事，饶益众生。"于是香积佛便用众香钵盛满香饭，递给维摩诘所化菩萨。彼时，九百万菩萨一起开口说道："我想前往娑婆世界，供养释迦牟尼佛，还想看看维摩诘等诸位菩萨。"

香积佛说："可以前去。带上你们的身香，不要让娑婆世界众生起疑惑执着之心。你们还应当舍弃本来的形态，免得娑婆世界中那些求为菩萨之修行者生惭愧自耻之心。你们还得注意，不要对那里的众生怀有轻贱之心，而生出妨碍觉悟的想法。这是为什么呢？因为十方世界的国土本来就像虚空一般，而且诸佛如来为了化度那些乐于修习小乘教法者，不会完全向他们展示自己佛土的无比清净。"

那时，维摩诘所化菩萨得到了钵中的香饭，与香积国那九百万菩萨一起得香积佛威德神力和维摩诘法力的帮助，忽然从众香国佛土消失不见。片刻之间，诸位菩萨出现在维摩诘室中。这时，维摩诘化出九百万菩萨的狮子座，其铺设完备，庄严美好，与先前所变化出的那些狮子座无异。于是，香积国九百万菩萨端坐于狮子座上。当时，维摩诘所化菩萨将盛满香饭的洁净饭钵交给维摩诘，饭的香气遍布了维耶离城及三千大千世界。这时，维耶离城中的众位婆罗门、众位在家居士也都闻到这扑鼻的香气，感到身心欣悦，都感叹这是从未经历过的。于是城中豪门望族公认的首领（名叫月盖）率领着八万四千人来到维摩诘的住所，看到室中有这么多菩萨及这么多狮子座，高广而庄严美好，皆大欢喜，故纷纷向诸位菩萨及大弟子致礼，然后退到一边。那些土地神、虚空世界的天神及欲界色界的诸天人闻到了香气后，也来到维摩诘的住所。

这时，维摩诘对舍利弗诸大弟子说："仁德之人可以食用带有甘露气味的饭。此饭是大悲所熏，不要怀着有限的心意食用此饭，那样是无法消化的。"有个人怀着声闻小乘之心，忖念：香饭如此之少，而眼前要吃饭的大众如此之多，怎么会够呢？维摩诘所化菩萨就说："不要用小乘声闻那点儿小小德行智慧来称量我佛如来无限量的福德智慧。四海终有枯竭之日，这香饭却是吃不完的。倘若世上所有的人都来吃这香饭，每个人搓捏的饭团有须弥山那么大，哪怕历时一劫，香饭也是吃不完的。原因何在呢？因为具足了戒、定、智慧、解脱及解脱知见等功德之人吃剩下来的斋饭，始终是吃不完的。"

于是，这钵香饭让所有会众吃饱了，且还有富余。那些大菩萨、声闻众、天人食用这香饭后，感觉身心安适快乐，如同一切快乐庄严的佛国中的菩萨一般，同时，他们的毛孔都散发出美妙的香气，就像香积国土及香树的香气一般。

这时，维摩诘就问香积国的菩萨道："香积如来用什么方式来演说佛法呢？"那里的菩萨回答道："我们佛国的如来，说法不依靠文字符号，只熏用众香，这样即可以让众人守持戒律之行。菩萨们各自端坐于香树之下，闻见了美妙的香气，就获得了一切功德，其中蕴藏着三昧禅定。得到这三昧的，便具足了菩萨的一切功德。"

香积国诸菩萨又问维摩诘："这里的世尊释迦牟尼佛用什么方式演说佛法呢？"维摩诘回答道："这国土中的众生顽固而难以驯化，因此我佛用强硬的语言演说佛法，以便调教制服他们。对他们说地狱、畜生、恶鬼等各种艰难险恶，说外道异学的修行达不到佛道的觉悟。对他们说，身造邪行恶业者将遭身邪行报应，口造邪行恶业者将遭口邪行报应，意造邪行恶业者将遭意邪行报应。说杀生者将遭杀生的报应，偷盗抢劫者将遭偷盗抢劫的报应，信口胡说者将遭信口胡说的报应，挑拨是非者将遭挑拨是非的报应，恶语中伤者将遭恶语中伤的报应，花言巧语者将遭花言巧语的报应，贪婪嫉妒者将遭贪婪嫉妒的报应，嗔怒愤恨者将遭嗔怒愤恨的报应，毁失戒律者将遭毁禁的报应，悭吝刻薄者将遭悭吝刻薄的报应，嗔恚邪行者将遭嗔邪的报应，偷懒懈怠者将遭偷懒懈怠的报应，胡思乱想者将遭胡思乱想的报应，愚昧无知者将遭愚昧无知的报应。说什么是结戒，什么是持戒，什么又是犯戒，什么是应该做的，什么是不应该做的，什么是修习的障碍，什么不是修习的障碍，什么会造孽得罪，什么可以消灾脱罪，什么是洁净，什么是污垢，什么是有漏法，什么是无漏法，什么是邪道，什么又是正道，什么是有为，什么又是无为，什么是世间，什么是涅槃。因为难以驯化的人，心如猿猴，浮躁不宁，故而用这些说法控制他们的心，进而调伏他们。就像象和马，凶狠难驯，不能只顾鞭杖挞伐，使其痛苦彻骨以调伏之。像这种刚强难驯的众生，要以苦切的语言教育他们，这样才能使其服行戒律。"

香积国来的那些菩萨听到这段演说，都说："这是前所未闻的。世尊释迦牟尼佛隐去了自己无量的自在神通之力，用此众生所乐于接受的佛法来度脱他们。这里的菩萨也能不辞辛劳，度化不倦，心怀无量大悲之心，生于释迦牟尼的佛土。"

维摩诘说："此土诸位菩萨，诚如各位所言，他们拥有坚固的大悲之心，但他们一生一世所饶益的众生远远多过在其他佛土历经成百上千劫所能救度的众生，这是为什么呢？因为在这娑婆世界里有十事善法门，这是其他佛土所没有的。是哪十事呢？就是：用布施克服贫穷；用清净戒律克服毁坏禁戒的行为；用忍辱精神克服嗔怒；用精进精神克服懈怠；用禅定克服扰乱的心意；用智慧克服愚痴；用演说除难的方法克服八种困难；用大乘法门度脱那些满足于小乘法门的人；用布施、爱语、利行、同事等四摄法使众生完成修行；以合和精神团结大众，解救众生的苦难。以上这些就是十善事。"

香积国来的那些菩萨又说："菩萨应该成就哪些法门，才能在这娑婆世界实现所作所为没有缺陷，使众生纷纷得以往生净土？"

维摩诘说："菩萨要成就八种法门，方能在这娑婆世界实现所作所为没有缺陷，使众生纷纷得以往生净土。是哪八种法门呢？饶益众生而不企图回报；替众生承受种种苦恼，将平日积累的功德全部施与众生；以平等的心态看待众生，谦恭无碍；将所有的菩萨看作佛一般；对于以前不曾听说的经典，听了之后不生疑惑；不和奉行小乘声闻教法者冲突，不嫉妒他人所得到的供养，不炫耀自己所得到的利益，于平和宁静之中调伏自己的本心；常常自查自己的过失，不议论、指责他人的短处；永远一心一意追求各种功德。以上这些就是八种法门。"

维摩诘与文殊师利在大众之中演说佛法时，成百上千的天人都发心追求无上正等觉道心，有一万菩萨都得到了于一切法均无生无灭的体悟。

十三、《苏婆呼童子请问经》

本经记载了修行者以烧香、涂香供养本尊与诸佛、菩萨，并持诵经文，因此得到种种功德。

佛经原文：

（前略）

复次苏婆呼童子！念诵人若求速成就者，应觅诸佛曾经所住处，或菩萨住处，或缘觉声闻所住之处。如是等地，诸天龙等常为供养，及以卫护。是故念诵人，先洗身心，当具律仪常应居住如是胜处。若也不遇如是福地，亦应居止。于大河边，或近小河及陂沼，有名花滋茂之地亦得。当离闹阓，勿与杂居。其水清流充满盈溢，无诸水族恶毒虫者。或居山间闲净之处，地生软草丰足花果。或住山腹及岩窟中，无诸猛畏毒兽之类。

如是等处，皆应深掘取一肘量净除所有荆棘瓦砾糠骨毛发灰炭碱卤及诸虫窟。乃至深掘如不尽者，应当弃之更求余处，得已修治一如前法。所掘之处填以净土，于其地上建立精舍。极须牢固，勿使有暴风入室。泥饰壁孔，勿令有蚤蚁停住。舍上好盖莫令漏水，四壁安窗极令明净。其室安门，东西南北方，唯除南面不应置门。营造成已，用牛粪涂其室中。随彼法事相应之方，安置尊像。其尊容彩画，或刻成，以铜金银，任力所办皆得供养。其所画物，应用白㲲细软密致匠者织成，两头存缕勿令割截，阔幅无发未曾经用。先须净洗，复香水洒。所画彩色不应和胶，置于新器牛毛为笔。其画像人澡浴清净，应受八戒，日日如是为受八戒。如法画像成已，应用涂香、烧香、花鬘、饮食、灯明安置像前。赞叹礼拜广供养已，然后作法，所求速得如意成就。

译文：

（前略）

苏婆呼童子你应当知道：念诵经、咒的人如果希望尽快取得成就，应当寻找和挑选佛陀曾经停留居住过的地方，或者现有大菩萨、声闻、缘觉居住的地方。这样的地方受到龙天护法的拥护和供养，有利于取得修行成就。因此念诵经、咒的人应当先静心洁身，然后遵照佛法的戒律和仪轨安住于上述神圣的地方。如果没有条件得到上述福地，那么也应根据现有条件挑选地方安住下来。如可以住在大河旁边，或者邻近小河、池塘、溪流、水潭之处。只要是花草繁茂、环境滋润、景色秀丽之处即可。此修行住所应当远离嘈杂喧闹，也不能是混杂居住的环境。居住范围中的水资源应当洁净清澈、充沛充溢。要求水中没有对人构成危害、威胁的生物存在或出没。也可以住于山间闲静之处，所居之处应该有柔软的草皮铺地，花果丰足。还可以住于山中腹地或岩窟之中，注意不能有凶猛可怕或有毒性的虫、兽出没。

上述这些地方都可以作为修行人的住处。无论选择哪一种住处，都要求挖掘地下一肘的深度以清除所有的荆棘、瓦砾、糠、骨、毛发、灰、炭、碱、卤及各种虫窟。如果即使深挖也无法清除上述地中杂物，那么应当换选另外一个地方并进行清除工作。在挖掘之处填充洁净的土质，然后在其上建立精舍。精舍要求极其牢固紧密，能够阻挡大风入室。用泥巴涂饰墙壁，填塞住墙上的缝隙和孔洞，以防止跳蚤、蚂蚁之类的小虫停留或住在其中。精舍的房顶要盖好，不能漏入雨、水。精舍要安门，东西南北四个方向中，只有南面不许安门。建好之后，用牛粪在室内涂墙涂地。根据法事的具体要求，在相应的方位安置本尊的像。可以是彩色画像、雕刻像、铜像或金银材质之像，只要根据自身现有条件尽力置办，就能成功达成供养圣贤的目的。画像的介质应为白色的细棉布，且要柔而轻、质地细密耐用、精致、优质。棉布的两端要留须，不能是剪齐的直边。要用宽阔的大幅棉布，上面不能有毛发，且必须是未曾用过的。将其洗净后，再洒上香水。用于绘制彩色画像的颜料及画面不能混含胶料（尤其是动物胶）。颜料要放在新的器皿中使用，画笔要用牛毛材料的。绘制画像的画师应当每天澡浴清净且要受持八戒。遵照上述方法完成画像绘制工作后，应当将涂香、烧香、花鬘、饮食、灯明安置在本尊的像前。对本尊赞叹、礼拜、广加供养，然后作法，这样就能迅速取得念诵成就，满足愿望，诸事如意。

十四、《楞严经》卷五

本经记载了香严童子以观诸香的有为相进而观香悟道的事迹，此与《金刚经》中提到的"一切有为法，如梦幻泡影，如露亦如电，应作如是观"之无相妙有的智慧相呼应。

经文提要：

《楞严经》卷五节录。

《楞严经》卷五记载，由于阿难请法，世尊就教大众中的诸大菩萨及一切烦恼除尽的大阿罗汉们，各自宣说其最初发心因缘，以及悟入三摩地的方便。本文主要介绍与香有关的圆满法门，即香严童子观沉水香香气而悟入，孙陀罗难陀观鼻中气息出入如烟而悟入，大势至菩萨及五十二位菩萨以香光庄严。

佛经原文：

香严童子即从座起，顶礼佛足而白佛言："我闻如来教我谛观诸有为相，我时辞佛宴晦清斋，见诸比丘烧沉水香，香气寂然来入鼻中。我观此气非木、非空、非烟、非火，去无所着，来无所从，由是意消发明无漏。如来印我得香严号，尘气倏灭妙香密圆，我从香严得阿罗汉。佛问圆通，如我所证，香严为上。"

（中略）

孙陀罗难陀即从座起，顶礼佛足而白佛言："我初出家从佛入道，虽具戒律，于三摩提心常散动，未获无漏。世尊教我及俱希罗观鼻端白，我初谛观经三七日，见鼻中气出入如烟，身心内明圆洞世界，遍成虚净犹如琉璃。烟相渐消，鼻息成白，心开漏尽，诸出入息化为光明照十方界，得阿罗汉，世尊记我当得菩提。佛问圆通，我以消息息久发明，明圆灭漏，斯为第一。"

（中略）

大势至法王子与其同伦五十二菩萨即从座起，顶礼佛足而白佛言："我忆往昔恒河沙劫，有佛出世名无量光，十二如来相继一劫，其最后佛名超日月光，彼佛教我念佛三昧。譬如有人，一专为忆，一人专忘，如是二人，若逢不逢，或见非见，二人相忆，二忆念深，如是乃至从生至生，同于形影不相乖异。十方如来怜念众生，如母忆子，若子逃逝，虽忆何为？子若忆母，如母忆时，母子历生，不相违远。若众生心忆佛、念佛，现前当来必定见佛，去佛不远，不假方便自得心开，如染香人身有香气，此则名曰'香光庄严'。我本因地，以念佛心入无生忍，今于此界，摄念佛人归于净土。佛问圆通，我无选择，都摄六根，净念相继，得三摩地，斯为第一。"

译文：

香严童子从座位上站起来，顶礼佛足，对佛说："如来教导我审谛观察一切有为相。于是，我辞别佛祖，独处于清静的斋室，养晦自修，见众位比丘烧起沉水香，香气寂然，静静侵袭我的鼻子。我观察这种香气，它既不是从木头上来，也不是从空而来，既不是从烟那里来，也不是从火那里来。它无所而来，无所而去。由此，我心与意俱消亡，根与尘皆灭尽，修成了无漏阿罗汉果位。我佛如来授我香光庄严的法号。香气尘相既然已经倏灭，妙香充满法界。我从观想香气中证得了阿罗汉果位。佛问哪一个法门最圆通，依照我的修证，以香严为最上。"

（中略）

孙陀罗难陀从座位上站起来，顶礼佛足，对佛说："我一开始出家时，虽然能够严守戒律，但是修持禅定、澄心静虑时，常有散乱，定力常失，所以未能成就无漏果位。世尊就教我和俱希罗一起观视鼻端冒出的白气，以此来收摄散乱的心念。初观二十一天，我看到鼻子中出入的气息宛如白烟，身心由此圆明透彻，洞观一切世界，遍照无遗，清净无染，如同琉璃一般，内外通透。白烟渐渐消散，鼻间出入的气息变成白色，化浊为清，此时，我真心开明，烦恼漏尽，所有出入气息化作智慧光明，遍照十方世界，由此证得阿罗汉果位。世尊授记我当得菩提，说我很快就得获菩提佛道。佛问哪一个法门最圆通，我认为，观息止息而成白息，发智慧光明，圆满明照，漏尽烦恼，当为第一法门。"

（中略）

大势至法王子与同道的五十二位菩萨从座上站起来，顶礼佛足，对佛说："我忆想过去无数劫时有佛出世，名为无量光佛。十二位如来前后相续，共一个劫时，其中最后一位佛叫作超日月光佛，这位佛教我持念佛法三昧。譬如有人擅长记忆，有人擅长忘却。这样的两个人无论是相遇还是不能相遇，相见还是不能相见，只要彼此间生起忆想，心念深切，忆念的力量自然加深，就能在生生世世之中如影随形一般不相分离，二者之间也不会有任何相互抵触或分别的事情发生。十方如来怜悯众生，就如同母亲忆念子女一般，假如孩子逃逝不见，这忆念还有什么用处呢？假如子女忆念母亲也像母亲想念子女那样深切，那么母子二人经历生生死死都不会分离。假若众生心中忆佛、念佛，那么眼前必能见佛，这样的话就离佛不会如此遥远，就可以不假借任何方便，自然得到心开。就好比专门从事染香的工匠，其身上必定带有香气。这就是'香光庄严'。我的修习本因是以忆念佛的心，证入无生法忍。如今我在这个世界能摄受所有忆念佛的众生，统统归于佛国净土。佛问哪一个法门最为圆通，依我所记，我没什么选择，只是收摄全部六根，心心念念相续不断，和合归于精明心，离于分别，如此洁净念佛，必能证得三摩地，得入无上正等正觉。我以为，这应是第一法门。"

十五、《佛说观普贤菩萨行法经》

本经中记载的内容与《法华经》相似，皆在说明香与佛教修行法门的关系，如透过清净鼻根与忏悔、发愿、修持等，可以身心欢喜，无诸恶相。

经文提要：

《佛说观普贤菩萨行法经》卷一节录。

本经记载，普贤菩萨宣说六根忏悔之法。本文节录的内容为鼻根忏悔法，行者思惟鼻根众劫以分别贪着好香，堕落生死，因而发露忏悔。

佛经原文：

（前略）

说是语已，普贤菩萨复更为说忏悔之法："汝于前世无量劫中，以贪香故，分别诸识，处处贪着，堕落生死。汝今应当观大乘因。大乘因者，诸法实相。"是闻是语已，五体投地，复更忏悔。既忏悔已，当作是语："南无释迦牟尼佛！南无多宝佛塔！南无十方释迦牟尼佛分身诸佛！"作是语已，遍礼十方佛。南无东方善德佛及分身诸佛，如眼所见，一一心礼，香花供养。供养毕已，胡跪合掌，以种种偈赞叹诸佛。既赞叹已，说十恶业，忏悔诸罪。既忏悔已而是言："我于先世无量劫时，贪香味触，造作众恶，以是因缘，无量世来，恒受地狱、饿鬼、畜生、边地、邪见诸不善身，如此恶业今日发露，归向诸佛正法之王，说罪忏悔。"既忏悔已，身心不懈，复更诵读大乘经典。

译文：

（前略）

说了以上这一段话以后，普贤菩萨又演说鼻根忏悔之法："你在前世无数劫中，因贪恋好香的缘故，分别诸识，处处贪着，堕落生死。现在，你应当观大乘因。大乘因就是诸法实相。"行者听到菩萨这一段演说之后,五体投地(佛教礼法),再行忏悔。忏悔之后,又说了下面一段话:"南无释迦牟尼佛!南无多宝佛塔!南无十方释迦牟尼佛分身诸佛!"这样念诵之后,遍行礼敬十方佛,南无东方善德佛以及分身诸佛如在眼前。行者一一在心中礼拜,用香花供养。供养之后,胡跪合掌,用种种偈语赞叹诸佛。赞叹之后,讲说十种恶业,忏悔各种罪行。忏悔之后,诉说以下言语:"我在前世无量劫中,贪恋接触香味,造作各种恶行。因此因缘,无数世以来,永受地狱、饿鬼、畜生、边地、邪见等不善身的折磨,如此恶业,今日显露了过失。归向诸佛正法之王,讲说罪过,施行忏悔。"忏悔之后,如若身心不懈,再诵读大乘经典即可。

十六、《苏悉地羯罗经》

(一)《苏悉地羯罗经·涂香药品》

经文提要:

《苏悉地羯罗经·涂香药品》节录。

本文主要介绍供养佛部、莲华部、金刚部及使者等所使用的不同的涂香。

佛经原文:

用诸草香、根汁、香花等,三物合和为涂香,佛部供养。又诸香树皮及白栴檀香、沉水香、天木香、前香等类,并以香果,如前分别,合为涂香,莲华部用。又诸香草、根、花、果、叶等,和合为涂香,金刚部用。或有涂香,具诸根果,先人所合,香气胜者,亦通三部。或惟沉水香,和少龙脑香,以为涂香,佛部供养。或惟白檀香,和少龙脑香,以为涂香,莲华部用。或惟郁金香,和少龙脑香,以为涂香,金刚部用。又紫檀以为涂香,通于一切金刚等用。肉豆蔻、脚白罗葱底、苏末那,或湿沙蜜苏、湿咩罗钵孕瞿等,以为涂香,用献一切如使者天。

又甘松香、湿沙蜜、肉豆蔻,以为涂香,用献明王妃后。又白檀、沉水、郁金,以为涂香,用献明王。又诸香树皮,以为涂香,用献诸使者。又随所得香,以为涂者,献地居天。或单用沉水香,以为涂香,通于三部、九种法等,及明王妃一切处用。若有别作扇底迦法,用白色香;若补瑟征迦法,用黄色香;若阿毗遮噜迦法,用紫色无气之香。若欲成大悉地者,用前汁香,及以香果;若欲中悉地者,用坚木香及以花;若欲下悉地者,用根皮香、花果,以为涂香,而供养之。和合香分不应用于有情身分香，谓甲麝紫钦等香，及以酒酢，或过分者，世所不应用供养之。又四种香，谓：涂香、末香、颗香、丸香。随用一香，尽坛为花，日别供养，欲献之时，誓如是言：

此香芬馥如天妙香，清净护持，我今奉献，惟垂纳受，令愿圆满。

涂香真言曰：

阿歌罗阿歌罗萨嚩苾地耶驮罗布尔瓶莎嚩诃

诵此真言，涂香复诵，所持真言，净持如法，奉献于尊。若求诸香，而不能得，随取涂香，而真言之，复用本部涂香真言，香已奉献本尊。

译文：

选用各种草香、根汁、香花等，将三者调制成涂香，用于供养佛部。在各种香树皮以及白栴檀香、沉水香、天木香、前香等中加入香果，依照前面的方法，分别调和成涂香，用于供养莲华部。再将各种香草、根、花、果、叶等调和成涂香，用于供养金刚部。如果先人将各种根香、果香调和成涂香，其香气妙胜，此涂香也可通用于供养三部。也可在沉水香中加入少量龙脑香，制成涂香，用于供养佛部。或只在白檀香中加入少量龙脑香，制成涂香，用于供养莲华部。或只在郁金香中加入少量龙脑香，制成涂香，用于供养金刚部。又可将紫檀制成涂香，通用于供养一切金刚等。用肉豆蔻、脚白罗惹底、苏末那，或湿沙蜜苏、湿咩罗钵孕瞿等制成涂香，用于供献一切诸天使者。

将甘松香、湿沙蜜、肉豆蔻制成涂香，用于供献明王妃后。将白檀香、沉水香、郁金香制成涂香，用于供献明王。将各种香树皮制成涂香，用于供献诸天使者。随意用各种香制成涂香，用于供献地居天。或只用沉水香制成涂香，通用于供献三部、九种法等及明王妃处。若有另作扇底迦法，选用白色香品；若行补瑟征迦法，选用黄色香品；若行阿毗遮噜迦法，选用紫色无气之香。若欲修成大悉地成就的，选用前汁香以及香果；若欲修成中悉地成就的，选用坚木香以及花；若欲修成下悉地成就的，选用根、皮、香、花、果，制成涂香用于供养。甲香、麝香、紫香、钦香等分香，以及苦酒或香气过分者，都不可用于供养。由分香调制的聚合香不应用于大众之身。另外，四种香是指涂香、末香、颗香、丸香。随意使用一种香品，用花装饰法坛，日日供养，供献香品之时，念诵下面的涂香真言：

此香气息芬芳馥郁，如同天界妙香，清净护持。如今我奉献此香，唯垂纳受，令心愿圆满。

涂香真言为：

阿吹罗阿吹罗萨嚩苾地耶驮罗布尔羝莎嚩诃

念诵此真言，涂香后再念诵。所修持的真言净持如法，将此真言奉献于尊前。如果不能访求到上述香品，随意取用涂香，用真言赞诵，再念诵本部涂香真言，此香也算已奉献本尊。

（二）《苏悉地羯罗经·分别烧香品》

经文提要：

《苏悉地羯罗经·分别烧香品》节录。

本文介绍供养佛部、莲华部、金刚部及诸天、药叉、地居天等各自所用不同之香，以及不同合和香、香丸的调配法。

佛经原文：

复次令说三部烧香法，谓沉水、白檀、郁金香等，随其次第，而取供养，或三种香，和通三部，或取一香，随通部自列。香名曰：室唎吠瑟咤、剑汁娑折（云沙罗滕）、啰娑干陀罗素香、安息香、娑落翅香、龙脑香、熏陆香、语苦地夜日剑、祇哩葱蜜、诃梨勒、砂糖、香附子、苏合香、沉水香、缚落剑、白檀香、紫檀香、松木香、天木香、囊里、迦钵哩闭攞缚乌施蓝、石蜜、甘松香及香果等。

若欲成就三部真言法者，应合和香，室唎吠瑟咤迦树汁香，遍通三部，及通献诸天；安息香通献药叉；熏陆香通献诸天天女；娑折啰娑香献地居天；娑落翅香献女使者；干陀罗娑香献男使者。龙脑香、干陀罗娑香、娑折啰娑香、熏陆香、安息香、萨落翅香、室唎吠瑟咤迦香，此七胶香，和以烧之，遍通九种。说此七香，最为胜上。胶香为上，坚木香为中，余花叶根等为下。

苏合、沉水、郁金香等，和为第一；又加白檀、砂糖，为第二香；又加安息香、熏陆，为第三香。如是三种和香，随用其一遍通诸事。又地居天等，及以护卫，应用娑折啰娑、砂糖、诃梨勒，以和为香，供养彼等。又有五香，所谓：砂糖、势丽翼迦、娑折啰娑、诃梨勒、石蜜，和合为香，通于三部一切事用。或有一香，遍通诸事。

如上好香，众人所贵妙和香。如无是香，随所得者，亦通三部。诸余事用，如上所说。

合和香法，香法善须分别，应其所用，根、叶、花、果，合时持献。又有四种香，应须知之："所谓自性香、筹九香、粗末香、作九香，亦须要知应用之处。若扇底迦法，用筹九香处；若阿毗遮噜迦法，用粗末香；若补瑟征迦法，用作九香。摄通一切用，自性合筹九香，置以砂糖和粗末香、树胶香，应用好蜜合和九香，或以苏乳、砂糖，及蜜和香。

自性香上应着少苏，如求当部所烧之香。若不得者，随所有香，先通当部，先诵此部香真言香咒，然后诵所持真言。合和香法，不置甲麝、紫钦等香，亦不应用末你也等。而和合香亦不过分，致令恶气，而无香气，以此林野，树香、胶香，能转一切诸人意愿，诸天常食，我今将献，哀悯垂受。烧香真言：

阿哦罗阿哦罗萨嚩苾地耶驮罗布尔羢莎嚩诃

诵此真言，真言香须诵所持真言，真言香烧，如法献故。

译文：

下面再依次演说三部烧香法。三部烧香法即将沉水香、白檀香、郁金香等，随其次第，取用供养，有用三种香通用于供养三部的，也有取一种香，随意通用于供养各部的。香名为室唎哎瑟咤、剑汁娑折（云沙罗膝）、啰娑干陀罗素香、安息香、娑落翅香、龙脑香、熏陆香、语苦地夜日剑、祇哩惹蜜、诃梨勒、砂糖、香附子、苏合香、沉水香、缚落剑、白檀香、紫檀香、松木香、天木香、囊里、迦钵哩闭攞缚乌施蓝、石蜜、甘松香及香果等。

若想成就三部真言法，应调制合香。室唎哎瑟咤迦树汁香可通用于供养三部，奉献诸天，安息香通献药叉，熏陆香通献诸天天女，娑折啰娑香献地居天，娑落翅香献女使者，干陀罗娑香献男使者。而龙脑香、干陀岁娑香、娑折啰娑香、熏陆香、安息香、娑落翅香、室唎哎瑟咤迦香，以上七胶香调和熏烧，遍通九种。上述七种香品最为美妙。胶香为上品，坚木香为中品，其余花、叶、根等为下品。

苏合香、沉水香、郁金香等是第一香；第一香中再加入白檀香、砂糖为第二香；第二香中另加入安息香、熏陆香为第三香。在以上三种合香中随便哪一种，皆可通用于供养诸事。对于地居天及其护卫来说，应当将娑折啰娑、砂糖、诃梨勒调和成香，用来供养他们。还有五香，如砂糖、势丽翼迦、娑折啰娑、诃梨勒、石蜜，将它们调和成香，可通用于供养三部一切事。还有一种香，通用于供养一切。

以上各种美好香品是众人所珍视的美妙合香。如果没有这种香，随意所得的香品也可通用于佛部、莲华部、金刚部三部的供养。其余各种香品使用的注意事项如上所说。

应注意区分合香制法、香品调配法，以尽其用。根香、叶香、花香、果香应依时供献。另外，还应了解以下四种香，即自性香、筹丸香、粗末香、作丸香的分类。除此之外，还应当了解其使用范围，例如，扇底迦法用于制作筹丸香，阿毗遮噜迦法用于制作粗末香，补瑟征迦法用于制作丸香。可摄通一切用法，自性香与筹丸香混合，加入砂糖、粗末香、树胶香，应当使用上好的蜂蜜合制丸香，也可用苏乳、砂糖以及蜂蜜调配香品。

自性香上，应放入少许苏乳及所供养的部类所烧之香。如不能求得，随意使用手头上能得到的香品，先通当部，念诵此部香真言香咒，然后念诵所持真言。调制合香的法则是不加入甲香、麝香、紫香、钦香等，供养时也不使用它们。末香之类也是如此。调制合香时也要不要过分使用以上诸香，以免产生不好的气息，使香气丧失。在林野之中，树香、胶香能转一切人之意愿，是诸天常常进食的香品，如今我将它们献上，诸天慈悲哀愍，愿垂纳受。烧香真言为：

阿欣罗阿欣罗萨嚩苾地耶驮罗布尔羝莎嚩诃

念诵以上真言。真言香必须念诵所持之真言。真言香烧，依法供献。

十七、《蕤呬耶经》

经文提要：

本经主要介绍供养涂香及烧香之配方，并提示注意香中不要放秽恶虫所食及无香味者，应取美好清净者为香。

佛经原文：

其涂香者，用白檀香、沉水香、迦湿弥噪香、苾唎（二合）曳应旧香、多迦罗香、优婆罗香、苾利（二合）迦香、甘松香、丁香、桂心香、龙华香、禹车香、宿涩蜜香、石南叶香、芦根香、瑟菟（二合）泥（去）耶汁香、干陀罗（二合）沙汁香、沙陀拂瑟婆香（云回香）、婆萨那罗跢迦香、势（去）礼耶香、阇知蟠怛罗（二合）香（云婆罗门豆蔻叶）、香附子香、吉隐（二合）底香、隐摩豆唎迦香、胡荽香、诸树汁类香，如合香如法相和，随所合香皆置龙脑、应用雨水未堕地者，而作涂香，真言持诵，次第供养内外诸尊。

其涂香中，勿置有情身分及与紫鉚，勿用秽恶虫食无香等者，当取好净者，亦勿将水而研其香。若供养诸佛涂香者，当用新好郁金香或黑沉香，和龙脑而作涂香；若作供养观自在者，当用白檀以为涂香；若供养执金刚及眷属者，当用紫檀而为涂香；自余诸尊，随意而合用供养之。

（中略）

其烧香者，用白檀、沉水相和供养佛部；用尸利稗瑟多迦等诸树汁香供养莲华部；用黑沉水香及安息香供养金刚部。次说普通和香，非有情身分之者，取白檀香、沉水香、龙脑香、苏合香、熏陆香、尸利（二合）稗瑟咃（二合）迦香、萨阇罗（二合）沙香、安息香、婆罗枳香、乌尸罗香、摩勒迦香、香附子香、甘松香、阏伽跢哩（二合）香、柏木香、天木香，及钵地夜（二合）等香，以砂糖相和，此名普通和香，次第供养诸尊。或随意取如前之香而和供养，或复总和，或取香美者而和，如是随辨涂香及花并以烧香，以诚心以供养。

译文：

制作涂香时，选用白檀香、沉水香、迦湿弥嘌香、苾唎（二合）曳应旧香、多迦罗香、优婆罗香、苾利（二合）迦香、甘松香、丁香、桂心香、龙华香、禹车香、宿涩蜜香、石南叶香、芦根香、瑟菟（二合）泥（去）耶汁香、干陀罗（二合）沙汁香、沙陀拂瑟婆香（云回香）、婆萨那罗跢迦香、势（去）礼耶香、阇知皤怛罗（二合）香（云婆罗门豆蔻叶）、香附子香、吉隐（二合）底香、隐摩豆唎迦香、胡荽香以及各种树汁类香。如果选用合香，应依法调和，随意制成合香，加入龙脑，调入未落地的雨水，用于涂香，真言持诵，依次供养内外诸尊。

涂香之中不要放入众生身体及紫鉚，不要使用那些被秽恶之虫咬食过、没有香气的东西，应当选取上好、洁净的原料，也不要用水研制香品。如果是用来供养诸佛的涂香，应当选用新鲜上好的郁金香或黑沉香，调入龙脑香，制成涂香；如果是用于供养观世音菩萨，应当以白檀为原料制作涂香；如果是用于供养执金刚及眷属之类，应当选用紫檀香制作的涂香。其余诸尊可随意调配香品来供养。

（中略）

烧香的选择：将白檀香、沉水香调和来供养佛部，用尸利稗瑟多迦等各种树汁香来供养莲华部，用黑沉水香及安息香来供养金刚部。普通合香中不加入众生身体成分，取白檀香、沉水香、龙脑香、苏合香、熏陆香、尸利稗瑟咤迦香、萨阇罗（二合）沙香、安息香、婆罗枳香、乌尸罗香、摩勒迦香、香附子香、甘松香、阏伽跢哩（二合）香、柏木香、天木香及钵地夜（二合）等香，用砂糖调和，名为普通合香，次第供养诸尊。或随意取如前述香品，调和供养，或汇总前述香品配制，或取香气美好的香品调配，如此即可明辨使用涂香、花香及烧香诚心供养的方法。

十八、《金光明最胜王经》

经文提要：

《金光明最胜王经·大辩才天女品》节录。

文中大辩才天女宣说咒药洗浴之法，取经中所说三十二味香药研成香末，持咒一百零八遍加持洗浴，如果能再发起弘誓，永断诸恶，常修诸善，于一切有情兴起大悲心者，则获无量福，所有患苦尽皆消除，解脱贫穷，财宝具足，一切吉祥安稳。

佛经原文：

尔时大辩才天女于大众中即从座起，顶礼佛足，白佛言："世尊！若有法师说是《金光明最胜王经》者，我当益其智慧，具足庄严言说之辩。若彼法师于此经中文字句义所有忘失，皆令忆持能善开悟，复与陀罗尼总持无碍。"

又此《金光明最胜王经》，为彼有情已于百千佛所种诸善根常受持者，于赡部洲广行流布，不速隐没。复令无量有情闻是经典，皆得不可思议捷利辩才无尽大慧，善解众论及诸伎术，能出生死速趣无上正等菩提，于现世中增益寿命，资身之具悉令圆满。世尊！我当为彼持经法师及余有情，于此经典乐听闻者，说其咒药洗浴之法。彼人所有恶星灾变，与初生时星属相违，疫病之苦、斗争战阵、噩梦鬼神、蛊毒压魅、咒术起尸，如是诸恶为障难者，悉令除灭。诸有志者应作如是之法，当取香药三十二味，所谓：石菖蒲（跋者）、牛黄（瞿卢折娜）、苜蓿香（塞毕力迦）、麝香（莫诃婆伽）、雄黄（末捺眵罗）、合昏树（尸利洒）、白及（因达啰喝悉哆）、芎䓖（阇莫迦）、枸杞根（苦弭）、松脂（室利薜瑟得迦）、桂皮（咄者）、香附子（目窣哆）、沉香（恶揭嚕）、栴檀（栴檀娜）、零陵香（多揭罗）、丁子（索瞿者）、郁金（茶矩么）、婆律膏

（揭罗娑）、苇香（捺剌柁）、竹黄（鹘路战娜）、细豆蔻（苏泣迷罗）、甘松（苦弭哆）、藿香（钵怛罗）、茅根香（唱尸罗）、叱脂（萨洛计）、艾纳（世黎也）、安息香（窭具攞）、芥子（萨利杀跛）、马芹（叶婆你）、龙花须（那伽鸡萨罗）、白胶（萨折罗婆）、青木（矩瑟侘）。

皆等分，以布洒星日一处捣筛，取其香末，当以此咒咒一百八遍。

咒曰：

怛侄他苏讫栗帝讫栗帝讫栗帝劫摩怛里缮怒羯啰滞郝羯喇滞因达啰阇利腻铄羯滞钵设侄囇阿伐底羯细计娜矩睹矩睹脚迦鼻囇劫鼻囇劫鼻囇劫毗啰末底（丁里反）尸罗末底那底度啰末底哩波伐雉畔稚囇室囇室囇萨底悉体羝莎诃

若乐如法洗浴时，应作坛场方八肘，
可于寂静安稳处，念所求事不离心。
应涂牛粪作其坛，于上普散诸花彩，
当以净洁金银器，盛满美味并乳蜜。
于彼坛场四门所，四人守护法如常，
令四童子好严身，各于一角持瓶水。
于此常烧安息香，五音之乐声不绝，
幡盖庄严悬缯彩，安在坛场之四边。
复于场内置明镜，利刀兼箭各四枚，
于坛中心埋大盆，应以漏版安其上。
用前香末以和汤，亦复安在于坛内，
既作如斯布置已，然后诵咒结其坛。

结界咒曰：

怛侄他頞喇计娜也泥（去）呬囇弭囇祇囇企企囇莎诃

如是结界已，方入于坛内，
咒水三七遍，散洒于四方。
次可咒香汤，满一百八遍，
四边安幔障，然后洗浴身。

咒水咒汤咒曰：

怛侄他（一）索揭智（贞励反，下同）（二）毗揭智（三）毗揭荼伐底（四）莎

词（五）

若洗浴讫，其洗浴汤及坛场中供养饮食弃河池内，余皆收摄。如是浴已方着净衣，既出坛场入净室内。咒师教其发弘誓愿，永断众恶，常修诸善，于诸有情兴大悲心，以是因缘当获无量随心福报。复说颂曰：

若有病苦诸众生，种种方药治不差，

若依如是洗浴法，并复读诵斯经典。

常于日夜念不散，专想殷勤生信心，

所有患苦尽消除，解脱贫穷足财宝。

四方星辰及日月，威神拥护得延年，

吉祥安稳福德增，灾变厄难皆除遣。

次诵护身咒三七遍，咒曰：

怛侄他三谜毗三谜莎诃索揭滞毗揭滞莎诃毗揭茶（亭耶反）伐底莎诃娑揭啰三步多也莎诃塞建陀摩多也莎诃尼攞建佗也莎诃阿钵啰市哆毗喋耶也莎诃呬摩盘哆三步多也莎诃阿你蜜攞薄怛啰也莎诃南谟薄伽伐都跋啰甜摩写莎诃南谟萨啰酸（苏活）底莫诃提鼻裔莎诃悉甸睹漫（此云成就我某甲）曼怛啰钵拖莎诃怛喇睹仳侄哆跋啰甜摩奴末睹莎诃

尔时，大辩才天女说洗浴法坛场咒已，前礼佛足，白佛言："世尊！若有苾刍、苾刍尼、邬波索迦、邬波斯迦，受持读诵书写流布是妙经王，如说行者，若在城邑聚落旷野山林僧尼住处，我为是人将诸眷属作大天伎乐，来诣其所而为拥护，除诸病苦流星变怪、疫疾斗诤王法所拘、噩梦恶神为障碍者，蛊道厌术悉皆除殄，饶益是等持经之人。苾刍等众及诸听者，皆令速渡生死大海，不退菩提。"

尔时世尊闻是说已，赞辩才天女言："善哉！善哉！天女！汝能安乐利益无量无边有情，说此神咒以香水坛场法式，果报难思。汝当拥护最胜经王，勿令隐没常得流通。"

尔时，大辩才天女礼佛足已，还复本座。

译文：

那时，大辩才天女在大众之中，从座位上起来后顶礼佛足，对佛说："世尊！如果有法师演说这部《金光明最胜王经》，我当增益其智慧，使之具备满足庄严言说之辩。

如果那位法师对于此经中文字、句义有所遗忘疏失，都能让他回忆起来，持此经文，善于开悟，再使之得陀罗尼（一种记忆术）总持无障碍。"

这部《金光明最胜王经》因被那些已经受持百千佛所种善根的众生在南赡部洲广为散布而未隐没。今再使无数众生知晓这部经典，则其皆得不可思议捷利辩才无尽大慧，善于解释众家论说及各种技术，能出生死速趣（四生六趣）、无上正等觉，在现世之中，延长寿命，资身之具（饮食、衣服、卧具、医药）皆得圆满。世尊！我将为那些修持此经的法师以及其余乐于听闻此部经典的众生讲说其咒药洗浴之法。人的所有恶星灾变与初生之时的星属相违，疫病之苦、征战斗争、噩梦、鬼神、蛊毒、厌魅、咒术起尸，以上各种邪恶制造的灾难都能因知晓这部经典而灭除。各位有智之人应当依照如下洗浴之法，取香药三十二味，即石菖蒲（跋者）、牛黄（瞿卢折娜）、苜蓿香（塞毕力迦）、麝香（莫诃婆伽）、雄黄（末捺眵罗）、合昏树（尸利洒）、白及（因达啰喝悉哆）、芎䓖（阇莫迦）、枸杞根（苦弭）、松脂（室利薜瑟得迦）、桂皮（咄者）、香附子（目窣哆）、沉香（恶揭噜）、栴檀（栴檀娜）、零陵香（多揭罗）、丁子（索瞿者）、郁金（茶矩么）、婆律膏（揭罗娑）、苇香（捺剌柁）、竹黄（鹘路战娜）、细豆蔻（苏泣迷罗）、甘松（苦弭哆）、藿香（钵怛罗）、茅根香（嗢尸罗）、叱脂（萨洛计）、艾纳（世黎也）、安息香（窭具攞）、芥子（萨利杀跛）、马芹（叶婆你）、龙花须（那伽鸡萨罗）、白胶（萨折罗婆）、青木（矩瑟佗）。

以上诸味各取相等的分量。选择布洒星（星名）日，将其调和到一起，捣制过筛，取其香末，并用以下咒语咒念一百零八遍。

咒语为：

怛侄他苏讫栗帝讫栗帝讫栗帝劫摩怛里繕怒羯啰滞郝羯喇滞因达啰阇利腻铄羯滞钵设侄嚩阿伐底羯细计娜矩眵矩眵脚迦鼻曬劫鼻曬劫鼻曬劫毗啰末底（丁里反）尸罗末底那底度啰末底哩波伐雉畔稚曬室曬室曬萨底悉体瓯莎诃

依法作乐，洗浴之时应设置坛场，方围八肘。可将坛场安置于寂静安隐之处，在心中默念所求之事。应该用牛粪涂制成坛，在坛上撒满各种彩色的花朵，并用洁净的金银器皿盛满美味食物以及乳、蜜制品。在这坛场四门之处，让四人依照寻常方法镇守护法，让四位美好庄严的童子各立一角，手持一瓶水，其间常常烧熏安息香，奏响五音乐声，并使之不会断绝。幡盖庄严，上悬绘彩，安置于坛场四周，再在坛场中放置明亮的镜子、锋利的刀及箭各四枚，在法坛的中心位置埋下大盆，并将漏板安放在上面。将前面制成的香末用水调和，调和后将其安置在坛内，然后念诵咒语，咒结法坛。

结界咒为：

怛侄他頝喇计娜也泥（去）呬嚩弭嚩祇嚩企企嚩莎诃

如此念诵结界咒之后才可进入坛内。咒水三七二十一遍后，将其散洒至四面。然后咒诵香汤，念满一百零八遍，在坛场四面安置幔帐，然后用香汤洗浴身体。

咒水咒汤的咒语为：

怛侄他（一）索揭智（贞励反，下同）（二）毗揭智（三）毗揭荼伐底（四）莎诃（五）

洗浴完毕之后，将用于洗浴的香汤以及坛场中供养的饮品、食物弃于河池之内，再将其余器具全都收起来。洗浴之后才能穿上洁净的衣服，然后走出坛场，进入净室之内。由咒师教引他发下弘誓大愿，永远断绝各种恶行，常常修持各种善行，对于诸众生兴大悲之心。以此因缘，当获无量随心福报。又演说颂语道：

> 若有病苦诸众生，种种方药治不差，
>
> 若依如是洗浴法，并复读诵斯经典。
>
> 常于日夜念不散，专想殷勤生信心，
>
> 所有患苦尽消除，解脱贫穷足财宝。
>
> 四方星辰及日月，威神拥护得延年，
>
> 吉祥安稳福德增，灾变厄难皆除遣。

再念诵护身咒三七二十一遍，咒语为：

怛侄他三谜毗三谜莎诃索揭滞毗揭滞莎诃毗揭荼（亭耶反）伐底莎诃娑揭啰三步多也沙诃基建陀摩多也沙诃尼攞建佗也莎诃阿钵啰市哆毗㘔耶也莎诃呬摩盘哆三步多也莎诃阿你蜜攞薄怛啰也莎诃南谟薄伽伐都跋啰甜摩写莎诃南谟萨啰酸（苏活）底莫诃提鼻裔莎诃悉甸睹漫（此云成就我某甲）曼怛啰钵拖莎诃怛喇睹化侄哆跋啰甜摩奴末睹莎诃

彼时，大辩才天女演说洗浴之法及坛场咒语毕，上前顶礼佛足，对佛说："世尊！如有比丘、比丘尼、信男、善女，受持、诵读、书写、流传此《金光明最胜王经》，且如此施行者，如果是在城邑、聚落、旷野、山林等僧尼住所，我将让亲近随从作天伎乐，去往他的居所，扶持守护，以将各种病苦、流星变怪、疫疾斗争、王法拘禁、罣梦恶神障碍、蛊道厌术等全都消除，造福修持此经之人。比丘等人及各听讲信众皆使之速渡生死大海，不退菩提之心。"

彼时，世尊听闻此说，赞美辩才天女说："好啊，好啊！天女！你为使无数众生得到恩惠与幸福，身心安乐，演说此神咒以及香水、坛场法式，其果报难以思量。你应当拥护《金光明最胜王经》，不要让它隐没，要使之永远流传。"

当时，大辩才天女顶礼佛足毕，回归本座。

十九、《慈悲道场忏法》

经文提要：

《慈悲道场忏法》卷十节录。

本文主要讲发起鼻根之善愿，祈愿一切有情不闻一切坏恶气味，常闻种种好香，乃至佛、菩萨、圣众等妙德之香。

佛经原文：

次发鼻根愿："又愿今日道场同业大众，广及六道一切众生，从今日去乃至菩提，鼻常不闻杀生滋味饮食之气，不闻畋猎放火烧害众生之气，不闻蒸煮熬炙众生之气，不闻三十六物革囊臭处之气，不闻锦绮罗縠惑人之气。

又愿鼻不闻地狱剥裂焦烂之气，不闻饿鬼饥渴饮食粪秽脓血之气，不闻畜生腥臊不净之气，不闻病卧床席无人看视疮坏难近之气，不闻大小便利臭秽之气，不闻死尸膨胀虫食烂坏之气。

惟愿大众六道众生从今日去，鼻常得闻十方世界牛头栴檀无价之香，常闻优昙钵罗五色花香，常闻欢喜园中诸树花香，常闻兜率天宫说法时香，常闻妙法堂上游戏时香，常闻十方众生行五戒十善六念之香，常闻一切七方便人十六行香，常闻十方辟支学无学人众德之香，常闻四果四向得无漏香，常闻无量菩萨欢喜、离垢、发光、焰慧、难胜、远行、现前、不动、善慧、法云之香，常闻众圣戒、定、慧、解脱、解脱知见五分法身之香，常闻诸佛菩提之香，常闻三十七品十二缘观六度之香，常闻大悲、三念、十力、四无所畏、十八不供法香，常闻八万四千诸波罗蜜香，常闻十方无量妙极法身常住之香。"

已发鼻根愿竟，相与至心五体投地，归依世间大慈悲父：南无弥勒佛、南无释迦牟尼佛、南无梨陀法佛、南无应供养佛、南无度忧佛、南无乐安佛、南无世意佛、南无爱身佛、南无妙足佛、南无优钵罗佛、南无华缨佛、南无无边辩光佛、南无信圣佛、南无德精进佛、南无妙德菩萨、南无金刚藏菩萨、南无无边身菩萨、南无观世音菩萨。

又复归依如是十方尽虚空界一切三宝。

愿以慈悲力同加摄受，令（某甲）等得如所愿，满菩提愿。

译文：

又发起鼻根之善愿：又愿现下道场中同业大众，广及六道（亦称六趣，即众生各依其业而趣往之世界）一切众生，从今日起乃至菩提（断绝世间烦恼而成就涅槃之智慧）鼻根永远嗅闻不到杀害众生所制成的饮食的气息，嗅闻不到狩猎放火烧害众生的气息，嗅闻不到蒸煮熬炙众生的气息，嗅闻不到人身上三十六种不洁要素及革囊臭味的气息，嗅闻不到锦绮罗縠等丝织品诱惑的气息。

又愿鼻根嗅闻不到地狱剥裂焦烂的气息；嗅闻不到饿鬼因饥渴而饮食粪秽、脓血的气息；嗅闻不到畜生腥臊不净的气息；嗅闻不到病卧床席，因无人看视而生疮，使人难以靠近的气息；嗅闻不到大小便臭秽的气息；嗅闻不到死尸膨胀虫食烂坏的气息。

只愿大众及六道众生从今日开始，鼻根常可嗅闻十方世界牛头栴檀无价之香，常可嗅闻优昙钵罗五色花香，常可嗅闻欢喜园中各种树生花香，常可嗅闻兜率天宫说法时的香味，常可嗅闻妙法堂上游戏时的香味，常可嗅闻十方众生行五戒十善六念的香味，常可嗅闻一切七方便人十六行香，常可嗅闻十方辟支学无学人众德的香味，常可嗅闻四果四向得无漏香，常可嗅闻无量菩萨欢喜、离垢、发光、焰慧、难胜、远行、现前、不动、善慧、法云等香，常可嗅闻众圣戒、定、慧、解脱、解脱知见五分法身等香，常可嗅闻诸佛菩提的香味，常可嗅闻三十七品十二缘观六度之香，常可嗅闻大悲、三念、十力、四无所畏、十八不共法香，常可嗅闻八万四千诸波罗蜜香，常可嗅闻十方无量妙极法身常住之香。

鼻根善愿已经发出，相与至心，五体投地，归依世间大慈悲父：南无弥勒佛、南无释迦牟尼佛、南无梨陀法佛、南无应供养佛、南无度忧佛、南无乐安佛、南无世意佛、南无爱身佛、南无妙足佛、南无优钵罗佛、南无华缨佛、南无无边辩光佛、南无信圣佛、南无德精进佛、南无妙德菩萨、南无金刚藏菩萨、南无无边身菩萨、南无观世音菩萨。

又归依这十方尽虚空界一切三宝。

愿以慈悲法力同加摄受，令（某人）等得如所愿，满菩提愿。

二十、《菩萨从兜率天降神母胎说广普经》

经文提要：

《菩萨从兜率天降神母胎说广普经》卷二节录。

本文主要讲述释迦牟尼佛在兜率天降神母胎时，自说从无数劫来，遍嗅一切众香，成就鼻根神通的故事。

佛经原文：

（前略）

"吾从无数阿僧祇劫修鼻神通，遍嗅十方无量众生，知分别善香、恶香，粗香、细香，火香、水香，俗香、道香，乃至菩萨坐树王下香，戒香、定香、慧香、解脱香、解脱知见香，教授众生大慈无边香，悲悯众生香、喜悦和颜香、放舍周遍香、神足无畏香、觉力根本香、破慢贡高香、自然普熏香、庄严佛道香、趣三解脱门香、相相殊胜香、明行果报香、分别微尘香、光明远照香、集众和合香、五聚清净香、持入不起香、止灭众垢香、观灭众垢香、闻戒布施香、惭愧无慢香、仙人法胜香、说法无碍香、舍利流布香、封印佛藏香、七宝无尽香。"

尔时世尊便说颂曰：

> 摩伽山所出，花香及栴檀，
>
> 三界所有香，不如戒香胜。
>
> 戒香灭众垢，往来入无间，
>
> 菩萨不退转，涅槃香第一。
>
> 譬如善射人，仰射于虚空，
>
> 箭势不尽空，寻复堕于地。
>
> 德香远无际，终不有转还，
>
> 今说佛身香，戒定慧解度。
>
> 于亿百千劫，不能尽佛香，
>
> 若于千万劫，佛赞佛功德。

　　　　大圣不能尽，佛身戒德香，

　　　　诸佛威仪法，授前补处别。

　　　　口中五香色，上至忉利天，

　　　　还来至佛所，远佛身七匝。

　　　　诸天散花香，称叹未曾有，

　　　　定香远流布，济度阿僧祇。

　　尔时世尊说此偈已，于彼会中十二那由他众生，心识开悟，皆悉发意，愿乐欲生香积佛刹，是谓菩萨摩诃萨成就鼻通。

译文：

（前略）

　　"我从无数无量劫修成鼻根神通，能遍嗅十方无量众生，悉能了解并区分善香、恶香，粗香、细香，火香、水香，俗香、道香，乃至菩萨坐树王下香，戒香、定香、慧香、解脱香、解脱知见香，教授众生大慈无边香、悲愍众生香、喜悦和颜香、放舍周遍香、神足无畏香、觉力根本香、破慢贡高香、自然普熏香、庄严佛道香、趣三解脱门香、相相殊胜香、明行果报香、分别微尘香、光明远照香、集众和合香、五聚清净香、持入不起香、止灭众垢香、观灭众垢香、闻戒布施香、惭愧无慢香、仙人法胜香、说法无碍香、舍利流布香、封印佛藏香、七宝无尽香。"

　　接着，菩萨就用以下的偈颂来宣说：

　　　　摩伽山所出，花香及栴檀，

　　　　三界所有香，不如戒香胜。

　　　　戒香灭众垢，往来入无间，

　　　　菩萨不退转，涅槃香第一。

　　　　譬如善射人，仰射于虚空，

　　　　箭势不尽空，寻复堕于地。

　　　　德香远无际，终不有转还，

　　　　今说佛身香，戒定慧解度。

　　　　于亿百千劫，不能尽佛香，

　　　　若于千万劫，佛赞佛功德。

人圣不能尽，佛身戒德香，

诸佛威仪法，授前补处别。

口中五香色，上至忉利天，

还来至佛所，远佛身七匝。

诸天散花香，称叹未曾有，

定香远流布，济度阿僧祇。

当时，菩萨宣说此偈之后，法会中十二亿众生心识开悟，都发愿乐，想要往生于香积国土。这就是菩萨摩诃萨成就鼻根神通的事迹。

二十一、《出曜经》

经文提要：

《出曜经·卷十·香名第六十四》节录。

文中列举了各种香的译名及出处，内容如下。

· 伊兰（译曰"香名"），《大智论》第一卷

· 阿伽楼（论曰"密香树"，也译曰"不动"）第十卷

· 多伽楼（论曰"木香树"，也译曰"不没"）

· 婆罗楗驮香（译曰"婆罗者胜楗驮者香"），《华严经》第一卷

· 毕迦香（应云"毕栗迦"，译曰"触也"），《大般涅盘经》第十八卷

· 多迦罗香（译曰"根也"）

· 多摩罗跋香（译曰"霍叶"）

· 俱哆屑（应云"俱瑟哆"，译曰"木也"），《十诵律僧祇》第三十一卷

· 须健提（译曰"好香"），《僧祇律》第三卷

· 忧尸罗（应云"郁尸罗"，律曰"香草"），《善见律毗婆沙》第十五卷

· 贸他致咤（应云"勿私多致多"，律曰"瞿头香也"）

· 未愿干提（译曰"干提香者"），《出曜经》第五卷

· 忧陀罗婆罗香（译曰"胜力"），《大悲莲华经》第四卷

· 忧陀沙罗香（应云"优佗罗婆罗"，译曰"胜宝"）

· 须曼花香（译曰"好意花也"），《法华经》第六卷

· 阇提花香（译曰"生亦云实"）

- 波利质多罗拘陀罗树香（译曰"大游戏地破也"）
- 求罗香（译曰"安息"），《菩萨戒经》第五卷
- 多摩罗香（译曰"藿香"），《严净经》第四卷
- 须牟尼婆利师香（译曰"须牟尼者好仙人婆梨师者忧生"），《数经》
- 迦罗香（译曰"黑花"）
- 婆罗香（译曰"实色"）
- 须牟尼婆梨师香（译曰"须牟尼者善他裟梨师者夏生"）
- 岳产草香
- 降真香
- 山檀香
- 青木香
- 石乳香
- 罗汉香
- 黄连香
- 兜娄香
- 枫香

二十二、《观自在菩萨大悲智印周遍法界利益众生熏真如法》

经文提要：

本经是观自在菩萨宣说以香炉及香印为修法。经中说应观香炉为自在周遍法界之相，将香印作为纥利字，代表本尊，无论是顺向或逆向熏燃，皆能相应显现香印之文，名为人悲拔苦。随着香印次第烧之，则能显现真头之埋，烧尽时，表诸法归空。修此法能获无量福，所出生之处皆能出生妙香，众生得熏，皆得不退转于菩提。

佛经原文：

我蒙毗卢遮那圣旨，而说观自在摩诃（大）枳攘曩（智）母怛罗（印）法，若有修瑜伽人，欲生西方极乐世界利益众生者，即从阿阇梨耶有智熟者，而受莲华金刚法仪，广陈供养作念诵法，于其坛中安置香炉，其香炉含摄观自在周遍法界之相，以何为相？即其香印应作纥哩（二合）文。智业不可得理，摄四种义，𑖐𑖨𑖿𑖪 合成一

字，其梵文 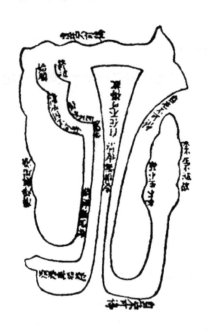 是也，贺字诸法因不可得，罗字清净无垢染，伊字自在不可得，恶字本不生不灭，是为顺义，本不生不灭，自在不可得，清净无垢染，诸法因不可得，是为逆义，逆顺相应显香印文。

我作其图：

是妙香印，名大悲拔苦。所以者何？依烧之次第，而显真实理，若烧尽时，表若顺若逆遂归空法也。处当观察，从纥哩（二合）字，出生唵嚩日罗（二合）达摩等五字，一一字中出生无量字门，一一字门化作一切佛、菩萨身，一一化身周遍法界利益众生，是故行者得无量福，悉地圆满蒙诸佛加被，是故行者获现世安稳，无诸障碍，如妙莲花，见者爱惜，转已得生极乐上品莲中，其有利根智慧方便，现身见香，得陀罗尼名，不染世也。所生之处身出妙香，遍十方国，众生得熏，皆证不退。如是功德，不可具说。

其香炉盖上，可雕嚩日罗（二合）达摩字，首加唵字以为五字（可旋顺）。

其盖中央，应立三昧耶形，一钴杵上安开八叶莲花是也，如上五字围绕此三昧耶，三昧耶者是本誓之形也。若见此形作礼专念，即证莲花性，所以生极乐者，更不染世。设交世间，度众生如莲花不为诸垢所染也。皆由过去本誓愿力故，证此果界也。是故行者立此三昧耶形，应专念之而作是想，是梵文 之香烟成此三昧耶形，此形更为本尊形体，表因时本誓，遂为果时形色，是三昧耶义也。

烧香之时结本尊契，诵是本真言印之，即得成就，其盖图如斯：

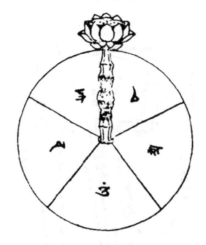

得入此轮，至无上菩提，若欲不间常诵真言，然而未离攀缘，拟懈怠者，但依是妙印，应烧栴檀莲等香，如是每日作烧香法者，即成常业，诵持金刚法明。何以故？如上真言字义，皆于此印香能显示故。

根本印，两手金刚缚，两食指头合如莲花叶，两大栂指并立即成。真言曰：

唵嚩日罗（二合）达摩纥哩（二合）

[om/ va jra / dha rmma hrīh]

若人持此一字真言，能除一切灾祸疾病，命终之后，当得极乐上品之生，余诸所求，世间、出世大愿随持得成，何况依此教法而修行者，一切悉地不久圆满也。

观自在菩萨熏真如香印法说已竟。

译文：

我蒙毗卢遮那佛（大日如来）法曰，演说观自在摩诃（意为"人"）枳穰曩（意为"智"）母怛罗（意为"印"）法，如果有修持瑜伽（佛教修行方法之一）之人，欲往生西方极乐世界，使众生随顺佛法而获得恩惠及幸福，即应跟从智者导师，受持《莲华经》《金刚经》法仪，广陈供养，行念诵之法。在法坛之中安置香炉，此香炉含摄观自在周遍法界之相，以什么为相？其香印应做成纥哩（又作"纥利"，为阿弥陀佛或观音菩萨之种子）字样。智业不可得理，囊括四种义 𑀫 𑀋 𑀒 𑀈，合成一字，即为梵文 𑀖。贺字指诸法因不可得，罗字指清净无垢染，伊字指自在不可得，恶字指本不生不灭，这是香印顺向熏燃显现之义。本不生不灭，自在不可得，清净无垢染，诸法因不可得，这是香印逆向熏燃显现之义。无论是逆向还是顺向，皆能相应显示香印之文。

我作此图：

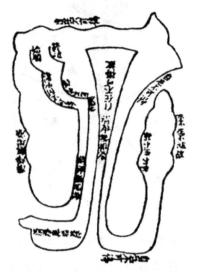

这美妙香印名为大悲拔苦。为什么这么说呢？因为香印次第熏燃，能显现出真实之理。香印燃尽时表示无论顺还是逆，诸法皆归于空。悉心观察，从纥哩（二合）一字，生出"唵、嚩、日罗（二合）、达、摩"五字，每个字中又都生出无量字门，每个字门又化作一切佛、菩萨身，一一化身周遍法界利益众生。依照经文修行的人能得到无量福力，悉地圆满，蒙诸佛加护，得以获现世安稳，无有障碍。如美妙莲花一般，见到的人莫不爱惜，转而得生极乐上品莲花之中，其有利根智慧方便，现身见香，得名陀罗尼，不染尘世。所生之处，身出妙香，遍布十方佛国，使众生得以熏染，皆证不退。如此功德，不可一一演说。

可在此香炉盖上雕刻"嚩日罗达摩"字样，其首加上"唵"字，合成五字（可以旋转顺应）。

在香炉盖的中央位置应立起三昧耶形（指密教诸尊手持的器物及手结的印契），在独钴金刚杵上安设八叶莲花，将以上五字围绕于三昧耶形边缘。三昧耶是诸佛、菩萨本誓的形相。见此三昧耶形，行礼念诵，即可证莲花性，生于极乐世界，不染凡世，来至世间，度脱众生，如莲花一般，出污泥而不染。这都是过去本誓愿力（指普度众生，令众生离苦得乐的愿望的力量和能力）的缘故，终得证此果界。因此，修行之人立此三昧耶形，应当专心作此念想，是梵文 🕉 的香烟呈现三昧耶形，此形更是本尊形体，表示诸佛、菩萨在因地所立之根本誓约，遂为果地形色。这就是三昧耶义。烧香之时结佛本尊印契，念诵此本真言印证，即可成就。其香炉盖如此图形：

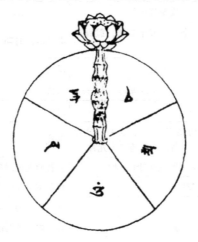

得入此轮，至无上菩提，若想不间断地常诵真言，然而未离攀取缘虑之意，心有懈怠的，只须依此妙印，熏烧栴檀莲等香。如此每日施行烧香之法，即成常业，诵持金刚法明。何以如此？因为以上真言字义，皆能从此印香中显现出来。

根本印为：二手呈金刚缚，两手中指合如莲花叶状，二手大指并立。真言为：

唵嚩日罗（二合）达摩纥哩（二合）

［oṃ/ va jra / dha rmma hrīḥ］

人若持此一字真言，则能消除一切灾祸、疾病，生命终结之后亦可得往生极乐上品，其余各种愿求，世间、出世大愿，随持得成，何况是依照此教法修行之人，其一切成就不久即可圆满。

观自在菩萨熏真如香印之法，演说完毕。

二十三、 中国历代有关芳香药物的医药文献

几乎大部分中草药文献都涉及芳香药物，因此不可能将所有的文献全部列出。此处只列出其中收录芳香药物较多，或在芳香药物方面有突出特点，或代表某个时代芳香药物成绩或具有其他代表意义的涉香文献。笔者对论述芳香药物的医药文献进行整理，具体情况见表7。

表7　论述芳香药物的医药文献

文献名	文献情况	年代	作者或出处
《佛说旃檀树经》	一卷，香学专著	因失佚而不能确定	出自《大正新修大藏经》
《山海经》	十八卷，载香药三十五种	先秦	禹、伯益

文献名	文献情况	年代	作者或出处
《五十二病方》	一万余字，全书分五十二题，载香药十七种	春秋战国时期	出自湖南长沙马王堆三号汉墓
《伤寒论》	十卷，载香药二十三种	汉代	张仲景
《金匮要略》	三卷，共二十五篇，载香药二十一种	汉代	张仲景
《汉宫香方注》	香方专著	汉代	郑玄
《神农本草经》	全书收载药物三百六十五种，分为上、中、下三品，载香药二十九种	汉代	相传为神农氏
《肘后备急方》	八卷七十篇，载香药四十一种	魏晋南北朝时期	葛洪
《补辑肘后方》	载香药十三种	魏晋南北朝时期	葛洪原著，尚志钧辑校
《香方》	一卷，香方专著	魏晋南北朝时期	宋明帝
《杂香方》	五卷，香方专著	魏晋南北朝时期	本书流失
《龙树菩萨和香法》	二卷，香方专著	魏晋南北朝时期	本书流失
《和香方》	失传，仅存《和香方·自序》	魏晋南北朝时期	范晔
《神农本草经集注》	七卷，载香药二十九种	魏晋南北朝时期	陶弘景
《名医别录》	三卷，载香药四十二种	魏晋南北朝时期	陶弘景
《齐民要术》	十卷，载香药十五种	魏晋南北朝时期	贾思勰
《佛说戒德香经》	一卷，香学专著	魏晋南北朝时期（译经年代）	竺昙无兰译
《备急千金要方》	三十卷，载香药三十三种	隋唐五代时期	孙思邈
《千金翼方》	三十卷，载香药三十一种	隋唐五代时期	孙思邈
《北史·波斯国传》	涉论香药	隋唐五代时期	李大师、李延寿
《梁书·中天竺国》	涉论香药	隋唐五代时期	姚察、姚思廉
《梁书·林邑国传》	涉论香药	隋唐五代时期	姚察、姚思廉
《本草拾遗》	十卷，载香药二十二种	隋唐五代时期	陈藏器
《隋炀帝后宫诸香药方》	香方专著	隋唐五代时期	杨广
《海药本草》	五卷，载香药二十四种	隋唐五代时期	李珣
《外台秘要》	四十卷，载香药三十一种	隋唐五代时期	王焘
《新修本草》	五十四卷，载香药六十二种	隋唐五代时期	苏敬等
《证类本草》	三十一卷，载香药六十七种	宋代	唐慎微
《天香传》	无卷数	宋代	丁谓
《香谱》	二卷	宋代	洪刍
《太平御览》	一千卷，涉论香药	宋代	李昉等
《重修政和经史证类备急本草》	三十卷，载香药六十八种	宋代	唐慎微
《苏沈良方》	十五卷，涉论香方	宋代	苏轼、沈括
《太平惠民和剂局方》	十卷，涉论香方	宋代	太平惠民和剂局
《寿亲养老新书》	四卷，涉论香方	宋代	陈直
《铁围山丛谈》	六卷，涉论香方	宋代	蔡绦

文献名	文献情况	年代	作者或出处
《太平圣惠方》	一百卷，涉论香方	宋代	王怀隐等
《圣济总录》	二百卷，涉论香方	宋代	北宋末年政府主持编纂，以宋徽宗名义颁行
《陈氏香谱》	四卷，香方专著	宋代	陈敬
《新纂香谱》	四卷，香方专著	宋代	陈敬
《箧中方》	香方专著	宋代	钱文僖
《桂海香志》	一百四十四卷，香学专著	宋代	范成大
《名香谱》	香学专著	宋代	叶廷珪
《香谱》	香学专著	宋代	沈立之
《公库香谱》	香学专著	宋代	武冈
《续香谱》	香学专著	宋代	张子敬
《老学庵笔记》	十卷，涉论香方	宋代	陆游
《墨庄漫录》	十卷，涉论香方	宋代	张邦基
《百川学海》	含"香谱"二卷	宋代	左圭
《萱堂香谱》	收录在洪刍的《香谱》中，占二卷	宋代	侯氏，匿名
《颜氏香史》	香学专著	宋代	颜博文
《佛说戒香经》	一卷，香学专著	宋代（译经年代）	法贤译
《御药院方》	十一卷，涉论香方	元代	许国祯
《神农本草经疏》	三十卷，载香药二十九种	明代	缪希雍
《回回药方》	三十六卷，载香药二十七种	明代	作者不明
《本草纲目》	五十二卷，含独立"芳香篇"	明代	李时珍
《普济方》	一百六十八卷，涉论香方	明代	朱橚、滕硕、刘醇等
《香乘》	二十八卷，香方专著	明代	周嘉胄
《寿世保元》	十卷，涉论香方	明代	龚廷贤
《焚香七要》	香学专著	明代	朱权
《蕉窗九录》	含"香录"篇，涉论香方	明代	项元汴
《唐宋丛书》	存一卷，涉论香学	明代	钟人杰、张遂辰
《国学珍本文库》第一集	二十四卷，涉论香学	明代	闵正中、曾汝鲁
《宣德鼎彝谱》	八卷，涉论香学	明代	吕震等
《宣德彝器谱》	三卷，涉论香学	明代	吕震
《宣德彝器图谱》	二十卷，涉论香学	明代	吕震
《金陵故宫遗香》	十八首，涉论香学	明代	董说
《香笺》	一卷，香学专著	明代	屠隆
《考槃余事》	四卷，涉论香学	明代	屠隆
《水边林下》	含《香笺》一卷	明代	屠隆

文献名	文献情况	年代	作者或出处
《香本纪》	包含于《香艳丛书》（清代张廷华辑，全书二十集，八十卷）	明代	吴从先
《香国》	二卷，香学专著	明代	毛晋
《山居小玩》	无卷数，涉论香学	明代	毛晋
《群芳清玩》	无卷数，涉论香学	明代	李玙
《非烟香法》	一卷，香学专著	明代	董说
《长物志》	十二卷，涉论香学	明代	文震亨
《说郛》	一百卷，涉论香学	明代	陶宗仪
《宣炉博论》	一卷，涉论香学	明代	项元汴
《宣炉歌注》	一卷，涉论香学	清代	冒襄
《植物名实图考》	三十八卷，载香药三十九种	清代	吴其濬
《玉函山房辑佚书补编》	七百三十九卷，涉论香方	清代	王仁俊
《四库全书》	七万九千多卷，含大量香学专著	清代	纪昀等
《洪氏晦木斋丛书》	八册，涉论香学	清代	洪汝奎
《昭代丛书》	别集含六十卷，涉论香学	清代	张潮
《学海类编》	八百一十卷，涉论香学	清代	曹溶
《笔记小说大观》辑七	三十五册，涉论香学	清代	王均卿
《黄熟香考》	香学专著	清代	万泰
《檀几丛书》	一百零三卷，香学专著	清代	王晫、张潮
《丛书集成初编》	四千册，涉论香学	民国时期	王云五
《适园丛书》	十二集，一百九十二册，涉论香学	民国时期	张钧衡
《美术丛书》	四集，收录著作二百五十七种，涉论香学	民国时期	黄宾虹、邓实
《香学会典》	九章，香学专著	现代	刘良佑
《灵台沉香》	香学专著	现代	刘良佑
《品香之道》	香学专著	现代	刘良佑
《香药本草》	十二章	现代	李良松
《调香术》	五章	现代	林翔云
《中国香文化》	六章	现代	傅京亮
《琼脂天香》	九章	现代	张丹阳
《沉香把玩艺术》	四篇	现代	何悦、张晨光
《中国香学》	十章	现代	贾天明

第十四章　佛香典故趣事

下面列出与佛香有关的一些典故和奇闻逸事。它们有的反映了香料香品的特性、价值与作用，有的反映了古代的香文化，有的反映了香料香品在佛教中的特殊价值和作用。

一、沉香

【沉香祭天】

梁武帝时定立规制：在南郊用沉香建造明堂，取其与上天纯阳正气相宜之意；在北郊则用土与香混合，以表示人与土地亲近之意，宜于混杂各种芬芳之气，调和众香。梁武帝祭天时开始使用沉香，这种做法之前是没有的。(《香乘》)

【沉香火山】

隋炀帝时期，每到除夕之夜，人们即在殿前设火山，每座火山焚烧几车沉香，又浇上甲煎，火光燃起，高达数丈，人们在几十里之外都能闻到香气。一夜要用去沉香两百车、甲煎两百余石。房室之中不点油脂灯火，悬挂一百二十颗宝珠用以照明，珠光可与白昼相比。(《杜阳杂供》)

【太宗问沉香】

唐太宗问崖州首领冯盎道："爱卿离沉香产地是远还是近呢？"冯盎奏答道："微臣居所周围都是香树。活着的香树是没有香的，只有朽木才结香。"(《香乘》)

【沉香亭子材】

长庆四年，唐敬宗刚刚继位，九月丁未日，波斯大商人李苏沙进献制造沉香亭子的木材。拾遗李汉谏言劝阻："用沉香木来做亭子，不异于天上的瑶台琼室。"敬宗虽然大怒，却大度地宽容了此事。(《旧纪》)

【沉香泥壁】

唐代诗人宗楚客建造了一座新宅，用一丈多高的柏木制成梁柱，还将沉香与红粉混合，用以糊墙，开门之时香气蓬勃。太平公主造访他的家宅，观看之后，叹息着说："看看宗楚客行走坐卧之处，我们都白白活了一辈子啊！"（《朝野金载》）

【沉香为龙】

五代十国时期，南楚君主马希范构建九龙殿，用沉香制成八条龙。八条龙各长百尺，绕柱相向，做趋捧状。马希范坐在八龙之间，自称一龙。其所戴幞头硬脚长达丈余，用来模拟龙角的样子。凌晨即将坐殿之时，马氏先让人在龙腹中焚香，烟气郁然而出，就像是从龙嘴里吐出的一样。近古以来，诸侯王奢侈僭越，没有像这样极盛的。（《续世说》）

【沉香水染衣】

周光禄家的姬妾抹头发用郁金油，搽脸用龙消粉，染衣服用沉香水，每到月底，人人都能得到一支金凤凰作为赏赐。（《传芳略记》）

【炊饭洒沉香水】

龙道千在积玉坊选择居室，用藤编成凤眼窗，用千年的木莲根支床，煮饭时洒上沉香水，用山凤的脊髓泡酒。（《青川杂记》）

【沉香似芬陀利华】

后周显德末年，进士贾颙在九仙山遇见了唐代名臣李靖，见其行走时疾如骏马奔驰，贾颙知道其中有异，拜而求道，并取出竹箱中所剩余的沉水香焚告。李靖说："沉香与在斜光下生长六天的芬陀利华完全一样。你这个人有道骨，但是尘缘未了。"于是李靖赐给他一颗仙丹，让他把柏子当成粮食。（《清异录》）

【沉香观音像】

西小湖天台教寺过去叫观音教寺。相传在唐代乾符年间，该寺曾拥有一尊沉香观音像，此像泛太湖而来，天台教寺的僧人们前往迎接而得。当时，有藤草缠绕在观音像的足部，僧人将草投进小湖，就生出千叶莲花来。（《苏州旧志》）

【沉香煎杨】

宋真宗时，宰相丁晋公在临终前的半个月里已经不能进食，他只是终日焚香危坐，默默诵读经文，又用沉香煎汤，不时呷服少许，故神志保持不乱，衣冠端正，奄然逝世。（《东轩笔录》）

二、 檀香

【栴檀除毒】

《楞严经》云："用白栴檀涂抹身体，能除一切热毒。"（《香乘》）

【檀香只可供上真】

道家书籍云："檀香、乳香称为真香，只能用来焚烧祭祀上真仙人。"（《香乘》）

【檀香床】

安禄山有檀香床，乃唐玄宗所赐。（《香乘》）

【白檀香龙】

唐玄宗曾下诏让术士罗公远与僧人不空一同祈雨，比较二人功力。下雨后，玄宗将两人召来询问，不空说："臣昨日祈雨时焚烧了白檀香龙。"玄宗命令侍从们掬来庭中的雨水闻嗅，果然有檀香气息。（《酉阳杂俎》）

【白檀香末】

大凡将相授官的凭信，皆采用金花五色绫纸制成，且上面都撒有白檀香末。（《翰林志》）

三、 龙脑香

【焚龙脑香归钱】

青蚨虫，又叫钱精。取母青蚨虫，杀虫取血，涂在钱上，在串钱的绳子上撒上一点龙脑香，一并放置在柜中。焚一炉香祷告，钱就会都归拢到绳子上了。（《香乘》）

【藏龙脑香】

龙脑香与糯米炭、相思子一同贮藏则不会耗散挥发。也有人说，将龙脑香与鸡毛、相思子一同放到小瓷罐里密封收藏比较好。《相感志》中说，用杉木炭收藏更好，不会耗散挥发。（《香乘》）

【龙脑香籍地】

在唐代，皇上每每想行幸某处，就先用龙脑香、郁金香涂抹地面。（《香乘》）

【龙脑香御龙】

罗子春打算为梁武帝下海寻觅宝珠，杰公问他说："你有西海龙脑香吗？"罗子春答："没有。"杰公说："那么怎么驾驭龙呢？"梁武帝说："此事不能顺利进行啊！"杰公

说："西海有大船，可以去求得龙脑香。"（《梁四公记》）

【瑞龙脑香】

天宝末年，交趾国进贡龙脑香，其形状像蝉虫。波斯人说，只有老龙脑树的树节才生有此香。宫中称之为瑞龙脑。玄宗只赐予杨贵妃十枚。其香气能达十余步之远。玄宗夏天时曾与亲王对弈，让贺怀智弹奏琵琶，杨贵妃站在棋盘边观战，落子数枚后，玄宗将要输棋，杨贵妃将怀中的康国猧子狗放到座位上，狗爬上棋盘，搅乱棋子，玄宗大悦。彼时，微风将杨贵妃的领巾吹到贺怀智的头巾上，许久之后，贵妃转身，领巾才落了下来。贺怀智回家后，感觉香气非同寻常，就卸下头巾，将其珍藏在锦囊之中。待到安史之乱以后，玄宗作为太上皇返回宫中，不停地追思已逝的杨贵妃，贺怀智便将珍藏的头巾进献玄宗，一一奏明往事。玄宗打开锦囊，哭着说道："这是瑞龙脑的香气啊！"（《酉阳杂俎》）

【瑞龙脑棋子】

唐文宗开成年间，富贵人家用紫檀木心和瑞龙脑做棋子。（《棋谈》）

【食龙脑香】

唐敬宗宝历二年，浙东国进贡了两名舞女，这两名舞女冬天不穿棉衣，夏天肌肤无汗，食用荔枝、榧子、金屑、龙脑香之类。宫中俗语说："宝帐香重重，一双红芙蓉。"（《杜阳杂编》）

【翠尾聚龙脑香】

孔雀毛一旦附着上龙脑香，就会相互吸附。宫中常用孔雀翠尾做扫帚，每当君主临幸各处台阁，宫人就掷撒龙脑香以驱邪辟秽，等到圣驾过去之后，再用翠尾制的扫帚一一扫过，使龙脑香都聚集在扫帚上面，不会遗落。这也就像用磁石吸引铁针，用琥珀捡拾尘芥之物一样，是同类事物之间的自然感应。（《墨庄漫录》）

【龙脑浆】

南唐保大年间，皇上李昇得到进贡的龙脑浆。据说用由细绢制成的锦囊来贮藏龙脑，将其悬挂于琉璃瓶中，片刻之后，龙脑香滴沥成水，其香气馥郁浓烈，对元气大有补益。（《香乘》）

【龙脑香十斤】

孙承佑是吴越王妃的兄长，以亲贵近臣的身份执掌国政。吴越王曾赐给他大片的生龙脑香十斤，孙承佑当着使者的面要来大银炉，将生龙脑香聚在一处焚烧了，说：

"聊以此物为我王祈福。"后来他归顺宋朝，担任节度使，受俸禄收入的限制，生活不如往日豪侈，但是在卧室之内，每晚点燃两根烛火，焚烧龙脑香二两。(《乐善录》)

【龙脑小儿像】

世间有用龙脑雕制佛像的，但上色的龙脑像则少之又少。汴都（今河南开封地区）龙兴寺的僧人惠乘藏有一尊龙脑小儿像，雕制巧妙，彩绘也很可爱。(《清异录》)

【龙脑香与茶宜】

龙脑以其清香的气息，位居百种香药之首，与茶配合也很合适。只是用得太多了，就会掩盖茶的气味。世间万物，论起香味，没有比龙脑香强的了。(《华夷花木考》)

四、 麝香

【麝香种瓜】

陶谷曾经在会客时吃瓜，因而谈及瓜最忌讳麝香。在座的宾客中有个叫延祖的人，他说："这就大错特错了。我家用麝香种瓜，所出的瓜称冠邻里。只是人们不了解使用麝香的方法罢了。求得两钱多麝香，放在怀中。十天以后，用药末搅拌麝香播种，每种一棵瓜，挖一个小坑，根下放一份香药。等到结下瓜，切开来，麝香之气扑鼻而来。第二年，将这种瓜的种子播种下去，称之为土麝香，只是功效不如药麝香罢了。"(《清异录》)

【瓜忌麝】

瓜类植物忌讳香，在各种香料中，尤其忌讳麝香。唐文宗太和初年，太医郑注前往河中任职，姬妾一百多人都骑在马上随行，香气远飘数里，扑人口鼻。这一年，从京城到河中，郑氏所经过的一路上，瓜类植物全都枯死，一片叶子也不曾留下，一个果子也没有收获。(《酉阳杂俎》)

唐僖宗广明年间，黄巢进犯关中，唐僖宗避难蜀中，关中道路两旁的瓜都枯死，因为宫中妃嫔大多佩戴麝香，瓜被香熏得都枯落了。(《负暄杂录》)

【麝绝噩梦】

佩戴麝香不仅只是有香气，还能辟除邪恶。将一枚真品麝香放置在枕中，可以断绝噩梦。(《香乘》)

【麝香塞鼻】

钱方义上厕所的时候碰到一个怪物，怪物对他说："我以阴气侵犯阳气，贵人您虽然福力正强，不至于生成疾病，但也会稍有不适之处。最好急速服用生犀角、生玳瑁，用麝香塞住鼻孔，（这样）就不会痛苦了。"钱方义依怪物所言——施行，果然无事。（《续玄怪录》）

【麝遗香】

圣人曾定下一个规矩：麝逃走的时候若留下了麝香，便不再捕杀它。（《续韵府》）

【麝香墨】

唐代书法家欧阳通每次写字时，所用之墨必用古松烟末掺以麝香，方才下笔。（《李孝美墨谱》）

五、 苏合香

【赐苏合香酒】

北宋太尉王文正（即王旦）羸弱多病，宋真宗赐给他一瓶药酒，让他空着肚子喝下去，以和气血、辟除外邪。王旦喝了药酒后，感觉身体康宁，因而感谢君主的赏赐。真宗皇帝说："这是苏合香泡制的酒，每一斗酒中加入一两苏合香丸，一同煮制成药酒，此酒极能调理五脏，去除腹内各种疾病。每有胃寒之症，早上起床的时候就饮用一杯。"真宗又拿出几瓶来赐给左右近臣。从此以后，官民之家都纷纷效仿制作这种酒，苏合香丸由此盛行一时。（《墨客挥犀》）

【市苏合香】

东汉史学家班固说："窦侍中令装载各色彩缎二百匹，去换取月氏马、苏合香。"还有一种说法是："用华丽的白素三百匹，以换取月氏马、苏合香。"（《太平御览》）

六、 龙涎香

【古龙涎香】

宋代的奉宸库（库名）曾得到两枚龙涎香和两大箱琉璃缶、玻璃母。玻璃母就像现今的铁滓一样，只是块形大小犹如小孩儿的拳头。没有人知道这些东西的用法，加之年岁久远，没有相关记载，亦不知这些东西是从哪里来的。有人说这些东西是后周世宗柴荣显德年间大食国所进贡的，也有人说是宋真宗时的物品。宦官们让人用火将玻璃母锻造熔化，制成珠子状，青、红、黄、白，各随其色，不加人力，自然成形。龙涎香则大多分赐给了大臣、近侍。这些香块形很大，外观看起来却不怎么样。每次取豆大的一点用火焚熏，就有奇异的花香气息，芬芳馥郁，充满座间，终日不散。太上皇大为惊奇，于是命令统计被赐予的人手上剩下的香品，无论多少，重新收回，归入宫中，并称其为古龙涎，以示珍贵。当时宫中当权的诸位宦官争得一饼龙涎香，可值百缗（量词，成串的铜钱，每串一千文），用金玉穿孔，用青丝带串起，佩于颈项前，时时于衣领之间，不住抚摩，以相炫耀。这样它就成为佩香了。现今的佩香是从古龙涎开始的。（《铁围山纵谈》）

【龙涎香烛】

宋代宫廷常将龙涎香置入蜡烛中，用红罗缠绕蜡烛表面，点燃蜡烛，则香灰飞腾，香气弥散，还有能使香烟幻化成五彩楼阁或者龙凤纹理的。（《华夷花木考》）

【龙涎香恶湿】

琴、墨、龙涎香和乐器，都忌讳潮湿，若其常常接触人气，就不会蒸发了。（《山居四要》）

七、 其他

【所拈之香芳烟直上】

会稽山的阴灵宝寺内有一座木制佛像，乃是东晋雕塑家戴逵所雕制。东晋人郗嘉宾拈香祝告说："倘若世事有常，将再来拜谒，重睹圣颜；如世事无常，愿将来与您相会于弥勒佛面前。"这时他所拈的香在手中自己点燃了，芬芳的香烟飘然直上，一直到云际之上，余留下的芬芳气息在整座寺院中徘徊萦绕，僧俗人等没有不感奋激励的。这尊佛像后来被供奉在越州的嘉祥寺中。（《法苑珠林》）

【香熏诸世界】

莲花藏，其杳味与沉水杳类似，出产于阿那婆达多池边。这种香每丸有麻子（麻类植物的子实）那么大，其香能熏染阎浮提界。佛经说："白栴檀香能使众生感觉清凉，黑色沉香能熏染整个法界。"佛经又说："天界中的黑栴檀香，如果焚烧一铢的话，即能熏遍整个小千世界。三千世界中的奇珍异宝，其价值都不能与之相比。"（《香乘》）

【香印顶骨】

印度国用七宝制成小窣堵波（即佛塔）供奉如来佛顶骨。佛骨周长一尺二寸，上面连头发孔都看得很分明，呈黄白色。佛骨被盛放在宝函之内，供奉于窣堵波。有想求知善恶等相的信众，用香料的碎末和成香泥，印在顶骨之上，随着佛的福感指引，香泥上生出焕然的纹理。还有为染病婴孩祈求康复的，他们涂抹香泥，撒香花，至诚向佛祖祈求，很多婴孩蒙佛的法力得以治愈。(《大唐西域记》)

【买香弟子】

西域僧人佛图澄让弟子去西城买香。弟子出发之后，佛图澄对其他的弟子说，他曾在手掌中看到被他派去买香的那个弟子在某个地方被强人抢劫，正在垂死之时他忙烧香祝告，遥相救护那弟子。买香的弟子回来之后，说某月某日在某个地方被强盗所劫，正当要被杀害之时，忽然闻到一股香味，贼人无缘无故地惊叫道"救兵已经来了"，就丢下了他，仓皇逃走。(《高僧传》)

【以香薪身】

圣帝驾崩之时用一千张劫波育毡缠绕周身，将香露从上面浇灌，使之透彻全身，用香当柴来焚身，将身体上下四面都堆上香，放火焚烧。火化后，拣取骨头，用香水清洗，将其盛放在金瓮之中，用石材制成匣子收藏。(《佛灭度后棺敛葬送经》)

【戒香】

燃烧这种戒香，能熏染佛家慧缘。戒香芳香馥郁，香气持久，以应我佛法轮常转之意。(《龙藏寺碑》)

【多天香】

波利质多天树，其香气即使是逆风也能被人闻到。(《成实论》)

【如来香】

但愿这种香的烟云遍布于十方界无边的佛土之中。无量香气息庄严，具足成佛之道，成就如来之香。(《内典》)

【浴佛香】

用牛头栴檀、芎䓖、郁金、龙脑、沉香、丁香等香品煎熬成汤，将其放置于洁净的容器之中，依次洗浴。(《浴佛功德经》)

【异香成穗】

二十二祖摩拿罗到西天印度焚香祝告，月氏国王忽然看到异样的香结成穗状。(《传灯录》)

【万种为香】

高僧永明寿公说："如果捣碎万种香料，调制成香品。焚香时，所得也不过是一种香尘而已，却具备了众多香品的气息。"(《无生论》)

【合境异香】

杯渡和尚到广陵城去，途中遇到村舍中的李姓人家。广陵境内的人都闻到了奇异的香味。(《仙佛奇踪》)

【香光】

鸟窠禅师的母亲朱氏梦见日光进入她的口中，而后有了身孕。这孩子诞生之际，有异样的香气充满了整个房室，所以就给他起名为香光。(《仙佛奇踪》)

【自然香洁】

伽耶舍多尊者（西天二十八祖之第十八祖）的母亲有了身孕，七日以后便诞下了尊者。尊者还没有沐浴时，身体就自然馨香、洁净。(《仙佛奇踪》)

【临化异香】

唐代僧人慧能大师跏趺坐化时，异样的香气袭人口鼻，日月周围的白色晕圈出现在大地之上。智感禅师将要坐化时，室内弥漫着奇异的香味，历经数十天也不散去。(《仙佛奇踪》)

【烧香咒莲】

高僧佛图澄取来一盆清水，烧香念咒，顷刻之间，青莲从水中涌现出来。(《香乘》)

【戒定香】

佛家有定香、戒香。唐代诗人韩偓的《赠僧》诗云："一灵（人的魂）今用戒香熏。"(《香乘》)

第十五章　佛香术语词汇

由于香的尊贵神圣，佛教中几乎无处不"香"。许多僧人都会制香。诵经打坐、浴佛法会、水陆法会、佛像开光、传戒、放生等佛事活动，也都离不开香。因香而有的仪式与术语很多。

入寺礼佛燃香之信众，被称为"香客"；携香入寺礼佛之行被称为"敬香"或"进香"；信徒进香所施的钱被称为"香资"；信徒众多的寺庙以"香火鼎盛"来形容；僧人做法事首先必唱《炉香赞》；法师在"香案"前燃香被称为"拈香"或"捻香"。斋主做佛事时须随主法僧人佛前敬香，称为"上香"；替他人做佛事，则称为"代香"。施主设斋食供僧时，先以香分配给大众，行烧香绕塔礼拜的仪式，称为"行香"。礼佛的上乘境界重在虔诚，被称为"心香"；同信佛法，同在佛门，彼此往来的契合者，称为"香火缘"或"香火因缘"；佛门道友共同结合而成的念佛修持团体，亦称为"香火社"。专司焚香、燃灯的职务称为"香火"或"香灯"；司掌时间的职务，称为"香司"。僧人打坐以烧一炷香作为时间标准，因而坐禅亦谓之"坐香"；起坐后跑动绕佛，则谓之"跑香"；用于警策修行的形如宝剑的木板谓之"警策香板"，用于惩戒的谓之"清规香板"；佛殿谓之"香殿"，厨房谓之"香厨"，佛家寺院则被尊称为"檀林"；若修行者犯了错，被罚于佛前长跪，称为"跪香"。学者插香以请禅师普说或开示之仪式，或住持领僧团到佛前集体发露忏悔，称为"告香"；对大众预报告香仪式所悬挂之牌，即称为"告香牌"；依此仪式之普说，即称作"告香普说"。另外，一些佛、菩萨和佛国净土还以香命名，佛典中也记载了许多他们的故事，如香积如来、师子香菩萨、香手菩萨、金刚香菩萨、香象菩萨、香音神王、鬻香长者、香严童子、众香国，等等。佛教中的天龙八部护法神之一的乾闼婆神，以食香、身体放香著称，被称为"香神"。下面列出与佛香有关的术语。

【一色一香无非中道】

意思是说：一色一香虽然是微细之物，但也有体性，也是空的，合于中道实相。

天台宗以空、假、中等三观观照一切诸法后所显现之悟境，就是此境界。

【一瓣香】

一瓣香又称"一炷香"，是指一片或一拈之香，为焚香敬礼之义。瓣是瓜瓣的意思，形容香的形状就像瓜瓣一样，故称为一瓣香。瓣也是片之意，香呈片状，故称为一瓣香。在禅林中，每逢尊宿升堂说法，当烧至第三炷香时，就要称念："此一瓣香，敬献于授我道法之某法师。"此外，也用"心香一瓣"一词来比喻诚挚的心意，就如同焚香拜香一般。

【七香汤】

七香汤是指以陈皮、茯苓、地骨皮、肉桂、当归、枳壳、甘草七种香药煎沸而成的汤汁。中国民间很早就有在早晨饮七香汤的风俗，律宗将七香汤称为甘露汤，禅宗也用此汤在佛诞日浴佛，或煎七香汤给大众饮用。

【上香】

上香是指于佛、菩萨本尊前奉香供养。一般在典礼祭祀中也有上香的仪式。

【心香】

心香是相对于有形之香而言，比喻若心中精诚，就如同以心香供佛，与焚香供佛无异，故称为心香。对于心所景仰者，也常用"一瓣心香"来表示敬仰之意。

【代香】

代香是指代替他人烧香或上香，而代为烧香或上香之人也称为代香。

【加持香水】

密教僧人在修法时，经常加持香水来灌洒，又称为洒净、洒水。加持香水是因为香代表遍至之德，乃表示"理"；水则有洗涤清净的作用，乃代表"智"，故香、水和合，就代表理智不二、甘露之半等性智。

【行香】

行香是指施主设斋食供僧时，先将香分配给大众，然后行烧香绕塔礼拜的仪式。《贤愚经》卷七、《大比丘三千威仪》卷上等记载，行香时，僧众须站立受香。在中国，这种仪式始于晋代道安，到了唐宋，则成朝廷礼仪之一种。

在行香时，受香者必须唱偈："戒定慧解知见香，遍十方界常芬馥，愿此香烟亦如是，无量无边作香事。"并唱颂行香梵。

此外，禅宗住持在朝、暮二时，烧香巡库堂、东司、山门、浴室、僧堂等，也称为行香。

【告香】

告香是指学者插香以奉请禅师普说或开示的仪式；而对大众预报告香仪式所悬挂的木牌，称为告香牌。

【拈香】

拈香也称为捻香，是在诸佛、菩萨及祖师像前烧香、上香。在古代，开堂之日，拈香祝天子政躬康泰，称为祝圣拈香。初任住持或初次开堂说法时，为自己之本师拈香，来表明传承及感念师恩，称为嗣法拈香。为诸佛、菩萨、檀越（施主、信徒）等拈香，再宣说法语，称为拈香佛事。

【信香】

香为信心之使，因此称为信香。《大宋僧史略》卷中载："经中长者诸佛，宿夜登楼，手秉香炉，以达信心，明日食时，佛即来至，故知香为信心之使也。"这里讲的是富那奇手持香炉，焚香以传达迎请佛陀受供心意的故事。

【敕使拈香】

古代著名的大寺院住持都是由皇帝敕命。而在晋山（进山）之日，皇帝所遣的敕使会莅临寺院，寺院就为敕使拈香，以感谢其莅临。

【染香人】

染香人是譬喻念佛之人染上如来之功德，就像卖香的人不知不觉就染上香的香味，功德盈满身心。

【香入】

香入又称作香处，是嗅于鼻之总称。香入是十二入之一。十二处即指眼、耳、鼻、舌、身、意六根，加上色、声、香、味、触、法等六尘。

【香寸】

香寸是指以香的长度作为计量时间的单位。在古代，丛林中每每将线香切成一寸（约三厘米）或二寸长，以其燃尽时间作为计量坐禅时间的单位。

【香木】

香木是古代禅宗生活所用之器物，就是在出厕洗手之后，去除臭气之木。香木由香材制成，一般被削成八角形，悬在竹竿之端，使用者以两手摩擦使手清净，其作用类似现今的香皂。

【香水】

香水是指含有香气之净水，由各种香混合而成，常用于身体的灌沐或一切器物的洒净。《方广大庄严经》卷三记载了佛陀出生时，天人以香水为之沐浴之事，云："梵释诸天等，在于虚空中，以手捧香水，灌洒于菩萨；龙王下二水，冷暖极调和，诸天以香水，洗浴于菩萨。"

在密法中，香水象征智德，因此在修法过程中要加持香水就是以所加持的香水奉灌身体，或散道场，或洒诸物。香水所调之香则依修法种类的不同而有分别。

【香水偈】

香水偈是指布萨时，以香水洗手时所唱的偈颂。

偈颂如下："八功德水净诸尘，灌掌去垢心无染；执持禁戒无阙犯，一切众生亦如是。"当唱至最末偈时，同时以右手持瓶，泻于左手，洗净两手，再以干净的毛巾擦手。

【香火】

香火原来是指烧香与燃灯之火，后来引申为寺庙中专司香火的执事者。《续高僧传》卷一说："香火梵音，礼拜唱导。"因此，一般以"香火鼎盛"来形容寺庙的信徒众多。

【香火因缘】

古人在结盟发誓的时候，大多会设香火以昭告神明，中国的佛教沿用了此做法，所以如果彼此契合，则称为"香火因缘"。

【香司】

古代人们通过固定的香盘烧香来测知时间。担任这个职位者，即称为香司。

【香光庄严】

香光庄严是说念佛三昧的作用，是指念佛能庄严行者，就如同香气之染人。在《首楞严经》卷五中，形容众生忆念如来，如子忆母，母子相忆，将来必定见佛。经中又说："如染香人，身有香气，此则名曰香光庄严。"

【香印】

香印就是指香篆。由于古代压香粉之模经常被做成篆文的形状，故被称为香篆。古代丛林中常烧此香来测知时间。

【香衣】

香衣是指以香木染成之袈裟，又称作香染、香袍裳、香服。香为梵语 gandha（干陀，香树名）的意译，香衣就是指用干陀香树皮、树汁所染之法衣，其色赤黄。在日本，香衣除了有净土宗之紫绯色外，尚有青黄等各种颜色。台密用赤而带黄之色，临济宗用黄色，曹洞宗诸色并用。在中国、日本等教团中，每以诸种颜色来分别僧众之等级、阶位。

【香房】

香房原指佛所在之房舍，后来指安置佛像之殿堂，以及附属佛殿之僧房。香房又称作香室、香殿、香台、净香房、香积殿、香库院、清净香台。在《根本说一切有部毗奈耶杂事》卷十四中记载，香房大多建于僧院的中心。

【香板】

香板是禅林中用来警策修行之工具，形状如金刚宝剑。用来警策用功办道者的，称为警策香板；用来惩戒违规者的，则称为清规香板；用来警醒坐禅昏沉者的，称为巡香香板；于禅七中使用的，称为监香香板。香板大多由方丈、首座、西堂、后堂、堂主、维那、知客、纠察等职事所持用。除了一般性的用途之外，香板也是禅师手中的如意宝剑，用来帮助学人开示悟入佛道。

【香亭】

香亭是指禅林中安置寺中大香炉的器具。香亭的四面以薄纱围之，前檐悬有"香亭"二字之匾额，中置大香炉，其形状、式样就如同真亭一般，用之于葬仪。在丛林中，尊宿之丧，于赴化坛之行列中，香亭排列于真亭之前。

【香刹】

香刹是指佛寺，以香来称，就是譬喻其清净功德就和香殿香室一样。刹本来是指佛塔上部之露盘等附属柱，后来也引申为寺塔、寺院。

【香神】

香神是帝释天司雅乐之神名，因为乾闼婆神食香，身上散发出香味，故被以称为香神。香神的梵名为 gandharva，音译作乾闼婆神，又称为香阴神、寻香神、香音神、乐神。

【香偈】

香偈又称作烧香偈、烧香回向文，是指于佛前上香时所唱之偈文。香偈有许多种，《礼佛仪式》云："礼敬赞德，先须至于香台，端身息虑，思念圣德，目睹尊容，双膝着地，手擎香炉，而举偈言：'戒香、定香、解脱香，光明云台遍法界，供养十方无量佛，闻香普熏证寂灭。'"此偈出于《华严经》，是指五分法身之香。

《观佛三昧海经》卷十云："愿此花香，满十方界，供养一切佛，化佛并菩萨，无数声闻众，受此香花云，以为光明台，广于无边界，无边作佛事。"

香偈的内文虽然不同，但意旨大多是回向熏香使之普熏一切有情，入于解脱，作无边佛事。

【香国】

香国是指香积如来所住之国，为娑婆世界上方过四十二恒沙之佛土，是以众香所成的国土，又称为香积国、众香国、众香世界。香国中以香作楼阁，经行香地，苑园皆是以香所成。此国土的众生以香气为食，香味周流十方无量世界。

【香汤】

香汤指以香料制成的清净汤水，用以灌沐身体。在四月初八佛诞日，向来有以香汤灌沐释迦牟尼佛尊像的习俗。古时使用五色五水，后来则以甘草及木甘茶煎成甘茶代用。禅宗所用之香汤，是以陈皮、茯苓、地骨皮、肉桂、当归、枳壳、甘草七种药材煎成，称为七香汤。

【香汤偈】

香汤偈是指在布萨之时所颂之偈文。香汤偈言："香汤熏沐澡诸垢，法身具足五分充；般若圆照解脱满，群生同会法界融。"

【香花】

香花是香与花的并称，多为供佛之用。奉施香花可获得十种功德：①处世如花；②身上无有臭秽；③得福香、戒香；④随所投生之处，鼻根不坏；⑤能超胜世间，为众人归仰；⑥身上常能香洁；⑦领乐受于正法，受持读诵；⑧能具足大福报；⑨命终之后投生天上；⑩能速证涅槃。

【香象】

香象是指发情期的大象，此时的象会由鬓角分泌出有香气的液体。《大毗婆娑论》卷三十等处记载，此时期之象力气特强，性甚狂暴，难以制伏，要十只普通的大象才可抵一只之力。

此外，香象也指象炉，即于秘密灌顶之道场所用之象形香炉。以之烧香，受灌顶时，受坛前之际，先跨越香炉，以此熏身而得清净。此外，日本净土宗之传法仪式中也用象形之香炉。

【香象渡河】

香象渡河是譬喻听闻教法所证得甚深。在经论中经常以兔、马、香象三兽渡河，来譬喻听闻教法所证得深浅的差别。如兔渡河则浮于河面，马渡河则及河半，香象之渡河则能彻底截流，故用"香象渡河"来譬喻深证教法。

【香塔】

香塔是以香粉末拌水为泥做成之小塔。在香塔内安置经文，可用作供养礼拜。

现代也有做成锥形小塔状之香塔，其可在短时间内燃起大量香云，非常别致。

【香尘】

香尘是指色、声、香、味、触、法六尘之一，是鼻识、鼻根所缘之对境，可泛指一切鼻根所嗅之气味。尘是染污之义，指其能染污情识，使本有觉性不能显露。

【香语】

香语是"拈香法语"的略称，就是在禅林之法会、诵经时，住持拈香时所说的法语。所谓拈，就是以指持取。拈香之后讲说法语，即称拈香法语。

法会之时，住持入堂之后，先拈香，再说法语，接着开陈当月佛事旨趣，并颂七言、五言等短偈，最后以一喝来结束。香语本来是依当时的因缘时机而开示，后来则沿用古人法语，少有创新者。

【香厨】

香厨指寺院的厨房，又称作香积。

【香楼】

香楼是指释迦牟尼佛遗体火化时，以香木堆积所成之台，其高如楼，上置如来宝棺。在《大般涅盘经》后分卷下中说："尔时一切大众所集微妙香木积高须弥，芬馥香气，普熏世界，相重密次，成大香楼……是时大人大众，将欲举棺置香楼上……渐渐荼毗，经于七日，焚妙香楼，尔乃方尽。"

【香灯】

香灯指寺院中之焚香与燃灯。后来寺庙中担任佛堂焚香、燃灯等职务者，也称为香灯。

【香积饭】

香积饭又称作香饭，指众香国香积佛之香饭。《维摩诘所说经·香积佛品》云："于是香积饭来以众香盛满香，与化菩萨。"

【香药】

香药有两种意义：一是指香物与药之并称，指普通之五香、五药；二是统称五宝、五香、五药、五谷等二十种物，或是将上列二十种物调和为一种，统称为香药，是密教灌顶中经常用到的。

【炼香】

除使用天然的香料外，早在三代（夏商周）时古人已经会将多种香料混合，炼出含多种气味的香。这些任务多由炼丹家们来完成。如《中华古今注》中有云："自三代以铅为粉，秦穆公女美玉有容，德感仙人，肖史为烧水银作粉与涂，亦名飞云丹，传以笛曲终而上升。"张华博也记载"纣烧铅锡作粉"，证明了当时女性的化妆品便是由多种材料混合炼制而成。

【香铺】

古代称制香贩香的作坊为香铺。

【香室】

香室本来是对佛陀所住的居室的尊称，现在则被用来指称佛殿或寺庙。香室又称为香台或健陀俱知。健陀俱知是梵语直接音译的名词。健陀指香，俱知指房屋、屋室。香室又指布置有香料香品的居室。

【香茗】

香茗就是香茶，是利用香料加工过的茶品。

【香酒】

香酒是指利用香料进行过加香处理的酒品。

【香墨】

香墨是指在熏制过程中加入甘松、藿香、零陵香、檀香、丁香、龙脑香、麝香等香料的墨。此种墨兼具多种香味。

【香扇】

香扇有三种含义：一是指用香木制造的扇子；二是指扇面涂香的扇子；三是指以香囊作为扇坠的扇子。

【香奁】

香奁指装有脂粉的化妆盒或用香木制造的小匣子。

【香枕】

香枕指枕芯中装有或含有香料的枕头。

【香笔】

香笔指有香味之笔。香笔之香，主要在笔管。其笔管一般分为两种：一种是笔管直接由檀香等带有芳香气的材质所制成；另一种是笔管为陶瓷、玉或珐琅所制，而笔管中空，外有小孔，里面可以填入香料，以使香味从小孔散发出来。

【香纸】

香纸是指在造纸原料中加入栈香树皮、陈皮或者沉香等香料，使造出的纸带有香气。

【香花美食】

沁人心脾的鲜花不仅赏心悦目，而且还能加入菜肴中做成花菜，泡在茶中做成花茶。这些花既有营养价值，又有药用价值，还可观赏。在我国，早在春秋战国时期，人们就有食花的习惯了。屈原的诗句"朝饮木兰之坠露兮，夕餐秋菊之落英"就是关于食用菊花的最早记载。唐朝以前，食用花卉还只是散见于本草学、食学和文学作品中。宋代以后，一些传类列谱开始出现，如林洪的《山家清供》就收录了梅粥、雪露羹等十多种花馔；明代高濂的《遵生八笺》中记录了多种可食用花卉；戴羲的《养余月令》也记载有十八种可食用花卉；清代曹慈山的《养生随笔》中记有梅花粥、菊花粥等；《养小录》中收录了牡丹、兰花、玉兰等二十多种鲜花食品的制作方法。这些食用花卉的菜谱还记载了食用花卉的栽培、采撷、加工、烹饪等方法，收录了中国古代利用花卉制作食品的成果。

【佛堂】

佛堂指家中专门安置佛陀、菩萨圣像的地方。但还是称为香堂较为适宜与正式。

【香界】

香界指供香所能到达的地方，也用来指佛寺。

【香台】

香台指供香的小台子，也是佛寺的另一种说法。另外，也可以用来指放置香炉的小台子，或为香房的别称。

【五香】

五香为五种香品之简称。这五种香品依出处而有不同的配方记载，例如，密乘建立曼荼罗坛时，将檀香、沉香、丁香、郁金、龙脑香五种香料称为五香，将五香与五宝五谷等物一起埋在土壤中，作为建立神圣空间之用；《苏悉地羯罗经》里记载的五香则是沉香、白檀香、紫檀香、娑罗香、天木香，或者是沉香、白胶香、紫香、安息香、熏陆香。

【五色粉】

五色粉，顾名思义，为五种颜色的染粉。密乘进行制作坛城仪轨时，需要红、黄、白、黑、青五种颜色的涂坛染粉，其中黄色染粉是指郁金末。《陀罗尼集经》卷第九曰："五色粉者，一白色，粳米粉；二黄色，若郁金末，若黄土末；三赤色，若朱沙末，赤土末等；四青色，若青黛末，干蓝靛等；五黑色，若用墨末，若炭末等，其粉皆和沉香末使用。"

【护摩法】

护摩是梵语，意思是燃烧。护摩法是密乘的一种重要的火供养仪式。在举行护摩仪式中会燃烧檀香等香木，以及谷物等物品作为供养，象征以智慧火来烧尽业力烦恼，也含有供养诸佛、驱魔求福的意思。

【五色水】

五色水是指将都梁香、郁金、丘际香、附子蚕、安息香五种香料捣成汁，再加水混合，做成的青、赤、白、黄、黑五色清净法水。在四月八日的浴佛之日，多以五色水灌沐佛顶。

【浴佛】

浴佛又称灌佛。以香草加水煎煮成汤后，装在广口瓶或小盆子里，同时以鲜花装饰一个小亭子，亭子的中央供奉佛初降生为悉达多太子的帝子佛像，然后将小亭子安置在香汤盆内，在盆子两旁放两个小水勺，有人要浴佛时，就舀一瓢水从佛像头顶浇下。如果有其他圣像，也可以一同灌浴。在灌浴清净佛像的同时，通常也会举办斋会供僧。浴佛的功德广大，可以尽除众生烦恼。在印度，佛教徒在平日就可以浴佛；而中国佛教徒则多在四月八日佛诞纪念日时举行浴佛，也有在十二月八日佛成道纪念日举行者。

【好香】

好香指人们嗅觉上会喜欢、对修行有帮助，或是可以增进福德智慧的香料，如沉香、檀香、丁香等。

【恶香】

恶香指人们嗅觉上不喜欢、对修行有损，或是不能增进福德智慧的香料，如葱、韭等。

【平等香】

平等香指在嗅觉上没有喜欢或不喜欢的差别，在修行、福德智慧上也是既无帮助又无损伤的香料。

【俱生香】

俱生香指以香料天生而具有的本质或背景来命名的香料。在佛教中，广义的"香"是指一切鼻子可以嗅得到的气味，例如木香、花香、好香、恶香、等香、不等香、涂香、末香、丸香等。一切气味都可作为对诸佛、菩萨的供养物品，香品只是其中的一种，用来表达对诸佛、菩萨最虔敬的礼仪，进而得到庄严，周遍一切法界，盈满一切时间与空间，驱除邪恶秽气的福德。世间可得的好香、恶香、平等香属于俱生香。另外，像是世间难得，具有奇妙功德力的天界妙香，也是天生具备其独特性质与名称的香料，亦是所谓的俱生香。

【和合香】

和合香是指将各种香料调和为一，产生不同于原来香气的香品。

【变易香】

变易香是指加入不同物质后，使香气产生根本性变化的香品。

【譬喻香】

在佛经中，除了檀香、沉香等种种世间有相的妙香之外，更重要的是以佛教智慧与正法的火焰所燃起的譬喻香。其可借物表心，体认自性，熏诸臭秽，断除各种无明恶业，表现佛法的殊胜之处。在《佛说戒香经》中，以沉香、檀香等世间上等的香料对比持佛净戒香者的戒香。只有常行佛陀教诲，具足清净戒，而从心灵自然散发出的戒香，才可以遍一切处。譬喻香能修善断恶，是最清净、最具沁染力的香气，见闻者都能产生敬爱之心，感受到佛法的教化，随顺同行。

另外，还可用德香来譬喻修行者的德行芳馨如香一般，可以遍熏一切。世间最奇妙的譬喻香，莫过于修行者的"一瓣心香"，其不但可以遍满十方世界，供养一切诸佛，相较于香气有时空限制的一般世俗香料，心香更能表现出香的极致境界，是一种最有福报与宗教意义的香。

【妙香】

妙香是指一般世俗香品所不能比拟的殊妙香气。在《增壹阿含经》中，佛陀告诉阿难，世间有戒香、闻香、施香三种最胜妙香，分别代表遵守戒律、听闻佛法与布施众生的修行者身上所散发的宗教灵性之香。

【戒香】

戒香是一种譬喻香，以香气会发散的特性来譬喻遵守佛教五戒十善等各种戒律的功德可以熏染十方，是指世间一般香品无法比拟的智慧真香。

【飞天】

飞天，梵语称为 diva，译为提婆，是佛教的护法天龙八部众神之一。从南北朝时期到唐代，在敦煌及其他地方的佛教经变壁画或石刻中常见飞天的形象。他们没有翅膀或羽毛，但可以借助云彩、飘动的衣裙与彩带而漫天飞舞。一般会在佛陀说法时，飞在佛陀的头顶，手捧鲜花或香炉飞翔歌舞，表达出听闻佛法时的喜悦，同时也可在礼赞诸佛时作为供养。

【香神】

香神，梵语称为 gandharva，又作乾闼婆、健闼婆、乾沓婆、犍闼缚、犍陀罗等，译曰香神、香音神、香阴、寻香行，是天龙八部众神之一，为奉侍帝释天而司奏伎乐的乐神。香神不食酒肉，以香为食，唯求香气，其身经常飘散香气，故被称为香神或寻香行。

【三具足】

三具足，又称为三供，指花瓶、烛台与香炉三个作佛前供养之用的佛具。

【五具足】

五具足，又称为五供，指花瓶一双、烛台一对与香炉五个作佛前供养之用的佛具。

【香欲】

色、声、香、味、触等是人的五种感官欲望的表现，在佛法的修持上会产生阻碍。其中，香欲是指人都喜好芬芳的气味。

【香尘】

尘有污染、黏着的意思，也就是说，因为人有色、声、香、味、触等各种的分别作用，若没有佛法智慧，容易受到影响与遮蔽，久而久之会成为灵性的障碍与烦恼，就像尘土覆盖在透亮的水晶上，久了就会变得脏污、浑浊一般，因此色、声、香、味、触、法六识缘六境皆称为尘。香是六尘之一，又称香尘，泛指鼻子所能闻嗅的一切气味。

附录一 《天香传》原文与译文

一、《天香传》原文

香之为用从上古矣。所以奉神明，可以达蠲洁。三代禋享，首惟馨之荐，而沉水、熏陆无闻焉。百家传记萃众芳之美，而萧艿郁邑不尊焉。

礼云："至敬不享味贵气臭也。"是知其用至重，采制粗略，其名实繁而品类丛脞矣。观乎上古帝王之书，释道经典之说，则记录绵远，赞颂严重，色目至众，法度殊绝。

西方圣人曰："大小世界，上下内外，种种诸香。"又曰："千万种和香，若香、若丸、若末、若涂以香花、香果、香树天合和之香。"又曰："天上诸天之香，又佛土国名众香，其香比于十方人天之香，最为第一。"

仙书云："上圣焚百宝香，天真皇人焚千和香，黄帝以沉榆、莫荚为香。"又曰："真仙所焚之香，皆闻百里，有积烟成云、积云成雨，然则与人间共所贵者，沉香、熏陆也。"故经云："沉香坚株。"又曰："沉水香，坚降真之夕，傍尊位而捧炉香者，烟高丈余，其色正红。得非天上诸天之香耶？"

《三皇宝斋》香珠法，其法杂而末之，色色至细，然后丛聚杵之三万，缄以银器，载蒸载和，豆分而丸之，珠贯而曝之，且曰："此香焚之，上彻诸天。"盖以沉香为宗，熏陆副之也。是知古圣钦崇之至厚，所以备物实妙之无极，谓变世寅奉香火之荐，鲜有废者，然萧茅之类，随其所备，不足观也。

祥符初，奉诏充天书状持使，道场科醮无虚日，永昼达夕，宝香不绝，乘舆肃谒则五上为礼（真宗每至玉皇真圣、圣祖位前，皆五上香）。馥烈之异，非世所闻，大约以沉香、乳香为本，龙脑和剂之，此法实禀之圣祖，中禁少知者，况外司耶？八年掌国计而镇旄钺，四领枢轴，俸给颁赍随日而隆。故苾芬之着，特与昔异。袭庆奉祀日，赐供内乳香一百二十勍，（入内副都知张继能为使）。在宫观密赐新香，动以百数（沉、乳、降真黄香），由是私门之内沉乳足用。

有唐杂记言，明皇时异人云："蘸席中，每爇乳香，灵祇皆去。"人至于今传之。真宗时新禀圣训："沉、乳二香，所以奉高天上圣，百灵不敢当也，无他言。"上圣即政之六月，授诏罢相，分务西雒，寻迁海南。忧患之中，一无尘虑，越惟永昼晴天，长霄垂象，炉香之趣，益增其勤。

素闻海南出香至多，始命市之于闾里间，十无一有假，板官裴鸮者，唐宰相晋公中令之裔孙也，土地所宜悉究本末，且曰："琼管之地，黎母山酋之，四部境域，皆枕山麓，香多出此山，甲于天下。然取之有时，售之有主，盖黎人皆力耕治业，不以采香专利。闽越海贾，惟以余杭船即香市，每岁冬季，黎峒待此船至，方入山寻采，州入役而贾贩，尽归船商，故非时不有也。"

香之类有四：曰沉、曰栈、曰生结、曰黄熟。其为状也，十有二，沉香得其八焉。曰乌文格，土人以木之格，其沉香如乌文木之色而泽，更取其坚格，是美之至也；曰黄蜡，其表如蜡，少刮削之，鬣紫相半，乌文格之次也；曰牛目与角及蹄，曰雉头、泊髀、若骨此，沉香之状。土人则曰：牛目、牛角、牛蹄、鸡头、鸡腿、鸡骨。曰昆仑梅格，栈香也，此梅树也，黄黑相半而稍坚，土人以此比栈香也。曰虫镂，凡曰虫镂其香尤佳，盖香兼黄熟，虫蚀及蛇攻，腐朽尽去，菁英独存香也。曰伞竹格，黄熟香也，如竹色、黄白而带黑，有似栈也。曰茅叶，有似茅叶至轻，有入水而沉者，得沉香之余气也，然之至佳，土人以其非坚实，抑之为黄熟也。曰鹧鸪斑，色驳杂如鹧鸪羽也，生结香者，栈香未成沉者有之，黄熟未成栈者有之。

凡四名十二状，皆出一本，树体如白杨、叶如冬青而小肤表也，标末也，质轻而散，理疏以粗，曰黄熟。黄熟之中，黑色坚劲者，曰栈香，栈香之名相传甚远，即未知其旨，惟沉水为状也，骨肉颖脱，芒角锐利，无大小、无厚薄，掌握之有金玉之重，切磋之有犀角之劲，纵分断琐碎而气脉滋益。用之与臬块者等。鸮云：香不欲大，围尺以上虑有水病，若舠以上者，中含两孔以下，浮水即不沉矣。又曰，或有附于柏梓，隐于曲枝，蛰藏深根，或抱真木本，或挺然结实，混然成形。嵌如穴谷，屹若归云，如矫首龙，如峩冠凤，如麟植趾，如鸿餟翮，如曲肱，如骈指。但文彩致密，光彩射人，斤斧之迹，一无所及，置器以验，如石投水，此宝香也，千百一而已矣。夫如是，自非一气粹和之凝结，百神祥异之含育，则何以群木之中，独禀灵气，首出庶物，得奉高天也？

占城所产栈沉至多，彼方贸迁，或入番禺，或入大食。贵重沉栈香与黄金同价。乡耆云：比岁有大食番舶，为飓所逆，寓此属邑，首领以富有，自大肆筵设席，极其夸诧。州人私相顾曰：以赀较胜，诚不敌矣，然视其炉烟蓊郁不举、干而轻、瘠而焦，非妙也。遂以海北岸者，即席而焚之，其烟杳杳，若引东溟，浓腴湆湆，如练凝漆，芳馨之气，特久益佳。大舶之徒，由是披靡。

生结香者，取不候其成，非自然者也。生结沉香，与栈香等。生结栈香，品与黄熟等。生结黄熟，品之下也。色泽浮虚，而肌质散缓，然之辛烈少和气，久则溃败，速用之即佳，若沉栈成香则永无朽腐矣。

雷、化、高、窦亦中国出香之地，比海南者，优劣不侔甚矣。既所禀不同，而售者多，故取者速也。是黄熟不待其成栈，栈不待其成沉，盖取利者，戕贼之也。非如琼管皆深峒，黎人非时不妄翦伐，故树无夭折之患，得必皆异香。曰熟香、曰脱落香，皆是自然成者。余杭市香之家，有万觔黄熟者，得真栈百觔则为稀矣；百觔真栈，得上等沉香数十觔，亦为难矣。

熏陆、乳香长大而明莹者，出大食国。彼国香树连山野路，如桃胶松脂委于石地，聚而敛之，若京坻香山，多石而少雨，载询番舶则云：昨过乳香山，彼人云，此山不雨已三十年矣。香中带石末者，非滥伪也，地无土也。然则此树若生于涂泥，则无香不得为香矣。天地植物其有旨乎？

赞曰：百昌之首，备物之先，于以相禋，于以告虔，孰歆至荐，孰享芳焰，上圣之圣，高天之天。

二、《天香传》译文

上古时期已用香料供奉神灵，清洁空气。夏、商、周三代祭祀，首推以香祭献，但没有听说过用沉香、熏陆香祭献。百家传记记载了众香之美，但不推崇萧、芗、郁、鬯之香。

《礼记》载："最好的敬奉不是享受口味而是侧重闻气味。"可知利用香料至关重要，大致采摘加工，其名称繁多并且品类细碎烦琐。翻阅上古帝皇、释道经典之说，其记录绵远，赞美太多了。种类甚多，用香规矩都很独特。

西方圣人称："三千大千世界到处充满了无数的香。"又说："这千万种调和而成的香，有似香料原形、似球形、似粉形、似糊形，还有花香、果香、树木香，以及自然天成之香。"还称："天上护法众天神之香和各佛国的香，相比于十方人天之香，最好。"仙书载："天神焚烧百宝香，天真皇人焚烧千和香，黄帝以沉榆、荚蒌为香。"又称："真仙所焚烧的香，能闻见百里之远，能积烟成云，积云成雨，但与人间都视沉香、熏陆香为珍贵之物。"因此《经》载："可沉水之沉香树体坚硬。"又说："沉香，神仙降临之晚，神导有捧炉香的跟随，烟高丈余，其色正红。是不是天上护法众天神的香呢？"

《三皇宝斋》记载的香珠法，其方法复杂，研磨成末，每种都磨得很细腻，然后放在一起杵捣三万下，封放在好的器具中，一边蒸一边调和，分成豆大，制成丸，串在一起并晒此香丸，第二天焚此香，此香味能让诸位神仙闻到。大概人们都以沉香为正宗，熏陆为辅。可知自古圣人都非常推崇用香，因此都备藏有很多香，称专一供奉香火，很少有不敬奉香火的日子。但萧、茅之类的香料，平常都有所准备，不足一看。

祥符初，我奉诏担任天书扶持使，道场科醮无空闲的日子，从白天到黑夜，不断焚熏名贵香料，皇帝乘舆恭敬禀告请求，以五次上香为礼（真宗每至玉皇真圣祖位前，都是五次上香）。气味馥烈异常，世间未有所闻，大约以沉香、乳香研磨成细末，用龙香调和此剂，此法多次告之圣祖，宫中少有人知道，何况是外司呢？有八年时间掌握了国家大权，两度执掌兵权，多次把持着朝廷的政权机要之职，俸给赏赐，与日俱增。所以熏香用香之道，特别与以往不同。到庆奉祭祀之日，赐给专供皇宫用的乳香一百二十斤（入内副都知张准能为使）。在道观私下里赏赐新香，常常有上百种（沉、乳、降真等香），因此权势之家的沉乳之香足够使用。

有唐代的杂文记载，明皇时，异人称："祈祷神灵的祭礼仪式中，每次焚烧乳香，神灵都去。"人们至今不明白此事。真宗时，亲自下诏令："沉、乳二香，进奉高天上圣，百灵不敢抵敌，没有其他的说法。"皇帝亲政六月后，下诏免去我宰相管职，送往西洛，又被发往海南。忧患之中，没有任何红尘烦恼，只想漫长的白天阳光普照，天空云霄显示人间祸福吉凶的征兆，亨受香炉熏香之乐，更加频繁。

向来听说海南出香料特别多，最初在乡里交易，基本没有假货。版官裴鹗，是唐宰相晋公中令公裴度的裔孙。他非常熟悉海南的土地适合生长什么样的植物，并且称："海南地区，黎母山坐落于此地，四部境域，都在此山脚下，香多出此山，为天下第一。但是香必须在限定时间内伐取，并且售之有主，大概因为黎人都致力于整治农耕，不以采香为专利。闽越海商，只有过往的余杭船只前来买卖香料。每年冬季，当地人等到这些船来了，才入山寻采香料。州人售出的香料，全部卖给船商，所以不合时令则没有香。"

海南的沉香有四种不同的品级：沉香、栈香、生结香、黄熟香。其形状有十二种，沉香占了其中的八种。一种称"乌文格"，当地人称富含油质的沉香木为"格"，这种沉香色泽如乌文木，其结香的树枝坚硬，特别美。一种称"黄蜡"，这种香表面像蜡，稍稍刮削，黑紫相半，次于乌文格。还有三种称"牛目""牛角""牛蹄"，另外三种称"雉头""泊髀""若骨"，这些都是沉香的形状，当地人别称"牛眼""牛角""牛蹄""鸡头""鸡腿""鸡骨"。一种称"昆仑梅格"，是栈香，这是梅树，这种香黄黑相半而稍微坚硬，当地人将此香和栈香相比。一种称"虫镂"，凡是被称为虫镂的香特别好，此香兼有黄熟之性，被虫蛀蚀和蛇攻击，腐朽的木质都没有了，只有精华独存。一种称"伞竹格"，是黄熟香，其色如竹，黄白并带有黑色，有的似栈香。一种称"茅叶"，形如茅叶，特别轻，有入水而沉的，还具备沉香之余气，燃烧特别好，当地人认为其不坚实，不如黄熟香。一种称"鹧鸪斑"，其色驳杂如鹧鸪的羽毛，是生结香，有栈香未变成沉香的，还有黄熟香没成栈香的。

这四种品级、十二种形状，都出于一树，树体如白杨，叶如冬青而小。香质轻而松散，纹理不密而粗，称为黄熟。黄熟之中，黑色坚劲的称栈香。栈香之名相传很远，虽然不知其美，但只有沉香之状，肉骨显露，芒角锐利，没有大小厚薄，用手掌握住，有金玉之重，用刀切磋，有犀角之劲，纵分断开则香体细碎而气脉浓郁。裴鹗称："香体不要特别大，围尺以上恐怕有水病，如达到斤以上或两以下的，则浮水中时不沉。"

又称："有的依附于枯桩，隐于曲枝，蛰藏深根，有的抱贞木树体，有的梃然结实，混然成形。像嵌在岩石中，像行云一样高耸，像昂首的龙，像戴着高冠的凤，像麒麟的脚趾，像羽毛伤残的鸿雁，如弯曲上臂，如并列的手指。但香木纹埋致密，光彩明莹，刀斧的痕迹一点也不留，放入器物中试验，如石投水，这是香宝，千百中才能选出一个。这若不是一气粹和之凝结，百神祥异之含育，怎能在群木之中，独具灵气，成为万物之首，得以敬奉上苍呢？"

占城所产的栈沉香特别多，那边贸易输出，或到番禺，或入大食。大食重视栈沉香，与黄金同价。乡老称："近年有大食番舶，被飓风所阻，寄居在此地，首领以富有自大，摆设筵席，极其奢侈炫耀。"州人私下彼此相看，称："他们的资财比我们略胜一筹，我们确实比不过他们，然而看他们的炉烟，不够浓郁、烟干而轻、少而焦，并不好。"于是州人用海北岸所产沉香，当场焚烧，只见高烟沓沓而深远，就像一根大绳索，浓烟腾涌，如练凝漆，芳馨之气，持久隽永。大食番舶上的众人因此服输。

生结，是不等其成香而伐取，不是自然所成。生结沉香的品质与栈香等同。生结栈香的品质与黄熟等同。生结黄熟属于品之下，色泽浮于表面而不真实，香体质地松散，燃烧后气味辛烈，缺少温和之气，时间长了气味四散，暂时使用尚可。栈香、沉香不会有腐朽之虑，而且燃烧后的香烟隽永绵长。

雷州、化州、高州、窦州也是中国出香之地，比起海南香来，品质差了很多。禀性不同，但售卖者多，所以伐取迅速。黄熟香不待其成栈香，栈香不待其成沉香，可见为了牟利而毁害之甚。不像海南琼管之地，都是深峒黎人，不到季节不妄自剪伐，所以海南香树无夭折之患，只要伐取必是异香。熟香、脱落香都是自然成香。余杭买卖香料之家，万斤黄熟香中得真栈香百斤就很稀有，百斤真栈香中得上等沉香十数斤，也很难。

长大而光亮莹洁的熏陆、乳香产于大食国。大食国香树漫山遍野，如桃胶松脂，落在石地上，聚而收集起来，就像垒起的高高的香山，多石而少雨，于是请教外国船舶上的人，他们称："昨过乳香山下，那边人说：'此山不下雨已有三十年。'"杂带石末的乳香不是粗俗伪劣之物，因为地无泥土。然而此树若生于泥土当中则香体无香味，难道天地植物有其用意吗？赞曰："此香是万物生灵之首，祭祀器物必备，用以升烟祭天、熏香祷告，谁能享受这样特别的福分？谁能嗅闻这样美好的香烟？当然是神仙圣人、苍天君王！"

附录二 《和香方·自序》原文与译文

一、《和香方·自序》原文

麝本多忌，过分必害；沉实易和，盈斤无伤；零藿燥虚，詹唐黏湿。甘松、苏合、安息、郁金、捺多和罗之属，并被珍于外，固无取于中土。又枣膏昏蒙，甲煎浅俗，非惟无助于馨烈，乃当弥增于尤疾也。

此序所言，悉以比类朝士。麝本多忌比庾憬（炳）之，枣膏昏蒙比羊玄保，甲煎浅俗比徐湛之，甘松、苏合比惠休道人，沉实易和盖自比也。

二、《和香方·自序》译文

麝香多猜忌，过分使用必有害；沉香禀性平和，多用了也没有问题；零陵香、藿香性虚燥、詹唐香性黏湿。甘松香、苏合香、安息香、郁金香、捺多和罗香等都是由域外传入，本不是中土所产。枣膏令人昏蒙，甲煎使人浅俗，不但无助于馨烈，甚至越发令人讨厌。

此序所言都是用来比喻朝中仕人。麝本多忌比喻庾憬（炳）之，枣膏昏蒙比喻羊玄保，甲煎浅俗比喻徐湛之，甘松、苏合比喻惠休道人，沉香平和是自我比喻。